AF453714

MEMOIRES

POUR SERVIR

A L'HISTOIRE

DE

LA FACULTÉ DE MEDECINE

DE MONTPELLIER.

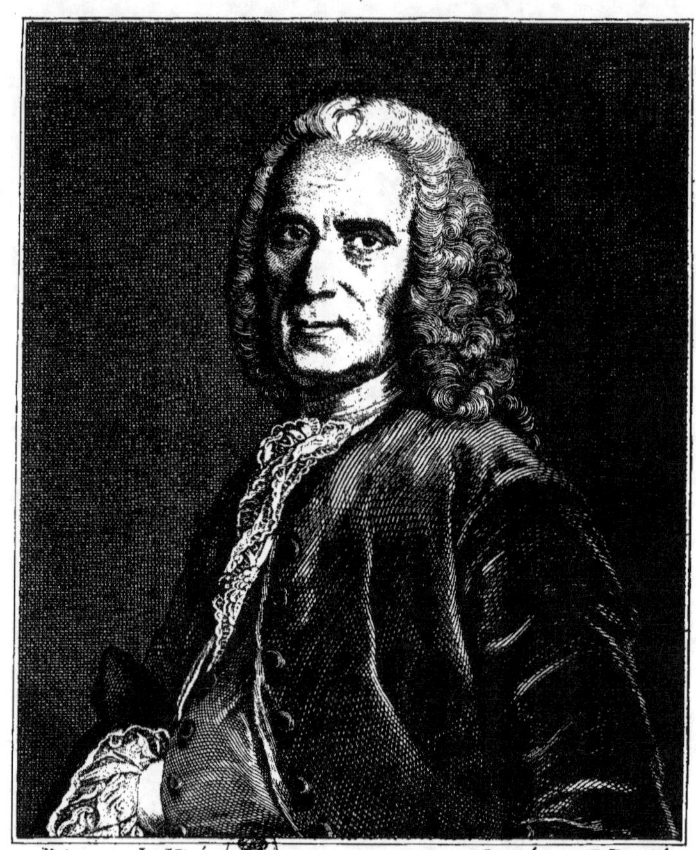

JOANNES ASTRUC

Salubris consilii Regii socius, Doctor medicus
Parisiensis, Professor Regius &c.

MÉMOIRES

POUR SERVIR

A L'HISTOIRE

DE

LA FACULTÉ DE MEDECINE

DE MONTPELLIER;

Par feu M. JEAN ASTRUC,

*Médecin consultant du Roi, ancien Professeur de la Faculté
de Médecine de Montpellier, Docteur Régent de celle
de Paris, & Professeur Royal :*

Revus & publiés par **M. LORRY**, Docteur Régent de la
Faculté de Médecine de Paris.

A PARIS,

Chez P. G. CAVELIER, Libraire, rue S. Jacques, au Lys d'or,
près la Fontaine S. Severin.

M. DCC. LXVII.
Avec Approbation & Privilége du Roi.

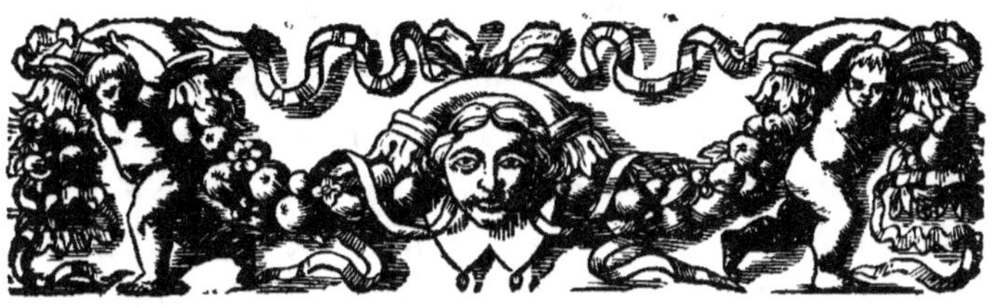

PRÉFACE

DE L'ÉDITEUR.

L'HISTOIRE d'un Corps illuftre qui a fervi d'ornement à fa Patrie pendant une longue fuite de fiecles, eft fans doute un monument précieux aux yeux de tous les bons Citoyens. Cependant lorfque les noms qu'elle nous conferve, n'ont point eu de part à ces évenements terribles qui ont renverfé les Etats, ou changé la face de la terre, elle n'a pas cet éclat impofant qui attache les yeux de la multitude. Elle ne préfente rien de merveilleux. Des Hommes paifibles qui cultivent les Sciences & la vertu dans le filence, ne font recommandables que par leurs travaux utiles.

On voit par leurs efforts les Sciences s'avancer tous les jours à pas lents. Chacun d'eux contribue à en augmenter la fplendeur ; & la route qu'ils ont percée eft celle qui nous conduit dans le chemin que nous devons frayer à la poftérité. L'Hiftoire de ces Sçavans préfente à leurs Succeſſeurs de grands exemples; & ſur-tout en remettant à leur place ces Hommes brillants qui ſouvent ont joui d'une réputation uſurpée, elle venge le mérite & la modeſtie de l'indifférence de leurs contemporains, & donne à la vertu un éclat plus durable.

Les Médecins trouveront tous ces avantages dans l'Hiſtoire de la Faculté de Montpellier, que pluſieurs Auteurs appellent *Univerſité*, parce que par ſa police & par ſes loix, elle eſt entiérement ſéparée des autres Facultés de l'Univerſité de cette même Ville. Reſpectable par ſon antiquité, par la ſuite non interrompue des Sçavants qu'elle a produit depuis ſon origine juſqu'à nos jours, & par la quantité immenſe de bons Ouvrages qui ſont ſortis de ſon ſein, elle méritoit bien d'avoir un Hiſtorien tel que **M. Astruc**, qui tranſplanté dans celle de Paris, reſpectoit la Faculté de Montpellier comme ſa Mere, & avoit conſervé pour elle une tendreſſe & une reconnoiſſance inviolables.

D'ailleurs l'Hiſtoire de cette Faculté renferme une grande partie de l'Hiſtoire de la **Médecine en Europe**, depuis le temps où la culture de cette Science utile eſt tombée entre les mains des **Arabes**, qui l'ont envahi ſur les Grecs.

Pour concevoir les obligations qu'a la Médecine à cet établiſſement, il eſt néceſſaire de reprendre le fil des révolutions de cet Art, depuis la décadence de l'ancienne Rome. Les Sciences se soûtenoient encore avec éclat à Constantinople, & la Médecine toujours trop assise à côté des Grands, n'a pas laissé que d'y faire quelques progrès ; ils sont foibles à la vérité, parce que le goût des études n'étoit pas porté vers cette belle observation de la nature, dont Hippocrate avoit tracé la route. D'ailleurs on ne connoissoit de la Physique, que le nom respectable qu'elle portoit, & dont elle perdoit la dignité dans des théories vagues, & dans des hypothèses incertaines. Ceux des Médecins qui s'y appliquoient, portoient le nom d'Iatrosophistes, & remplissoient par de vains raisonnements sur la nature, l'interprétation maligne qu'on peut donner à ce beau nom.

Mais les Sciences qui avoient jetté un éclat si brillant dans toute l'Italie, avoient absolument abandonné ce théâtre fameux de leur gloire.

Depuis long-temps elles y languissoient faute de Protecteurs éclairés. Quelques Hommes illustres & dignes de l'ancienne Rome, alloient encore chercher à Athènes les débris de la Philosophie & des anciennes Sectes, comme le fit le fameux Boëce. Au reste, dans cette Ecole même on ne trouvoit plus que des disputes & des sophismes, ou des subtilités de Dialectique, dans lesquelles la Philosophie est

ſujette à s'égarer , quand l'amour de la ſageſſe devient une profeſſion publique. Enfin après les ir-
ruptions répétées des Barbares, elles diſparurent dans
les allarmes , dans l'inquiétude perpétuelle que donne aux eſprits la néceſſité de ſe défendre , de fuir ,
de combattre pour ſes foyers ; il n'y eut plus d'éducation , plus d'exemple au milieu de ſecouſſes , &
d'agitations perpétuelles. Ces Hordes Barbares auxquelles le nom & l'uſage des Sciences étoient in-
connus , détruiſirent une quantité innombrable de
Bibliotheques précieuſes , & d'aſyles conſacrés à la
Philoſophie & au culte des Muſes. Elles abandonne-
rent ces démeures anciennes & reſpectables , & les
· Régions qui les avoient reçu les dernieres , en conſer-
verent les débris. Nous retrouvons à Arles , à Vienne
en Dauphiné , à Niſmes , à Lyon , des Rhéteurs , des
Poëtes , des Orateurs , des Philoſophes & des Médecins, dans le temps que l'ancienne Capitale du Monde n'en fourniſſoit plus. Bordeaux & Marſeille ſemblent avoir été pendant un temps tout entieres con-
ſacrées aux Sciences. Des Hommes illuſtres nés &
nourris dans leur ſein en ont été tranſportés à Conſtantinople ,pour y jouir des plus grands honneurs.

Nous comptons entre les Médecins , qui ſe trouvent toujours ſous les aîles des Belles-Lettres & de
la Philoſophie , Auſone , pere du Poëte de ce nom ;
ce Poëte nous a exalté les vertus & le mérite de

fon pere ; Marcellus Empyricus , qui , quoiqu'il n'ait fait qu'une collection de Recettes , commence à nous donner une grande idée des richeffes que nous avoit procuré le commerce des Indes & de l'Orient, plus étendu depuis que les Romains s'étoient établis à Byzance. Dizaire qui fut appellé auprès des Empereurs de Conftantinople , c'eft-à-dire, dans l'endroit du monde où la Médecine étoit le plus floriffante ; & enfin Rufticus Elpidius , Diac●de l'Eglife de Lyon , premier Médecin de Théodoric , & Beau-pere de Boëce.

Si malgré tous ces grands noms , que le hazard nous a confervés, nous ne retrouvons point de nouvelles méthodes, nulle trace de découvertes dans les Ecoles de France, il ne faut pas s'en étonner. Dans ces temps orageux , c'étoit beaucoup que de conferver, d'écrire exactement, & d'expliquer les manufcrits. Ils devenoient rares , & on n'étoit médiocrement fçavant qu'avec beaucoup de peine. D'ailleurs il n'y avoit en France, que le génie & l'amour des Sciences qui pût porter à l'étude. Il n'y avoit nulle récompenfe à attendre, nulle protection à efpérer. Le peu de progrès que notre Science a pû faire pendant ces fiecles prefque barbares , font dûs aux Médecins d'Alexandrie, Ecole dont M. Freind nous a donné une haute idée , & à l'ambition que pouvoient avoir les Médecins de paroître à la Cour de Conſtantinople, où la Cour Impériale, quelque déchûe qu'elle fût de ſa grandeur, prodiguoit aux Médecins les honneurs & les plus grandes dignités. Auſſi, tant qu'il y a eu des Empereurs à Conſtantinople, il y a eu des Médecins illuſtres à cette Cour; & nous avons d'eux des écrits Grecs bien poſtérieurs au regne des Arabes, puiſque nous en avons dont la date eſt du quatorzieme ſiecle de l'Egliſe. On ne peut pas ſans doute comparer ces Grecs modernes, aux Peres & aux Fondateurs de la Science Médicinale; mais on ne doit pas les regarder comme de ſimples Compilateurs : M. Freind les a trop bien lavés de ce reproche. Quoique nous voyions languir chez eux l'obſervation de la nature, on ne peut pas diſconvenir qu'ils n'ayent enrichi la Médecine de pluſieurs faits, de pluſieurs deſcriptions de maladies, & de quelques obſervations Anatomiques & Chirurgicales.

On en trouvera de très-bonnes, & même des remarques de Phyſique très-exactes, dans Aëtius, dans Paul, dans les Ouvrages de l'Evêque Nemeſius, & ſur-tout dans Alexandre de Tralles, qui eût été un génie capable de donner le plus grand luſtre à la Médecine, s'il eût vécu dans des temps plus heureux. Dionyſius Ægeus a traité en détail preſque de toutes les queſtions de Phyſiologie, qui ſont encore aujourd'hui l'objet de nos recherches, & y a joint beaucoup d'Obſervations. Antoine Diogenes, J.

Stobée en ont traité quelques-unes en détail. Plufieurs Géographes, en fuivant la méthode indiquée
par Agatharcides, ont étendu les limites de l'Hiftoire Naturelle. D'ailleurs les richeffes de la Médecine augmenterent de jour en jour par la connoiffance de nouveaux fecours, que les Romains
n'empruntoient plus des Egyptiens habitants d'A-
lexandrie. L'intérêt des Marchands Egyptiens avoit
été de diffimuler leur origine. Mais depuis qu'il
étoit tranfporté à Byzance, ce Peuple jadis fi fier,
faifoit le commerce par lui-même, & approfon-
diffoit l'Hiftoire des Animaux & des Végétaux. De
nos jours même, nous joignons comme ces Grecs
la méthode de guérir, publiée & ornée par Hippocrate, illuftrée par Galien, à la Matiere Médicinale des
Arabes. Aucun Art peut-être de tous ceux qui font
entre les mains des Hommes, ne peut fe glorifier
d'une conformité fi univerfelle entre ceux qui l'ont
cultivé de bonne foi dans tous les temps ; car cet
Art rejette avec indignation, & regarde comme
indignes de lui ces Hommes, qui fur des principes
équivoques, ou d'après l'amour immodéré d'un gain
illégitime, n'adoptent des principes que ceux que
leur imagination leur fournit, ou que leur cupidité
cherche à élever fur les ruines de la vérité. Si l'on
doutoit de cette uniformité, il feroit aifé de la démontrer en comparant la pratique de Théophile,

d'Actuarius & de Myrepfus; je ne dirai pas à la Pratique de ce fiecle-ci, que la faine Phyfique & la Chymie ont fi fort éclairé, mais avec celle des Médecins qui font morts il y a cent ans.

La France Méridionale qui avoit confervé fi long-temps le dépôt des Sciences qu'elle avoit reçu des Romains, le perdit enfin totalement dans l'invafion des Sarrazins. Dans cette époque funefte, le commerce des Gaules avec la Grece, que des Prélats illuftres avoient toujours foutenu, fe trouva totalement interrompu. Les femences des Sciences une fois difperfées, étoient difficiles à raffembler. La Cour, les Evêques, les Abbés, tout devint Guerrier. Attaquer ou défendre, fut leur unique occupation: auffi dans ce temps-là, la France fut-elle inondée de Médecins Juifs, Ecoliers toujours infideles, fouvent perfides des Grecs modernes & des Arabes, qui avoient déja fondé un nouvel empire des Sciences en Afie. Auffi ce fiecle ne fervit-il qu'à détruire dans nos Pays les connoiffances déja très-médiocres de notre Art. Cette fecte d'Hommes, ne faifoit point de Difciples qui ne fût de fa Religion & plus attachée à de vils profits, qu'à l'amour des Sciences, à peine a-t-elle fourni deux ou trois Ecrivains qu'on puiffe citer. Ils avoient apporté avec eux en France une fcience frivole, dont on a commencé à parler, fous Louis le Débonnaire, c'eft

l'Aftrologie

l'Aftrologie judiciaire, qui n'eft bannie de chez les Grands que depuis un fiecle, & qui jouit encore de tout fon crédit dans la plus grande partie de l'O-rient, où elle eft plus excufable que chez des Chré-tiens. Le dogme de la fatalité auquel la Religion Mufulmane affujétit les efprits, rend au moins pof-fible un Art qui répugne à la raifon éclairée par la Foi.

Nous commençons à voir Charlemagne déja vieux, & craignant les infirmités, s'occuper de la Médecine, & la faire étudier dans fon Palais. Les vers fameux d'Alcuin, font les premiers monuments qui ayent fait retentir le grand nom d'Hippocrate dans la France & à Paris, où il devoit un jour rece-voir un fi grand éclat. On connoiffoit alors, & on faifoit le plus grand cas des écrits de Demofthènes le Gaulois ou Philalethe, ancien Médecin de Mar-feille, qui vivoit fous Tibere, & que Galien a beau-coup vanté. Il fourniffoit la bafe & le texte des leçons. Quelques traductions Latines d'Hippocrate, & de Galien, de Pline & de Diofcoride, tout cela mal traduit, mal copié étoient les feuls Auteurs que l'on connût. C'eft avec les foibles fecours de ces Auteurs, aidés de la Philofophie d'Ariftote, que fe font formés les Médecins dont on retrouve les noms dans nos Hiftoires Littéraires, que M. Chomel a judicieufement compilées. Ils étoient tous, Moines

Prêtres , Prélats. C'eſt ainſi qu'ont été inſtruits Fulbert , Joanellin , Hugues le Phyſicien , Dudon Abbé de Sᵗ Pierre-le-vif, à Sens, Sigoalde Abbé d'Epternac , & tant d'autres , dont les noms inutiles , n'ont pas jetté un grand luſtre ſur notre Art. Ils n'ont pas écrit , ou ce qu'ils ont écrit eſt anéanti. On ne peut ſçavoir s'ils pratiquoient bien ou mal ; mais du moins le nom de Phyſique , que portoit alors la Médecine, nous fait voir qu'elle étoit regardée comme une partie de la Philoſophie Naturelle , & l'eſpece d'Hommes qui la profeſſoit, nous laiſſe appercevoir qu'elle donnoit à ſes Profeſſeurs une grande conſidération perſonnelle.

Cependant le temps étoit venu où la Médecine devoit en Europe réparer ſes pertes , & reprendre toute ſa ſplendeur. Les Barbares qui l'avoient anéantie , lui préparoient de nouveaux trophées. Les Sarrazins conquérans de l'Eſpagne , firent fleurir tous les Arts utiles dans ces belles Contrées , dont ils étoient paiſibles poſſeſſeurs. Ils y élevoient de ſuperbes Moſquées , & ſuivant l'exemple des Califes de Bagdad , à côté de chaque Moſquée on bâtiſſoit un Hôpital & un Collége. La Médecine y étoit étudiée avec ardeur , & les Ecoles d'Eſpagne étoient auſſi floriſſantes que celles de l'Aſie.

M. Freind regarde la priſe d'Alexandrie , comme la premiere époque de la Médecine des Arabes.

Cependant il ne paroît pas que cette prife ait détruit
totalement cette Ecole, qui n'avoit rien à démêler
avec la guerre, où les Chrétiens même réduits à
paffer fous un joug étranger, jouirent cependant
d'une liberté honnête, faite pour les Arts. Car ex-
clus des dignités, & libres d'ambition, ils ne pouvoient plus tourner leurs génies que vers la culture
des Sciences. Quelques regrets qu'on témoigne fur
la deftruction barbare de la Bibliotheque d'Alexandrie, dont on fe fervit, dit-on, pour chauffer les bains
pendant plufieurs années, il eft conftant que la premiere Bibliotheque de cette Ville, formée par les
Ptolomées, avoit été brûlée pendant le fiége qu'elle
eut à foutenir contre Cefar ; & la feconde qui étoit
formée de celle de Cléopatre, & des livres d'Atta-
le, Roi de Pergame, a été de-même détruite par un
incendie fous le regne de Théodofe le Grand. L'état
brillant des études fous Abu- giaffar - al - Manfor ,
fecond Calife de la race des Abaffides vers l'année
130 de l'hégire, n'eft dû qu'au goût vif & éclairé
que ce Prince avoit pour les Sciences. Ce goût feul
& la protection décidée qu'il leur accorda, doit
être regardée comme le principe de l'émulation qui
échauffa tout l'Orient Mahométan. Tous les Califes
qui l'ont fuivi, ont perféveré dans un amour que
leur infpiroit l'éducation férieufe qu'ils recevoient ;
mais le feptieme d'entre-eux, le grand Al-Mamoun

a pouſſé cette ardeur beaucoup plus loin que ſes prédéceſſeurs : Il étoit lui-même un ſçavant du premier
ordre , & non-ſeulement le protecteur , mais même
l'ame de ces Académies.

On conçoit aiſément avec quelle ardeur ſous de
pareils Princes on devoit cultiver les Sciences, quel
prix on devoit mettre aux Manuſcrits Grecs originaux , les ſeuls qui exiſtaſſent alors. Une Nation de
Sçavants n'eſt pas faite pour mépriſer une autre Nation ſçavante , ſur-tout quand elle ne lui fait pas
l'ombrage de la rivalité. A la vérité , il paroît que
pour ce qui intéreſſe la Médecine , les premieres
verſions ont été faites de Grec en Syriaque , avant
que d'être traduites en Arabe , & les Pandectes Médicinales qu'Aaron , Prêtre d'Alexandrie, avoit compoſées en Langue Syriaque, furent quelque temps le
ſeul livre claſſique des Univerſités Arabes. Mais
quoique M. Freind , d'après l'Abbé Renaudot penſe
que toutes les verſions des Livres Grecs en Arabe
ayent été faites ſur le Syriaque , que cette opinion
ait même été adoptée par Fabricius (*Bibl. Græc.
Lib.* 2 *Cap.* 24); cependant nous ne pouvons pas
être de cet avis , d'après l'autorité du Sçavant qui a
commencé à nous donner la notice des manuſcrits
Arabes de l'Eſcurial. En comparant le texte Grec
& les verſions Latines que nous poſſédons de ce
texte , avec le texte Arabe de la verſion Arabe

d'Hippocrate , faite par Honain-Ben-Ifac-coftha Ben-luca Ifa-ben-Jahia , on verra qu'il a fouvent mieux entendu le texte Grec que les Auteurs des Traductions Latines. Ce Médecin étoit Chrétien , du nombre de ceux qui s'étoient retirés dans les déferts près d'Hiran , & que les Mufulmans même appelloient *Obadites* , c'eft-à-dire , ferviteurs de Dieu. Après avoir confeffé la Foi devant le Calife , ce Prince admirant fa fidélité à fa Religion , le fit fon premier Médecin , croyant pouvoir compter fur la fidélité d'un Homme que des liens fi refpecta-bles attachoient à une Religion perfécutée. Il a auffi traduit & commenté Alexandre Aphrodifée.

Si l'on joint à cette verfion précieufe d'Hippo-crate , celle qu'a faite Alaeldin-Ali-ben-Abilharam , Alcarfchita , celles qui font forties de la plume d'Abu-baker Rhafis , & celles dont eft Auteur Ali-ben-Red'huani ; le fçavant Auteur que nous avons cité , ne doute pas d'après les demandes de Chartier , & de la Faculté de Paris , qu'on ne put completter enfin , non pas en Grec , mais d'après l'Arabe , toutes les Œuvres d'Hippocrate & de Galien. Ce travail digne de la protection d'un grand Prince eft trop confidérable, trop ingrat , trop oppofé aux mœurs de notre fiecle , pour efpérer de le voir réuffir.

Indépendamment de ces Traductions, les Méde-
b iij

cins Arabes produisoient des Ouvrages qui étoient à eux. On en trouve même sur des sujets de pure érudition médicinale, telle qu'une Histoire des Médecins & de la Médecine par Scrigiah-al-Malathi. Nous avons regardé long-temps les Arabes comme de simples Répétiteurs de Médecine, occupés à une fausse Dialectique, enfoncés dans des divisions frivoles. Nous avions suivi l'enthousiasme de nos Peres, qui mépriserent les Arabes au premier moment, où dépouillés du jargon des interpretes, les Grecs reparurent sur la scêne. A la premiere lecture de ces Auteurs dans leur langue maternelle, on ne regarda plus les Arabes que comme des ignorans, qui avoient deshonoré leurs Maîtres, & qui dans l'impossibilité de s'élever jusqu'à eux, les avoient rabaissés à leur portée, & les avoient embarrassés de chaînes honteuses & de termes barbares.

Pour sçavoir quels étoient au juste ces Hommes jadis si fameux, aujourd'hui si décriés, il faut consulter la belle notice que nous a donné d'eux le sçavant, qui fait le Catalogue raisonné des manuscrits Arabes de l'Escurial. Il faut considérer combien même ont profité de leur lumieres, ceux des Grecs qui ont écrit depuis l'établissement des Universités Arabes. La distillation, l'usage des minoratifs aujourd'hui si général, la connoissance des sels, des eaux Termales, des cordiaux aromatiques gradués,

& même plusieurs méthodes chirurgicales, décrites par Albucasis, & à peine renouvellées de nos jours, font les fruits de leurs travaux. Avicenne a décrit plusieurs maladies nouvelles inconnues aux Grecs. Presque toutes ses divisions nouvelles, font justes & puisées dans l'observation. Il a souvent rectifié Galien & interprété Hippocrate ; mais sur-tout sa Méthode curative, toujours bien proportionnée aux causes, & toujours bien raisonnée, est infiniment plus riche, que celle des Grecs. Quelle est le Médecin moderne qui ne se feroit pas honneur de la belle description de la petite Vérole, faite par Rhasis, que les Arabes appellent Mohamad-ben-Zacharia Abubaker. Rhasis étant le nom de sa patrie, suivant Abulphéda, *Hist. dynast. pag.* 191.

Un des plus illustres & des moins connus, dont nous parlerons d'autant plus volontiers, qu'il est plus voisin, & par le lieu de sa naissance & par le temps où il a vécu, de nos établissements médicinaux, puisque né à Malaga, il n'est mort qu'en l'année 646, de l'hégire ; quoique M. Tournefort le fasse plus vieux de cinquante ans ; c'est Abdallah-ben-Ahmad-Dialheldin, appellé communément, suivant Abulpheda, Ebnu-al-Baithar, ou suivant Leon l'Africain Ibnu-el-Baithar. Ce Médecin voyagea toute sa vie pour perfectionner la Botanique. De premier Médecin du Soudan d'Egypte, quelques Auteurs le

font devenir premier Vifir du Sultan de Damas,
Malekum-al-kamel ; ce qui n'eft pas poffible, fi
comme d'autres Auteurs le veulent, il étoit Chrétien. Auffi les uns le font mourir à la Mecque, &
les autres à Malaga. André Alpagus ou Alpago l'a
beaucoup cité , & a traduit de lui un Traité *de Li-
monibus*, imprimé à Paris en 1602. M. Galland,
fuivant Tournefort, a traduit quelques-uns de fes
Ouvrages, Traduction qui doit être renfermée dans
la Bibliothéque du Roi.

Les différens traités de cet Auteur fur les médicamens fimples, contiennent auffi l'hiftoire de tous
les corps naturels, qui fervent à l'ufage de l'homme
dans tous les Arts , & fur-tout dans les alimens. Il
s'applique à décrire avec exactitude tous les médicamens , dont Pline, Diofcoride, & les anciens Grecs
n'avoient pas parlé. Il donne les noms Arabes, Grecs,
& Barbares ; il décrit dans les plantes, les fleurs, les
fruits, & les feuilles ; il détaille les caractères des
animaux ; il a pouffé fes recherches jufqu'à la vété-
rinaire la plus étendue : car cette branche de la Médecine , étoit très-confidérée à la Cour des Princes
Sarrazins , & ne l'eft peut-être pas affez parmi nous.
Plufieurs de fes Livres ont été traduits, d'Arabe en
Syriaque, pour l'ufage des Médecins Juifs. Enfin
après Serapion & Méfué, il doit être regardé comme le Pere de notre Matiere Médicinale.

Tel

Tel étoit l'état brillant de la Médecine, d'abord
en Orient, puis fur les côtes d'Afrique , & enfin
en Efpagne où elle a fubfifté long - temps , après
avoir perdu fa fplendeur en Orient. L'on y culti-
voit en même-temps avec foin , la belle Poëfie ,
l'Hiftoire moderne, la Cofmologie, & la Morale.
Tous les Sçavans qui fe diftinguerent dans ces Univerfités n'étoient pas Mahométans. Les fciences &
la confidération qu'elles peuvent donner, n'étoient
étrangeres à aucune Religion. Les gens qui n'ont
point eu occafion de jetter un coup d'œil fur l'é-
tat des fciences dans ces temps , qui fçavent feulement combien elles étoient tombées dans la plus
grande partie de l'Europe, feroient étonnés de voir
la quantité prodigieufe de Traités généraux & particuliers que les Docteurs Arabes ont produits fur
toutes ces matieres , & qui, quoique prefque toujours ingénieux, & fouvent très profonds, font prefque perdus pour nous. Dans les derniers temps de
l'empire des Arabes fur les fciences , leurs Ecoles
déjà tombées par l'amour du bel efprit, ne fuivoient
plus que la Philofophie d'Averrhoës, Philofophe &
Médecin très-attaché à la forme Ariftotélicienne ;
mais qui, loin d'être un Compilateur, étoit regardé, même par les Mahométans, comme un Raifon-
neur hardi & dangereux , qui fappoit les fondements de toutes les Religions, & dont la lecture a

été interdite aux Chrétiens par plufieurs Conciles. Pour l'Aftrologie Judiciaire, on fuivoit Maimonides-ben-Obdailha, ainfi que pour l'Aftronomie, & même pour la Sphère & les Mathématiques, quoiqu'il ne fût dans fes ouvrages Mathématiques, que l'Abbréviateur de Ben-hudi. Ce Médecin étoit Juif, & natif de Cordoue. Ils étudioient la Chirurgie dans Albucafis & dans Galien. La Matiere Médicinale fe trouvoit dans les ouvrages de Mefué, de Jahia, ou Jean fon fils, & en dernier lieu dans les grands travaux de Beithar. Les traductions d'Hippocrate & de Galien fervoient de Traités élémentaires pour la pratique, ainfi que dans les temps poftérieurs, les grands *Canons* d'Avicenne, le *Colliget* d'Averrhoes, le *Comprehenfor* ou *Continens* de Rhafis, & fon Traité particulier des Maladies, dédié à Almanzor, Seigneur Arabe, différent des Rois de ce nom ; quoique l'on prétende que ce dernier Ouvrage n'eft qu'une traduction des Pandectes Médicinales d'Aaron, du Syriaque en Arabe.

Au refte, comme les hommes formés tous fur le même modele, font bientôt fuccéder les abus à la plus brillante émulation, & qu'on aime mieux les honneurs attachés à la fcience, que la peine de l'étude, nous retrouvons entre les manufcrits Arabes de l'Efcurial; un Livre d'Abu-Giaphar Ahtmad-ben-Ifaac-Alhofaini, qui étoit fait pour exempter les

Etudians de la peine de s'inſtruire, en leur fourniſ-
ſant les réponſes aux queſtions qu'on fait dans les
examens, & qui ſont au nombre de ſoixante & dix-
ſept. Grace au Ciel nous ſommes encore loin de cet
état de décadence dans la plûpart de nos Univerſités d'Europe, quoique de nos jours un Auteur of-
ficieux ait de même voulu ſe charger du ſoin de
ſoulager les Candidats dans des épreuves qui, ſi elles ne ſont pas ſéveres, ſont inutiles.

Au milieu de tous ces éloges, on peut juſtement
reprocher aux Arabes d'avoir négligé l'Anatomie,
la Religion dominante s'y oppoſoit formellement ;
dans l'Europe les Embaumemens plus fréquents encore dans ces temps d'ignorance & de vanité, qu'ils
ne le ſont à préſent, entretenoient encore une connoiſſance groſſiere de l'Anatomie, que nous appellons *Chirurgicale* : l'Art des Embaumemens étoit
pour le moins auſſi avancé du temps de Saint Louis,
qu'il l'eſt à préſent. J'ai vû un cœur préparé dans
ce temps, qui eſt bien ſéché & bien conſervé. L'U-
niverſité de Montpellier a eu un Démonſtrateur d'A-
natomie dès l'année 1376.

Le commerce & le voiſinage des Arabes, ont
certainement plus contribué à former Salerne &
Montpellier, que le reſte des lumieres qui jettoient
encore un foible éclat dans la Grece, avec laquelle
toute communication étoit rompue, & qui ne fut

rétablie que par les croisades. L'Italie étoit toujours l'objet de l'ambition des Musulmans ; & Montpellier si voisin du Roussillon & de la Catalogne, avoit des liaisons nécessaires & perpétuelles avec les Arabes, qui même y voyageoient, comme on le démontrera dans le cours de cette Histoire. L'Ecole de Salerne en Italie, fameuse parce qu'elle a été la premiere Université Chrétienne où on ait enseigné la Médecine, s'est produite de l'assemblage de plusieurs Chrétiens, la plûpart Moines, qui ayant étudié sous les Arabes, étoient revenus se fixer dans leur Patrie; cette Ecole s'est toujours plus ressentie du goût & de la Dialectique des Arabes, que de la Méthode des Grecs. Jugeons-en par les Vers fameux qu'un Médecin de cette Ecole a composés, au nom de toute cette Compagnie. Aussi n'étant appuyée, ni sur des principes certains, ni sur le goût flatteur de l'étude de la Nature, elle n'a pas tardé à dégénérer. Nous le voyons par le reproche que fait Gille de Corbeil à cette Faculté, de recevoir dans son sein, & au nombre de ses Docteurs, des enfans qui auroient eu besoin de Maîtres sages & sçavans. En effet, à l'exception d'un seul, Constantin Moine du Mont Cassin, qui n'étoit qu'un Compilateur, cette Ecole n'a fourni aucun Ecrivain, digne de remarque, & a bientôt elle-même entiérement disparu de dessus la terre.

Enfin Montpellier, Paris & Oxford, commen-

cerent à former des Corps réglés, à avoir un enfeignement fucceffif & non interrompu. Nous ne dirons
rien de l'Ecole de Paris , ni de celle d'Oxford. M.
Freind a ébauché l'Hiftoire de celle d'Oxford; pour
Paris , peut-être un jour cette Faculté , brillante
par le nombre des grands Hommes qu'elle a donnés à notre Art, trouvera-t-elle un Hiftorien digne
de fa gloire , qui fera pour elle ce que M. Aftruc
fait aujourd'hui pour Montpellier.

Les commencements foibles & languiffants de
cette derniere Ecole, nous font totalement incon-
nus ; mais comme tous les corps qui doivent parvenir à un grand éclat , nous la voyons fe fortifier
petit à petit , & prendre une maturité qui la rend
refpectable. Elle étoit déjà illuftre depuis long-
temps ; elle méritoit la protection des Princes &
des Papes, à qui elle fourniffoit fouvent des Médecins, lorfqu'on a commencé à voir fortir de fon
fein des gens, qui méprifant les routes frayées, fe
font ouvert un nouveau chemin à la gloire.

Arnaud de Villeneuve eft peut-être le premier
Médecin de Montpellier qui n'ait pas été un Compilateur fervile des Arabes & des Grecs modernes.
Du moins eft-il le premier dont les Ouvrages ayent
fait quelque révolution en Médecine. Après avoir
étudié vingt ans à Paris & dix ans à Montpellier ,
comme le raconte Symphorien Champier fon Hif-

torien, il a ofé penfer par lui-même. Si fes formu-
les de médicamens font trop chargées , comme
M. Freind le lui reproche, c'eft le défaut de fon fiécle ; mais il nous a donné des Obfervations tout-à-
fait neuves. Ses Démonftrations fur le vin & fur
fes produits chymiques, ont enrichi la Pharmacie
& le Commerce : peut-être au refte, l'efprit-de-vin
qu'il a donné la méthode de diftiller, a-t-il fait plus
de mal à l'humanité qu'il ne lui a été utile. Mais
du moins a-t-il prodigieufement éclairé la Phyfique. Il eut été plus heureux , fi portant toutes les
richeffes de fon beau génie fur notre Art, il n'eût
pas cherché à pénétrer les Myftères de la Théologie ; il lui fuffifoit pour fa gloire, de nous avoir appris que les Anciens n'avoient pas tout fait ; que le
travail de la poftérité devoit être de perfectionner
ce que nos Ancêtres avoient inventé ; & l'on peut
dire que depuis ce temps , la Faculté de Montpellier y a travaillé avec gloire , & fans aucune interruption qu'on puiffe citer au défavantage de cette
Ecole.

En effet , c'eft une obfervation conftante, que
dans un Corps, les hommes illuftres, produifent
une fuite fucceffive d'hommes qui deviennent plus
illuftres encore. Cette noble émulation, qu'on appelle *l'Efprit du Corps*, nous fait rougir de répondre mal à la gloire de ceux auxquels nous fuccé-

dons, & dont nous femblons remplir la place. Peu
de temps après Arnaud de Villeneuve , Bernard de
Gordon brilla à Montpellier , Auteur qui nous a.
donné fous des titres bizares, des Ouvrages qu'on
peut lire encore aujourd'hui avec utilité. Il a rempli fon *Lilium Medicinæ* d'Obfervations nouvelles.
Il a fait revivre & prouvé par des faits , la Doctrine
des crifes & des jours critiques. Exempt de la fcru-
puleufe & fatigante Dialectique des Arabes , malgré les préjugés de l'Aftrologie , malgré fa crédulité fur les amulettes , il a enrichi la Pharmacie de
plufieurs remedes, qui tiennent encore aujourd'hui
leur rang dans les Pharmacopées. Tels font les fameux Trochifques de Gordon.

Mais une des époques les plus brillantes de la
Faculté de Montpellier, eft celle où elle a produit
le fameux Gui de Chauliac ; Homme qui doit tenir
une place diftinguée entre les bienfaiteurs de l'humanité , & qui mérite encore de conferver toute
fon autorité dans un fiécle auffi éclairé que le nôtre.
Il doit porter éternellement le titre de Reftaurateur
de la Chirurgie. Il n'y a pas encore cent ans que les
Livres de Gui de Chauliac étoient les Livres claffi-
ques des Chirurgiens ; ces Livres étoient leurs gui-
des, & par analogie avec fon nom , ils l'appelloient
leur Guidon. En effet, fa pratique induftrieufe, éclaircit les procédés obfcurs des Anciens , en ajoûte de

nouveaux, & les confirme par des Obſervations &
par des principes ſûrs. Ses Ecrits chirurgicaux ne
ſont pas ſurchargés des fatras obſcurs de méchante
Théorie, dont tant d'écrits poſtérieurs ont été gâ-
tés, ils tendent droit au but ; & le grand art des pré-
cautions y eſt expoſé avec une circonſpection également éloignée de la timidité & de l'imprudence.
Une autre obligation que nous avons à Gui de Chauliac, ainſi qu'à Raymundus de Vinario, auſſi Médecin de Montpellier, c'eſt de nous avoir fait connoître, & de nous avoir décrit avec une exactitude
ſcrupuleuſe, cette Peſte affreuſe, qui dans le XIVe.
ſiécle, a dépeuplé le monde entier d'un quart de
ſes habitants. Cette Contagion funeſte ſembloit s'aſ-
ſoupir & ſe renouveller pendant un nombre d'années conſidérable : l'un & l'autre de ces deux Médecins l'ont ſuivie pendant toutes ſes époques ; ils ont
penſé en être la victime ; & l'on trouve dans toutes les phaſes qu'elle a ſuivi la conformité la plus
exacte, avec les maladies décrites par Hippocrate.

Ce goût d'obſervation qui ſubſiſtoit à Montpellier rend encore aujourd'hui dignes d'éloges aux
yeux des connoiſſeurs, les ouvrages d'un Médecin
d'un âge un peu moins éloigné ; c'eſt Valeſcus de
Taranta qui a écrit un Livre de pratique, comme il
faudroit les écrire, & comme on commence à peine
à le faire. A la ſuite de chaque Traité de pratique
générale

générale il joint des Obfervations fous le titre de
Déclarationes. Nicolas Chefneau a depuis fuivi cette
méthode. Enfin cette Hiftoire montrera depuis le
commencement de fon établiffement, jufqu'au renouvellement de l'étude de la Langue Grecque, une
fuite non interrompue , de grands Profeffeurs & de
bons Auteurs, qui ont travaillé à l'aggrandiffement
de la Science, en obfervant fidelement; en amélio-
rant la Matiere Médicinale ; en un mot, en foute-
nant la grande réputation de l'Ecole de Montpellier, qui étoit en poffeffion de donner des Médecins à toute l'Europe, & aux Pays étrangers peut-
être plus qu'à la France.

A cette Epoque brillante pour les Sciences, nous
retrouvons dans la Faculté de Montpellier, une nouvelle ardeur pour l'étude de la langue Grecque & pour
les anciens Peres de la Médecine. Rondelet porta fes
obfervations fur l'Hiftoire Naturelle, & nous donna
l'Hiftoire des Poiffons, Ouvrage encore excellent aujourd'hui. Peu après, Joubert écrivit fur prefque toute
la Médecine avec élégance , & avec jufteffe. Mais
fur-tout, il ofa élever fa voix contre les erreurs populaires ; il attaqua de front les préjugés reçus ; &
le grand fuccès de fon Livre , qui fut imprimé dix
fois en fix mois, penfa caufer de grands chagrins
à fon Auteur ; évenement fort ordinaire aux intro-
ducteurs de vérités étrangeres aux yeux du vulgaire.

d

La protection d'une grande Princeſſe & ſon courage l'en tirerent. Après Joubert, du Laurens, Varandé, Ranchin, & une infinité d'autres Sçavans or-
nerent cette Ecole. Enfin elle produiſit Riviere,
dont le corps complet de Médecine a ſervi preſque
juſqu'à ce jour, de baſe aux leçons de tous les Profeſſeurs.

Ce n'eſt pas ſans doute une petite gloire pour la
Faculté de Montpellier, aux yeux de ceux qui con-
noiſſent les révolutions auxquelles ſont ſujettes les
Sciences Phyſiques, de n'avoir jamais changé le
fonds de ſes principes pratiques, & d'avoir été toujours attachée à l'obſervation de la nature & à la
marche dogmatique de la Médecine. Paracelſe,
ébranla la plûpart des Univerſités d'Allemagne, &
échauffa de ſon enthouſiaſme ridicule, beaucoup de
Médecins peu ſçavans, & par conſéquent peu en
garde contre l'illuſion. La Faculté de Montpellier
ne réſiſta pas à cette eſpece de brigandage, avec
la force & la haine vigoureuſe de la Faculté de Paris. Mais elle ſoutint la bonne Médecine par un en-
ſeignement conſtant, & par une marche uniforme
dans ſes principes; elle enrichit ſa Pharmacie, &
ſa Chirurgie de quelques bonnes Obſervations qui
ſe trouvoient au milieu du fatras de cet Auteur, &
rejetta avec indifférence les Dogmes hazardés des
premiers Chymiſtes. Peut-être la gloire qu'elle pou-

voit revendiquer, d'avoir produit des Chymiftes plus anciens que Paracelfe, la mit-elle dans le cas de méprifer ces Novateurs. Car Arnaud de Villeneuve, qui avoit commencé la gloire de cette Ecole, eft un des plus anciens Chymiftes Chrétiens qu'on ait çonnu. Indépendamment de fes préparations de l'Efprit-de-vin, qu'il avoit enfeignées, il s'étoit vanté d'avoir fait de l'or. Arnaud de Villeneuve eft plus ancien que Pierre de Apono, & Guillaume de Saliceto, qui font les Médecins Chrétiens qui, les premiers ayent parlé de Chymie.

Sortis dans les mêmes temps de l'Ecole de Montpellier, les Bauhins portoient à Bafle le goût de la Botanique & de l'Anatomie qu'ils y avoient pris; Dalechamp avoit dejà enfeigné la Botanique à Montpellier, & y avoit commencé fa grande Hiftoire des Plantes; Charles de l'Eclufe, connu fous le nom de *Carolus Clufius*, y avoit étudié fous Rondelet, avoit vécu avec lui, & avoit pris de lui fon goût pour l'Hiftoire Naturelle. Cependant prefque tous les travaux Anatomiques des Médecins de Montpellier fe trouvent concentrés dans l'Anatomie de du Laurens, qui contient une expofition très-exacte de toutes les parties du corps humain, & qui conjointement avec les travaux d'autres grands Hommes de tous les pays de l'Europe, a fervi de préparation à la grande révolution qui a changé l'état de la Phy-

 P R É F A C E

fique & de la Théorie de la Médecine, au commencement du dix-feptieme fiécle. Dans ce grand renouvellement, nous ne trouvons pas de Profeffeur
en Médecine de Montpellier, qui joue le premier
rôle. Ce ne font pas ordinairement ceux qui enfei-
gnent, qui jouiffent du loifir propre à faire de grandes découvertes. Ils préparent les efprits à raifonner, à apprécier au jufte la valeur des chofes inven-
tées; ils forment les hommes, font la fource de
leurs progrès; mais le cabinet & la folitude, amie
de la méditation, enfante feule les découvertes, fuivant la remarque de Stenon. Pecquet qui avoit étudié à Montpellier, mais qui en vivoit fort éloigné,
devoit fes talens à cette Univerfité.

Mais dans aucun lieu du monde la Botanique ne
fut fi cultivée pendant plus d'un fiécle.

Richer de Belleval, Chicoyneau, Magnol, y
ont fait fleurir cette Science l'un après l'autre. Son
Jardin Royal, le plus ancien de l'Europe, dans lequel fe font formés de nos jours, les illuftres Meffieurs de Juffieu, l'ornement & la gloire de la Faculté de Paris, & dignes que deux Facultés illuftres fe
les difputent, a repris tout fon éclat fous M. de Sauvages. Pour la Chymie, quoique prefque tous les Médecins Chymiftes ou Spagyriques qui vouloient s'infinuer à Paris dans la pratique, priffent, il y a près de
deux fiécles, le nom de Médecins de Montpellier; il

faut avouer qu'il y en avoit peu de véritables dans
cette Faculté. Ils ornoient prefque tous leurs formu-
les de drogues chymiques, & par-là fe diftinguoient
des Médecins de Paris, dont la plûpart avoient en
horreur ces médicaments. Mais on ne voit pas d'enfeignement fixe de Chymie à Montpellier, jufqu'au
temps où les deux Matte pere & fils, ont commencé
à faire des Cours de Chymie. Tous les deux ils ont
fait des découvertes importantes dans cet Art ; mais
une des plus grandes obligations que nous leur
ayons, eft d'avoir formé Lemery le pere, qui le premier a levé à Paris le voile myftérieux qui couvroit
cet Art utile, & l'a fait connoître & admirer dans
un Pays où il étoit fi fufpect, & où il a fait depuis
de fi grands progrès : au refte, que ne doit-on pas
efpérer des progrès de cette Science à Montpellier,
puifqu'elle y eft enfeignée par M. Venel, dont les
travaux utiles, nous en font défirer encore de nouveaux.

La Phyfique fuivoit à Montpellier le fort de cette
Science dans le refte de la France. Le Cartéfianifme
s'y-établit avant que d'être entiérement le maître
des Ecoles à Paris. Le fameux Bernier de cette
Ecole fut un des Sectateurs de Gaffendi; & Regis,
quoiqu'il ne fût pas Médecin, lié avec eux d'une
étroite amitié, y prêcha depuis le Cartéfianifme
avec un zele qui tenoit de l'enthoufiafme. La mé-

thode mathématique d'étudier la Médecine jointe
avec la théorie chymique de la Fermentation, fervoit de bafe à la théorie des Leçons de M. Chirac,
qui, fuivant la route tracée par Malpighi & par
Bellini, eft un des premiers Profeffeurs qui ait fait
des expériences & des obfervations Phyfiologiques.
Il a été fuivi par M. Aftruc; & M. Ferrein eut enrichi cette Univerfité de toutes fes belles découvertes, fi le fuffrage unanime de tous fes Confreres,
lui eût été un titre fuffifant pour obtenir la Chaire
que M. Aftruc abandonnoit.

Mais s'il étoit permis de donner de juftes éloges
aux Profeffeurs vivans qui la compofent aujourd'hui,
que n'aurions-nous pas à dire de l'illuftre M. de Sauvages, infatigable dans fes travaux utiles, plein de
fagacité dans fes expériences, fçavant en Mathématiques, exact dans fes obfervations, loué & eftimé dans fa jeuneffe par le grand Boerhaave. Que
ne fommes - nous pas en droit d'attendre pour la
gloire de la Médecine de Meffieurs Imbert illuftre
Chancelier de cette école, Haguenot, Venel, le Roi,
la Mure, & Barthès, qui tous nous ont donné des
Differtations pleines de la plus faine Phyfique & de la
meilleure Médecine; mais dont les travaux fçavants,
trop épars, font prefque perdus pour les pays étrangers, & mériteroient bien d'être réunis en corps, par
quelque Membre judicieux de la Faculté de Mont-

pellier. Toutes ces Differtations à la fin deviennent très-rares, & des tréfors précieux malheureufement font enfouis. Nous ne pouvons que former des fouhaits à ce fujet ; mais un pareil travail feroit bien fait pour augmenter la gloire de la Faculté de Montpellier, & pour y entretenir l'émulation. Nous euffions fouhaité que M. Aftruc eût laiffé fon Ouvrage, encore plus complet qu'il ne l'eft; mais nous n'avons pas cru devoir ajouter les foibles effais d'une main étrangere, aux travaux de ce grand Homme. Nous n'avons pris la liberté d'y ajouter que la notice de quelques Médecins, que M. Aftruc indiquoit, & de vérifier les dates & les noms de quelques ouvrages oubliés. Il en manque encore fans doute plufieurs ; mais certainement ce font les moins importants. Nous ne perdrons pas cette occafion de rendre graces à la politeffe de M. de Sauvages, qui malgré tant de travaux précieux, dont il eft occupé, a bien voulu nous aider de fes lumieres. Si nous avions pu lui faire paffer l'énorme amas de recherches de M. Aftruc, cet Ouvrage eut pris dans fes mains un nouveau luftre. M. d'Arcet, Docteur Régent en Médecine de la Faculté de Paris, a bien voulu auffi nous donner de puiffans fecours. Les délaffemens de cette efpece, font les feuls qui interrompent fes grands travaux, dont notre Art a déjà reffenti les premiers fruits. Au refte, nous avons fuivi,

PREFACE

tant qu'il nous a été possible, l'ordre que M. Aſtruc avoit indiqué, nous l'avons réformé quelquefois. Car les trois derniers Livres ne ſe ſont pas trouvés arrangés dans les papiers qui nous ont été remis. Puiſſent nos ſoins répondre dignement à la grandeur du travail de l'Homme illuſtre que nous regrettons.

ÉLOGE HISTORIQUE
DE M. ASTRUC.

UELQUE longue qu'ait été la carriere des hommes illuf-
tres, leur mort paroît toujours prématurée. Accoutumés à
les regarder comme des exemples que nous avons devant
les yeux, il femble, quand nous les perdons, que la mort
nous enleve un bien fur lequel nous avions un droit de propriété. Leurs
difcours & leurs actions étoient un dépôt public de fciences & de
lumieres où tout le monde avoit droit de puifer, & qui eft fermé fans
retour. Le vuide immenfe qu'ils laiffent, paroît dans toute fon étendue lorfque nous ne les avons plus. Tels font les regrets qu'excite en
nous la perte du Sçavant, dont nous raffemblons les Ouvrages pofthumes comme les débris précieux d'un naufrage. Né avec une mémoire heureufe, avec un jugement fain, & une force inaltérable de
conftitution, il n'a pas paffé pendant 70 ans, un feul moment qui n'ait
été occupé à des travaux férieux & utiles. Cétoit en changeant
d'objet de travail, qu'il trouvoit quelque efpece de repos. Tous les
événemens de fa vie, font des événemens Littéraires, & toutes les époques par lefquelles on peut la divifer, font les dates des ouvrages utiles,
dont il a enrichi fa Profeffion & la République des Lettres.

JEAN ASTRUC nâquit à Sauve, Ville confidérable du Bas-Languedoc, Diocèfe d'Alais, le 19 Mars 1684, d'une famille honnéte &
alliée à la meilleure Nobleffe de la Province ; fon Pere étoit Miniftre
du Saint Evangile dans fa Patrie, remplie alors de Proteftans. M. Aftruc

a

fut baptifé dans le temple de Sauve : mais il ne s'eft jamais connu que Catholique Romain. L'abjuration de fon Pere précéda de peu de temps la révocation de l'Edit de Nantes. Quitte des foins faftidieux du Miniftere, ce Sçavant vécut en Philofophe dans fa Patrie, y exerça la profeffion d'Avocat, ou plutôt fe livra tout entier à l'éducation de fes enfans, ne s'en rapportant qu'à fon amour paternel pour remplir ce devoir. Il poffédoit une Littérature très-étendue, à laquelle il joignoit un goût exquis; à la connoiffance exacte des Langues facrées, il avoit ajouté un grand travail fur l'antiquité. Ses deux Fils n'ont jamais eu d'autre Précepteur, d'autre Profeffeur que lui. Ce foin paternel mit dans leur éducation, un feu, un zele, & fit naître des progrès qu'on ne peut pas trouver dans les inftitutions publiques. Il a eu le plaifir de jouir de la gloire du fuccès. Tous les deux lui ont fait honneur dans des genres d'étude différens.

Anne-Louis Astruc frere puîné de M. Astruc, mort plufieurs années avant lui, ayant fuivi le Barreau à Touloufe, a été d'abord un très-grand Orateur, & lorfqu'il a ceffé de plaider il a mérité d'être regardé comme un fçavant Jurifconfulte; il eft mort Profeffeur en Droit François, & l'oracle du Barreau du Parlement de Touloufe. M. Astruc, à l'exemple d'Horace, béniffoit tous les jours, la mémoire de fon Pere, & convenoit qu'il avoit puifé à fon école l'ordre & la méthode, fans laquelle la fcience eft fouvent inutile, toujours fatiguante.

Ce Cours d'études fini, M. Astruc alla à Montpellier, fit fa Philofophie & fut reçu Maître-ès-Arts en 1700. Auffi-tôt après, fon choix le deftina à étudier la Médecine. Il reçut le degré de Bachelier en 1702, & commença dès ce moment fa réputation. Cette année même n'étant que Bachelier, il publia une Differtation à Montpellier *de Motûs Fermentativi causâ*; il s'agit dans cet Ouvrage de la caufe de l'impulfion de l'acide dans l'alcali, ce que nous appellons *effervefcence*; & qu'on ne diftinguoit pas encore de la fermentation. On fçait que Sylvius de le Boë, Graaf, & fur-tout Willis, avoient introduit cette théorie Chymique dans les Ecoles, malheureufement fans connoître la vraie Chymie. Cette Science commençoit à être cultivée à Paris par les foins de MM. Homberg & Geoffroy; mais avant que les obfervations des Sçavans faffent loi dans les Ecoles, il s'écoule toujours quelques années. M. Astruc fit entrer les tourbillons, les explofions de la matiere fub-

tile , dans la caufe de l'effervefcence ; mais au moins ajouta-t-il des faits
aux faits déjà connus : on entrevoit qu'il ne fera pas long-temps la dupe
de cette fauffe Phyfique. Cette Differtation eft l'ouvrage d'un jeune
homme ; mais elle fait concevoir les plus hautes efpérances de fon
Auteur ; elle fervit du moins à fixer fur lui l'attention des Médecins
de fon temps. Raymond Vieuffens qui jouiffoit, à jufte titre , de la plus
grande réputation en Anatomie , & qui avoit déjà publié fon excellent
Traité fur la Névrologie , crut cet Ouvrage d'un jeune homme digne
d'une critique publique. M. ASTRUC y répondit avec les égards qu'il
devoit à l'âge & au mérite de fon Adverfaire.

LICENTIÉ le 12 Octobre 1702, & Docteur le 25 Janvier 1703 ;
M. ASTRUC fentit toute la charge qu'il s'étoit impofée ; il fuivit les
actes de la Faculté avec zele & avec affiduité ; il fréquenta les hôpitaux , & ne fortoit de fon cabinet que pour ces deux occupations. C'eft-
là le temps où il a embraffé en grand toute l'étendue de l'Art auquel il
s'adonnoit , & dont il vouloit augmenter la fplendeur. La barbarie étoit
bannie des Ecoles ; mais la vérité n'y regnoit pas encore. Il ne s'agiffoit
pas dans le commencement de ce fiécle , de pefer les phénomenes , d'é-
tudier les exceptions , de borner les regles , de s'arréter où l'évidence
nous abandonne. On fuppofoit le fait , il falloit l'expliquer. Faire une
hypothèfe qui quadrât bien avec les phénomenes , qui répondît bien à
toutes les objections , étoit le chef-d'œuvre d'un Profeffeur.

CETTE GLOIRE à laquelle il avoit plus de droit qu'un autre ne
le fatisfit pas. Cependant avant que d'ofer élever la voix , il fit des
provifions immenfes de travail & d'obfervations. Pendant ce féjour
paifible à Montpellier, il lut avec la plus grande application tous les
Auteurs anciens & modernes. Il en a fait des morceaux d'analyfe, dans
lefquels il auroit eu lui-même de la peine à fe reconnoître , s'il n'eût
été guidé par la févérité de fa méthode. Il divifoit la Médecine en époques hiftoriques ; dans chaque époque il faifit le plus ancien des Auteurs , & prefque toujours celui qui a travaillé d'après la feule nature ,
par conféquent le meilleur, il en fait l'analyfe exacte , & delà en def-
cendant fuivant l'âge de chaque Ecrivain , il met à part ce que chacun
d'eux a ajoûté, & ce qu'ils ont de contraire entre-eux. Il pefe enfuite
leur autorité dans la balance de l'obfervation. Telle fut la méthode

d'étudier de M. Astruc, on la retrouve dans son Traité des Maladies Vénériennes, & on ose la proposer pour regle à tous ceux qui voudront approfondir quelque partie de la Médecine, qui tout entiere étant une science de faits, ne peut tirer de lumieres que de la comparaison des faits entre-eux.

La Physique de la Médecine ne consiste de même, que dans les faits qui ne peuvent être unis que par leurs liens naturels. Ces liens sont la Méchanique & la Chymie. Disciple de Malpighi, de Boyle, de Bellini & de Borelli, M. Astruc est un des premiers Professeurs qui aient suivi l'ordre des Démonstrations Mathématiques dans la Physique du Corps humain ; il est un des premiers Auteurs de l'Ecole, qui ait appris aux Professeurs à douter, à s'arréter à propos, à observer la nature, & à avouer que souvent elle est au-dessus de leurs recherches. Il est un des premiers qui ait enseigné aux Ecoliers, qu'une autorité quelque respectable qu'elle soit, ne peut jamais étre irréfragable, & qu'elle doit être examinée avec le doute de l'observation. Pour étudier avec fruit la Physique du corps humain, le jeune Docteur sonda, par des recherches très-profondes, les mysteres de l'Anatomie, il y employa un temps très-considérable. Il ne peut pas être compté entre les Anatomistes de notre siécle, parce qu'il n'a pas eu le temps de suivre ses Observations, de les vérifier, de les critiquer lui-même : mais du moins on ne peut pas nier que les remarques qu'il a faites sur les Appendices Cécales de la matrice, dans son Traité des Maladies des Femmes, ne nous annoncent un Homme qui a beaucoup vû & bien vû, quoiqu'on puisse n'être pas d'accord avec lui sur les conséquences qu'il tire de ses Observations.

Telle fut la vie de M. Astruc depuis 1703 jusqu'en 1710 ; cet intervalle qui s'écoule entre le Doctorat, & le temps tumultueux, où il faut qu'un Médecin Citoyen se dévoue lui & ses travaux à l'utilité de sa Patrie, & où il commence à subir l'esclavage fatiguant de la pratique, est sans doute le temps le plus heureux du Médecin *sua si bona norit* ; c'est le moment où l'on peut avancer à grands pas dans le chemin de la vérité, observer sans interruption, sans passion, sans préjugé. Enfin, c'est celui où on ne trouve pas à ses côtés tant de parleurs hardis, qui assomment un sçavant de leur réputation, & qui ne doutent de rien, parce qu'ils ignorent presque tout. M. Astruc facrifia au plaifir de l'étude & de l'obfervation tous les amufemens de fon âge , & les douceurs même fi pardonnables de la fociété. Tout ce qui n'étoit pas objet de réflexion , lui étoit étranger ; mais tout ce qui lui donnoit de nouvelles vûes, lui appartenoit de droit , & entroit dans fes études. Tantôt il étudioit l'Hiftoire Naturelle ; mais toujours dans les grandes vûes d'utilité publique , & fur-tout des avantages de la Province qu'il habitoit & qu'il chériffoit ; tantôt pour faire connoître l'ancienne fplendeur de cette Province , il recherchoit les Monumens antiques, les expliquoit , & critiquoit les Auteurs les plus fçavans. Un de fes plus grands plaifirs, un de fes délaffemens les plus agréables , étoit de penfer & de parler Métaphyfique. Cette étude lui étoit chere, & il l'auroit préférée aux autres , fi l'amour de la Patrie ne l'eut pas forcé à fuivre une autre carriere. Mais l'objet principal de fes études étoit d'introduire dans les Ecoles de Médecine , la faine Phyfique , & le goût des Expériences , dont les Univerfités commençoient à retentir ; mais dont on connoiffoit à peine les fruits, qu'on ne devoit goûter , que quand il a été permis aux Profeffeurs d'avouer qu'ils ignoroient quelque chofe.

APRES une auffi longue retraite Philofophique , il fe crut en droit de rompre le filence , & donna en 1710 , une Differtation Phyfico-Mathématique, fur le mouvement mufculaire. Cette Differtation eut une réputation fi brillante, qu'à peine avoit-elle paru, Manget crut devoir l'inférer dans fon *Theatrum Anatomicum.* Elle eft toute entiere écrite dans les Principes de Borelli & dans l'ordre Mathématique que notre Auteur introduifoit dans les Ecoles. Elle joint à la clarté une élégance de ftyle qu'on paroiffoit avoir trop négligée depuis quelques années à Montpellier. Ce fut auffi cette même année qu'il lut à la Société Royale des Sciences de Montpellier , dont il étoit Membre , une Differtation fur la digeftion , dont il fut beaucoup queftion quelques années après.

IL SE CRUT enfin appellé à profeffer ; & qui pouvoit l'être mieux que lui ? Il obtint au concours une Chaire d'Anatomie & de Médecine dans l'Univerfité de Touloufe. Il alla la remplir , & la remplir bien : mais en quittant Montpellier , il jetta des regards de regret fur cette Patrie qu'il s'étoit adoptée , qui feule étoit capable de fixer fes défirs, & d'être le prix de fon émulation. Ce fut à Touloufe qu'il publia fon

Traité fur la nature de la digeftion , fur laquelle il s'étoit déjà expliqué.
Cette queftion étoit alors très-fameufe à Paris. M. Hecquet foutenoit
la Trituration avec feu. Pitcarn, Profeffeur Ecoffois , que fa réputation
avoit fait appeller à Leyde , la regardoit comme une invention qui lui
étoit propre; avant lui elle n'avoit été propofée que par Leewenhoeck ,
qui quand il n'avoit pas les yeux armés d'un Microfcope étoit un Phyficien d'une autorité très-médiocre. Les deux partis convenoient que
l'atteri cibos d'Erafiftrate étoit autre chofe que la Trituration. Prétendre exclure une des caufes de la digeftion , étoit donner une exten-
fion violente à... M. Astruc diminua trop les forces des folides ,
que les Triturans augmentoient prodigieufement... Quelques Mathé-
maticiens écrivirent contre lui. Pitcarn qui du fond de l'Ecoffe , où
il s'étoit retiré , paroiffoit vouloir régner fur toute la Médecine , qu'il
ignoroit affez pour la réduire à trois problêmes , ne lui répondit que
par une plaifanterie baffe & déplacée , pendant qu'un de fes difciples ,
nommé Thomas Boër , lui prêta fon nom & fa plume pour répondre
à M. Astruc , fans urbanité , avec dédain , & d'un ftyle qui tient encore à la barbarie des fiécles précédens , où les Sçavans dans leurs querelles Littéraires , fe difoient fouvent les plus groffieres injures. M.
Astruc prit un ton tout différent pour lui répondre dans une Lettre
adreffée à un Médecin de la Faculté de Paris , qui fut imprimée à Touloufe en 1715.

Dans de pareilles difputes il eft affez inutile de chercher de quel
parti fe range la Victoire , chacun refte perfuadé de la vérité de fon
opinion , mais du moins le public profite toujours des obfervations
fçavantes que chaque adverfaire a occafion de femer dans le cours de
la difpute. La Differtation de M. Astruc pleine de faits & d'expériences , appuyant toutes fes conclufions fur les vrais principes de la
Phyfique , nous a laiffé de nouvelles vûes , qu'on peut appliquer à un
ufage plus légitime. Cet Ouvrage étoit un de ceux de fa jeuneffe , dont
il faifoit le plus de cas , & il les jugeoit très-féverement.

Ces Travaux publics avoient acquis à notre Auteur une très-
jufte réputation , quand M. Chirac & M. Vieuffens , eurent entre-eux
une violente difpute au fujet de l'acide , que ce dernier prétendoit fçavoir extraire du fang , à l'exclufion de tout autre Auteur. Pour l'ex-

traire, il joignoit au *Caput mortuum* du fang diftillé, une terre bolaire.
Il n'avoit pas réfléchi que le bol à la violence du feu fournit évidemment un acide. M. Chirac au lieu de fentir le faux des prétentions de
Vieuffens, s'attribua l'honneur de cette découverte, & accufa fon Adverfaire de plagiat. Après beaucoup d'écrits injurieux, publiés de part
& d'autre, & oubliés heureufement pour tous les deux ; on prit M.
Astruc pour arbitre. Il falloit que fon fçavoir & fa probité fuffent
en grand crédit. Chirac fe regardoit comme le premier Médecin de l'Europe, & portoit la haute idée qu'il avoit de lui-même, jufqu'au mépris
pour les autres Médecins. Vieuffens n'étoit pas moins fier de l'eftime
univerfelle que fa Nevrologie lui avoit juftement mérité dans toute
l'Europe. M. Astruc leur démontra à l'un & à l'autre que la découverte n'étoit rien moins que réelle, & qu'il étoit ridicule de fe difputer
pour un être de raifon ; que tout l'acide de la diftillation dépendoit du
Bol. On ignore de quelle façon Vieuffens prit ce jugement ; mais
M. Chirac, eut la générofité de n'en pas moins eftimer fon Auteur,
puifqu'obligé de fe fixer à la Cour en 1716, il demanda & obtint
pour M. Astruc l'exercice & la furvivance de fa Place.

Il commença à enfeigner en titre, par la mort de Chaftelain, à
Montpellier en 1717. C'eft dans ce temps qu'il développa les rares
talens que nous lui avons vû conferver jufques dans fa derniere vieilleffe, pour définir avec jufteffe, divifer avec exactitude, expofer avec
méthode & avec clarté jufqu'aux moindres circonftances de fon fujet.
Il rapportoit à leur place les fentimens des Auteurs qui lui fervoient de
guide, il les réfutoit fans aigreur, les louoit fans reftriction, & fur-
tout parloit peu de lui ; il falloit qu'il y fût forcé, & alors il le faifoit
fans la moindre vanité.

M. Astruc a eu une étendue de talens qui étonne ; mais de tous ;
celui qui étoit le 'plus frappant, étoit celui d'enfeigner. Il étoit Profeffeur par goût & par nature. Il avoit l'art de conduire & de former,
pour ainfi dire, la mémoire de fes auditeurs. Sans travail, on retenoit
prefque tout l'effentiel de ces difcours rapides qui fe font ordinairement
à peine comprendre aux commençans. Véritablement éloquent, il pla-
çoit des réflexions fi jufte auprès des vérités, elles en couloient fi
naturellement, que l'attention fe trouvoit fixée fans travail & fans géne,

Les graces du ftyle qu'on néglige trop fouvent, prétoient encore des charmes à fes difcours, peut-être auffi la gravité impofante de fa figure, lui donnoit-elle un nouveau droit à fe faire écouter.

M. ASTRUC, outre fes leçons verbales, dicta quelques Traités. On a de lui une Phyfiologie manufcrite, dont on fait encore grand cas dans les Ecoles, & que les Etudians copient avec ardeur. Mais les grands travaux que beaucoup d'Hommes illuftres ont ajoûté à la Phyfique du corps humain, ont rendu ces Cayers, d'autant moins importans, que M. ASTRUC n'a jamais voulu les rendre dignes du public. Tout ce qui étoit travail inutile n'eut jamais aucun droit fur lui. Il détournoit avec modeftie, de cette lecture, ceux qui lui en parloient.

CEPENDANT fa grande réputation engagea un Médecin, nommé la Motte, à publier une Thérapeutique qu'il avoit dictée de même à Montpellier; mais il le fit en s'en arrogeant la gloire, & de peur qu'on ne reconnût fon Auteur, il tâcha de la gâter & de la rendre moins bonne. Le génie de M. ASTRUC perçoit encore fous ces déguifemens. On le reconnut à Genéve, où on ne laiffa pas de l'imprimer, en ajoûtant le nom de fon véritable Auteur. Mais M. ASTRUC, la défavouoit, comme une production qui s'étoit altérée dans des mains étrangeres. Il n'en étoit pas de même de fa Pathologie, imprimée dix ans après fous fon nom; il l'avouoit & convenoit qu'il y a peu de chofes à y changer.

OCCUPÉ de tant de travaux, méditant des projets plus grands encòre, nous ne devons pas être étonnés, fi depuis fon inftallation, jufqu'en 1723, il n'a rien donné de bien confidérable à l'impreffion. Cependant il a publié quelques Differtations pour les Thefes auxquelles il préfidoit; telle eft celle où il difcute quelle opération convient à la Fiftule de l'Anus, publiée en 1718. Celle qu'il a fait foutenir en 1719, fur l'Hydrophobie, où l'érudition la plus variée amufe & inftruit, & où il affure au Mercure, la propriété d'être l'antidote de ce *Poifon*.

M. ASTRUC avoit confervé un goût décidé pour les recherches Métaphyfiques; elles le délaffoient de fes travaux phyfiques. Ces vérités avoient pour lui un attrait, qui fouvent le ramenoit à la Théologie la plus profonde. Il l'avoit étudiée en Chrétien foumis; mais en

Philofophe

Philofophe qui ne s'arrêtoit précifément qu'aux bornes prefcrites par la foi. Toutes les fois qu'il pouvoit faire quadrer les vérités Métaphyfiques avec la Phyfique, il étoit véritablement content de lui-même. Et de tous fes ouvrages, ceux qui réuniffoient ce double avantage, étoient ceux qui lui plaifoient le plus. Il commença en 1719, à parler publiquement de la Métaphyfique, dans une Differtation qu'il donna de *Senfatione.* Il y revint en 1723, en donnant une nouvelle Differtation de *judicii exercitio.* Nourri dans les principes de Mallebranche, il s'y étoit livré avec tout le feu que cet Auteur fçait communiquer à fes lecteurs. La lecture du livre de Locke fur l'entendement humain avoit fait tomber cette effervefcence; elle lui avoit appris le mérite de l'obfervation, & l'art de combiner avec fageffe fes réflexions. Il en étoit réfulté dans fa téte une efpece de Phyfique des fens, qu'il vouloit donner au public, & qu'il intituloit de *Animaftica.* L'envie de perfectionner cet Ouvrage l'occupoit toujours. Toutes les fois qu'il pouvoit parler philofophiquement de l'ame, de fes liaifons avec le corps, & de la Méchanique intermédiaire, qui placée fur les confins de cette région inconnue, eft toujours obfcure, toujours épineufe, il le faifoit avec complaifance.

La réputation de M. Astruc croiffoit de jour en jour. Les acclamations de fes Ecoliers le rendoient célebre dans toute l'Europe. La Cour retentit enfin de ces éloges. On crut devoir lui donner des marques d'attention; en un mot, le récompenfer & l'encourager. Le Roi lui donna une penfion de 700 livres. Il n'avoit point follicité cette grace, elle alla le chercher à Montpellier en 1720. L'année fuivante M. Dodart premier Médecin, inftruit des recherches qu'il avoit faites fur l'Hiftoire Naturelle de fa Province, le nomma Infpecteur des Eaux Minérales de Languedoc. Il commença à trouver chez les hommes le prix de fes travaux; prix qui n'eft que le fecond pour un cœur enflammé de l'amour du bien, fouvent tardif quand on ne s'occupe qu'à le mériter, & que fatisfait de fa confcience, on dédaigne les follicitations aviliffantes.

Ce fut dans ce temps-là que la contagion s'étant répandue de Marfeille dans la Provence, la crainte de la Pefte allarma toute la France. M. Astruc qui n'étudioit pas ce que penfoient les gens en place, pour

former ſon avis, prononça en 1721 que ce fléau étoit contagieux , &
qu'étant étranger à nos climats, introduit par le commerce , il falloit
pour l'extirper , borner la contagion. Cette opinion étoit celle de tous
les Médecins & de tous les Hiſtoriens ; cependant par un zele indiſcret ,
capable d'inſpirer au peuple une ſécurité dangereuſe, ſi la frayeur étoit ſuſceptible de conſeils , des Médecins fameux , ſortis de l'Ecole de Montpellier , ſoutinrent que la Contagion étoit une chimere accréditée par la
frayeur. Ils s'expoſerent en conſéquence de leurs principes, avec une témérité heureuſe à tous les dangers de la Peſte. Nous ne parlerons pas
des différens écrits que cette opinion occaſionna ; mais celui par lequel
M. Astruc leur répondit , contient une érudition hiſtorique variée
& exacte, une ſuite de raiſons développées, & d'objections réfutées avec
tant de force qu'on y voit toute la maturité de ſon génie , toute l'é-
tendue de ſes connoiſſances & que l'opinion de ſes adverſaires y eſt ter-
raſſée de façon à ne jamais ſe relever. Il remporta une victoire complette,
exemple aſſez rare dans la République des Lettres. Au milieu de cette
conteſtation il en eut une plus légere ſur un fait purement Phyſique ,
qui eſt la cauſe de l'intercalation de la fontaine de Fonteſt-Orbe en
Languedoc. Il n'étoit pas de même avis que le P. Planque de l'Ora-
toire , ſur l'explication de ce phénomene. Ils ſe ſont réunis depuis.
L'Hiſtoire de ce léger différend littéraire , fut imprimée à Toulouſe en
1731 , notre Auteur étant à Paris.

Quelque agrément qu'eût M. Astruc à Montpellier , il s'apperçut enfin que la maſſe de ſes recherches augmentant , il manquoit de
moyens pour les perfectionner. Son grand Ouvrage *de Morbis venereis*
qu'il méditoit depuis long-temps ; ſes recherches ſur la Faculté de Montpellier , Ouvrage auquel il étoit fort attaché , exigeoient qu'il vînt
puiſer à la ſource des manuſcrits. Il ſe détermina à quitter Montpellier ,
& vint à Paris avec un nombre conſidérable d'Ouvrages, qui n'at-
tendoient de nouvelles perfections que du commerce des Sçavans &
des richeſſes de la Capitale ; il comptoit ſe concentrer dans les bibliothéques. Mais ſon grand nom ne lui permit pas de s'y enfermer. Le
Roi de Pologne Electeur de Saxe , l'appella auprès de lui en qualité de
ſon premier Médecin en 1729 ; les conditions étoient utiles & honorables. Il s'y rendit ; mais M. Astruc à la Cour étoit déplacé. Sa

façon de penſer, libre, hardie, toute de lui, ſa fermeté dans ſes opinions, le rendoient peu propre au commerce des Grands. Il s'ennuya
bientôt de ce ſéjour, & ſous prétexte de quelques affaires de famille,
il obtint un congé paſſager rempli d'éloges, & d'invitations à un prompt
retour : mais il renonça abſolument à la Saxe. Il y a apparence que la
diſgrace du Comte d'Hoym, avec qui il avoit des liaiſons, le dégoûta
de cette Cour. On a trouvé dans ſes papiers une Apologie de ce Mi-
niſtre. Il revint donc retrouver ſes livres & ſes amis, attraits flateurs
pour un homme qui ſçait penſer, mais auxquels les hommes ordinaires
ſont toujours étonnés qu'on puiſſe faire des ſacrifices.

Dans le même temps la Ville de Toulouſe fit éclater ſa reconnoiſſance en le nommant Capitoul. Il y avoit enſeigné l'Anatomie qui y
étoit oubliée, il avoit rétabli l'Amphithéatre Anatomique, en avoit
orné le Frontiſpice de très-beaux Vers Latins. La nobleſſe heréditaire
qui eſt attachée au Capitoulat fait rechercher cette Dignité. La nobleſſe d'un Sçavant conſiſte dans l'étendue d'un ſçavoir inacceſſible au
vulgaire, & dans l'uſage précieux qu'il en ſçait faire pour la ſociété ;
mais les ſuffrages libres de la patrie qui récompenſe un Citoyen utile,
n'en ſont pas moins chers à ſon cœur. On offrit cette Dignité à M.
Astruc qui l'accepta comme un témoignage honorable rendu à ſes
ſervices. Cette offre étoit d'autant plus flateuſe pour lui, que la Province en le nommant ne pouvoit pas ignorer qu'il étoit abſolument
perdu pour elle. Mais elle voulut que ce témoignage de ſon eſtime
allât le chercher à Paris.

Son retour en France & la préférence qu'il avoit donnée à ſes
travaux, ſur le commerce des Cours, ne fut point regardé comme l'effet
de l'inconſtance. Auſſi preſque à ſon retour, fut-il décoré du titre de
Médecin conſultant du Roi, en 1730; & l'année ſuivante, M. Geoffroy, Doyen de la Faculté de Paris & Profeſſeur au Collége Royal,
étant mort au grand regret de tous ceux qui s'intéreſſoient aux progrès
de la Phyſique & de la Médecine, on crut réparer cette perte immenſe,
en nommant M. Astruc à cette Chaire. Il fut donc enfin fixé dans la
Capitale, ſuivant ſon goût, c'eſt-à-dire, pour y enſeigner. Perſonne ne l'a
fait avec plus d'exactitude que lui juſqu'à la mort. En ſix ans, il expliquoit en Latin à ſes Auditeurs toutes les maladies, & la méthode de

les traiter dans le plus grand détail. Toujours le premier à l'heure indiquée , il parloit pendant une heure entiere avec une facilité & une
méthode dont il eſt peu d'exemples , & qu'on croiroit à peine poſſible. Rien n'étoit préparé. Lui faiſoit-on une objeδtion, il y répon-
doit ſur le champ, & c'étoit ſouvent une occaſion de développer de
nouvelles vérités , ou de donner à ſes Auditeurs ſans réſerve, des traits
d'érudition & de critique , qui n'étoient connus que de lui. J'ai vû des
Etrangers après avoir entendu les plus grands Profeſſeurs des Ecoles
de Hollande & d'Allemagne, reſter étonnés de la juſteſſe des raiſon-
nemens de M. ASTRUC , des graces de ſon ſtyle ; & bien des gens auxquels la Médecine étoit indifférente ſuivoient ſes Leçons comme des
modeles de belle Latinité.

CETTE occupation étoit pour lui un moment de plaiſir. D'ailleurs
il pratiqua bientôt la Médecine avec la vogue d'un Médecin qui paroît
ſur l'horiſon , annoncé par d'excellens ouvrages , accueilli par les ſuffrages de ſes Confreres , & par l'eſtime de tous les Sçavans avec qui il
figuroit. Mais il ne s'y livroit qu'avec ſageſſe. Son nom étoit ſi illuſtre
que lorſqu'il parut à Paris, on s'attendoit à lui voir faire des miracles.
Modeſte & ſage , il rejettoit avec pudeur ces éloges deshonorans dont
le vulgaire ébloui accable tous ceux qui ſont nouveaux pour lui. Il les
fit bientôt taire en ne s'y prêtant pas , en ne parlant jamais de lui-
même , en faiſant croire poſſible qu'un autre Médecin que lui
eût du mérite. Auſſi écoutoit-il tous ſes Confreres. Cependant il ne
ſacrifioit point ſon opinion à la légereté des idoles que le peuple s'étoit
élevé. Ils s'en vengeoient en exaltant ſa Théorie aux dépens de ſa Pratique , diſtinδtion auſſi odieuſe que frivole , mais qui contient du moins
un hommage perfide que l'ignorance rend au ſçavoir. Il mépriſoit leur
éclat paſſager. En effet qu'il eſt facile à mépriſer, quand on jette un
coup d'œil ſur ces héros du jour , quand on voit marcher dans le public
d'un pas égal , l'ignorant audacieux qui enchaîne à ſon char une troupe
de ſots, en parlant avec impudence de lui-même ; le bouffon fade , &
la ſingularité bruſque de l'homme à incartades , qui , pourvû qu'il ſe
diſtingue, ſe ſoucie fort peu de paroître ſingulier. Que peut faire au
milieu de ces perſonnages ridicules un homme ſage & éclairé ? Parler
vrai quand on l'interroge , & détourner les yeux de toutes ces charla-

tanneries qu'il méprife. C'eft ce que fit M. Astruc : il crut être
d'une bien plus grande utilité à fa patrie, en confacrant à la poftérité la
vérité dans fes écrits; auffi fe hâta-t-il, au milieu de cette vie tumul-
tueufe & agitée, de nous donner en 1736, fon grand Ouvrage de *Morbis venereis.*

Les Maladies honteufes, fuite prefque inévitable de la débauche,
font un objet de travail d'une étendue immenfe pour un Médecin. Il
eft fouvent difficile d'appercevoir leur exiftence quand elles font maf-
quées par des fymptômes étrangers. Souvent l'intérêt du malade les dé-
guife ; fa négligence les augmente, les liens facrés du Mariage les cou-
vrent, & l'on ne peut lever ce voile odieux fans porter le trouble dans
le fein des familles les plus refpectables. Plus l'intérêt eft vif, plus le fe-
cret eft précieux, plus auffi il ouvre de carriere à la cupidité. Beaucoup d'Auteurs illuftres avoient exercé leurs talens fur un champ auffi
vafte, depuis l'origine de cette Maladie, jufqu'à ce jour ; beaucoup d'autres, efclaves d'un intérêt fordide, avoient enveloppé d'erreurs, des
vérités éparfes ; en un mot aucun champ de la Médecine n'étoit fi occupé par la charlatannerie, par l'ignorance, & par la mauvaife foi.

On peut affurer que M. Astruc l'a entierément défriché : on ad-
mire fon courage quand on confidere la quantité de travaux qu'il a fallu
employer à cet Ouvrage ; le grand nombre d'Auteurs intéreffés qu'il a
fallu démafquer, de protecteurs qu'il a fallu outrager. Il a commencé
par démêler l'hiftoire de la Maladie. Cette Hiftoire eft un prodige de
critique & d'érudition. Nous n'ignorons pas que depuis quelques années, un Médecin illuftre chez les étrangers, & cher à notre patrie,
où il a fixé fon féjour, a cru démontrer que la Maladie Vénérienne étoit
plus ancienne que l'expédition de Chriftophe Colomb, à laquelle M.
Astruc croit devoir rapporter ce fléau. Elle eft, fuivant lui, comme
fuivant les premiers Auteurs qui en ont traité, une Epidémie contagieufe qui a paru dans fon temps, & qui difparoîtra fans doute un
jour.

M. Astruc faifoit grand cas des recherches de ce Sçavant, mais
les obfervations de notre Auteur fur la fuite des développemens de
cette Maladie, n'en font pas moins précieufes. L'expofition des fymptômes qu'il fuit partie par partie, les différentes efpeces de déguifemens

que ce levain emprunte des autres maux, les phafes qu'il fuit depuis
fon principe jufqu'à fa fin, les dangers qu'il occafionne, forment la
feconde partie de cet Ouvrage, qui montre combien l'Auteur étoit
confommé dans la Médecine-pratique : il feroit à fouhaiter qu'il eût
voulu pouffer fes recherches jufqu'aux effets de ce levain dégénéré,
qu'il eût examiné fi en dégénérant il n'a pas produit des maladies différentes de lui même, comme le *Rachitis*, maladie plus nouvelle en.
core. On fouhaiteroit qu'il l'eût comparé avec des maladies analogues,
comme Screiber l'a effayé depuis. Mais fi nous examinons fes travaux
du point duquel il eft parti, M. ASTRUC en a fait plus qu'on n'en pouvoit attendre d'un feul homme, en un mot, plus qu'on n'en a fait depuis
deux fiécles.

Il n'est pas de Médecin verfé dans la lecture des Auteurs, tant
anciens que modernes, qui ne foit effrayé du fatras d'Ecrivains qu'il lui
a fallu débrouiller, des dégoûts qu'il lui a fallu effuyer, de la jufteffe
qu'il a été obligé d'avoir pour apprécier dans l'Hiftoire du traitement
de cette Maladie, ce qu'il y avoit de bon, de ce qui étoit fautif ou
même mauvais, toujours propofé avec audace, quelquefois avec ferment, toujours appuyé d'obfervations, prefque toujours déguifées,
quelquefois par l'ignorance, le plus fouvent par la mauvaife foi. C'eft
ici le triomphe de M. ASTRUC, il n'a rien omis, il a tout fondé, tout
examiné; il ne s'égare pas un moment. C'eft-là le caractere propre de
la fcience. Elle part de principes furs. Ces principes font un flambeau
qui fert de guide pour écarter les illufions de l'autorité, les détours
de la mauvaife foi, les fophifmes de l'impudence. Il a fallu à l'Auteur,
non-feulement un appareil immenfe de fçavoir Médicinal ; mais un
courage prefque héroïque pour fuivre la vérité à travers les piéges que
lui tendoit la cupidité. Auffi ce Livre qui lui a donné tant de gloire
a-t-il fouvent troublé le repos de fes jours. Tout Paris fe fouvient d'un
procès qu'il a été obligé de foutenir & qu'il a gagné, pour avoir parlé
trop légerement, difoit·on, d'un homme oublié aujourd'hui. Il avoit
appris au milieu de tant d'ouvrages miférables qu'il avoit été obligé de
feuilleter, à fe méfier des hommes, toutes les fois que leur intérêt fe
trouve en compromis avec l'utilité publique ; & fi dans les derniers
temps de fa vie, il paroît avoir mal accueilli des méthodes eftima-

bles, on doit le pardonner à un homme honnéte & ferme dans le chemin de la vérité, qui pendant le cours d'une longue vie avoit vû la
plûpart des hommes occupés à tromper leurs femblables, pendant que
ceux-ci, de leur côté, tantôt par enthoufiafme, tantôt par fottife, toujours par défaut de réflexion, courent au-devant de l'erreur.

On a reproché à la Méthode du traitement, propofée par M.
Astruc, d'être trop uniforme, de n'être pas toujours pliée aux différentes circonftances, qui peuvent accompagner la Maladie. Il n'eft
point de méthode générale qui n'ait ce défaut. Les livres comme les
loix écrites ne peuvent pas comprendre toutes les combinaifons, c'eft
pour cela qu'un homme inftruit eft néceffaire pour en diriger les principes. Loin d'adopter une méthode univerfelle, il étoit le grand ennemi de celles qui paroiffoient fe préfenter comme exclufives à toute
autre ; fa méfiance étoit jufte, elle doit être une loi pour tout homme
fage en Médecine. Dépofitaires par la confiance publique de la vie de
nos concitoyens, combien devons nous - apporter d'attentions avant
que d'établir des regles générales ? Combien en a-t-on vû d'établies dans
un fiecle, que l'expérience a foudroyées dans le fuivant. Les Médecins
peuvent fe tromper fans doute, mais ils font coupables, quand leur légereté leur a fait accorder un fuffrage d'enthoufiafme, qu'ils font obligés de révoquer avec ignominie.

La grande réputation de fon Livre engagea des Libraires à le
contrefaire en 1738. Malgré cette fraude, l'Edition en fut bientôt épui-
fée. Il ajoûta à la feconde, qui parut en 1740, quelques obfervations
fur les Maladies Vénériennes des yeux, fur d'autres fymptômes importans ; mais fur-tout il retoucha & augmenta beaucoup la partie hifto-
que, qui eft celle qui coûte plus au travail, & qui eft moins fatisfaifante au
génie. Ce Livre eft un Livre claffique en Médecine, il doit être lu par
tous les Médecins ; les Sçavans l'ont recherché comme un modele d'ordre, d'érudition & de perfection dans le ftyle. Enfin, M. Jault Médecin l'a traduit fous les yeux de fon Auteur. A la feconde Edition de
la traduction, M. Astruc a ajoûté quelques remarques fur de nouveaux fpécifiques qui avoient paru avec éclat dans le public depuis fa
premiere Edition. Nous ne parlerons pas des traductions Angloifes &
Allemandes de ce Livre, il a été adopté par toute l'Europe.

Au milieu des travaux les plus faftidieux, des controverfes perpétuelles, & d'une pratique très-nombreufe, M. Astruc trouva un délaffement à donner au public des Mémoires qu'il avoit compofés en différens temps de fa vie, fur les Antiquités & fur l'Hiftoire Naturelle du Languedoc. Il y examine la pofition des routes Romaines & des différens campemens des Empereurs dans cette Province. Il recherche les origines de la Langue, le changement des noms & des lieux. Il fouille l'ancien fol de la Province, examine les terreins que la mer a engloutis, ceux qu'elle a laiffé découverts. Il defcend en Médecin dans l'hiftoire des eaux Minérales, des fleuves qui fe perdent fous terre, il reftitue & corrige les textes des anciens Auteurs qui ont parlé de cette Province. Un homme qui auroit vieili dans l'étude de l'antiquité fe feroit honneur d'un pareil Ouvrage. Cependant c'eft le fruit du loifir d'un Médecin occupé de fa Profeffion, méditant de grands ouvrages, & vivant dans un combat perpétuel on ctre la charlatannerie. Auffi M. Astruc travailloit-il une grande partie de fes nuits. On l'a trouvé pendant l'hiver le plus rigoureux à trois heures du matin, dans un âge avancé, étudiant fans feu à la lueur d'une lampe; il avoit perdu toutes les fenfations, & les avoit enfevelies dans fon travail. On fe reprochoit d'interrompre le fommeil d'un Homme fi précieux, on ne troubloit que fes études.

Il avoit depuis long-temps formé le deffein de publier l'Hiftoire de la Faculté de Médecine de Montpellier, dans laquelle il avoit été nourri, & qu'il chériffoit, il avoit même annoncé ce projet dans la feconde Edition de fon Traité *de Morbis Venereis*, quand le fameux Procès de la Faculté de Médecine de Paris, contre les Chirurgiens, le rengagea dans de nouveaux travaux, & dans des travaux Polémiques. Ce Procès paroiffoit par lui-même indifférent à M. Astruc, qui n'étoit pas Membre de la Faculté; mais il crut voir la gloire de fa Profeffion compromife. Il n'attendit pas d'autre fignal. Il fit paroître fucceffivement cinq Lettres qui furent regardées comme d'un très-grand poids, dans le Procè. que les Médecins gagnerent au Parlement. On ne peut guere trouver, ni des raifonnemens plus forts, ni plus de critique dans l'érudition. Aujourd'hui même, quoique l'intérêt qui les a produit ne fubfifte plus, ceux qui s'intéreffent à l'Hiftoire de la Médecine les lifent avec plaifir. La reconnoiffance de la Faculté égala le mérite de cet Ouvrage.   M. Astruc

M. Astruc étoit depuis long-temps lié d'amitié avec les principaux Membres de cette Compagnie. Il souhaita d'être coopté dans leur Corps, ils désirerent de l'avoir pour Confrere. La cooptation est une des portes légitimes par lesquelles on peut entrer dans la Faculté. Mais elle exige tant de conditions nécessaires à celui qui y aspire, elle a été si rare, la Faculté a résisté avec tant de fermeté dans différens âges, à des Princes qui vouloient lui faire enfreindre ses statuts ; que cet honneur semblable au droit de bourgeoisie que certaines Villes de la Grèce n'accordoient qu'à des Héros ou à des demi-Dieux, devenoit très-flateur pour M. Astruc. Il fut adopté unanimement par la Faculté en 1743, & disserta devant elle sur sa Profession, pour suppléer à un examen qu'on ne pouvoit pas raisonnablement exiger d'un Homme si éprouvé. Il soutint aussi une Thèse sans Président. Il revint dans cette Thèse à ses principes sur les liaisons de l'ame avec le corps. On doit compter cette Epoque dans sa Vie comme celle qui lui ait fait le plaisir le plus sensible. Ce suffrage unanime de gens éclairés, n'est-il pas plus précieux pour un sçavant que toutes les faveurs que la fortune jette quelquefois indifféremment sur le mérite & sur l'ignorance. Aussi jamais Médecin n'a eu un plus tendre attachement pour son Corps, que M. Astruc n'en a eu pour la Faculté. Les moindres actes, les moindres assemblées de ce corps ont été honorés de sa présence jusqu'à la fin de sa vie ; quelque rigoureuse que fût la saison ; quelque temps qu'ils exigeassent. Il y visitoit les pauvres malades qui s'y assemblent tous les Samedis, comme s'il n'eut point eu d'autre affaire. Il vieillissoit, les infirmités commençoient à se faire sentir, il se pressoit d'autant plus d'avancer dans ses travaux.

Ce ne fut que lorsqu'il se sentit avancé en âge qu'il se crut en droit de donner au public, un travail qu'il avoit médité long-temps, & qui a été reçu des Sçavans avec applaudissement. Ce sont ses Conjectures, sur les Mémoires originaux dont Moïse a pu se servir pour compofer la Genese. Le scrupule le retenoit. Il étoit bien sûr de ses intentions, mais il avoit peur que quelques esprits forts ne crussent pouvoir, de ces Conjectures, tirer quelque induction contre la divinité des Livres saints. Il eut besoin d'être rassuré long-temps par des personnes pieuses & instruites, avant de donner cet Ouvrage, qui n'est que curieux sans être dangereux.

& que M. l'Abbé Fleury avoit déjà regardé comme poffible. Mais en même temps, il fe hâta de publier deux Differtations fur l'immortalité & fur l'immatérialité de l'ame, comme un garant de fa foi.

ENTRAINÉ par d'autres objets, il paroiffoit avoir oublié fon Hiftoire de la Faculté de Montpellier. Il alloit enfin revoir tous fes Manuf-crits, lorfque de nouvelles circonftances le forcerent à changer l'objet de fon travail.

LES LEÇONS qu'il faifoit au College Royal étoient fi claires, & fi méthodiquement divifées, que les Ecoliers qui l'écoutoient, pou-voient aifément, avec une main un peu prompte, en écrire les divifions & les principales remarques, qui, liées avec ces divifions & mifes à leur place, reftoient aifément gravées dans la mémoire. Ces Leçons que chacun rédigeoit à fa guife étoient répandues dans toutes les Univerfi-tés de l'Europe. M. ASTRUC le fçavoit & s'applaudiffoit de l'utilité dont pouvoit être fon miniftere. Mais quel fut fon étonnement lorf-qu'il apprit qu'on avoit publié à Londres, fous fon nom, & qu'on avoit accueilli avec empreffement, un Traité des Maladies du Bas-Ven-tre. Cet accueil lui faifoit d'autant plus d'honneur qu'il lui venoit de la part d'une Nation très-fçavante, qui produit tous les jours un grand nombre d'Ecrivains illuftres; mais qui prévenue contre tous les étran-gers, l'eft particuliérement contre les François. Cependant il fentit tous les inconvéniens de ces Editions furtives; inquiet également & de ce qu'on pourroit y ajoûter, & de ce que l'on pourroit en retran-cher, il réfolut de retravailler fes Leçons, & de donner au public ce que fon âge lui permettoit de travailler avec foin. Il commença par le Traité des Tumeurs, qui fert de bafe à prefque toute la Médecine & à toute la Chirurgie. La premiere Edition en a été enlevée avec une promptitude qui femble n'appartenir qu'à des ouvrages d'agrément. Il ne faut juger cet Ouvrage que fuivant la fin qu'il lui deftinoit, l'utilité des étudians. On trouve cependant dans le Traité des Tumeurs, l'éru-dition & les recherches qui caracterifent le travail de M. ASTRUC; mais la netteté, l'exactitude des idées, les vûes vraies & fimples d'un traitement dogmatique en font le principal ornement.

DES CRITIQUES violentes & injurieufes, auxquelles il répondit avec le ton d'autorité qui lui convenoit, ne détournerent pas M. ASTRUC de donner deux ans après, le Traité des Maladies des Femmes, écrit dans le même goût. Ce Traité manquoit à la Médecine moderne. M. Astruc y eſt entré dans un très-grand détail ſur la Phyſique des parties qui conſtituent le ſexe; il a traité leurs maladies en détail. Quelques faits qu'il avoit avancés, pour l'explication du méchaniſme des régles, parurent nouveaux, & on ne leur accorda pas toute la foi que l'Auteur leur revendiquoit. M. Van-Swieten propoſa, avec la politeſſe qui ſied ſi bien au vrai ſçavoir, avec la modeſtie qui accompagne les grands talens, quelques doutes à M. Astruc. Il répondit à ce grand Homme avec les égards qu'il mérite, dans les deux nouveaux Volumes qu'il publia ſur les Maladies des Femmes groſſes & accouchées. Il fit plus, pour prouver ſon aſſertion, il voulut joindre l'autorité à l'obſervation. Il développa encore les fruits d'une lecture immenſe. Un Manuel des Accouchemens, deſtiné pour les Sages-Femmes, a été ſon dernier ouvrage, il l'a publié peu de temps avant ſa mort. Ses infirmités augmentoient, mais il ne relâchoit rien de ſes travaux. Il eſpéroit donner inceſſamment ſon Hiſtoire de la Faculté de Médecine de Montpellier, & ſon *Animaſtique.* Il ne bornoit pas là ſes eſpérances. La force de ſa tête lui faiſoit illuſion ſur la foibleſſe de ſon corps. Tout objet de travail utile lui étoit précieux. Il s'y livroit avec toute l'ardeur de la jeuneſſe. Nommé Commiſſaire par la Faculté pour examiner la Queſtion de l'Inoculation, nous l'avons vû la derniere année de ſa vie aſſiſter aux Aſſemblées que nous tenions ſur cet article important, ſe charger d'une grande partie des recherches, écouter tous ſes Confreres avec douceur & tranquillité, ne point préſumer de ce ſçavoir immenſe auquel on auroit pardonné un peu de préſomption. Tel fut M. Astruc. Que la poſtérité lui aſſigne le rang qu'il a mérité entre les bienfaiteurs de l'humanité. Les étrangers lui ont rendu plus de juſtice que ſes concitoyens. Un grand Roi écrivoit à un Philoſophe ſon ami, qu'il ſçavoit malade : *Je ſuis tranquille ſur votre ſort, un homme tel que vous ne peut avoir pour Médecin qu'Astruc.*

Apre's avoir peint M. Astruc par ſes Ouvrages, il nous reſte fort peu de choſes à dire de ſa vie privée. Toujours occupé à des études ſérieuſes & utiles, toute ſa vie étoit renfermée dans l'enceinte de ſon cabinet. Pere heureux, ami fidele & zélé, il ne donnoit cependant, que peu de momens à ſes enfans & à ſes amis. Ce même Pere qui dans le temps où

fon fils avoit befoin de fes foins , étoit au milieu de toutes fes occupations , fon Répétiteur, & fembloit fe multiplier pour fon éducation , ne
donnoit à la tendreffe de ce Fils , que quelques inftants , les regardant
comme dérobés au travail. Auffi difoit-il qu'un honnête homme, que
fon état & fon fçavoir rendoient dépofitaire d'une partie de la vérité ,
devoit mener une vie militante , c'étoit fon expreffion, fe tenir toujours prêt à la défendre quand elle eft attaquée , aller même au-devant
des attaques , dût-il en être le martyr. Cependant fon courage n'avoit
rien de cette férocité ruftique qui rendroit la vérité même odieufe & in-
fupportable , fi fon éclat ne fe foutenoit pas par lui-même, malgré
les dehors qui la défigurent quelquefois. Il aimoit les jeunes Médecins , & quoiqu'il fe livrât peu, il les inftruifoit fans affectation , leur
donnoit fon avis fans vanité, & corrigeoit leurs erreurs avec bonté.
C'eft au milieu de l'exercice conftant de ces vertus que la mort , l'a
enlevé au public le 5 du mois de Mai 1766 , à l'âge de 82 ans deux
mois feize jours.

M. Astruc s'étoit marié à Damoifelle Jeanne Chaunel , fille
d'une très-bonne famille de fa Province. De fon mariage , il a eu
deux enfans, un Fils & une Fille ; fa Fille a été mariée à Monfieur
de Silhouette Miniftre d'Etat. Sa mort qui a précédé celle de fon Pere
d'environ une année, par la vive douleur qu'elle lui a caufé, a augmenté
de beaucoup fes infirmités, fans qu'elle ait pu le forcer à lui faire abandonner un feul moment fes travaux. Son Fils fur lequel toute fa tendreffe s'étoit juftement réunie eft Monfieur Aftruc Préfident honoraire de
la Cour des Aydes de Paris, & Maître des Requêtes ordinaire de
l'Hôtel du Roi.

LISTE

DES OUVRAGES DE M. ASTRUC.

Tractatus de motûs fermentativi causâ, 1702, *in-12*.

Mémoires fur les pétrifications de Boutonnet, petit Village près de Montpellier, 1708.

Conjectures fur le redreffement des plantes inclinées à l'horifon ; Mémoires de l'Académie, 1708.

Diſſertatio Phyſica de motu muſculari, 1710, *in-12*.

Mémoire fur la caufe de la digeftion des alimens, 1711, *in-4°*.

Traité de la caufe de la Digeftion, où l'on réfute le nouveau Syftême de la Trituration & du broyement, & où l'on prouve que les alimens font digérés & convertis en chyle, par une véritable fermentation, 1714, *in-8°*.

Epiſtolæ Joannis Aſtruc, quibus reſpondetur Epiſtolari Diſſertationi Thomæ Boeri de concoctione, 1715.

Diſſertatio de ani fiſtulâ, 1718.

Diſſertatio Medica de Hydrophobiâ, 1720.

Quæſtio Medica de naturali & præternaturali judicii exercitio . . . . . An judicii exercitium, ſive rectum, ſive depravatum, à cerebri mechaniſmo, & quâ ratione pendeat ? 1720.

Differtation fur la Pefte de Provence, 1722.

Differtation fur la contagion de la Pefte, où l'on prouve que cette Maladie eft véritablement contagieufe, & où l'on répond aux difficultés que l'on oppofe à ce fentiment, *in-8°*. 1725.

Tractatus Therapeuticus, Genevæ, anno 1743.

*De morbis venereis libri ſex, in quibus diſſeritur tùm de origine, propagatione & contagione horumce affectuum in genere, tùm de ſingulorum naturâ, Ætiologiâ & Therapeiâ, cum brevi Analyſi & Epicriſi operum plerorumque, quæ de eodem argumento ſcripta ſunt, in-4°.*1735. La feconde Edition augmentée, eft de 1740, en 2 volumes *in-4°*.

Il y a une Traduction Françoife de cet Ouvrage, en 4 volumes *in-12*, dont on a fait plufieurs Editions : la derniere eft de 1755.

Mémoires pour fervir à l'Hiftoire Naturelle de la Province du Lan-

liv

guedoc, divifés en trois parties, ornés de Figures & de Cartes en taille douce, 1737, *in-4°*.

Dans cet Ouvrage fe trouve inférée une Diſſertation imprimée à Touloufe fur la caufe des intercalations de la Fontaine de Fonteſt-Orbe.

Tractatus Pathologicus in-8°. *Genevæ*, 1753. Réimprimé *in-12*, Paris, 1766.

Cinq Lettres dans le Procès des Médecins contre les Chirurgiens, 1737 & 1738, *in-4°*.

Conjectures fur les Mémoires originaux, dont il paroît que Moïfe s'eſt fervi pour compofer le Livre de la Genefe, avec des Remarques qui appuyent ou qui éclairciffent ces Conjectures, *in-12*. Bruxelles. Paris, 1753. *in-12*.

Diſſertation fur l'immatérialité & l'immortalité de l'ame. Paris, 1755.

Doutes fur l'Inoculation de la petite Vérole, propofés à la Faculté de Médecine de Paris, *in-12*. 1756.

Traité des Tumeurs & des Ulceres, où l'on a tâché de joindre à une Théorie folide, la Pratique la plus fûre & la mieux éprouvée; avec deux Lettres. I. Sur la compofition de quelques Remedes, dont on vante l'utilité, & dont on cache la préparation. II. Sur la nature & le fuccès des nouveaux Remedes qu'on propofe pour la guérifon des Maladies Vénériennes, 2 volumes *in-12*. 1759.

Traité des Maladies des Femmes, où l'on a tâché de joindre à une Théorie folide la Pratique la plus fûre & la mieux éprouvée, avec un Catalogue chronologique des Médecins qui ont écrit fur ces Maladies; 7 volumes *in-12*. Les 4 premiers Volumes de cet Ouvrage ont paru en 1761 ; les Tomes V. & VI. en 1765; le 7ᵉ. Volume a pour titre *l'Art d'accoucher, réduit à fes Principes*, où l'on explique les pratiques les plus fûres & les plus utiles dans les différentes efpeces d'Accouchemens; avec l'Hiftoire fommaire de l'Art d'accoucher; & une Lettre fur la conduite qu'Adam & Eve dûrent tenir à la naiffance de leurs premiers enfans, 1766.

Lettre fur l'efpece de Mal de Gorge gangréneux qui a régné parmi les enfans, l'année 1748.

APPROBATION.

J'AI lû par ordre de Monfeigneur le Chancelier, & relû de nouveau, à caufe des Additions faites par l'Editeur depuis la mort de l'Auteur, un Ouvrage, portant pour titre : *Mémoires pour fervir à l'Hiſtoire de la Faculté de Médecine de Montpellier , par M. ASTRUC.* Je juge qu'une Collection ſi bien faite fera favorablement reçue de tous ceux qui s'appliquent à ces fortes de recherches, non moins utiles que curieuſes. A Paris, ce huit Mars 1767.

BARON.

PRIVILEGE DU ROI.

LOUIS, par la grace de Dieu, Roi de France & de Navarre : A nos amés & féaux Confeillers, les Gens tenant nos Cours de Parlement, Maîtres des Requêtes ordinaires de notre Hôtel, Grand Confeil, Prévôt de Paris, Baillifs , Sénéchaux , leurs Lieutenans Civils , & autres nos Jufticiers qu'il appartiendra, Salut. Notre Amé PIERRE-GUILLAUME CAVELIER, Libraire à Paris , Nous a fait expofer qu'il défireroit faire imprimer & donner au Public des Ouvrages & Livres qui ont pour titre : *Œuvres de M. Aſtruc , en Latin & en François ; la Chymie de Zimmerman , traduite de l'Allemand en François , par M. Baron,* s'il Nous plaifoit lui accorder nos Lettres de Privilége pour ce néceffaires. A CES CAUSES , voulant favorablement traiter l'Expofant, Nous lui avons permis & permettons par ces Préfentes de faire imprimer lefdits Ouvrages autant de fois que bon lui femblera , & de le faire vendre & débiter par tout notre Royaume, pendant le tems de quinze années confécutives, à compter du jour de la date des préfentes. Faifons défenfes à tous Imprimeurs, Libraires, & autres perfonnes de quelque qualité & condition qu'elles foient, d'en introduire d'impreffion étrangère dans aucun lieu de notre obéiffance ; comme auffi d'imprimer ou faire imprimer , vendre, faire vendre, débiter ni contrefaire lefdits Ouvrages , ni d'en faire aucun Extrait fous quelque prétexte que ce puiffe être , fans la permiffion expreffe & par écrit dudit Expofant, ou de ceux qui auront droit de lui, à peine de confifcation des Exemplaires contrefaits, de trois mille livres d'amende contre chacun des contrevenans , dont un tiers à Nous, un tiers à l'Hôtel-Dieu de Paris, l'autre tiers audit Expofant ou à celui qui aura droit de lui, & de tous dépens, dommages & intérêts ; à la charge que ces Préfentes feront enregiftrées tout au long fur le Regiftre de la Communauté des Imprimeurs & Libraires de Paris, dans trois mois de la date d'icelles ; & que l'impreffion defdits Ouvrages , fera faite dans notre Royaume & non ailleurs, en bon papier & beaux caractères, conformément à la feuille imprimée , attachée pour modele fous le contrefcel des Préfentes ; que l'Impétrant fe conformera en tout aux Réglemens de la Librairie , & notamment à celui du 10 Avril 1725 ; qu'avant de les expofer en vente, le Manufcrit qui aura fervi de Copie à l'impreffion defdits Ouvrages fera remis dans le même état où l'Approbation y aura été donnée , ès mains de notre très - cher & féal Chevalier, Chancelier de France, le fieur DE LAMOIGNON, & qu'il en fera enfuite remis deux Exemplaires dans notre Bibliothèque publique, un dans celle de notre Château du Louvre, & un dans celle de notredit très-cher & féal Chevalier Chancelier de France, le fieur DE LAMOIGNON, le tout à peine de nullité des Préfentes. Du contenu defquelles vous mandons & enjoignons de faire jouir ledit Expofant & fes ayant caufes, pleinement lvj

& paisiblement, sans souffrir qu'il leur soit fait aucun trouble ou empêchement.
Voulons que la Copie des Présentes qui sera imprimée tout au long, au commencement ou à la fin desdits Ouvrages soit tenue pour duement signifiée, & qu'aux Co-
pies collationnées par l'un de nos amés & féaux Conseillers Secrétaires, foi soit
ajoutée comme à l'Original. Commandons au premier notre Huissier ou Sergent
sur ce requis de faire pour l'exécution d'icelles, tous Actes requis & nécessaires,
sans demander autre permission, & nonobstant clameur de Haro, Charte Norman-
de & Lettres à ce contraires. Car tel est notre plaisir. Donné à Versailles, le dix-
septieme jour du mois de Décembre, l'an de grace mil sept cens soixante, & de
notre règne le quarante-sixiéme. Par le Roi en son Conseil.

Signé, **LEBEGUE.**

*Regiſtré ſur le Regiſtre XIV. de la Chambre Royale des Libraires & Imprimeurs
de Paris, N°. 203, fol. 228, conformément au Réglement, de 1723. A Paris, le 2 Janvier 1761.*

SAUGRAIN, *Syndic.*

SOMMAIRE
DU LIVRE PREMIER.

A

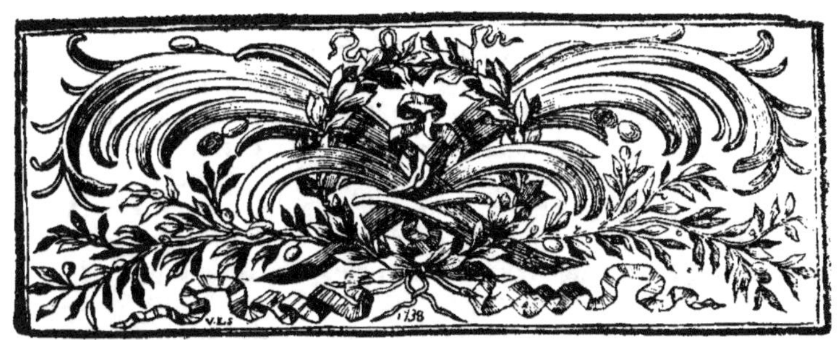

MÉMOIRES
SUR L'HISTOIRE
DE
LA FACULTÉ DE MÉDECINE
DE MONTPELLIER.

LIVRE PREMIER.

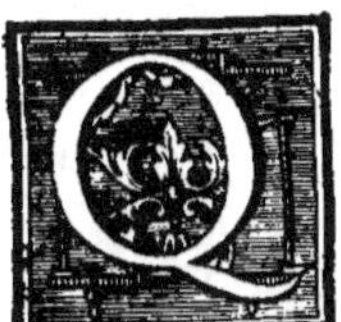

QUOIQUE la Ville de Montpellier soit assez nouvelle, & qu'elle n'ait commencé à être connue que sur la fin de la seconde Race de nos Rois, il n'est pas facile de déterminer le temps, auquel elle a été fondée. On le fixe ordinairement vers l'année 738, lorsque Charles Martel, poursuivant ses victoires sur les Sarrasins qui s'étoient rendus maîtres de la (a) Septimanie, détruisit &

(a) Voyez Catel, *Mémoires de l'Histoire de Languedoc*, liv. 1 cap. 7 art. 2, où il prouve que la Narbonnoise première, appellée à présent le Languedoc, commença à porter le nom de *Septimanie* vers le sixieme Siecle, après l'arrivée des Visigots.

A ij

brûla (*b*) la plûpart des Villes de cette Province, comme
Niſmes, Agde, Maguelone, Melgueil, &c. On croit que
les habitans de ces dernieres Villes ſe retirerent ſur une émi-
nence voiſine, couverte de bois & cloſe de murailles comme
un parc, qu'ils y bâtirent une Ville nouvelle, & qu'ils la
nommerent (*c*) *Montpellier*, ou *Montpeila*, *Monſpeſſulanus*,
du nom qu'avoit auparavant le lieu clos, où l'on ne pouvoit
entrer que par une porte fermant au verrouil.

Mais il n'y a gueres d'apparence que des peuples qui
venoient d'eſſuyer tous les malheurs de la guerre, aient penſé
à ſe retirer dans un bois deſert & inhabité, pour y établir une
demeure fixe. Cette réflexion jointe à quelques conjectures
aſſez vraiſemblables, pourroit faire *croire* qu'il y avoit auparavant dans ce même endroit, près de ce bois clos de murailles, quelque petite (*d*) Ville ou gros Bourg, dont les

---

(*b*) *Urbes famoſiſſimas Nemoſum, Biter-*
vas, Agatham funditùs muros & mœnia de-
ſtruens, igne ſuppoſito concremavit, ſubur-
bana & Caſtra illius regionis vaſtavit. Ai-
menius, Monachus. Liv. 4. cap. 57.
(c Montpellier eſt appellé dans les
anciens actes écrits en Latin, *Monſ-*
peſſulanus, *Monſpeſſulus*, *Monſpiſtellarius*,
& dans les actes écrits en langue vulgaire *Montpeilat*, *Montpeſelat*, *Montpeſtei-*
lat. Ces différents noms marquent que
Montpellier a été ainſi nommé, parce
que c'étoit originairement une montagne cloſe de murailles & fermée au verrouil comme un Parc. Voyez *Gariel*,
Series Præſulum Magalonenſ. Parte priore,
pag. 29. *Edit. alterâ*. Et *Idée de Montpel-*
lier. Part. ſeconde, pag. 126.

(*d*) Nous avons propoſé nos conjectures
ſur cela dans une diſſertation *ſur les co-*
quilles pétrifiées qu'on trouve dans le ter-
roir de Montpellier. Tous ceux qui ont
parlé de la fondation de cette Ville,
conviennent qu'elle a commencé par
deux Bourgs ſéparés, l'un appellé
Montpellier & l'autre *Montpellieret*. Ce
dernier Bourg étoit appellé communément *la Part antique*, lors même qu'il

fut confondu avec l'autre, ce qui
prouve qu'il toit plus ancien. Cependant on ignore le nom qu'il avoit,
avant qu'on bâtit Montpellier, car on
ne pouvoit point l'appeller alors, ni
Part antique, ni *Montpellieret*, puiſque
ces deux noms ſont relatifs à un *Mont-*
pellier plus grand & plus nouveau. Cela
nous a donné lieu de conjecturer que
ce Bourg devoit être le *Bourg* ou *Caſtel-*
lum Latara, dont parle Pomponius Mela, dans *la deſcription de la Gaule Nar-*
bonnoiſe. Nous ſçavons qu'on croit communément que le *Caſtellum Latara*,
dont ce Géographe fait mention, doit
s'entendre du lieu de *Lattes* près de
Montpellier : mais nous croyons cette
opinion mal fondée. 1°. Parce que le
Bourg de Lattes eſt un lieu nouveau ;
le terroir où il eſt bâti n'étoit encore
qu'un marais en 1121, comme il paroît par le teſtament de Guillaume,
fils d'Ermengarde, Seigneur de Montpellier, daté de cette année : Guillaume fils d'Ermiſſende, y bâtit enſuite
une Grange en 1139, laquelle eſt appellée dans les anciens actes *Manſum de*
Latis ou *de Palud* ; il ne commença à
y conſtruire une Tour qu'en 1141, lorſ-

Hiftoriens & les Géographes anciens ont négligé de parler, ou dont ils ont parlé fous un autre nom ; & que ce lieu par fon affiette avantageufe, ou par le bonheur qu'il eut de n'être pas brûlé comme les Villes voifines, attira en foule les peuples des environs, & donna lieu à l'établiffement d'une Ville, qui s'y forma en peu de temps, & qui fut nommée *Montpellier.*

Mais quelle qu'ait été la premiere origine de cette Ville, il eft certain que les titres les plus anciens (*e*), qui en faffent mention, ne font que du commencement du neuvieme fiecle. Ces actes n'en parlent même que comme d'une Ville peu confidérable. Il eft vrai qu'elle s'agrandit beaucoup fous les premiers Rois de la feconde race. Les Efpagnols qui gémiffoient fous le joug des Mores, & les habitans même de la côte de la Septimanie, fatigués par les fréquentes incurfions des Sarrafins, fe retiroient en grand nombre dans cette nouvelle Ville, où la fituation avantageufe du lieu & la protection de (*f*) nos Rois les engageoient à fixer leur de-

---

qu'il fut obligé de s'y retirer, ayant été chaffé de Montpellier par la révolte de fes fujets, & c'eft alors qu'on commença d'appeller ce lieu *Caftrum de Latis* ou *de Palude.* Voyez Gariel, *Series Præf. Magal.* & *Idée de Montpellier.* 2°. Pomponius Mela décrivant le Languedoc, ne parle que des lieux qui fe trouvoient fur la route de Nifmes à Narbonne. C'étoit le grand chemin de Rome en Efpagne, très-connu par-là, comme il paroît par les reftes de la Voie Militaire, qui traverfoit le Bas Languedoc. Ainfi ce Village ne pouvoit point être le *Caftellum Latara* de PomponiusMela. 3°. Ce Géographe obferve, dans l'endroit que nous çitons, l'ordre fuivant lequel les Villes & les Lieux fe préfentoient à ceux qui alloient d'Italie en Efpagne, c'eft à-dire, qu'il parle en premier lieu des endroits le plus orientaux, & qu'il rapporte enfuite fucceffivement ceux qui font plus à l'occident. Cet ordre qui eft conftant dans toute la defcription qu'il fait de la Gaule Narbonnoife, montre que le *Caftellum Latara* devoit être plus occidental que la riviere du Lez, puifque Pomponius Mela dit, *Flumen Ledum, Caftellum Latara, Mefua Collis,* &c. Ce ne pouvoit donc pas être le Village de Lates, qui eft à l'Orient de cette riviere. Ces deux dernieres raifons, en réfutant l'opinion de ceux qui croient que le *Caftellum Latara,* dont Pomponius Mela a fait mention, fut le Village de Lates, fervent en même temps à établir, que ce devoit être la Part antique de Montpellier, ou Montpellieret, puifque le Bourg qui porta ce nom dans la fuite, étoit placé fur le chemin de Nifmes à Narbonne, & qu'il étoit plus occidental que le Lez.

(*e*) En l'an 812 le Comte de Subftantion bâtit à Montpellier, à l'endroit où eft préfentement l'Eglife de Notre-Dame des Tables, une Chapelle dédiée à la Ste Vierge, laquelle fut confacrée par Ricuin I Evêque de Maguelone, Voyez *Gariel, Series Præful. Magalon. pag.* 82. *Second. edition.*

(*f*) Voyez *Chartæ Privilegiorum à Ludovico Pio, Imperatore concefforum Hifpanis,*

meure. Par ce moyen Montpellier s'accrut en peu de temps ; & l'on trouve que fur la fin du dixieme fiecle, il tenoit déja (*g*) un rang confidérable entre les Villes de la (*h*) Gothie ou Septimanie.

Cette nouvelle Ville ainfi formée du concours des peuples du voifinage ne dut pas manquer d'habiles Médecins. Les Gots & les Gaulois, qui étoient des peuples policés, en avoient fans doute parmi eux ; mais outre cela, il y a apparence que plufieurs (*i*) Arabes & plufieurs (*k*) Juifs, qui fe trouverent alors mêlés avec les habitans naturels du pays, fe joignirent à eux dans leur nouvelle demeure, & leur fournirent auffi des Médecins ; car ces deux nations étoient alors les (*l*) nations fçavantes, fur-tout pour la Médecine & pour les fciences naturelles.

qui in Septimaniam cæterafve finitimas provincias confugiebant, ut Saracenorum jugum vitarent. Le premier Titre eft de l'an 815, & l'autre de 816. On les trouve *Tom.* 2. *Collectionis Scriptorum Hiftoriæ Francorum Andreæ du Chefne.*

(*g*) Sur la fin du dixieme fiecle Montpellier étoit déja affez grand, pour être partagé entre deux Seigneurs. Ricuin II. qui occupa le Siege de Maguelone depuis l'année 975, jufqu'en 999, perfuadé par les preffantes follicitations de Gui, qui a été la Souche des Guillaumes, Seigneurs de Montpellier, lui accorda en fief la nouvelle Ville de Montpellier, qui fut appellée *La Bailie*, à caufe du *Baile*, ou Bailli qu'on y établit, & fe réferva l'ancienne Ville ou Montpellieret, qu'on nomma la *Rectorie*, parce qu'on y établit un *Recteur* pour adminiftrer la juftice. Voyez Verdale dans Gariel, *Ser. Præful. Magalon. in vita Ricuini II.*

(*h*) Voyez Catel. *Mémoires de l'Hiftoire du Languedoc. liv.* 1 *chap.* 7 *artic.* 3. La Septimanie fut appellée *Gothie*, depuis que les Gots l'eurent occupée.

(*i*) Il devoit y avoir encore plufieurs Sarrafins ou Arabes établis à Montpellier en 1121, & ils devoient même y être fort accrédités, & en état d'y afpirer aux premieres charges, puifque Guillaume fils d'Ermengarde, Sei-gneur de Montpellier, défend à fes héritiers par fon teftament daté de cette année, de nommer aucun Sarrafin à la Bailie de cette Ville. *Gariel. Series Præful. Magal.* ibid.

(*k*) Il y avoit alors plufieurs Juifs à Montpellier. Outre le témoignage de Benjamin de Tudele, qui y en trouva beaucoup en 1160, on peut le conclurre des teftaments des Guillaumes, Seigneurs de Montpellier, des années 1121, 1146, 1172, où ils défendent par exprès à leurs fucceffeurs de nommer aucun Juif Baile de Montpellier. Les Juifs ont continué de fe maintenir à Montpellier, jufqu'à ce qu'ils furent entiérement chaffés du Royaume.

(*l*) Al-Mamoun, feptieme Calife de la race des Abbaffides, qui commença à regner l'an 198 de l'Hegire, & le 813 de l'Ere Chrétienne, aima fort les Lettres & les Sçavans, & ce fut principalement fous fon regne, que les Sarrafins commencerent à s'appliquer à l'étude. Depuis ce temps les Mufulmans continuerent d'étudier les Sciences, c'eft-à-dire, la Philofophie, les Mathématiques & la Médecine. Ces études s'étendirent par-tout où régnoient les Mufulmans & par conféquent en Efpagne. M. Fleuri. *Hiftoire Eccléfiaftique. Liv.* 47. *Art.* 41. fur l'année 833.

Si l'on fait donc attention aux grands progrès que l'étude de la Médecine a faits dans cette Ville dans les siecles suivants, on peut penser raisonnablement que ces Médecins de nations différentes, se communiquant réciproquement leurs lumieres, formerent peu-à-peu un corps, ou une espece d'École. Il est même apparent que l'établissement de cette École, ou de ce Corps de Médecins, suivit de bien près l'établissement de la Ville.

Mais sans s'arrêter à des conjectures ou à des faits douteux, il y a plusieurs preuves expresses & authentiques de l'ancienneté de l'École de Médecine de Montpellier.

I. La premiere est prise de S. Bernard, qui dans une lettre écrite au Cardinal Hugues, Evêque d'Ostie, l'an 1153, lui (*m*) marque qu'Heraclius de Montboissier, Archevêque de Lyon, étant arrivé à Saint Gilles, & y étant tombé malade,

Les Juifs, dont l'état étoit florissant sous les Califes Abbassides, s'attachoient beaucoup aussi à ces mêmes sciences. Les Académies célébres qu'ils avoient en Orient, comme à Pumdebita & à Sora dans la Perse, à Saphné & à Tibériade dans la Syrie, joignoient cette étude à celle de leur religion & de leurs loix. Bartalocci, *Biblioth. magn. Rabbinica, Parte 3 de Academ. Babylonic.* Un de leurs Docteurs, nommé *Meshalla*, célébre Astronome s'acquit beaucoup de réputation sous plusieurs Califes, & sur-tout sous le Calife *Almamoun.* Ils communiquerent le même goût aux Juifs d'Occident par la correspondance, que les conquêtes des Sarrasins leur donnerent moyen d'avoir avec eux. Basnage, *Histoire des Juifs, liv. 5 chap. 5 & liv. 7 cap. 2.*

(*m*) S. Bernard marque dans cette lettre, que l'Archevêque de Lyon étoit parti avec beaucoup d'argent, & avec un équipage convenable à sa dignité ; mais que la crainte de ses ennemis l'avoit obligé de renvoyer sa suite, & la plus grande partie de son argent, & qu'il ne s'étoit réservé que ce qui lui étoit nécessaire pour lui & pour trois ou quatre domestiques qu'il avoit gardé. Il fut même obligé pour une plus grande sureté de prendre l'habit d'un domestique & d'aller à pied. *Venit*, dit S. Bernard, *cum tribus aut quatuor ministris, ipse nihilominus in habitu ministrantis, sicque stratâ publicâ cum turbâ promiscuâ peregrinorum tanquam unus ex illis pervenit ad Sanctum Ægidium. Cumque infirmaretur, pertransiit usque ad Montempessulanum. Ibi aliquandiù commoratus cum Medicis expendit & quod habebat & quod non habebat. D. Bernardus, Epistol.* 307. Il ne faut pas être surpris, si cet Archevêque, qui ne portoit que peu d'argent, eut bientôt dépensé à Montpellier tout ce qu'il avoit. On a eu tort de prendre de-là prétexte d'accuser d'avarice les Médecins de Montpellier. *Riolan, curieuses recherches sur les Écoles de Médecine de Paris & de Montpellier.*

La lettre même de S. Bernard fait leur justification. Ce qu'il y a d'important, est que cet Archevêque dut guérir de sa maladie par les soins de ces Médecins, puisqu'on sçait par des titres certains, qu'il vivoit encore en 1157, & même en 1160. *Sainte Marthe, Gallia Christiana.*

s'étoit fait tranſporter à Montpellier pour ſe faire traiter. *Cùmque infirmaretur, pertranſiit uſque ad Mòntem-peſſula-num ; ibi aliquandiù commoratus cum Medicis.* Ce qui prouve qu'il y avoit alors dans cette Ville un Corps de Médecins *très-habiles & très-renommés.*

II. L'autorité de Jean de Salisburi, Evêque de Chartres, peut encore ſervir à prouver le même fait. Ce Prélat, qui vivoit à peu près dans le même temps, aſſure que de ſon temps on ſe rendoit en foule à Montpellier ou à Salerne, pour y apprendre la Médecine. L'obſervation, qu'il fait enſuite, qu'on en revenoit chargé de mots barbares, ne marque point que la méthode qu'on y ſuivoit, fût mauvaiſe: on en peut ſeulement conclurre, que la Médecine étoit alors enſeignée dans les Écoles par des Médecins Juifs ou Arabes, comme nous l'avons déja inſinué.

III. On trouve dans (*n*) un ouvrage en vers de Pierre Gilles de Corbeil, qui fut premièr Médecin du Roi Philippe Auguſte, & qui floriſſoit par conſéquent ſur la fin du douzieme ſiecle, ou au commencement du treizieme, un éloge d'un nommé Richard, ou peut-être Rigord, ce qu'on éclaircira dans la ſuite, qui marque en même temps l'ancienneté & la réputation de l'École de Montpellier. Suivant Gilles de Corbeil, qui pouvoit juger ſur cette matiere, la Médecine auroit été alors depuis long-temps dans l'oubli, ſans les lumieres de ce Richard, ou Rigord, qui en entretenoit la connoiſſance à Montpellier, ce qui prouve non-ſeu-

---

(*n*) Cet ouvrage de Pierre-Gilles de Corbeil, eſt intitulé *de Virtutibus Medicaminum.* Imprimé. Le paſſage en queſtion eſt cité par Baluze, *Vitæ Paparum Avenionenſium,* tom. *I.* pag. 1052, & plus amplement encore par Du Cange, *Gloſſarium Scriptorum mediæ & infimæ Latinitatis,* in voce *Phyſica.* Mais ſans avoir recours à ces citations, on le trouve dans l'ouvrage, qui n'eſt pas rare.

> *Quo Peſſulanus niſi mons auctore niteret,*
> *Jam dudùm Phyſicæ laus ecclypſata fuiſſet,*
> *Qui vetulo canos profert de pectore ſenſus,*
> *Ricardus, ſenior plus quàm ætate ſenili.*

Du Cange a lu au premier vers, *Quo Peſſulanus ubi Mons,* &c. mais il eſt viſible que cette leçon eſt vicieuſe, & qu'il faut ſuivre celle de Baluze, & de l'imprimé.

lement

lement que l'École de Montpellier étoit alors florissante, mais même que c'étoit la seule qui fût alors dans le Royaume.

IV. La Faculté de Montpellier peut de même tirer avantage de quatre autres (o) vers du même Auteur, mais pris d'un ouvrage différent, intitulé *De Urinis*. Comme la construction de ces vers est peu (p) correcte, le sens n'en est pas bien clair. On comprend pourtant qu'il s'y agit de quelque opinion de médecine que Gilles de Corbeil soutient ; sur quoi il y ajoute qu'on ne doit guères s'embarrasser de ceux qui suivent à Montpellier un sentiment contraire, parce que ce sont des gens outrés, prévenus, emportés, legers, nourris, enflés & infatués de l'erreur de Montpellier.

Il semble d'abord que la mention que Gilles de Corbeil fait de la Faculté de Montpellier dans ces vers, n'est pas trop honorable. Aussi n'a-t-on pas (q) manqué de les opposer à cette Faculté comme injurieux, & de tacher de faire valoir ce témoignage contre elle. Mais comme ces vers n'apprennent point le sujet qui arrache à cet Auteur des expressions si dures, l'accusation d'erreur, qu'il intente contre l'École de Montpellier, ne paroît pas assez justifiée, pour que cette Faculté doive passer condamnation. Gilles de Corbeil en empruntant le langage des Poëtes, auroit bien pû en contracter les défauts ; & comme les Poëtes sont faciles à s'irriter, *Genus irritabile Vatum*, il auroit bien pû de même se fâcher de peu de chose, & peut-être même se

---

(o) Voici ces vers tels qu'ils sont rapportés par Riolan, dans ses *curieuses recherches sur les Écoles de Médecine de Paris & de Montpellier*, pag. 84, & tels qu'ils se trouvent dans l'ouvrage de Corbeil, imprimé.

Nec tecum moveat contraria secta duellum,
Dyscholus (sic) & mordax, vehemens, clamosus, inanis,
Quem sterili lolio, pascit farragine crudâ,
Inflat & infatuat Monspessulanicus error.

(p) Il y a à la suite du mot *secta*, qui est au premier vers, plusieurs épithètes masculins qui ne peuvent se construire avec aucun autre mot, & qui cependant ne peuvent point non plus se construire avec le mot de *secta*, à cause de la différence du genre ; outre qu'il est visible que ces épithetes tombent sur les sectateurs & non pas sur la secte.

(q) Riolan, *ubi supra*.

B

fâcher à tort. Ce ne seroit point la premiere fois qu'on auroit vû accuser d'erreur des gens, qui en étoient exempts, par ceux-là mêmes qui en étoient les seuls coupables.

Après tout, quand le fait seroit vrai, la Faculté de Médecine de Montpellier n'auroit pas sujet d'y prendre grand intérêt. Elle ne prétend pas apparemment s'arroger le don d'infaillibilité, & par conséquent elle ne devroit avoir aucune peine de convenir, que les Docteurs qui y ont enseigné autrefois, se sont souvent trompés, puisqu'elle n'oseroit pas même nier que ceux qui la composent aujourd'hui (r), ne tombent quelquefois dans de pareilles fautes.

Ainsi, loin que ces vers soient injurieux à cette Faculté, comme on l'a prétendu, elle est au contraire en droit d'en tirer une nouvelle preuve de son ancienneté. En effet, ces vers montrent que cette Faculté tenoit un rang distingué dès le temps de Gilles de Corbeil; que la Médecine y étoit enseignée publiquement depuis long-temps; & que le suffrage des Docteurs qui y régentoient, suffisoit presque pour ériger en dogmes les opinions qui y étoient soutenues, même quand elles étoient fausses.

V. Césarius, Religieux de l'ordre de Cîteaux, & Prieur du Monastère d'Heisterbach dans le Diocèse de Cologne, est un autre témoin de l'ancienneté de cette École. Cet Auteur, qui a vécu au commencement du treizieme siecle, a composé un (s) *Traité sur les Miracles*, divisé en 12 livres. Il rapporte dans le 7e plusieurs guérisons miraculeuses, qui

---

(r) Quelques Professeurs & quelques Docteurs de cette Faculté, n'ont-ils pas soutenu, contre la notoriété publique, que *la peste n'étoit pas contagieuse.*

(s) Ce Moine a intitulé cet ouvrage. *Illustrium Miraculorum & Historiarum memorabilium libri XII.* Il paroît par le chapitre 48 du livre 10, qu'il le composoit en 1222. Voyez Vossius, *de Historicis Latinis.* Le passage dont il est question se trouve au *livre ou distinction 7. chapitre 25. Unde in Montepessulano, ubi* Fons est Artis Physicæ, *tantas operatur (Sancta Maria) sanitates in quadam suâ Ecclesiâ, ut Medici gratiæ invidentes, pauperculis infirmantibus & pro remedio sanitarum ad se confluentibus, dicere soleant : Ite ad Ecclesiam Sanctæ Mariæ, deferte ei lumen & recipietis sanitatem; & cùm hoc ironicè dicant, pauperes ab eis passi repulsam, ad ipsam confugiunt & sanantur.*

Il y a apparence que ces discours ironiques contre les Miracles de la Sainte Vierge, ne venoient que des Médecins Juifs, qui pratiquoient la Médecine à Montpellier.

avoient été obtenues par l'interceſſion de la Sainte Vierge ;
& il dit que ces ſortes de guériſons étoient ordinaires à
Montpellier, dans une Égliſe qui lui eſt dédiée : ſur quoi il
ajoute que Montpellier eſt la ſource de la Médecine, *ubi
fons eſt Artis Phyſicæ*, comme pour faire mieux ſentir la
grandeur des Miracles qui y étoient opérés, en faiſant comprendre que les maladies qui y ſont guéries, étoient des
maladies véritablement incurables, puiſque des Médecins
auſſi habiles & auſſi expérimentés que ceux de cette Ville,
les jugeoient telles.

VI. On peut joindre à ces preuves le témoignage du
Cardinal Conrard, Légat du Saint Siége en Languedoc,
à qui la Faculté de Médecine de Montpellier doit ſon établiſſement, comme on le verra dans la ſuite. Ce Cardinal,
qui étoit à Montpellier en 1220, rapporte dans cette Bulle
fameuſe (*t*), dont nous parlerons plus bas, & qui ſera même
imprimée à la ſuite de cet ouvrage, que l'étude de la Médecine fleuriſſoit depuis long-temps dans cette Ville, avec
beaucoup de ſuccès, & que c'étoit de-là qu'elle ſe répandoit
en différentes parties du Monde. Un pareil langage tenu
en 1220, fait remonter bien haut l'origine de cette École.

VII. On doit mettre encore au nombre des preuves honorables à la Faculté de Montpellier, deux paſſages de Matthieu Paris, quoiqu'ils appartiennent à des temps un peu
moins anciens. Dans le premier (*u*), qui ſe rapporte à l'année
1254, cet Hiſtorien raconte le retour de Saint Louis de la
Terre Sainte ; & après avoir dit qu'il vint aborder heureuſement à Marſeille, il prend de-là occaſion de parler de la Ville
de Montpellier, comme d'une Ville où la Médecine fleuriſſoit. Dans l'autre (*x*), cet Hiſtorien rapporte que Pierre

(*t*) Voici les termes de cette Bulle:
*Cùm dudùm medicinalis ſcientiæ profeſſio
ſub glorioſis profectuum titulis in Montepeſſulano claruerit, floruerit & fructuum
fecerit ubertatem multipliciter in diverſis
mundi partibus ſalubrem.*

(*u*) Matthieu Paris, Anglois, Religieux du Monaſtere de Saint Alban,
in Hiſtoriâ majore, ad annum 1254. *Rex*
autem, (*Ludovicus Nonus*) *cùm inſidias
aliquorum hoſtium ſuorum ſupra mare degentium, Domino protegente, evaſiſſet,
proſpereque applicuiſſet in partibus Maſſi-
liæ, (quæ non multùm diſtat à Montepeſſulano, ubi* FLORET PHYSICA,) *vexatus
à mari, ibique pauliſper, ut reſpiraret,
quieſcens, &c.*

(*x*) Ibidem *ad annum* 1257. *Epiſcopus*

d'Egueblanche, Evêque d'Herford en Angleterre, étant attaqué d'une eſpece de Polype au nez, & de pluſieurs autres maux en 1257, on lui conſeilloit unanimement d'aller au plutôt à Montpellier pour s'y faire guérir.

VIII. Enfin je ne puis point me diſpenſer de rapporter une derniere preuve bien forte, de la réputation où étoit la Faculté de Montpellier au commencement du 14 ſiecle. Jean de Luxembourg, Roi de Bohême, fils de l'Empereur Henri VII, & Pere de l'Empereur Charles IV; ou pour dire quelque choſe de plus intéreſſant pour la Nation, Jean Roi de Bohême, ami conſtant de la France contre les Anglois, & Beau-Pere de Jean, fils aîné de Philippe de Valois Roi de France, ayant perdu une œil dans une expédition qu'il avoit faite en Pologne contre les Lithuaniens, qui étoient alors Payens, & craignant pour l'autre qui commençoit d'être malade, vint (*y*) incoghito à Montpellier pour demander des remedes aux Docteurs de cette célebre Faculté.

Il eſt vrai que quelques Hiſtoriens diſent que loin de guérir, il y perdit l'œil qui lui reſtoit, par la faute d'un Médecin Juif à qui il ſe confia; & il eſt certain qu'il étoit aveugle lorſqu'il combattit ſi courageuſement en 1346, à la malheureuſe bataille de Creci, que les François perdirent, & où il fut tué.

Ce fait pourtant n'eſt point rapporté par l'Empereur Charles IV ſon fils, dans les Mémoires qu'il a laiſſés (*z*), quoiqu'il y faſſe une mention expreſſe & du voyage à Montpellier; & du ſujet qui en fut cauſe; ce qui pourroit faire douter de la vérité du fait. Mais quand il ſeroit vrai, ce mauvais ſuccès ne devoit être imputé qu'au Médecin qu'il choiſit, & non

---

Herefordienſis (Petrus de Egueblanche) *multiplicibus meritis exigentibus turpiter infirmatus, Morphæâ, Polypo vel quadam ſpecie Lepræ percuſus ſauciatur. . . . . Dicebatur tamen ab aliquibus, ut apud Montempeſulanum curreret ob infirmitate, quâ laborarit, ſanandus : habebat enim Morphæam ſive Polypum in naſo, quæ totam faciem deturpavit ; eſt enim, ut* *dicunt Phyſici, Morphæa in cute, quod Lepra in carne.*

(*y*) Carolus IV Imperator, in libro *de vitâ ſuâ. Illis diebus, cùm Pater meus urum oculum perdidiſſet, in altero incipiens infirmari, tranſivit in Montempeſſulanum, ſecretò ad Medicos, ſi poſſet curari.*

(*z*) Ubi ſuprà.

pas à la Faculté de Médecine de Montpellier. Il pourroit même se faire qu'il ne dût pas être imputé à ce Médecin, qui peut-être ne négligea rien de ce qui convenoit, mais à la seule nature du mal, ou à la mauvaise constitution du malade. Ce seroit être souvent injuste, que de vouloir rendre les Médecins toujours responsables de tous les évé-nemens qui arrivent dans les maladies.

> *Non est in Medico semper relevetur ut æger.*

On voit par ces différents témoignages, mais sur-tout par les premiers, que l'opinion de ceux (*b*) qui prétendent que l'École de Médecine de Montpellier, doit son origine aux Disciples d'Avicenne & d'Averroez, est fausse. Ces deux sçavants Arabes ne commencerent à enseigner à Cordouë qu'environ l'an 1150 : or il est certain que l'École de Mont-pellier étoit établie long-temps auparavant. Il faut même croire qu'il y avoit alors de sçavants Médecins, s'il est vrai, suivant la tradition qui subsistoit encore à Montpellier du temps de Ranchin (*c*), qu'un Médecin de cette École ait écrit du vivant même d'Averroez contre les ouvrages de ce Philosophe, & fait sur cette matiere un livre, qu'on a con-servé long-temps dans la Bibliotheque publique du College Royal.

On ne sçauroit pourtant disconvenir qu'elle ne soit rede-vable de ses progrès aux Arabes & aux Juifs; car outre (*d*) les conjectures que nous avons proposées en parlant de la fon-dation de cette Ville & de cette École, & les (*e*) inductions qu'on peut tirer du témoignage de Jean de Salisbury, que nous avons cité, il est certain que par le commerce que cette Ville eut dans les siecles suivants avec ces deux Na-tions, l'École de Médecine eut occasion de se perfectionner,

---

(*b*) Paul Merula, *Cosmograph. general.* part. 2 lib. 3 in voce, *Montpellier.*

Jacques Cassan, Avocat du Roi au Siége Présidial de Beziers, *la recherche des droits du Roi & de la Couronne de France, liv.* 1 *chap.* 6.

Pierre Davity, augmenté par J. B. de Rocoles, *description générale de l'Europe,* aux mots *Languedoc, Montpellier.*

Gaucher & Louis de Sainte Marthe, *Gallia Christiana*, à la tête du catalogue des Evêques de Maguelone ou Mont-pellier.

(*c*) Voyez François Ranchin, *Sa-crum Apollinare opusculis præfixum.*

(*d*) Ci-devant pag. 8.

(*e*) Ci-devant pag. 8.

& de se distinguer au-delà des autres qui furent établies dans la Chrétienté. Les Marchands de Montpellier faisoient alors un grand commerce dans la Méditerranée ; ils couroient toutes les côtes de cette mer, & entretenoient une étroite liaison avec les peuples qui les habitoient ; le négoce même attiroit à Montpellier un grand nombre d'étrangers de toutes les nations. Benjamin de Tudele, qui passa par cette Ville environ l'an 1160, rapporte (*f*) que c'étoit un lieu de grand (*g*) commerce, & fort fréquenté par cette raison des Iduméens & des Ismaëlites, c'est-à-dire, des Chrétiens & des Sarrasins, qui y venoient du Royaume d'Algarbe ; de la Lombardie, du côté de Rome ; de l'Égypte, de la Judée ; des Royaumes de France, d'Espagne & d'Angleterre, &c. par l'entremise des Pisans & des Génois. Ainsi les Médecins de Montpellier pouvoient aisément aller visiter les Écoles des Arabes & des Juifs ; les (*h*) Juifs & les (*i*) Arabes par une

---

(*f*) *Locus est negotiationi accommodus*, ... *quò ex omni loco ad mercaturam confluunt* Christianorum (Edom) *& Saracenorum* (Ismaël) *plurimi è regionibus* Algarbiæ, Lombardiæ *& regno magnæ illius* Romæ, *universo regno* Ægyptio, *terrâ Israëliticâ &* Græciâ, Galliâ, Hispaniâ *&* Angliâ ; *adeoque ex omnium linguarum populis ibidem reperiuntur unà cum* Genuensibus *&* Pisanis. C'est ainsi que parle Benjamin dans son *Itinéraire*. Ce Voyageur parti de Tudele dans la Navarre, traversa le bas Languedoc & passa à Montpellier environ l'an 1160, sous le regne de Louis le jeune Roi de France, & sous le Pontificat d'Alexandre III.

(*g*) Comme la Provence n'appartenoit point encore aux Rois de France, tout le commerce du Royaume sur la mer Méditerranée se faisoit alors par Montpellier, qui a été jusqu'à la réunion de la Provence, ce que Marseille est présentement. C'est ce qui obligea le fameux Jacques Cœur, Argentier du Roi Charles VII, dont le commerce s'étendoit dans toutes les Echelles du Levant, à faire dans cette Ville les beaux établissements qu'on y voit

encore.

(*h*) Les Juifs furent persécutés en Orient dans l'onzieme siecle par les Sultans Buides ou Dilemites qui s'étant emparés du pouvoir des Califes, ne leur avoient laissé qu'un vain fantôme d'autorité. Leurs célebres Académies furent alors détruites, & les Sçavans qui les composoient, furent obligés de se réfugier en Espagne & en France Bartolocci, *Biblioth. magna Rabbinica.* Part. 2 pag. 385 & part. 3 pag. 668. Et Basnage, *Histoire des Juifs. Liv.* 7 chap. 4 & 5. Il dut alors s'en arrêter beaucoup à Montpellier, où ils avoient une retraite commode.

(*i*) A l'égard des Arabes ou Sarrasins, comme les Princes Chrétiens, qui se rendoient maîtres peu-à-peu des différentes Provinces d'Espagne, qu'ils avoient occupées, se défioient de ces nouveaux sujets, les mauvais traitemens ausquels ils étoient exposés, les obligeoient à se réfugier aux lieux, où l'on étoit disposé à les recevoir. Il y a apparence que plusieurs se retirerent à Montpellier, où le Testament de Guillaume fils d'Ermengarde, de l'an 1121 apprend qu'ils étoient ac-

pareille curiofité pouvoient de même venir enfeigner à
Montpellier. Ce commerce mutuel étoit propre à communiquer aux Médecins de Montpellier les lumieres particulieres que les Arabes & les Juifs avoient fur la Médecine, &
à augmenter le luftre de cette École.

La grande réputation que l'École de Montpellier s'acquéroit par ce moyen, y attira bientôt un grand nombre
d'Écoliers, & les Régences devinrent par-là fort (*k*) honorables & fort lucratives, puifqu'il y eut des Docteurs, qui
employerent le pouvoir & l'autorité des Guillaumes, Seigneurs de Montpellier, pour avoir l'avantage & le droit d'y
enfeigner à l'exclufion des autres. Une telle contrainte dans
une profeffion qui doit être entiérement libre, aigrit extrêmement l'efprit des Docteurs, qui étoient privés du droit
d'enfeigner, & elle auroit entiérement ruiné l'Ecole, fi
Guillaume fils de Mathilde, n'y eût bientôt remédié par le
reglement (*l*) qu'il fit en l'année 1180 au mois de Janvier,
où après avoir blâmé le monopole qu'on commettoit en
cela, il donne la liberté d'enfeigner la Médecine à tous ceux
qui en feront capables, de quelque qualité & de quelque

---

crédités. Le nombre des Sarrafins qui s'y réfugierent dut être fort grand, fur-tout après la prife de Majorque par Jacques I Roi d'Aragon en 1230, de Valence par le même Prince en 1237, & de Cordouë par Ferdinand III, Roi de Leon & de Caftille, en 1237; puifqu'il y a des Auteurs, qui prétendent que ce fut alors, que les Médecins de cette nation retirés à Montpellier, formerent la Faculté de cette Ville. *Paul Merula, Jacques Caffan, Pierre Davity, les Sainte Marthe, ubi fuprà.* Quoique cependant ce qu'ils rapportent, ne doive point s'entendre de la fondation de cette Ecole, comme je l'ai fait voir, *pag.* 7; mais de fon illuftration & de fon accroiffement.

(*k*) Peut-être que l'attention que le premier & le fecond Conciles de Montpellier, tenus en 1162 & en 1195. *Tom.* 10 *de l'édition du P. Labbe,* eurent à défendre aux Moines & aux Réguliers, fous les peines canoniques les plus rigoureufes, d'enfeigner la Médecine, venoit du trop grand attachement qu'ils avoient à Montpellier pour cette fcience, dont ils voyoient que la profeffion étoit honorable & lucrative. On ne comprenoit point dans cette défenfe les Clercs féculiers, parce qu'il leur étoit alors non-feulement permis d'être Médecins, mais qu'il falloit même être Clerc pour être Médecin, ce qui continua encore long-temps. Ceux même de Paris n'ont été difpenfés de cette regle qu'en 1452, par le Cardinal Guillaume d'Eftouteville, qui leur permit de fe marier lorfqu'il réforma l'Univerfité de Paris. Pafquier, *Recherches de la France, liv.* 3 *chap.* 29.

(*l*) Voyez le Reglement qui eft rapporté par Gariel, *Ser . . Præful. Magalon. in vita Joannis II.*

pays qu'ils foient, & promet de ne plus reftreindre le droit à quelque particulier.

La liberté, que ce reglement rendit à l'École, lui donna un nouveau luftre ; les leçons y furent beaucoup plus fréquentes, & la réputation de tant d'habiles gens, qui y enfeignoient à l'envi, porta fa gloire plus loin qu'elle n'avoit encore été. De-là vient que plufieurs (m) Auteurs rapportent à ce temps-là, ou à l'année 1196, le premier établiffement de cette école.

Mais ce reglement ne remédioit pourtant pas à tous les abus : comme il n'y avoit point encore d'épreuves pour la Maîtrife où pour le Doctorat, chacun avoit droit d'enfeigner & de pratiquer dès qu'il en étoit capable, & plufieurs s'en croyoient capables avant que de l'être. Il fe trouvoit par-là qu'entre quelques Docteurs Régents véritablement fçavants il y en avoit plufieurs ignorants ou médiocres, qui n'en étoient que plus actifs & plus remuants pour fe procurer des Écoliers par de mauvais moyens. De-là venoient les cabales continuelles des Maîtres, qui s'enlevoient les Écoliers les uns aux autres ; & des Écoliers même qui tâchoient (n) de groffir le parti de leurs Maîtres. Il n'y avoit dans ce Corps aucune fubordination ; ainfi la divifion croiffoit de jour en jour, & il étoit à craindre qu'elle ne ruinât enfin cette École, fi le Cardinal Conrard n'y eût remédié par fa prudence & par fon autorité.

Ce (o) Cardinal étoit Allemand de nation ; il étoit fils d'*un certain* Eginon, comte d'Urach : il embraffa la vie monaftique dans le Monaftere de Villers en Brabant ; fon mérite l'éleva fucceffivement à la dignité d'Abbé de Villers, de Clairvaux & de Cîteaux. Il étoit Abbé de ce dernier Monaftere en l'an 1219, lorfque le Pape Honorius III lui

(m) Paulus Merula, *ubi fuprà.*
Sethus Calvifius, *in chronologia ad ann.* 1196.
Sainte Marthe, *Gallia Chriftiana, in catalog. Epifcop. Magalonenf.*
Mindendorpius, Galterus & Catinus, apud Gariel, *ubi fuprà.*

(n) Tiré de l'expofé de la Bulle du Cardinal Conrard.
(o) Petrus Frizon, *Gallia purpurata.*
Alphonf. Ciaconius, *Hiftoriæ Pontificum Romanorum & S. R. E. Cardinalium ab Oldoino recognitæ.*

donna

donna l'Eê ché de Porto, & le fit Cardinal du titre de Sainte Ruffine : il l'envoya peu de temps après Légat en Languedoc, pour appaifer les defordres que caufoit l'Héréfie des Albigeois, & ce fut-là qu'il eut occafion de connoître par lui-même le mauvais état de l'École de Montpellier.

On ne fçait pas fi ce fut de fon pur mouvement ou à la follicitation des Docteurs, qu'il fit cette *fameufe* Bulle, qui depuis a toujours fervi de reglement à cette Faculté : mais il eft certain que ce ne fut qu'après une mûre délibération, & de l'avis de plufieurs Prélats qui l'accompagnoient, nommément des Evêques de Maguelone, d'Agde, de Lodêve & d'Avignon.

Par cet acte folemnel, il ordonna entre autres chofes; 1°. Que nul ne pourroit prétendre à l'avenir à l'honneur de la Maîtrife, qu'il n'eût été auparavant examiné par les Docteurs Régents, & qu'il n'eût en conféquence reçu de l'Evêque de Maguelone, qui étoit l'Evêque diocéfain, la licence d'enfeigner & de pratiquer. 2°. Qu'on choifiroit à la pluralité des voix un des Docteurs Régents, pour être Chancelier & Juge de l'École. 3°. Que ce Chancelier auroit le droit de regler les difputes & les différends, qui naîtroient tant entre les Maîtres, qu'entre les Écoliers.

Cette Bulle eft datée du xvi avant les calendes de Septembre, c'eft-à-dire, du 15 d'Août 1220. Il fut ordonné d'en faire trois originaux, dont l'un devoit être gardé par l'Évêque de Maguelone, l'autre par le Prieur de S. Firmin, & le troifieme par le Chancelier de la Faculté. J'ignore ce qu'eft devenu l'original confié au Prieur de S. Firmin, mais les deux autres fubfiftent, l'un dans les archives de l'Évêché de Montpellier, & l'autre dans celles de la Faculté d'où je l'ai tranfcrit, en y ajoutant les variantes de l'original de l'Évêché, & on le trouvera imprimé à la fin de l'ouvrage.

Cette Bulle du Cardinal Conrard doit être regardée comme le véritable établiffement de la Faculté de Médecine de Montpellier. C'étoit auparavant un grand corps à la vérité, & un corps fort ancien, comme nous avons vû; mais c'étoit un corps ſans forme & ſans ordre , & un Ecole ſans regle & ſans diſcipline. Elle commença alors à prendre une forme réglée & à ſuivre des ſtatuts établis par une autorité légitime.

Il fut pourtant d'abord aſſez difficile de faire obſerver exactement ce reglement. On avoit peine à ſe ſoumettre aux examens, qu'il falloit ſubir pour jouir des prérogatives de la Maîtriſe , & pluſieurs entreprenoient d'enſeigner & de pratiquer ſans paſſer par ces épreuves. Cela fut cauſe que l'Ecole ſe trouva obligée de faire confirmer ce reglement par Gui Pape, Evêque de Sora , & Légat du Saint Siége , & même par le Pape Alexandre IV. La premiere confirmation eſt de l'an 1230, dans la troiſieme année du Pontificat de Grégoire IX , & l'autre de l'année 1257, dans la quatrieme année du Pontificat d'Alexandre IV. Ces confirmations réitérées d'un même reglement ſont des preuves des infractions fréquentes qu'on y faiſoit.

Au reſte , on ne doit point être ſurpris que l'Ecole de Montpellier , qui avoit des Seigneurs particuliers , & qui d'ailleurs reconnoiſſoit les Rois de France pour ſes Souverains , eut pourtant recours à l'autorité du Saint Siége pour établir & pour confirmer ſes ſtatuts. L'autorité des Papes étoit fort reſpectée dans ces ſortes d'affaires : on les regardoit comme les Chefs & les Protecteurs (*p*) de toutes les Univer-

---

(*p*) Les Compagnies ſçavantes qui s'établirent le 13 & 14 ſiecles, ſous le nom d'Univerſité , étoient des Corps Eccléſiaſtiques, engagés par leur état à demander l'autoriſation des Papes. D'ailleurs comme ils avoient beſoin de Priviléges , qui fuſſent obſervés dans toute la Chrétienté, il falloit néceſſairement recourir à l'autorité des Papes , qui étoient les ſeuls dont les conſtitutions fuſſent reſpectées partout. De-là vient que toutes les Univerſités anciennes ſont des fondations Papales. Celle de Paris reçut ſes premiers ſtatuts de Robert de Corceon, Cardinal de Saint Etienne & Légat en France en 1215 , & elle obtint différents priviléges des Papes, Innocent III, Honorius III, Innocent IV & Alexandre IV. Celle de Toulouſe fut établie par Grégoire IX en 1233. Celle d'Avignon par Boniface VIII en 1303. Celle d'Orleans par Clement V en 1305. Celle de Cahors par le Pape Jean XXII en 1332. Celle d'Aix par Alexandre V en 1409. Celle de Poitiers par Eugêne IV en 1431. Celle de Caën par le même Pape en 1437. Celle de Bourdeaux par le même encore en 1441. Celle de Nantes par Pie II en 1460. Celle de Bourges par Paul II en 1464. Enfin celle de Rheims par Paul III en 1547. Voyez *Paſquier*, *Recherches de la France*, *liv. 9 chap.* 35 , & Chopin, *de Domanio Franc. lib. 3 titul. 27.*

fités , & de toutes les Compagnies fçavantes , & ils prenoient connoiffance immédiatement de toutes les caufes qui regardoient ces Corps.

On en trouve plufieurs preuves dans l'Hiftoire de la Faculté de Médecine de Montpellier. Le Pape Nicolas III prononça en 1278 , à la réquifition de l'Ecole fur la nullité d'une licence , que l'Official de Maguelone avoit conférée contre les ftatuts , à ce qu'on prétendoit. Clement V en 1308 , ordonna , de l'avis d'Arnaud de Villeneuve , de Jean d'Alais & de Guillaume de Mazeres , anciens Régents de cette Faculté , qu'on ne pourroit être promû à la licence , que lorfqu'on en feroit jugé digne par l'approbation des deux tiers de la Faculté .pour le moins. Il déclara nulle par une autre Bulle donnée la même année , l'élection du Chancelier , à moins qu'elle ne fût faite par les fuffrages unanimes des deux tiers des Docteurs Régents pour le moins , comme on le verra dans la fuite. Enfin le même Pape régla la même année , mais par une Bulle différente , la difcipline entiere de l'Ecole , fur-tout touchant les livres que les Bacheliers devoient lire & expliquer publiquement , &c. le nombre & la matiere des examens , qu'ils devoient fubir pour être admis au Doctorat.

Cependant , quoique toutes ces Bulles portaffent la peine d'excommunication & d'anathême contre les contrevenants , il fe trouvoit encore des réfractaires & des rebelles : les Juifs qui étoient dans cette Ville y déféroient fort peu. Pour les réprimer , il fallut avoir recours à l'autorité féculiere des Seigneurs de Montpellier , comme il paroît par les lettres patentes de Jacques II Roi de Majorque & Seigneur de Montpellier , de l'an 1281. Ce Prince , après avoir loué la Faculté de Médecine de Montpellier , & expofé l'attention que fes Ancêtres , fur-tout le Roi (*q*) Jacques fon Pere , dit le Conquérant , avoient eue à la maintenir & à la faire fleurir ,

---

(*q*) Jacques I dit le Conquérant étoit fils de Pierre II Roi d'Aragon , qui fut tué à la bataille de Muret en 1213 , & de Marie de Montpellier , fille héritiere du dernier Guillaume , Seigneur de Montpellier. C'eft par-là que la Seigneurie de Montpellier paffa à la maifon d'Aragon & de Majorque.

défend sous de grandes peines pécuniaires & même corpo-
relles, à toutes personnes tant aux Chrétiens qu'aux Juifs,
de s'ingérer de pratiquer la Médecine, qu'ils n'aient été
auparavant approuvés par l'Ecole, après les examens ordinaires, & qu'ils n'aient reçu leurs degrés.

Sanche, Roi de Majorque & Seigneur de Montpellier,
qui succéda au Roi Jacques son Pere en 1311, fit les mêmes
défenses l'année 1315, sous des peines encore plus expresses, & l'on avoit soin de renouveller tous les ans ces défenses
& de les faire publier.

Ces différents titres convainquent d'erreur ceux qui comme du Boulay (r), dans son Histoire de l'Université de Paris,
prétendent (s) rapporter à l'année 1289, l'établissement de la
Faculté de Médecine de Montpellier. C'est inutilement
qu'on (t) allegue pour le prouver, une Bulle du Pape Nicolas IV de cette année, qui érige une étude générale dans
la Ville de Montpellier; c'est inutilement (u) qu'on joint à la
teneur de cette Bulle l'autorité de l'épitaphe de ce Pape,
dressée long-temps après par les soins du Cardinal Peretti,
qui fut dans la suite Pape lui-même sous le nom de Sixte V,
& les témoignages de Ciaconius, qui attribue à Nicolas IV
le même établissement. Cette érection ne regarde que les
Facultés de Droit Canonique, & de Droit Civil de l'Université de Montpellier, qui effectivement doivent leur établissement au Pape Nicolas IV, & qui ne sçauroient (x) porter
leur origine plus haut; mais elle ne regarde ni la Faculté de
Médecine, qui y a été toujours (y) absolument séparée des

(r) C. E. du Boulay. *Historia Univer-*
sitatis Parisiensis, Tom. 3 *ad ann.* 1289.

(s) René Moreau Docteur de la Faculté de Médecine de Paris, *in libello*,
qui inscribitur, Centonis Κακοῤῥαφίας
Diffibulario adversùs Curtaudum.

(t) Du Boulay, *ibidem.* La même
Bulle se trouve dans *Gariel, Series,*
Præsul. Magal. in Vitâ Berengarii.

(u) Du Boulay, *ibidem.*

(x) Gui de Saint Amand est le
premier qui ait reçu le degré de Docteur en Droit, à Montpellier en 1293.

Petit Thalamus, dans Catel, *Mémoire*
de l'Histoire du Languedoc. Liv. 2.

(y) La Faculté de Médecine de Montpellier fut érigée en 1220, dans un
temps où il n'y avoit point d'autre Faculté établie dans cette Ville; ainsi
accoutumée à se soutenir par elle-
même, elle ne s'est jamais unie aux
autres Facultés. Toutes les Bulles des
Papes & les Patentes de nos Rois rapportées dans cette histoire, parlent
de cette Faculté comme d'un Corps
simple. Elle a toujours joui en parti-

autres Facultés, & dont la fondation eſt de beaucoup anté-
rieure à celle des autres : ni celle des Arts qui avoit été déja
établie à Montpellier (z) en 1242, par Jean de Montlaur II
Evêque de Maguelone.

Il eſt vrai pourtant, que dans cette Bulle le Pape Nicolas
IV, parle nommément de la Faculté de Médecine & de
celle des Arts. Mais il y a apparence que pour rendre l'étude
qu'il établiſſoit à Montpellier plus générale, il fut bien aiſe
de joindre dans la même Bulle ces deux Facultés (a) déja
établies & floriſſantes à Montpellier, avec les deux autres

·culier des priviléges, qui ne font ordinairement accordés qu'au corps de
l'Univerſité, comme le droit d'avoir
des fceaux, des maffes, des Bedeaux,
des Officiers, &c. Enfin le Pape Martin V qui érigca à Montpellier la Faculté de Théologie en 1421, & qui
l'unit aux Facultés de Décret, de Droit
Civil & des Arts, établies par Nicolas
IV. Voyez Gariel. *Series, Præful. Ma-*
gal. in vitâ Beati Ludovici, ne parle
point de la Bulle de la Faculté de
Médecine, d'où il paroît qu'elle n'a
jamais été unie aux autres Facultés,
qui compoſent l'Univerſité de Montpellier.

(z) Gariel. *Series, Præful. Magalonen-*
ſium in vitâ Joann. III.

(a) On a dans une Epître du Pape
Clement IV à Jacques, Roi d'Aragon,
une preuve certaine non-feulement
que les Facultés de Médecine & des
Arts de Montpellier étoient fondées,
mais qu'elles étoient célebres & qu'on
y conferoit des degrés, long-temps
avant la Bulle de Nicolas IV. Jacques I,
Roi d'Aragon & Seigneur de Montpellier, avoit entrepris d'établir dans
cette Ville en 1268, un Docteur Régent pour enfeigner le Droit Civil,
appellé G. Sergenius. Berenger Evêque
de Maguelone, qui prétendit que c'é-
toit une uſurpation fur fes droits, ex-
communia ce Docteur Regent & tous
ceux qui affiſteroient à fes leçons. Cette démarche obligea le Roi d'Aragon
à porter fes plaintes au Pape Clement

IV; & ce fut à cette occaſion que ce
Pape, natif de Saint Gilles dans le
bas Languedoc, & qui connoiſſoit par
lui-même l'état des Facultés de Montpellier, lui écrivit l'Epître en queſtion.
Elle eſt rapportée par Cafeneuve,
Franc-alleu de la Province du Languedoc,
liv. 1 chap. 5 article 13 ; & comme elle
eſt importante pour l'éclairciſſement
de l'antiquité de la Faculté de Montpellier, nous avons cru devoir l'ajouter à la fuite de cette Hiſtoire. Dans
cette épître Clement IV convient qu'il
eſt vrai que l'Evêque de Maguelone
n'avoit jamais conferé à Montpellier
la licence en Droit. Nous fçavons en
effet que cette Faculté n'y étoit point
encore établie alors, & qu'elle ne le
fut qu'en 1289 par Nicolas IV, mais
en même temps ce Pape déclare que
cet Evêque y conféroit depuis fort
long-temps la licence dans les autres
Facultés. *A longiſſimis retrò temporibus*
dediſſe licentiam in aliis Facultatibus. Le
Pape même ajoute qu'il l'y a conférée
lui-même autrefois, avant que d'être
Pape, par l'ordre exprès d'Urbain IV
fon Prédeceſſeur. Il eſt évident que
ces Facultés, où l'on conféroit la Licence à Montpellier, ne peuvent s'entendre que de celles de Médecine &
des Arts, puiſque la Faculté des Droits
n'y fut établie qu'en 1289 par Nicolas
IV, & celle de Théologie par Martin
V, au commencement du quinzieme
fiecle.

Facultés de Décret & de Droit Civil qu'il y établissoit.

Ce qu'il y a de plus fort dans cette Bulle, c'est qu'en parlant de la Faculté de Médecine, on n'y marque en aucune maniere qu'elle eût été déja fondée par un titre antérieur. Mais on ne le marque point non plus à l'égard de la Faculté des Arts qui étoit pourtant constamment établie auparavant. Après tout, cette réticence, dont il n'importe pas de pénétrer les raisons, doit-elle renverser la certitude que l'on a du contraire, & voudroit-on que des arguments négatifs, que l'on pourroit peut-être tirer de la Bulle de Nicolas IV de 1289, prévalussent sur les preuves positives, que fournissent tant de titres plus anciens, comme la Bulle du Cardinal Conrard de 1220 ; celle de Gui Pape, Evêque de Sora & Légat du Saint Siége de 1230; celle d'Alexandre IV de 1257 ; celle de Nicolas III de 1278 ; enfin les Lettres patentes de Jacques, Roi de Majorque & Seigneur de Montpellier, de 1281. Tous ces titres qui sont autentiques, & dont on conserve les originaux dans les archives de la Faculté, prouvent que cette Faculté étoit fondée & ornée de beaux Priviléges, & qu'elle recevoit des Docteurs long-temps avant la Bulle de Nicolas IV. On ne peut par conséquent regarder la disposition de cette Bulle à l'égard de cette Faculté, que comme une simple (*b*) confirmation ou ratification de la fondation qui en avoit été faite auparavant, & non pas comme une fondation nouvelle.

Il a été important d'établir solidement la date de la fondation de la Faculté de Montpellier, parce que cette date lui donne le droit d'ancienneté sur toutes les autres Facultés de Médecine. Celle de Salerne, qui pourroit peut-être le lui disputer avec quelque sorte de fondement, n'a commencé qu'en 1237 ; puisque ce ne fut qu'en cette année (*c*) que cette Ecole obtint de l'Empereur Fréderic II, le droit de conférer de degrés en Médecine. Pour la Faculté de Paris, elle est aussi moins ancienne : à peine commençoit-

---

(*b*) Voyez Pierre Davity. *Description générale de l'Europe*, augmentée par J. B. de Rocoles, aux mots Languedoc, Mont- pellier, où l'on établit la même chose.

(*c*) Du Boulay. *Historia Univers. Paris.* Tom. 3 pag. 158 ad ann. 1237.

elle, de l'aveu même de du Boulay, à faire un corps féparé (*d*) en 1270, & elle n'eut la forme & l'autorité d'une
véritable Faculté, que fur la fin du 13 fiecle (*e*), c'eft-à-dire,
dans un temps où celle de Montpellier établie depuis près
de 100 ans, étoit célebre dans toute l'Europe par fes exercices, & par la réputation des Docteurs qui y enfeignoient.

Il faut donc que du Boulay qui eft convenu de bonne
foi (*f*) que l'Ecole de Médecine de Montpellier étoit plus
ancienne que celle de Paris, convienne auffi qu'elle fut
beaucoup plutôt érigée en Faculté, & revêtue des droits &
des priviléges qui font attachés à ce titre.

On lui paffe fon opinion fur la fondation de l'Univerfité
de Paris, qu'il fait remonter jufqu'au fiecle de Charlemagne,
mais il ne doit rien conclure de-là pour la fondation de la
Faculté de Médecine en particulier. Et comme la Faculté
de Médecine de Montpellier a précédé de long-temps les
autres Facultés de la même Ville, ainfi que nous l'avons
prouvé ; la Faculté de Médecine de Paris auroit pû de même
ne fuivre que de bien loin l'établiffement des autres Facultés;
ou pour mieux dire, il eft certain par les preuves que du
Boulay rapporte lui-même, que cette Faculté n'a été établie à Paris, que long-temps après toutes les autres : ces
preuves font voir qu'elle ne devroit point dater fon origine,
du même temps où l'on voudroit mettre l'origine du refte
de cette Univerfité. Mais reprenòns la fuite de l'Hiftoire *.

(*d*) *Hiftor. Univerfit. Parif. Tom.* 3. *ad
ann.* 1270.

(*e*) A s'en tenir à du Boulay lui-même, les premiers reglemens que les
Médecins de Paris aient faits fur la
maniere de donner les dégrés, font de
l'an 1272.Et, fuivant le même Auteur,
ils n'avoient point encore de fceaux
en 1274, & par conféquent ils n'a-
voient point encore expédié de lettres. *Hiftor. Univerf. Parifienf. ad ann.*
1272 & 1274. Ce qu'il y a de certain,
c'eft que les plus anciennes Chartres
que la Faculté de Paris ait produites
en fa faveur, font de Philippe de
Valois en 1336, & du Roi Jean en
1353. *Journal des Audiences. Tom.* 1. *liv.*

4. *chap.* 13. Ce qui prouve que cette
Faculté, fuppofé qu'elle exiftât plutôt,
devoit être peu confidérable.

Voyez le tom. 3 de du Boulay, où
font les titres de la Faculté de Paris.

(*f*) *Hift. Univ. Parif. ad* 1289. *pag.*
428.

* *Note de l'Editeur.*

Il eft affez peu important à l'éclat
dont jouiffent avec raifon les deux
premieres Facultés du Royaume, de
revendiquer quelques années obfcures
d'une antiquité équivoque, & dans
lefquelles on ne retrouve que des noms
peu illuftres, & peu dignes d'être la
fource d'une fi illuftre poftérité. Cependant M. Aftruc ôte ici à la Faculté

La grande attention des Puiffances Eccléfiaftiques & Sé-
culieres pour maintenir les priviléges de la Faculté de Montpellier , font une marque de l'eftime qu'on en avoit , de
la réputation qu'elle s'étoit acquife. Dès lors elle fourniffoit

de Médecine de Paris , plufieurs années qu'elle peut prouver. Elle peut
par les regiftres de l'Univerfité , & par
les recherches de plufieurs fçavans
Hommes, nommer fon Doyen Pierre
de Limoges en 1267 , Jean de Rozet
en 1272. Du Boulay parle de la Faculté de Médecine en 1270. Riolan cite
un vieux regiftre que Gui Patin a remis à la Faculté , où on parle d'un
legs fait au Corps des Médecins de
Paris en 1090. Peut-être alors n'é-
toient-ils pas encore féparés du refte
des Nations de l'Univerfité. Mais il
n'en eft pas moins vrai , qu'à Paris,
comme à Montpellier , peut-être depuis Charlemagne, il y a eu enfeignement conftant fur la Médecine. Les
vers d'Alcuin n°. 221. les Capitulaires
de Charlemagne bien connus & bien
cités par les Auteurs qui ont écrit
l'hiftoire de la Faculté de Paris , en
fourniffent la preuve la plus complette. Il eft vrai que dans tous ces
temps reculés la Médecine a porté le
nom de Phyfique , par oppofition à la
Logique ; elle retient encore ce nom
en Angleterre dans le langage vulgaire.
Phyficus , Logicus fit , difent les anciens
ftatuts de l'Ecole de Salerne. Ce mot
de *Phyficus* ne peut s'appliquer ici
qu'aux Médecins. Le Chartulaire de
S. Victor fait par le P. Touloufe donne
à l'Univerfité de Paris , Obizon , Médecin de Louis le Gros , dont Naudé a
fi fçavamment parlé dans l'éloge qu'il a
fait de la Faculté de Paris. Le Chartulaire de Notre-Dame nous donne
Jean de Duaco , Fulbert de Chartres,
& plufieurs autres dont ont parlé
Naudé . Riolan , M. Chomel. Mais
pour ne pas rechercher des témoignages équivoques & reprochables ,
que répondre à ce paffage de Rigord
Phyficien ou Médecin de Philippe Au-
gufte ? il écrivoit en 1209 , mais il
parle de temps antérieurs , & en ren-
dant compte de la multitude d'Eco-

liers qui fréquentoient les Ecoles de
Paris , il s'exprime en ces termes :
*Quòd non folùm fiebat propter loci illius ad-
mirabilem amœnitatem & bonorum omnium
fuperabundantem affluentiam , fed etiam
propter libertatem & fpecialem prærogativam defenfionis quam Philippus Rex & Pater ejus (mort en 1179) ante ipfum fcho-
laribus impendebat. Hinc in eá nobiliffimá
civitate non modò de trivio & quadrivio ,
verùm & de quæftionibus juris civilis &
canonici , & de eá facultate , quæ fanandis
corporibus , & confervandis fanitatibus
fcripta eft plena & perfecta invenitur doctrina.* Dira-t-on que ce paffage eft faux ,
& a été ajouté depuis ? Outre le peu de
vraifemblance de cette opinion , que
dire contre le témoignage de Lanfranc,
qui en 1290 parle de l'Ecole de Paris &
de fon Doyen , comme d'une Ecole fça-
vante & célebre, & par conféquent ancienne. Ainfi foit que l'enfeignement
ait été plus ancien à Montpellier qu'à
Paris, foit que le contraire foit véritable,
il paroîtroit que la forme publique d'enfeignement eft plus ancienne à Paris qu'à
Montpellier. Il ne faut pas chercher
dans ces temps reculés des titres de Docteur ou de Bachelier , ils n'ont été in-
ventés que depuis, à Boulogne en Italie
pour les feuls Docteurs en Droit; & le
dégré de Bachelier en Médecine , n'a
été accordé ou reconnu dans l'Univerfité de Paris que depuis 1300. Si
nous voulons remonter par - delà les
dates que nous fourniffent les regiftres
& les Bulles , nous nous perdons dans
les conjectures. Semblables à ces familles illuftres dont l'origine eft perdue
dans l'antiquité des temps , & qui
peuvent, fans qu'on puiffe le prouver
& le contefter, fe donner des Héros
& des demi-Dieux pour Ayeux, nos
deux Facultés peuvent prêter fur cet
article aux conjectures érudites des Lit-
térateurs de plufieurs fiecles. Célebres
l'une & l'autre , ce font les grands
Hommes qu'elles ont produits , la

des

des Médecins (*g*) à presque tous les Princes de l'Europe. Les Papes sur-tout, qui tenoient leur Siege à Avignon, avoient en eux beaucoup de confiance. Leur cour étoit pleine de (*h*) Docteurs qu'on tiroit des chaires de Montpellier, qui par leur mérite ou par leurs services y parvenoient bien-tôt à de grandes dignités.

La charge de Chancelier de cette Ecole n'en étoit que plus recherchée ; c'étoit une marque de distinction, & une place d'où l'on étoit souvent appellé à des emplois plus considéra-bles. L'Evêque de Maguelone avoit coutume de nommer à cette dignité, se contentant de prendre l'avis de deux ou trois des plus anciens Régents. Les autres Docteurs se voyant privés du droit de suffrage porterent leurs plaintes au Saint Siége, & le Pape Clement V qui l'occupoit alors, après avoir consulté Arnaud de Villeneuve, & Jean d'Alais, ses Chapelains & Médecins, qui avoient autrefois régenté dans l'Ecole de Montpellier, & quelques autres Docteurs qui y régentoient encore, ordonna l'an 1308 que tous les Doc-teurs auroient à l'avenir droit de suffrage conjointement avec l'Evêque dans l'élection du Chancelier, & qu'il faudroit pour rendre cette élection valable, que l'élu eût les deux tiers des voix.

Nonobstant ce reglement confirmé par le Pape Jean XXII, en l'année 1320, le Vicaire général de l'Evêque de Maguelone, entreprit vers l'an 1364, d'instituer à l'insçu des Docteurs, Jean Jacques ou *Joannes Jacobi*, à la charge de Chancelier. Le Doyen & les Régents s'en plaignirent

séverité de leurs épreuves qu'il faut examiner quand on voudra péser leur gloire. Quand il s'est trouvé de plus grands génies à Montpellier qu'à Paris, la Faculté de Montpellier l'a emporté; la même chose est arrivée plusieurs fois, dans le cours de plusieurs siecles à Paris. Il paroît que du temps de Jean de Salisbury & de Gilles de Corbeille, l'enseignement étoit plus brillant & plus sévere à Paris qu'à Montpellier. Au reste, on aura occasion de voir dans le cours de cette histoire, que ces Facultés presque toujours unies par les liens d'une estime mu-tuelle, se sont prêtées de grands Hom-mes, & qu'on peut dire qu'il y a entre ces deux corps respectables, non-seu-lement une union de profession, mais même une liaison d'affinité.

(*g*) Tiré de l'exposé des Lettres Patentes de plusieurs Rois.

(*h*) On en verra plusieurs exemples dans les vies des Docteurs Régents de la Faculté de Montpellier.

D

hautement, & porterent la cauſe devant le Pape Urbain V, qui commit Jean de Blanzac (*i*), Cardinal du titre de Saint Marc, pour regler cette affaire. Ce Cardinal, après avoir oui les parties, déclara nulle la nomination de Jean Jacques; mais touché enſuite de ſes très-humbles ſupplications, il le nomma en vertu de ſon pouvoir apoſtolique, déclarant pourtant qu'il ne prétendoit point par-là faire aucun préjudice aux uſages & aux priviléges de la Faculté.

C'eſt le dernier (*k*) acte de juriſdiction, que les Papes ont exercé dans les affaires de la Faculté de Montpellier. Cette Ville avoit déja changé (*l*) de maître; & au lieu de ſes anciens Seigneurs ou des Rois de Majorque, tous Princes foibles & peu autoriſés, qui avoient laiſſé jouir les Papes d'un pouvoir (*m*) entier ſur ces matieres, elle avoit pour

(*i*) Ce Cardinal appellé en Latin *Joannes de Blandiaco*, étoit natif d'un Village du Diocèſe d'Uzez appellé *Blanzac*. Il porta d'abord le titre de Cardinal de SaintMarc, qu'il quitta enſuite pour adopter l'Evêché de Sabine. En 1366 il fut envoyé par Urbain V, avec le Cardinal Gilles Aiſcelin de Montaigu, pour réformer l'Univerſité de Paris.

(*k*) Cela ne doït s'entendre que de la Faculté de Médecine de Montpellier; car à l'égard des autres Facultés de la même Ville, nous avons déja vû que Martin V érigea la Faculté de Théologie en 1421, & l'unit aux Facultés de Décret & de Droit Civil.

(*l*) Comme il y avoit à Montpellier deux juriſdictions différentes, nos Rois en firent l'acquiſition en deux différents temps. L'une de ces juriſdictions appellée *la Rectorie*, ou la Part antique, appartenoit aux Evêques de Maguelone, les Rois de Majorque jouiſſoient de l'autre qu'on appelloit *la Bailie*, & devoient pour cela foi & hommage à l'Evêque. Cependant ces derniers profitant de la foibleſſe des Evêques, refuſoient de les reconnoître, & leurs Officiers même entreprenoient tous les jours ſur la juriſdiction de la Part antique. Ces fréquentes vexations obligerent enfin Berenger Fredoli ou Freſoul, Evêque de Maguelone, de l'ancienne Maiſon de la Verune, à remettre en 1292, la portion qu'il avoit entre les mains de Philippe le Bel, de qui il reçut en échange la Baronnie de Jauve & de Durfort.

L'autre portion de la Seigneurie de Montpellier fut encore poſſedée par Jacques II, Roi de Majorque, & par Sanche ſon fils. Mais Jacques III Neveu & héritier de Sanche & petit-fils de Jacques II par l'Infant Ferdinand, fut obligé de la vendre au Roi Philippe VI l'an 1349, au prix de 120 mille écus, pour avoir par-là moyen de recouvrer le Royaume de Majorque, dont il avoit été dépouillé par Pierre IV, Roi d'Aragon, *& de ſe délivrer de mille diſcuſſions fâcheuſes, avec un voiſin trop puiſſant, auſquelles cette Seigneurie l'expoſoit.*

(*m*) Comme on ne peut point former d'aſſemblée légitime dans un Etat, ſans la permiſſion du Souverain, les érections que les Papes ont faites des Univerſités, ont toujours eu beſoin d'être autoriſées & confirmées par l'autorité ſéculiere. C'eſt un droit immuable de la ſouveraineté. Voyez le

Seigneurs les Rois de France, qui faisant mieux valoir leurs droits , s'attirerent la connoissance des causes de cette Faculté.

Il ne faut pourtant pas s'imaginer, que cette Faculté eut été jusqu'alors étrangere à l'égard du Royaume de France : on a eu (*n*) tort de lui faire ce reproche. Nos Rois étoient avant cela les véritables (*o*) Souverains de Montpellier , & la jurisdiction que les Rois de Majorque y avoient, n'étoit qu'un arriere-fief de la Couronne. Il est vrai que le séjour ordinaire que ces Princes faisoient dans cette Ville , y avoit affoibli l'autorité royale , qui n'y fut bien reconnue qu'après

Bret , *Traité de la Souveraineté du Roi, liv.* 4 *chap.* 13 , & *Preuves des Libertés de l'Eglise Gallicane , tom.* 2 *chap.* 37.

On sçait les désordres que l'érection de l'Université d'Orleans , par Clement V en 1305 , causa dans cette Ville entre les habitans & les Ecoliers, jusqu'à ce que cette fondation fut confirmée en 1312 par Philippe le Bel. Toutes les autres érections des Universités du Royaume ci-dessus mentionnées, ont eu besoin de pareilles autorisations de nos Rois. Voyez Pasquier & Chopin , *ubi suprà.*

(*n*) On trouve ce reproche dans le plaidoyer qui fut fait pour la Faculté de Paris , contre Theophraste Renaudot & la Faculté de Montpellier en 1644 , inferé dans le *Journal* des Audiences, *tom.* 1. On n'ose point dans ce plaidoyer disconvenir que la Faculté de Montpellier ne soit plus ancienne que celle de Paris , mais on se réduit à dire qu'il faut rabattre sur cette ancienneté, tout le temps que la Faculté de Montpellier a été étrangere.

(*o*) Depuis la conquête que Charles Martel fit de la Septimanie sur les Sarrasins, le Bas-Languedoc & par conséquent la Ville de Montpellier , ont toujours été du corps de la Monarchie Françoise. Les Guillaumes de Montpellier & les Rois d'Aragon & de Majorque étoient Vassaux de l'Evêque de Maguelone , comme Seigneurs de Montpellier ; &

l'Evêque de Maguelone étoit lui-même Vassal des Rois de France. Guillaume Durand , dit *Speculator*, célebre Jurisconsulte qui fut Evêque de Mende , & qui vivoit vers la fin du 13 siecle, dit en termes exprès dans son *Speculum Juris , Titul de Feudis* , §. 44. *Rex Aragoniæ, qui est Dominus Montifpessulani pro majori parte tenet ab Episcopo vel Ecclesia Magalonensi in feudum quicquid ibi habet , & sibi ex hoc facit homagium : Episcopus verò tenet in feudum ipsam Villam, quæ est in regno Franciæ à Rege Francorum , & ei ex hoc homagium facit.*

On trouve un hommage solemnel de 1255, que Pierre de Conches Evêque de Maguelone rendit au Roi Saint Louis entre les mains du Sénéchal de Beaucaire , tant pour la Part antique dont il jouissoit , que pour le Fief que le Roi d'Aragon tenoit de lui dans la même Ville. Gariel , *Series Præfect. Magalon. in vitâ Petri II.* Philippe III, dit le Hardi, ordonna en 1281, qu'en mit à la tête de tous les Actes, qu'en passeroit dans cette Ville le nom des Rois de France , comme on avoit fait par le passé. *Petit Thalamus de l'Hôtel-de-Ville de Montpellier*, *ad ann.* 1281. En un mot, c'est une erreur grossiere , de croire que nos Rois en acquérant les droits des Evêques de Maguelone & des Rois de Majorque, aient acquis la Souveraineté de Montpellier. Ils n'en ont acquis que la Seigneurie immédiate.

que nos Rois en eurent réuni la Seigneurie immédiate.

Les Médecins de Montpellier furent des premiers à re-connoître l'autorité de nos Rois. Ils n'attendirent pas qu'ils euſſent l'entiere Seigneurie, mais dès qu'ils virent qu'ils avoient acquis les droits de l'Evêque de Maguelone, & que par-là ils avoient joint à la qualité de Souverain de l'autre portion, le droit de Seigneur dominant ; ils s'adreſſerent à eux pour obtenir la ratification de leurs Privileges. Philippe le Bel la leur accorda en 1301, & Philippe de Valois en 1331. On trouve une autre confirmation pareille, obtenue du Roi Charles VIII l'an 1488.

Nos Rois voulurent bien dans la ſuite leur donner de nouvelles marques de leur affection, en leur accordant de nouveaux priviléges. Le même Philippe de Valois par des lettres particulieres, mit ſous la ſauve-garde & protection royale tous les Docteurs, Ecoliers & ſuppôts de cette Faculté ; le Roi Charles VI leur accorda la même grace en 1395. Le Roi Jean pour relever l'éclat de cette Ecole, par des marques extérieures de dignité, leur permit en l'an 1350, de faire porter dans leurs aſſemblées des maſſes d'argent à leurs Bedeaux.

Ils obtinrent même des graces plus réelles & plus conſidé-rables. Les malheurs des temps & les grandes guerres qu'il falloit ſoutenir contre les Anglois, ayant déterminé Louis de France, Duc d'Anjou, Gouverneur du Languedoc, à établir ſur la Ville de Montpellier, de même que ſur le reſte de la Province, pluſieurs impôts & pluſieurs droits d'entrée, les Docteurs & les Ecoliers repréſenterent que puiſqu'ils abandonnoient leur propre bien, & qu'ils s'expoſoient à de grandes dépenſes pour ſe rendre utiles au public, il étoit juſte qu'ils fuſſent dechargés de ces contributions, ce qui leur fut accordé en 1364, par ce même Duc d'Anjou, quoiqu'il fût très-avide, très-rigide & très-ſevere pour la levée des impôts. Et comme les exacteurs ne laiſſoient pas de les inquiéter & de les forcer à payer, *il établit de nouveau* le même privilége en 1369, & ordonna expreſſé-ment que tout ce qu'ils avoient payé leur ſeroit reſtitué.

Ce privilége fut enfuite confirmé par Charles le Sage en 1379, par Charles VII en 1437, & par Charles VIII en 1484 & 1496.

Ces exemptions accordées par le Duc d'Anjou, nous donnent occafion de dévoiler l'ignorance de ceux qui ont prétendu que cette Faculté fomenta & excita la révolte du peuple de Montpellier, (qui accablé des impôts exceffifs dont il étoit chargé, maffacra tous ceux qui les exigeoient, tant les Officiers du Roi que ceux du Duc d'Anjou,) & qu'en punition de cette entreprife, la Faculté fut interdite par ce Prince en 1379. Car quelle apparence y a-t-il que la Faculté ait fomenté la fédition à raifon des impôts, dont le Prince l'avoit déchargée ; & peut-on croire qu'elle fe foit portée à de fi violentes extremités, pour une affaire où elle n'avoit point d'intérêt ?

D'ailleurs les raifons fur lefquelles on prétend fonder cette accufation, font tout-à-fait frivoles. On dit que la premiere (*p*) fentence de condamnation que le Duc d'Anjou donna contre Montpellier, comprend expreffément l'Univerfité. *Dictam Villam Montifpeffulani, Univerfitatem, plebem feu populum, & fingulares ejufdem confulatûs, confulibus, confiliariis, arcâ, figillo, domo, campanâ, &c. privamus*, & on ajoute que le Thalamus ou regiftre de l'Hôtel-de-Ville rapportant le même fait, dit que *lo Duc d'Ango condemnet l'Univerfitat & los particulars de Montpeyler.*

Mais il eft aifé de comprendre que par le mot *Univerfitas*, il ne faut pas entendre un Corps de Docteurs & d'Ecoliers, mais le Corps politique, ou comme on parle aujourd'hui (*q*),

---

(*p*) On la trouve dans Gariel, *Ser. Præful. Magalon. Part. altera. Pag.* 102. *Edition. fecund.*

(*q*) Ce mot fignifie tout Corps, ou Compagnie en général. On l'a employé ordinairement pour fignifier le Corps politique, ou la Communauté d'une Ville. Voyez *Digg. lib.* 3 *titul.* 4 & *lib.* 38 *titul.* 3. L'ufage de ce mot en ce fens eft très-commun dans les Auteurs de Droit, qui ont écrit en Latin. Mais pour apporter quelque exemple, qui appartienne de plus près au temps & à la Communauté dont il s'agit, voyez les lettres du Pape Clement IV, adreffées *ad Confules & Univerfitatem Montifpeffulani*, c'eft-à-dire, aux Confuls & à la Communauté de Montpellier. *Thefaur. Nonus Anecdotorum D. Martenne Tom.* 2. Il eft vrai que le même mot *Univerfitas*, a été auffi employé pour fignifier toutes les Academies de lettres qui formoient un corps reglé. C'eft ainfi que la Fa=

la *Communauté* de Montpellier. Les termes qui précedent & qui suivent, marquent qu'on ne peut pas expliquer ce mot autrement, *Dictam Villam Montifpeffulani, Univerfi-tatem, plebem feu populum*; & dans un autre endroit de la même Sentence, *Dictam Univerfitatem feu Villam Mon-tifpeffulani, &c. condemnamus.*

Mais ce qui démontre le peu de raison qu'on a eu de faire ce reproche à la Faculté de Montpellier, & combien ceux qui ont entrepris de la défendre, ont eu de tort d'a-vouer cette flétriffure, c'eft que bien loin qu'il paroiffe qu'on l'ait condamnée, il eft certain au contraire que l'eftime & la confidération qu'on eut pour elle en cette occafion, contribua beaucoup à adoucir la peine que la Ville de Montpellier avoit encourue par fa rébellion. En effet, dans la (r) feconde Sentence qui modere prefque en tout la pre-miere, le Duc d'Anjou met entre plufieurs motifs qui le portent à cet efprit de douceur & de clémence, l'égard & la confidération qu'il a pour l'Univerfité. *Propter, &c.....* *& etiam ob Studiorum Univerfitatis dicti loci contempla-tionem.* Quelle apparence que l'Univerfité eût ofé intercé-der pour la Ville de Montpellier, & que fa confidération eût pû fervir à diminuer le châtiment qu'elle méritoit, fi elle eût été complice ou auteur du même crime.

Après cette digreffion, qui ne doit pas paroître inutile, il eft temps de revenir au détail des autres priviléges, dont la Faculté de Médecine de Montpellier a été honorée. En voici quelques-uns affez confidérables, qu'il faut ajouter aux précédents.

1°. Quoiqu'on eût fouvent réprimé la hardieffe de ceux qui ofoient pratiquer la Médecine fans titre, on n'avoit pourtant pas remédié au mal. L'efpoir du gain l'emportoit

culté de Montpellier eft appellée *Uni-verfité*, dans toutes les Bulles des Papes & dans toutes les Patentes de nos Rois. Mais à cet égard l'ufage a enfin voulu qu'on n'appellât que *Faculté*, les corps où l'on n'enfeigne qu'une fcience particuliere, & qu'on réfervât celui d'*Univerfité* pour le corps total, formé par l'union des différentes Fa-cultés.

(r) Gariel, *Series Præful. Magalon. Parte alterâ, pag.* 103 & 104. *Secund. editio.*

fur les défenfes, la legereté du Peuple qui court toujours après les chofes nouvelles & extraordinaires, & l'air décifif que ces faux Médecins affectoient fur toutes chofes, vraie fuite de l'ignorance, mais que la populace prend pour une marque de fçavoir & de capacité, leur acquéroient fouvent plus de réputation & plus de crédit, que n'en avoient les Médecins véritablement habiles. Pour arrêter des entreprifes fi préjudiciables au public, le même Louis Duc d'Anjou, Gouverneur du Languedoc, leur défendit fous de grandes peines en 1364, de pratiquer la Médecine : il réitéra ces défenfes en 1376, fous des peines encore plus fortes. Et comme l'abus fe renouvella dans la fuite, les Rois Charles VI & Charles VIII renouvellerent les mêmes défenfes, l'un en 1395, & l'autre en 1484 & 1496. On joignit même à ces défenfes des peines fort ignominieufes ; car lorfqu'on pouvoit fe faifir des contrevenants, on les chaffoit de la Ville avec les mêmes cérémonies (*s*) qu'on avoit coutume d'employer, lorfqu'on chaffe les Femmes de mauvaife vie.

2°. L'Ecole de Médecine de Montpellier fondée depuis fi long-temps, fe perfectionnoit toujours : elle fit fur-tout de nouveaux progrès dans le quatorzieme fiecle. On avoit déja traduit en ce temps-là de l'Arabe en Latin, plufieurs ouvrages d'Hippocrate & de Galien ; & quoique ces traductions fuffent affez mauvaifes, elles firent pourtant comprendre aux Docteurs de Montpellier, la néceffité qu'il y avoit d'étudier la compofition du corps humain, pour mieux connoître les maladies aufquelles il eft expofé. Ils avoient négligé jufqu'alors cette partie de la Médecine, parce que les (*t*) Arabes & les Juifs, de qui ils tenoient la plûpart de

---

(*s*) *In Montepeffulano, antiquiffimo ac celeberrimo Medicinæ emporio, fi quis horum nebulonum fe Medicum mentiatur, mox raptus in afinum ftrigofum, & fi invenitur, fcabidum fublimis tollitur, averfus totâ urbe circumducitur, fcommatis undique inceffitur, confpuitur, pulfatur, laceratur, fordibus omnis generis confpurcatur, ceu olim facra illa Maffilienfium victima, poftremò expiata, urbe ejicitur, illuc nunquam rediturus, nifi malo fuo maximo.* Liebautius Doctor Parifienfis, *in Epiftola.*

(*t*) Il étoit défendu par la loi de Moïfe de toucher des corps morts, *Nombres, chap.* 20 *verf.* 11 *& fuivants,* & la Mifne que les Juifs d'apréfent refpectent prefque autant que la loi même de Moïfe, a ajouté de nouvelles défenfes à celles qu'on trouve dans

leurs connoissances, ne l'avoient point cultivée ; bien loin même qu'ils pussent la cultiver, le simple attouchement des cadavres leur étoit expressément défendu par les principes de leur Religion. Mais la lecture de ces deux Auteurs, en faisant connoître aux Médecins de Montpellier l'utilité de l'Anatomie, leur ouvrit enfin les yeux sur leur négligence. D'ailleurs la Chirurgie fleurissoit déja avec éclat dans cette Ecole, comme il paroît par l'excellent ouvrage de Gui de Chauliac, composé en 1363. Or cette partie importante de la Médecine ne pouvant point se passer de la connoissance de l'Anatomie, les Docteurs de ce temps se déterminerent à s'y appliquer, & ils commencerent à en faire des démonstrations publiques. Ils demanderent pour cela la permission de prendre chaque année le cadavre d'un des criminels qu'on exécuteroit ; Louis d'Anjou leur accorda cette permission en 1376, & elle leur fut ensuite ratifiée en 1377, par Charles le Mauvais, Roi de Navarre, qui étoit alors Seigneur de Montpellier ; en 1396 par le Roi Charles VI ; en 1484 & en 1496 par le Roi Charles VIII.

Cet établissement (*) est très-glorieux pour l'Ecole de Montpellier, car il en resulte qu'elle a l'avantage d'être la premiere, où l'on ait fait des démonstrations publiques d'Anatomie. On l'y enseignoit actuellement depuis 200 ans, lorsque Jacques Carpus commença d'en établir l'étude à Pavie, & que Jacques Sylvius Docteur de la Faculté de Montpellier

---

l'Ecriture Sainte.

Il y est décidé qu'une portion du cadavre aussi petite qu'une olive, qu'une coque de noix pleine de cendres, quelque morceau d'os, une petite mesure de sang, suffisent pour communiquer la souillure. *Misnah, Tractat. de Tentoriis.* Dans Basnage. *Histoire des Juifs, liv. 5 chap. 24.*

L'Alcoran défend de même aux Musulmans l'attouchement des cadavres, comme une impureté très-criminelle, dont on ne peut se purifier que par plusieurs ablutions & autres cérémonies difficiles. Ces défenses ont empêché toujours les Médecins Juifs

& Arabes de s'appliquer à l'anatomie, dont la pratique étoit regardée comme infâme. C'est ainsi que la vénération respectueuse que les Chinois ont pour les morts, les empêche d'oser penser à faire aucune dissection.

* *Note de l'Editeur.*

Il faut avouer que quelque glorieux que paroisse cet établissement, ou il n'a pas été rempli suivant l'intention des Fondateurs, ou il l'a été mal. Car si pendant plus de cent ans on a enseigné à Montpellier l'Anatomie sur des cadavres, il n'est pas possible physiquement qu'on n'ait fait quelques découvertes, dans une science qu'on

entreprit

entreprit d'en faire les premieres leçons à Paris (*u*).

3°. La Faculté de Montpellier obtint encore quelques privileges moins confidérables, entre autres, que toutes les caufes des Docteurs, Écoliers & fuppôts, tant actives que paffives, feroient commifes au Gouverneur ou Sénéchal de Montpellier; qu'on ne pourroit faire aucune perquifition dans leurs maifons pour quelque caufe que ce fût, qu'en la préfence du Chancelier ou du Doyen de l'Ecole, auxquels on montreroit les informations qui obligeoient à la faire; que le Chancelier ou le Doyen de l'Eçole, accompagné du *Baile* ou Bailli de la Ville, feroit tous les ans la vifite des boutiques des Apothicaires. Tous ces droits & plufieurs autres femblables, font amplement fpécifiés dans les Patentes du Roi Charles VIII, des années 1484 & 1496.

renouvelloit, pour ainfi dire, & dans laquelle chaque obfervateur pouvoit très-aifément appercevoir des nouveautés. Auffi-tôt que l'Anatomie a été cultivée à Paris, quelle foule de bons ouvrages & de découvertes ne fe préfenterent pas. Charles Etienne, Gonthier le Maître de Véfale, Cope, Tagault, Gourmelen, feront des noms éternellement illuftres dans l'Anatomie, auffi bien que Sylvius, qui doit être placé entre les Médecins de Paris, quoiqu'il ait pris des degrés à Montpellier, puifqu'il n'y a fait de féjour que celui qui eft néceffaire pour prendre des degrés, & qu'il a étudié & enfeigné à Paris.

(*u*) La Faculté de Paris commença à faire quelques leçons d'Anatomie, aux Barbiers en François, ou aux Chirur... Latin, en 1498 ou 149... Vo... Recherches de la France, liv. 9... Mais cette partie de la Médecine n'y fut bien démontrée qu'au commencement du feizieme fiecle, par le célebre Jacques Sylvius, Docteur de la Faculté de Montpellier, qui prit enfuite le degré de Bachelier à Paris.

E

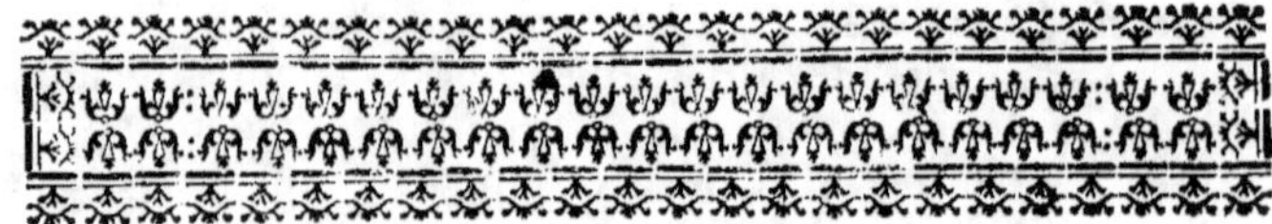

PRIVILEGIUM

Concessum à Gullielmo IV, filio Mathildis, Domino Montispessulani.

Ce Privilege accordé par Guillaume IV, Seigneur de Montpellier; ou, pour suivre l'usage de ce temps-là, par Guillaume fils de Mathilde ou Mahaud, qu'on appelle *Duchesse*, parce qu'elle étoit fille de Hugues II, dit le Pacifique Duc de Bourgogne, est de l'an 1180. On le trouve dans *Gariel, Series Præsulum Magalonensium in vitâ Joannis II, Episcopi Magalonensis.* Pag. 229.

In nomine Domini nostri Jesu-Christi, anno ab Incarnatione 1180. Mense Januario, Ego Gulielmus, Dei gratiâ, Montispessulani Dominus, filius Mathildis Ducissæ, ob bonum publicum & commune proficium & utilitatem meam & totius Montispessulani & universæ * terræ meæ, Dono & firmitate perpetuâ, concedo Domino Deo & probis Viris Montispessulani præsentibns & futuris, & universo populo, quod ego de cætero prece aliquâ, vel pretio seu sollicitatione alicujus personæ, non dabo concessionem seu prærogativam aliquam alicui personæ, quòd unus solus tantummodo legat seu regat in Montepessulano scholas in Facultate Physicæ disciplinæ, quia acerbum est nimium, & contra fas, uni soli dare monopolium in tam excellenti scientia, & quia hoc fieri æquitas prohibet & justitia, uni soli in posterum nullatenus dabo; & ideò mando & volo, laudo atque concedo in perpetuum, quòd omnes homines quicumque sint, vel undecumque sint, sine aliquâ interpellatione regant scholas de Physicâ in Montepessulano, & injungo omni Successori meo, quod contra hoc non audeat venire.

* Gariel, idée générale de la Ville de Montpellier, page 104.

PRIVILEGES

Accordés par les Rois d'Arragon ou de Majorque, Seigneurs
de Montpellier.

PRIVILEGIUM à JACOBO I *Rege Arragoniæ conceſſum.*

Ce Privilege eſt daté de Montpellier, du 13 avant les Kalendes d'Août,
c'eſt-à-dire, du 20 Juillet 1272. Le Prince qui l'accorda eſt le fameux
Jacques I, Roi d'Arragon, dit le Conquérant, qui hérita de la Seigneurie
de Montpellier, du chef de Marie ſa Mere, héritiere des Guillaumes.

NOVERINT Univerſi, quòd Nos Jacobus, Dei gratiâ, Rex
Aragoniæ, Majoricarum & Valentiæ, Comes Barchinonis & Urgilli &
Dominus Montiſpeſſulani, conſiderantes memoriter & penſantes cum
quanta ſollicitudine & cautela Progenitores noſtri Domini Montiſpeſſulani de ſtatuendo, conſervando & ampliando Medicinali ſtudio, nunc
longè lateque juvante feliciter manu Dei, per vaſtam mundi ſolitudinem
extenſis fructuoſis propaginibus dilatato, efficaciter curaverunt, tam
eorum exemplo commendabili, quàm evidenti utilitate Reipublicæ
inducimur, ut illorum audaciam reprimamus, qui præſumunt ibidem
ſine examine & licentia practicare, per quod non ſolùm nomen & fama
ejuſdem ſtudii denigratur, ſed & multa incumbunt mortis pericula &
rerum diſpendia inferuntur. Et ideò per Nos & Noſtros Succeſſores
futuros Dominos Montiſpeſſulani prohibemus in perpetuum & diſtrictè
omnibus utriuſque ſexûs Chriſtianis & Judæis, ne quïs in Villa Montiſpeſſulani & totâ ejus dominatione audeat in Facultate Medicinæ
aliquod officium practicandi exercere, niſi priùs ibi examinatus &
Licentiatus fuerit. Quòd ſi fortè aliqui præſumpſerint attemptare,
Tenenti locum noſtrum, & aliis Bajulis noſtris præſentibus & futuris
diſtrictè præcipimus & mandamus, ut ad ſimplicem requiſitionem
Cancellarii ipſius ſtudii, ſeu vices ejus gerentis, in perſonis & bonis
puniant taliter iſtiuſmodi tranſgreſſores, quòd in pœna unius, aliorum
temeritas à ſimilibus arceatur. Prædictam itaque gratiam & conceſſio-
nem ad preces fidelis noſtri magiſtri Bernardi Calcadelli duximus concedendam, ſalvo tamen, quòd pro hujuſmodi & conceſſione nobis vel
noſtris Succeſſoribus non generetur, nec generati poſſit præjudicium
aliquod in Juriſdictione ſcilicet & dominatione noſtra. Datum in Montepeſſulano decimo tertio kal. Auguſti anno Domini milleſimo ducente-
ſimo ſeptuageſimo ſecundo.   E ij

CONFIRMATIO ejusdem privilegii à Jacobo Secundo, præcedentis Filio.

Cette confirmation est de Jacques II, second Fils de Jacques I, lequel eut pour sa part de la succession de son Pere Jacques I, le Royaume de Majorque, la Comté de Roussillon & de Cerdaigne, & la Seigneurie de Montpellier.
Cette confirmation est datée de Montpellier des Ides d'Avril, c'est-à-dire, du 13 d'Avril en 1281.

Nos JACOBUS, Dei gratiâ, Rex Majoricarum, Comes Roncisionis & Ceritaniæ, & Dominus Montispessulani, Attendentes quòd claræ memoriæ Dominus Jacobus, Rex Aragonum Pater noster, pro ampliando & conservando Medicinali studio in Montepessulano suum concessit privilegium Doctoribus & Universitati studentium in arte Medicinæ in Villa Montispessulani; Nos volentes dicti Domini Patris nostri vestigiis inhærere, considerantes etiam memoriter & pensantes cum quanta sollicitudine & cautela Progenitores nostri Domini Montispessulani, &c. *ut suprà in præcedente Diplomate de verbo ad verbum*, prædictam itaque gratiam & concessionem duximus concedendam, salvo tamen quòd pro hujusmodi concessione nobis vel nostris successoribus non generetur, neque generari possit præjudicium aliquod in Jurisdictione scilicet & dominatione nostrâ Montispessuli. Et ad majorem firmitatem omnium prædictorum, præsens instrumentum sigillo nostro majori pendenti fecimus communiri. Datum in Montepessulano Idibus Aprilis anno Domini 1281.

CONFIRMATIO ejusdem Privilegii à Sancio, Rege Majoricarum & Domino Montispessulani.

Sanche Roi de Majorque & Seigneur de Montpellier, fils de Jacques II, confirma le même privilége. Cette confirmation est datée de Montpellier du trois de Février 1315.

La TENEUR de cette confirmation est absolument la même que celle de la précédente. Toute la différence qu'il y à, c'est qu'on y détermine la peine à laquelle doivent être condamnés ceux qui entreprendroient de pratiquer la Médecine sans avoir été examinés. *Quòd si forte aliquis*, dit cette Charte, *præsumpserit attemptare, tenenti locum*

*noſtrum & Bajulis noſtris ,præſentibus & futuris diſtrictè præcipimus &
mandamus , ut ad ſimplicem requiſitionem Cancellarii dicti ſtudii ſeu
vices ejus gerentis , puniant taliter hujuſmodi tranſgreſſores , videlicet
quòd pro qualibet vice ſolvant noſtræ Curiæ duas (a) drachmas argenti ,
(b) niſi habuerint , luant in corpore taliter , quod in pæna unius aliorum
temeritas à ſimilibus arceatur , &c. ut ſuprà.*

BULLA CONRADI *Legati* à latere.

CONRADUS, miſeratione divinâ, Portuenſis & Sanctæ Ruſinæ
Epiſcopus , Apoſtolicæ ſedis Legatus , Univerſis Sanctæ Matris Eccleſiæ Filiis , ſalutem in Chriſto Jeſu. Ideò legum & conſtitutionum
vigor in medium à Sanctis Patribus & Eccleſiæ Moderatoribus productus
eſt, ut humana coerceatur temeritas , tutaque ſit inter improbos inno-
centia , & in ipſis improbis, formidato ſupplicio , refrænetur nocendi
facultas, cùm, teſte Apoſtolo, lex data ſit propter tranſgreſſores. Sanè
cùm dudum Medicinalis Scientiæ profeſſio ſub glorioſis profectuum
titulis in Montepeſſulano claruerit, floruerit & fructuum fecerit ubertatem
multipliciter in diverſis Mundi partibus ſalubrem , tantò ad conſerva-
tionem Medicinalis ſtudii duximus ſtudendum & ejus occurrendum
diſpendiis, communi utilitate , & ſingulorum in hac Facultate ſtudentium penſatâ , quantò ipſius exercitium rerum familiare naturis diſcre-
tiores ſuos reddit opifices & humanæ infirmitatis inſtaurationi gratiùs
amminiculatur. Nimirum hanc Scientiam Sapientis ſententia perſuadet
venerari , teſtans quia Altiſſimus creavit de terra Medicinam , & vir
prudens non abhorrebit illam. Ut igitur impedimentis hujus ſtudii pru-
denter occurramus , ne recidiva , quod abſit , inania prævaleant , ſed
potiùs valida vallentur conſervatione , & liberiore multiplicentur incremento. De communi conſenſu & conſilio venerabilium Fratrum
noſtrorum , Magalonenſis , Agathenſis , Lodovenſis , Avinionenſis
Epiſcoporum , & aliorum Prælatorum , necnon Univerſitatis Medicorum tam Doctorum quàm Diſcipulorum Montiſpeſſulani , perpetuâ
conſtitutione ordinamus , promulgamus & ſtatuimus ſubſequentia irre-
fragabiliter obſervanda authoritate Legationis quâ fungimur.

I. NULLUS qui antè non rexerit in Montepeſſulano , de cætero
publicè regat , niſi priùs examinatus fuerit & approbatus ab Epiſcopo
Magalonenſi & quibuſdam Regentibus bonâ fide ſibi adjunctis jùxta ſuæ
arbitrium diſcretionis.

II. NULLUS ſit in Montepeſſulano nomine Scholaris , niſi certi
Magiſtri ſit addictus regimini.

(a) *Marchas.* === (b) *Eſt.*

III. EPISCOPUS Magalonenſis, adjuncto ſibi antiquiore Magiſtro ; & poſtea aliis duobus eis adjunctis Magiſtris diſcretioribus & laudabilioribus juxta teſtimonium extrinſecus, & ſecundùm conſcientiam propriam eliget cum prædictis ſibi adjunctis unum de Magiſtris, ſive ſit de illis tribus ſive de aliis, qui juſtitiam exhibeat Magiſtris & Scholaribus, vel aliis contra Magiſtros vel Scholares agentibus, quærimoniâ apud eum depoſitâ. Quòd ſi fuerit appellandum, ad Epiſcopum Magalonenſem appelletur, ſalvâ Sedis Apoſtolicæ in omnibus auctoritate. Hæc autem dicimus in cauſa civili tantùm; nam cauſa criminalis ad prædictum Magalonenſem Epiſcopum deferatur tractanda, cujus erit de eâ cognoſcere. Ille autem Magiſter electus ad cognoſcendum (c) de cauſis civilibus, ut prædictum eſt, appellari poterit CANCELLARIUS Univerſitatis Scholarium.

IV. EPISCOPUS verò Magalonenſis juvet & promoveat ſententias dicti Cancellarii ad exequendum per eccleſiaſticam diſtrictionem.

V. QUOD ſi pro tempore Sedes Magalonenſis vacaverit, interim (d) Prior Eccleſiæ Sancti Firmini prædicta ad Epiſcopum pertinentia exſequatur, ſicut ſuperiùs eſt ordinatum.

VI. NULLUS Magiſter vel Scholaris inter Magiſtros vel Scholares, alicubi in Conventibus, Inceptionibus, vel in Scholis recipiatur, niſi deferat tonſuram Clericalem, dum tamen eccleſiaſticum Beneficium fuerit aſſecutus, vel in Sacris Ordinibus fuerit conſtitutus.

VII. SIMILITER nec aliquis Regularis, niſi habitum deferat regularem juxta ritum ſuæ profeſſionis.

VIII. SI Magiſter proſequatur ſuam vel ſuorum injuriam contra aliquem, qui non fuerit Scholaris, omnes Magiſtri vel Scholares ad hoc commoniti juvent illum conſilio vel auxilio, ratione tamen præviâ, ne per hoc inhonoretur vel damnificetur.

IX. SI Magiſter habeat cauſam adversùs Diſcipulum ſuum, ſuper ſalario vel ſuper alia re, nullus alius Magiſtrorum illum recipiat, poſtquam commonitus fuerit, in Scholis ſuis, donec Diſcipulus ille certâ caverit cautione Magiſtro conquerenti, quod vel ſatisfaciet ei, vel quod juri parebit.

X. NULLUS Magiſtrorum Scholarem alterius alliciat ſcienter, vel ſollicitet precibus, pretio aut quocumque modo, ad hoc ut eum ſubſtrahat Magiſtro ſuo, vel per ſe, vel per alium.

XI. DEBITUS honor exhibeatur antiquioribus Magiſtris, in ſedibus & inceſſu, ut is alios antecedat reverentiæ Scholaſticæ exhibitione, quem labor prolixior docendi fecerit ante-ire.

XII. Ideoque is, qui plus & priùs magiſtraverit, denuntiari faciat aliis, quibus diebus & quantùm fuerit à lectionibus & diſputationibus

____

(c) Civiliter. ═══ (d) Vicarius.

ceſſandum ; ut quando & quantùm ipſe ceſſaverit, & alii ceſſent, niſi familiaris neceſſitas, ut putà infirmitas, eum compulerit ad ceſſandum.

XIII. OMNES tam Magiſtri quàm Scholares diligenter & devotè proſequantur exſequias mortuorum.

XIV. QUANDO Scholaris redit à locis in quibus practicaverit, liberè ſibi addicat, quemcumque voluerit, Magiſtrum, dum tamen priori ſuo Magiſtro non teneatur ratione ſalarii vel alterius alicujus rei.

XV. SCHOLARIS ſub eo incipiat Magiſtro, cujus continuè ante inceptionem ſuam fuerit Scholaris, ad minus per unum menſem.

XVI. PRÆCIPIMUS quòd tota præſens pagina in (*e*) ſingulorum Magiſtrorum inceptionibus publicè recitetur, nec celebretur inceptio alicujus Magiſtri, niſi præſens pagina (*f*) tota, Magiſtrorum & Scholarium conventu (*g*) attendente & audiente, in audientia priùs recitetur communi; nec etiam pro Magiſtro habeatur incepturus, niſi priùs in medio juret ſupra ſancta Dei Evangelia, ſe obſervaturum omnia ea, quæ in præſenti chartâ continentur.

Tria autem Inſtrumenta eumdem tenorem continentia ad cautelam fieri præcipimus, quorum unum præcipimus cuſtodiri ab Epiſcopo Magalonenſi, reliquum à Priore Sancti Firmini, & tertium à Cancellario Univerſitatis. Ita ut quandocumque requiſitus fuerit aliquis eorum à Cancellario vel à Magiſtro antiquiore, ſive ab Univerſitate Scholarium (*h*) ſive ab Univerſitate Magiſtrorum, ſive à duobus Magiſtris, faciat Inſtrumenti penes ſe exiſtentis Copiam debitam ſine difficultate, & factâ copiâ ſine difficultate illud reſtituere non differat is, cui facta fuerit ejus copia.

Si quis verò huic noſtræ Conſtitutioni vel iis noſtris Conſtitutionibus auſu temerario contradicere vel obviare præſumpferit, auctoritate Dei omnipotentis (*i*) & noſtrâ ſe noverit anathematis mucrone percelli, & à Sanctæ Matris Eccleſiæ gremio ſequeſtratum. Obſervatores autem præſentium benedictione æternâ & noſtrâ gratulari mereantur.

Ut autem perpetuo prædicta robore firmentur, ſigillum noſtrum præſentibus fecimus appendi. Datum apud Montempeſſulanum anno Domini MCC. XXXVI. Kalendas Septembr.

(*e*) Singulis. === (*f*) Toto. === (*g*) Reſidente. === (*h*) Hoc comma deeſt. === (*i*) Id deeſt.

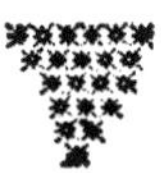

BULLA G UIDONIS *, Episcopi Sorani , Apostolicæ Sedis Legati.*

In confirmationem Bullæ supradictæ Conradi , Legati Apostolici.

Cette Bulle est du 17 avant les Calendes de Juillet , en la troisieme année du Pontificat de Gregoire IX , c'est-à-dire , du 17 Juin 1230.

On voit dans l'*Italia Sacra de Ferdinand Ughelli Tom I* , que l'Evêque de Sora s'appelloit alors Gui ou Wido , & qu'il étoit fort attaché au parti du Pape Gregoire IX , contre l'Empereur Frederic II.

Ce Gui fut employé en différentes Légations par le Pape Gregoire IX. La Bulle que nous allons rapporter , fait voir qu'il fut envoyé en cette qualité en Languedoc contre les Albigeois , en 1230. Ainsi c'est un nouveau Légat , qu'il faut ajouter au catalogue des Légats envoyés contre les Albigeois , donné par le P. Percin Dominicain. *Monumenta Conventûs Tolosani.*

G UIDO , miseratione divinâ , Soranus Episcopus , Apostolicæ Sedis Legatus , Dilectis Filiis Magistris , Viris prudentibus , & Scholaribus universis apud Montempessulanum studentibus tam præsentibus quàm futuris , veram in Christo Salutem : Quia in firmamento Scientiarum inter liberales artes Medicinalis Scientia tanquam luminare majus noscitur prænitere , ad consovendum eum tantò lubentiùs tenemur intendere , quantò per eamdem salubriùs humanæ fragilitati consulitur , & ægrotantibus optatæ sanitatis remedia conferuntur. Ideoque in Christo Dilecti Filii , vestris precibus propulsati , tam laudabilis Studii , quod in Montepessulano Magistrorum exercitatione prudentium authenticè & antonomasticè claret & floret , ad plenum promotionem cupientes , universa & singula Statuta , quæ dudum Venerabilis Pater , Dominus Conradus , Portuensis & Sanctæ Rufinæ Episcopus , tunc Apostolicæ Sedis Legatus , ad conservandum studium supradictum in suo Privilegio vobis indulsit , auctoritate Legationis quâ fungimur , innovamus & volumus inviolabiliter observari. Et quia sæpe per imperitiam Medicorum , qui curationum causas ignorantes vitio nimium acceleratæ artis , assumunt sibi exercitium practicandi , sic multoties , unde speratur vita , ejus contrarium subinfertur , statuimus , & præsenti scripto edicimus , ut nullus de cætero practicare præsumat , nisi priùs examinatus fuerit à duobus Magistris , quos venerabilis Pater Magalonensis Episcopus eliget de Collegio Magistrorum , postquam fuerit examinatus , si constiterit ipsum esse sufficientem ad practicam exercendam , dentur ei litteræ ipsius Episcopi & Doctorum , qui eum examinaverunt , ex quorum

testimonio

teſtimonio, quòd ſibi practicare liceat, fides ei valeat adhiberi, excep-
tis Chirurgicis, quos huic examini nolumus ſubjacere. Si quis verò non
examinatus practicare præſumpſerit, excommunicationis & anathema-
ris vinculo ſe noverit innodatum. Nulli ergo omninò homini hanc
noſtræ innovationis & edictionis paginam infringere liceat, aut ei auſu
temerario contra-ire. Si quis autem hoc attemptare præſumpſerit, indignationem Omnipotentis Dei & Beator. Petri & Pauli Apoſtolorum ejus,
ſe noverit incurſurum. Datum in Montepeſſulano, XVII Kalendas Julii,
Pontificatûs D. Gregorii Papæ IX, anno III.

BULLA ALEXANDRI Papæ IV ad confirmationem Bullæ Conradi.

Cette Bulle eſt de la veille des Kalendes de Mars, en la quatrieme année
du Pontificat de ce Pape, c'eſt-à-dire, du 28 Février 1258.

ALEXANDER Epiſcopus, ſervus ſervorum Dei, Dilectis Filiis
ſuis Univerſitatis Magiſtrorum & Scholarium de Montepeſſulano Magalonenſis Diœceſis, Salutem & Apoſtolicam Benedictionem. Cùm
à nobis petitur quod juſtum eſt & honeſtum, tam vigor æquitatis,
quam ordo exigit rationis, ut id per ſollicitudinem officii noſtri ad
debitum perducatur effectum. Sanè petitio veſtra continebat, quod
bonæ memoriæ Conradus Portunenſis Epiſcopus, tunc in illis partibus
Apoſtolicæ Sedis Legatus, ordinavit, quòd nullus in arte Medicinæ,
qui antè non rexiſſet in Villa Montiſpeſſulani, regat publicè, niſi priùs
à Magalonenſi Epiſcopo, qui fuerit pro tempore, adjunctis ſibi aliquibus
Regentibus in eadem arte, examinatus & approbatus fuerit bonâ fide,
& quadam alia ſtatuta edidit, quæ à Magiſtris & Scholaribus ſtudentibus
in prædicta arte apud Montempeſſulanum mandavit inviolabiliter obſer-
vari, prout in litteris inde confectis, ſigillatis ſigillo ipſius Legati,
pleniùs dicitur contineri. Nos itaque veſtris ſupplicationibus inclinati
hujuſmodi ſtatuta, prout ſunt ſalubria & honeſta, habentes rata & firma,
eâ auctoritate Apoſtolicâ confirmamus, & præſentis ſcripti patrocinio
communimus. Nulli ergo hominum liceat hanc paginam noſtræ confirmationis infringere, vel ei auſu temerario contra-ire. Si quis autem hoc
attemptare præſumpſerit, indignationem Omnipotentis Dei, & Beatorum Petri & Pauli Apoſtolorum ejus ſe noverit incurſurum. Datum Viterbii ſecundo Kalendas Martii, Pontificatûs noſtri anno IV.

F

EPISTOLA CLEMENTIS *Papæ IV ad Jacobum Regem Aragonum & Dominum Montispessulani.*

Cette Epitre se trouve dans Caseneuve. *Franc alleu du Languedoc.* **Liv. 1** *Chap. 5 art. 13.* Elle a été extraite, à ce que Caseneuve dit, d'un Livre des Epitres de ce Pape non encore imprimé. On trouve présentement ces Epitres au Tom. 2 du *Thesaurus Novus anecdotorum*, de D. Martenne.

Cette Epitre est du 26 Mai 1269.

CHARISSIMO in Christo Filio, Regi Aragonum illustri. Contra venerabilem Fratrem nostrum, Magalonensem Episcopum, quem in minori constitutum officio, dilexisse non modicum videbaris, rancorem aliquem tuam Magnitudinem concepisse litterarum inspecta series, quam ex parte suâ nuper recepimus, manifestat : inter cæteram continentem (k) quòd Episcopus memoratus in evidens præjudicium juris tui, in G. Sergenii (l) & ommes auditores ipsius, excommunicationis sententiam tulerat, cui licentiam dederas in Montepessulano jura docendi civilia, cùm ad hoc videretur tibi idoneus, & viris in ea Facultate prudentibus, quorum consilia requisisti. Et idcirco petebas, ab eodem Episcopo latas sententias sine difficultate aliquâ relaxari. Sane quia (m) via judicii non patebat ad tuum desiderium adimplendum, sæpè dicto Episcopo non præsente, nec citato ab homine vel à jure, nec judicibus committi negotium credebamus expediens, cum nec etiam id postulares ; aliqua Regiæ Celsitudini familiariter duximus perstringenda (n), quibus pleniùs instrui valeas ad ea quæ te deceant eligenda. De licentiandis quidem Doctoribus in variis Scientiarum Facultatibus, aliud Canonica jura definiunt, aliud Principum sanctiones ; sed & ipsæ consuetudines per diversitates Diœcesum aut locorum in hujusmodi dandis licentiis variantur. Verùm in Synodo Papæ Eugenii Canon præcipit ab universis Episcopis omnem curam habendam, ut Magistri & Doctores constituantur, qui studia litterarum, liberalium artium dogmata, assiduè doceant ; quia in his maximè divina manifestantur, atque mandata declarantur. Lex autem humana decernit civilis sapientiæ Professores magistralem ascendere Cathedram non debere, donec ab ordine decurionum fuerint approbati. Pro tempore tamen loquitur ; quo censura (o) ecclesiastica non vigebat, quo etiam matrimoniales causæ per laicos tractabantur. Porrò casus novus à te propositus ex ipsius qualitate negotii dubitationem recipere non videtur, si purgatis oculis veritas

(k) Continentium, *D. Martenne.* === (l) Seguerii. === (m) Vir, *D. Mart.* === (n) Perstringenda. === (o) Ecclesiæ.

attendatur. Conſtat enim Magalonenſem Epiſcopum à longiſſimis retrò temporibus dediſſe licentiam in aliis Facultatibus, conſuetâ formâ ſervatâ, & ſi dare non conſuevit in iſtâ, quia nec etiam petebatur, nec petendi erat occaſio, ubi nec ſtudentium vel diſcentium (p) numerus exigebat ; quod in aliis eſt ſervatum, & in iſta videtur ſervandum, ſicut (q) hodie ſervaretur ſi quis vellet legere Arithmeticam, quæ nullo forſitan ibi tempore lecta fuit. Nam quod dicitur, quod præſcriptis (r) aliquibus juribus epiſcopalibus, cætera quibus præſcribens uſus non eſt, remanent non præſcripta, in rebus prorſus diverſi generis obſervamus. Sicuti (s) ſi una Eccleſia in Parochiâ alterius præſcripſerit decimam per tempus legitimum, de frumento & hordeo eam percipiens ; ſi poſtea milium ſeminetur, vel fortaſſe legumen, quod nullo ibi tempore fuerat ſeminatum, æquè de illis percipiet decimam ſicut de aliis cùm ſit (t) ejuſdem generis, licèt alterius ſpeciei ; & quidem genus, iſtæ communicant, licèt differant aliquatenus, Facultates. Sed & Cancellarius, caput ſtudentium poſt Epiſcopum in quacumque legat vel doceat facultate, ab Epiſcopo ordinatus (u), unde idem Epiſcopus caput eſt ſtudii principale. Demùm de dilecto filio B. de Caſtaneto, Capellano noſtro ſcire te volumus, quòd cùm minori officio fungeremur, de felicis memoriæ Urbani *Papæ* prædeceſſoris noſtri ſpeciali mandato, in aula ejuſdem Epiſcopi, Doctorum & Scholarinm multitudine convocatâ, nos & (x) dedimus licentiam, & librum tradidimus ſolitâ ſolemnitate ſervatâ, quocirca ſi aliud ad jus tuum pertinere non occurrat, nullam tibi factam injuriam intelligimus : quòd ſi novum aliquod intimetur, prompti ſumus Regium jus defendere, & quidquid idem Epiſcopus injuſtè fecerit, revocare. Datum Viterbii (y) VII Kalendas Junii, anno IV Pontificatûs noſtri, 20 Maii 1269.

BULLA NICOLAI *Papæ III*, *ſuper quodam Licentiato in Medicina, per Officialem Magalonenſem, contra ſtatuta dictæ Univerſitatis facto.*

Cette Bulle eſt des Calendes d'Octobre en la ſeconde année du Pontificat de ce Pape, c'eſt-à-dire, du premier d'Octobre 1278. Elle eſt datée de Viterbe.

CETTE Bulle ne contient rien de particulier, qui mérite qu'on la rapporte. Il y eſt fait mention ſeulement des examens que les Ecoliers doivent ſubir dans l'Univerſité de Médecine de Montpellier, avant que

---

(p) Docentium. === (q) Sic &. === (r) Præſcripſit. === (s) Sed ſi una Eccleſia Parochialis alterius. === (t) Sint. === (u) Ordinatur. === (x) Ei. === (y) II.

d'être admis à la licence, & de l'ancienneté des Statuts qui ont reglé
les examens, & qui ont été autorisés par le Saint Siége.

BULLA CLEMENTIS *Papæ V, de Electione Cancellarii.*

Du 8 Septembre 1308.

CLEMENS Epifcopus, fervus fervorum Dei, dilectis Filiis Univerfis
Magiftris Facultatis Medicinæ in Montepeffulano Magalonenfis Diœcefis commorantibus, falutem & apoftolicam benedictionem. Deus fcientiarum altiffimus qui lucem inmarceffibilem habitat fuper cœlos, inter
clara Dona virtutum quæ in mentibus fibi cogitationes præparantium
(?) veritatis largâ pietate diffundit incomparabiles thefauros fcientiæ
congregat affluenter ut ipfi tamquam lucerna non fub modio, fed fupra
candelabrum conftituta, domum D. radiis claritatis illuminent, cufto-
diant in illa juftitiam, legem divinæ Majeftatis exquirant; & qui funt in
ipfa fidelibus luce refplendeant actionum. Et licès nos quem ille Paftor
æternus, qui clavem omnis fcientiæ fecum habet, gregi fidelium ut ipfum
pafcamus fcientiâ & doctrinâ, præeffe voluit piâ dignatione Paftorem,
in Ecclefiæ firmamento multorum diverfitatem fidelium, qui divitias
fcientiarum amabiles in finu ejufdem Ecclefiæ congregent fpatiofo &
in horreum Domini grana falutis inferant, ftabilire paternæ diligentiæ
ftudiis laboremus; tamen in Facultate laudabili Medicinæ eo libentiùs
Ecclefiæ præfatæ nutrire cupimus filios eruditos, quo frequentiùs abfque peritorum in Facultate ipsâ minifterio fructuofo vitæ præfentis
tabefcentiæ vigore fcientiarum congeries in corpore mortalitatis humanæ
diffolvitur & per (*a*) ipfum minifterium fanitatis integritas, per quam
in eo fcientiarum fructus eidem Ecclefiæ fuccrefcant amabiles, folidatur.
Sane oblatæ nobis veftræ petitionis habet affertio quod inter cætera quæ
vobis & Univerfitati veftræ, ex creatione Cancellarii Univerfitatis
ejufdem, quem Magalonenfis Epifcopus, qui eft pro tempore cum uno
de antiquioribus Magiftris & duobus aliis Univerfitatis ipfius adjunctis
eidem fecundùm antiqua privilegia ftudii veftri, habet liberam creandi
(*b*) facultatem, nofcuntur difpendia proveniffe interdum ad ejus Cancellariatûs officium minus idonei & nonnulli qui felici ftatui Univerfitatis ejufdem non verentur commoda privata præponere affumpti
frequentiùs extiterunt; fic quæ contingit quod dum tales ejufdem
Cancellariæ præficiuntur officio ad Magifterii honorem indigni, ex quorum ignorantia præfatum ftudium fufcipit nocumenta gravia, promo-

(?) Veritatem. = (*a*) Ipforum. = (*b*) Vox illa deeft in originali.

Ventur ; proinde & aliàs fæpedicti Magiftri, dum per hoc ipforum, quos à præcedentibus longe temporibus dignos reddidit laudanda fœcunditas honore cathedræ, honorabilis ftatus vilis efficitur, delectabile ftudii fæpedicti pomarium irrigare per Facultatis ejufdem fermenta copiofa defiftunt. Sic quæ dicti pomarii poma fuavia inutiliter decidunt & arefcunt. Nos igitur intendentes quod in electione Cancellarii fuprà dicti, qui ficut afferitur, ftudio præfidet memorato, & certam poteftatem five jurifdictionem habet in illo, maturiùs procedatur & diligentiùs, attendentes quòd falus in multis confiliis reperitur, habitâque fuper his, cum dilectis filiis, *Arnoldo de Villanova*, & *Joanne de Alefto* Phyfico & Capellano noftro, qui olim diu rexerunt & quibufdam aliis Magiftris, qui regunt ad præfens in ftudio prælibato, cum nonnullis aliis qui ad magifterii ftatum in eodem loco promoti, diverfis temporibus rexerunt ibidem, quamvis in præfentiarum à dicto ftudio fint abfentes.

Plenâ deliberatione præhabitâ & ab ipfis nec non à quodam Magiftro *Guilelmo de Maƶeto*, Phyfico dum vivebat qui etiam longo tempore rexerat memorato, in formatione recepta veftris & multorum ex eis devotis fupplicationibus inclinati, authoritate apoftolicâ ftatuimus, ejufdem utilitate ftudii fuadente, quòd nifi duæ partes Univerfitatis Magiftrorum Facultatis ejufdem commorantium in ftudio fæpedicto in electione Cancellarii cum Epifcopo præfato confenferint, ipfius electio privilegiis memoratis feu quâcumque confuetudine contrariâ nequaquam obftantibus, nullius penitùs fit momenti. Nulli ergo omninò homini liceat hanc paginam noftri ftatuti infringere vel ei aufu temerario contra-ire. Si quis autem hoc attentare prefumpferit, indignationem Omnipotentis Dei & beatorum Petri & Pauli Apoftolorum ejus fe noverit incurfurum. Datum Avenione, VI Idus Septembris Pontificatûs noftri anno iv.

ALTERA BULLA C *lementis Papæ V*, *de modo procedendi Bachalaureorum ad Licentiatum.*

Du 8 Septembre 1308.

C lemens Epifcopus, &c. ut fuprà. Ad pafcendum oves Dominicas curæ noftræ divinâ difpenfatione commiffas in fana prudentia montes excelfos pinguis & virentis pafcuæ perfcrutamur, ut ipfi in eifdem montibus noftro minifterio collocati reficiantur per hujufmodi pafcua falutaribus documentis, rivos & aquas dulcedinis proferentes ad potandum illas perquirimus ut in faturitate potus aquarum ipfarum variam ex eis cum gaudio, ficut de fontibus Salvatoris, fcientiarum hauriant ubertatem. Sed in Facultate laudabili Medicinæ eo peritiores

in finu matris Ecclefiæ aggregare filios cupimus & aggregatos amplius
honorum favoribus prævenire , quo frequentiùs mortalitatis iis corporibus ipforum exercitium falutare , neceffarium & utile comprobatur.

Sane oblata nobis veftra petitio continebat , quæ ad hoc præcipuè
dirigitur , defideria mentis veftræ quòd Bacchalarii , quos in Facultate
ipfa in ftudio quod in Montepeffulano Magalonenfis Diœcefis haberi
dignofcitur , fufficientes & idoneos pro tempore hoc contigerit reperiri ,
non alii ad ftatum Magifterii in Facultate prædictâ pro bono communi
& ut ipfa reportent præmia de meritis affumantur. Nos igitur in hâc
parte veftris defideriis paternæ benevolentiæ favoribus annuentes ac
volentes quòd de Bacchalariorum ipforum idoncitate & fufficienti peritiâ
plene conftet , apoftolicâ authoritate , de confilio & ad inftantiam tam
dilectorum filiorum magiftrorum *Guilelmi de Brexia* & *Joannis de Alefto* ,
Phyficorum & Capellanorum noftrorum , necnon magis & *Arnaldi de
Villanova* Phyfici , ejufdem utilitate ftudii fuadente ftatuimus quòd
finguli Bacchalarii , qui in Facultate Medicinæ in eodem ftudio ad
ftatum hujufmodi promovendi funt legent medicinales fcilicet commentatos & Galeni de complexionibus de malitiâ complexionis diverfæ , de
fimplici Medicina , de morbo & accidenti , de cryfi & de criticis diebus ,
de ingenio fanitatis Avicennæ & ejus loco Rafis ac Conftantini & Izac
libros hujufmodi ; & infuper duos commentatos & unum non commenta-
tum videlicet techni & prognofticorum , vel aphorifmorum Hippocratis
quoad ipforum quinque particulas ac regimenti (c) & Joannitii ac febrium
ipfius Ifaac. Vel antidotarii fede morbo & accidenti & de ingenio
fanitatis libros quoad jus octo particulas , legerint. Et ad quæftiones
faciendas eifdem per quemlibet virum legentium publicè in Scholis
Facultatis ejufdem ad minus femel refpondeant ipforum repetendo ratio-
nes & nodos communiter diffolvendo ; ac in locis famofis quinque
annis fi in artibus Magiftri exiftant idonei , alioquin per fex annos , pro
quolibet anno octo duntaxat menfibus computatis ejufdem Facultatem
audiverint Medicinæ , ac in fimilibus locis per octo menfes aut per duas
æftates ad minus ejufdem Medicinæ praxim duxerint exercendam. Et
nihilominus tempore promotionis ejufdem ad ftatum magifterii memora-
tum legant duas lectiones , unam videlicet in theorica , reliquam verò
in practica coram vobis advocationem Cancellarii ftudii fuprà dicti vel
vicegerentis ipfius , in Sanctæ Mariæ de Tabulis vel Sancti Firmini
Ecclefiis prædicti loci de Montepeffulano horâ vefperarum congregati
more folito ad lectiones , & ad fingulas per vos faciendas eis fuper
lectionibus ipfis , modeftia tamen in illis & ordine debitis obfervatis ,
refpondeant quæftiones , ut per vos per lectionem , refponfionem &
folutionem hujufmodi eorum poffitis fcientiam experiri & demum Bac-

(c) Regiminis acutorum.

chalariis recedentibus à præfentia veftra feorfum vobifque fub debito
præftiti juramenti de fufficientiâ vel infufficientia Bacchalariorum ipforum referentibus veritatem, fi iidem Bacchalarii promovendi per vos
ac relationem hujufmodi ad honorem ipfum habeantur & reperiantur
idonei, priùs de obfervandis ftatutis Univerfitatis ejufdem corporali
per ipfos præftito juramento, per illum vel illos ad præfati magifterii
promoveantur honorem, ad quem vel quos promotio talium dignofcitur
pertinere. Nos enim & nunc decernimus irritum & inane quidquid circa
confectionem magifterii fuprà dicti contra hujufmodi noftri ftatuti tenorem privilegiis feu confuetudine quibus cumque contrariis nequaquam
obftantibus contigerit attentari. Nulli ergo omnino hominum, &c. ut
fuprà. Datum, &c. ut fuprà.

BULLA TERTIA CLEMENTIS *Papæ V*, *de Conceßione Licentiæ.*

Du 8 Septembre 1308.

CLEMENS, &c. ut fuprà. Deus fcientiarum altiffimus, &c. ut
fuprà, in bulla prima ufque ad verbum *folidatur*, fane oblatæ nobis veftræ
petitionis feries continebat, &c. ut jacent in Bulla ultima Clementis
Papæ V, apud Curtaudum à nobis correcta.

BULLA JOANNIS *Papæ XXII*, *fuper Electione &* *auctoritate Cancellarii dictæ Univerfitatis.*

Data Avenione, III Kalendas Augufti Pontificatûs ejus anno IV.

CETTE Bulle confirme & autorife le reglement, que le Pape
Clement V avoit fait fur la maniere d'élire le Chancelier, & regle les
droits & la jurifdiction qui lui appartiennent. Elle eft du 30 Juillet 1320.

CONFIRMATIO aliquorum ftatutorum fuper electione Cancellarii, facta per Dominum Joannem Cardinalem Sancti Marci, Commiffarium Apoftolicum.

CETTE Bulle regarde *fur-tout* l'élection du Chancelier. Rien n'étoit
affez fort pour arrêter l'ambition des Docteurs qui afpiroient à cette

place, & les entreprises de l'Evêque de Maguelone ou de ses Officiers ; qui prétendoient y nommer seuls. Le Vicaire général de Maguelone, avoit nommé Jean Jacques à cette dignité, sans appeller les Docteurs Régents. Une infraction si marquée des reglements les plus autorisés, obligea le Doyen & la plûpart des Docteurs Régents, d'appeller de cette élection au Pape. Urbain V qui remplissoit le S. Siége, nomma Jean de Blanzac, Cardinal du titre de S. Marc, pour prendre connoissance de cette affaire & pour la regler. Après avoir entendu les parties, ce Cardinal cassa & déclara nulle l'élection de Jean Jacques ; cependant sur les très-humbles supplications de Jean Jacques, il le nomma de nouveau de son chef Chancelier, usant en cela de l'autorité Apostolique dont il étoit revêtu par sa commission, avec déclaration expresse pourtant, qu'il ne prétendoit point par cette élection déroger à l'ancienne coutume d'élire les Chanceliers dans la Faculté de Montpellier, laquelle étoit autorisée par tant de reglements des Papes.

Cette Bulle est datée d'Avignon, où cette affaire fut reglée. *Datum & actum Avenione, in hospitio habitationis nostræ, anno Domini* 1364 *Octobris* 7 *Pontificatûs Urbani V anno* 11.

Voyez ce que dit Joubert de cette Bulle dans ses *Annotations sur Gui de Chauliac*, à l'occasion de Jean Jacques. Quant à Jean Jacques, dit-il, il fut du temps de Gui, Chancelier de notre Université, créé par deux fois, l'une (*d*) suivant l'institution de Conrard, laquelle fut cassée, & l'autre par celui qu'Urbain V avoit commis pour vuider le différend, l'an de notre Seigneur 1364, le 7 jour d'Octobre ; du Pontificat dudit Pape l'an second. De quoi nous avons riere-nous la Bulle.

Ces paroles, dont le sens est un peu louche, ont fait donner Riolan dans une bévue : il a cru y voir que l'institution de Conrard avoit été cassée en 1364, par le commissaire qu'Urbain V avoit nommé, au lieu que c'est la premiere nomination de Jean Jacques faite contre l'institution de Conrard, qui le fut : & là-dessus, il avance affirmativement, qu'il y a eu trois établissements de l'Université de Montpellier.

BULLA Urbani Papæ V, super fundatione Collegii duodecim Medicorum in loco Montispessulani.

Cette Bulle fut donnée à Viterbe le septieme des Calendes d'Octobre, la septieme année du Pontificat d'Urbain V, c'est-à-dire, le 25 Septembre 1369.

Urbanus Episcopus, servus servorum Dei. Ad perpetuam rei memoriam. Apostolicæ servitutis nobis injunctæ desuper officium men-

(*d*) Il faudroit qu'il y eût *contre.*

tem

tem noftram excitat, & fervore devotionis inflammat, ut circa ftudia litterarum, per quæ cooperante illo, à quo charifmatum omnium dona manant, viri efficiuntur fcientiis eruditi, per quos fides Catholica roboratur, erudiuntur rudes, & utilitati publicæ confulitur, affiduis occupemur meditationibus & ad promotionem ftudentium operofis ftudiis intendamus. Sanè confiderantes attentiùs & intra pectoris clauftrâ meditatione folitâ revolventes, quòd in loco Montifpeffulani Magalonenfis Diœcefis, tamquam in amœniffimo fcientiarum pomario per longiffima tempora floruit ftudium generale, viros producens eximios, imbutos doctrinâ fapientiæ falutaris, per quorum eruditionis induftriam, & acquifitæ fcientiæ margaritam publica & privata fcientiarum negotia falubriter funt difpofita; & quòd inibi in Facultate Medicinæ, quæ plurimum neceffaria fore dignofcitur, pauci de præfenti ftudentes exiftant, & proptereà ad augmentationem hujufmodi ftudentium, & profectum quem ex fubfcriptis indubiè provenire fperamus, falubriter intendentes, præmiffis & aliis fuadentibus juftis caufis, ex certa noftra fcientia ad laudem Dei unum perpetuum Collegium duodecim fcholarium in prædicta Medicinæ Facultate ftudentium in prædicto loco Montifpeffulani, videlicet in hofpitio per Nos, feu de mandato noftro ibidem acquifito, quòd quidem hofpitium in Carreria, vocata Carreria Sancti Matthæi, confiftit & confrontatur ab una parte cum hofpitio dilecti Filii Ioannis Jacobi in Medicina Magiftri Carreria dumtaxat in medio, quâ defcendendo itur ad Blanqueriam, & à parte altera confrontatur cum hofpitio dilecti filii Joannis de Tornamira etiam in Medicina Magiftri duobus hofpitiis in medio, à parte verò introitûs confrontatur cum Carreria publica Medicorum aliàs Sancti Matthæi nuncupatâ, authoritate apoftolicâ, tenore præfentium fundamus, ordinamus, facimus & creamus, ac ipfum Collegium duodecim Medicorum volumus perpetuis futuris temporibus nuncupari. Et infuper volumus & authoritate prædictâ ftatuimus & etiam ordinamus quòd hujufmodi ftudentes in Facultate Medicinæ fupradictæ, dumtaxat de civitate & Diœcefi Mimatenfi, videlicet aptiores & fufficientiores ad hujufmodi fcientiam acquirendam affumantur & in præfato hofpitio infimul morentur atque vivant, & ftudeant juxta ordinationes & conftitutiones per Nos feu de mandato noftro faciendas. Verùm, quia hujufmodi Collegium fine dote ftare nequiret, dotem ei favente Domino breviter affignare proponimus competentem. Nulli ergo omninò hominum liceat hanc paginam noftræ fundationis, ordinationis, creationis, voluntatis & conftitutionis infringere vel ei aufu temerario contra-ire. Si quis hoc attentare præfumpferit, indignationem Omnipotentis Dei & Beatorum Petri & Pauli Apoftolorum ejus fe noverit incurfurum. Datum Viterbii, VII Kalendas Octobris, Pontificatûs noftri anno feptimo.

G

BULLA Leonis *Papæ* X, *contra occupantes bona, domos & reditus Universitatis Doctorum & Scholarium in Montepessulano Medicinæ studentium.*

Cette Bulle eſt contre les uſurpateurs & détenteurs des biens qui appartenoient au Corps des Docteurs ou des Ecoliers en Médecine de l'Univerſité de Montpellier. Cela regardoit particuliérement les Colléges de Mende & de Boutonet. Leon X nomme dans cette Bulle trois Commiſſaires pour procéder dans cette affaire, ſçavoir, l'Evêque de Maguelone, l'Abbé de Saint Guillem-le-Déſert & le Prévôt du Chapitre de Niſmes. Je ne trouve point que cette procédure ait eu de ſuite.

     Cette Bulle eſt datée de Rome. *IV Kalendas Julii anno Domini* 1518. *Pontificatûs Leonis anno ſexto*, c'eſt-à-dire, le 26 Juin 1518.

PRIVILEGE de Philippe IV Roi de France.

Salva gardia & protectio ſpecialis à Philippo IV conceſſa Univerſitati Montiſpeſſulani.

Philippus, Dei gratiâ, Francorum Rex. Notum facimus præſentibus. & futuris, quòd Nos dilectorum noſtrorum Magiſtrorum, Baccalariorum, & ſcholarium in Facultate Medicinæ Montiſpeſſulani ſtudentium, ut tutiùs in dicti Montiſpeſſulani loco reſidere, ibidemque circa ſtudium melius & ferventiùs, pacificèque vacare valeant, ſupplicationibus inclinati, ipſos & eorum ſucceſſores in Facultate prædictâ, qui in prædicto loco ſtudii causâ moram traxerint, in futurum cum omnibus bonis ſuis in noſtra protectione regia, ſpecialique gardia ſuſcepimus ac ſuſcipimus de gratia ſpeciali per præſentes, quibus mandamus ſeneſcallo Belli-quadri.

     Ut ſuprà nominatos Magiſtros, Baccalarios, & Studioſos & ſingulares eorum in ſuis juribus, libertatibus, juſtis poſſeſſionibus & ſaiſinis manu-teneant & conſervent, & ab injuriis, violentiis, oppreſſionibus, moleſtiis & indebitis novitatibus tueantur, faciantque defendi ſub noſtris gardiâ & protectione prædictis. Et ſi quando contra ipſos, aut eorum aliquem in noſtræ gardiæ præjudicium attentari contingat, illud ad ſtatum reduci debitum celeriter faciant, nobiſque ac ipſis perinde emendam præſtari condignam, prout ad eorum quemlibet pertinebit. Quòd

ut ratum & ſtabile perpetuò perſeveret, noſtrum præſentibus litteris fecimus apponi figillum. Actum apud Caſtrum novum ſuprà Ligerim, anno
Domini M. CCCI.

Courtaud (*e*) prétend que ces Patentes ſont de Philippe VI, & les
dates de l'année 1331, en laquelle Philippe VI regnoit effectivement.
Baluze (*f*) au contraire les attribue à Philippe IV, dit le Bel, & les
date de l'an 1301. C'eſt la date ſous laquelle Baluze a trouvé ces Patentes dans les Archives du Roi ; & cette date eſt conforme à l'original.

(*e*) *In oratione de Monſpelienſi Medicorum Univerſitate.*
(*f*) *Vitæ Paparum Avenionenſium*, Tom. 2, *pag.* 54.

P R I V I L E G E S
DE PHILIPPE VI DIT DE VALOIS.

LETTRES PATENTES de P H I L I P P E *VI dit*
D E V A L O I S*, Roi de France, en confirmation du*
Privilége accordé par Jacques II Roi de Majorque.

P H I L I P P E, par la grace de Dieu, Roi de France : Sçavoir faiſons à
tous préſents & à venir, que nous avons vû une lettre contenant la forme que s'enſuit : *Noverint Univerſi, quòd Nos Jacobus, Dei gratiâ, Rex
Aragoniæ, Majoricarum & Valentiæ, &c. ut ſuprà.* Nous, icelles choſes, pour ce qu'il nous ſemble qu'elles ſont profitables pour le commun
profit, à la requête & ſupplication des Docteurs & Maîtres en Médecine,
de l'étude de la Ville de Montpellier, ayant agréables, fermes & ſtables,
icelles voulons, ratifions, louons, agréons, approuvons & de notre
autorité réale, en tant que à Nous appartient, & peut appartenir, con-
fermons, ſauf en toutes choſes notre droit & le droit d'autrui. Et pour
ce que ce ſoit choſe ferme & ſtable à toujours, nous avons fait mettre
notre ſcel en ces préſentes Lettres. Donné à Paris, l'an de grace 1331.

AUTRES LETTRES PATENTES du même Roi, en confirmation de la Bulle du Pape Clement V, touchant la maniere de conférer la Licence.

PHILIPPE, par la grace de Dieu, Roi de France : Sçavoir faisons à tous présents & avenir, que nous avons vû une lettre contenant la forme s'enfuit, *Clemens, Episcopus servus servorum Dei, &c. Datum Avenione VI Idus Septembris, Pontificatûs nostri anno IV.* Nous icelles choses dessus dites, pour ce qu'il nous semble, &c. comme ci-devant. Donné à Paris l'an de grace 1331.

Baluze (g) prétend que cette confirmation de la Bulle de Clement V, est de Charles IV, dit le Bel, Roi de France, & cependant il la date de l'année 1331. En quoi il se contredit visiblement, puisque Charles IV mourut au mois de Février 1329. Mais cette confirmation est de Philippe VI, dit de Valois, à qui (h) Courtaud l'attribue.

On a osé accuser (i) ces titres de fausseté, sous prétexte que ce ne fut qu'en 1349, que Philippe VI, dit de Valois, acquit la Seigneurie de la Ville de Montpellier, de Jacques IV Roi de Majorque, & qu'ainsi ni Philippe IV, dit le Bel, n'avoit pas pû prendre sous sa protection les Médecins de Montpellier en 1301, dans un temps que Jacques II Roi de Majorque étoit Seigneur de cette Ville, ni Philippe VI, dit de Valois, leur donner des Priviléges en 1331, auquel temps cette Ville appartenoit à Jacques III Roi de Majorque.

Mais il falloit être fortement préoccupé pour intenter une accusation si grave sur un pareil fondement. 1°. Les Rois de France étoient Souverains de Montpellier dans le temps que les Guillaumes, les Rois d'Arragon, & les Rois de Majorque en étoient Seigneurs, & ils y avoient tous les droits régaliens. C'est en cette qualité, qu'avant même le regne de Philippe III, dit le Hardi, l'appel des sentences des Juges, que les Rois d'Arragon & de Majorque avoient à Montpellier, ressortissoient au Sénéchal de Beaucaire ou de Carcassonne. *V. Gariel, Series Præsul. Magalonensium ad ann.* 1281. 2°. Depuis 1292 le Roi Philippe IV, & les autres Rois de France ses successeurs, étoient devenus en vertu de l'échange avec Berenger Fresoul, Evêque

<hr>

(g) *Vita Paparum Avenionensium,* Tom. 1, *pag.* 1053, & Tom. 2, *pag.* 165.
(h) *In Oratione de Monspeliensi Medicorum Universitate.*
(i) *Curieuses Recherches sur les Echoles en Médecine de Paris & de Montpellier,* Pag. 57.
Centonis Κακορραφίας *Diffibulatio. Pag.* 21.

de Maguelone, Seigneurs immédiats d'une partie de la Ville de Mont-
pellier, & Seigneurs fuzerains de l'autre, qui étoit poffédée par les
Rois de Majorque. Ces droits ne fuffifoient-ils pas pour que Philippe IV
& Philippe VI, puffent prendre fous leur protection & fauve-garde les
Médecins de Montpellier, qui étoient leurs fujets, & leur accorder la
confirmation des Priviléges dont ils jouiffoient.

PRIVILEGES
DU ROI JEAN.

*PRIVILEGIUM conceffum ftudio Montifpeffulani
quòd nullus in eo exerceat officium aliquod Medicinæ,
nifi fuerit in eo Magiftratus.*

Ce Privilége eft rapporté par Baluze, *Vitæ Paparum Avenionenfium*, Tom. 2
Pag. 744, qui l'avoit extrait des archives du Roi. Nous le donnons ici
tel qu'il eft dans Baluze, mais comme ce Privilége eft copié fur la Bulle
de Gui, Evêque de Sora, de 1230; fur les deux Bulles de Clement V de
1308, & fur le Privilége accordé par Sanche Roi de Majorque & Seigneur de Montpellier, en 1315; nous avons cru devoir marquer à la
marge les diverfes leçons que fournit la comparaifon de ce Privilége du
Roi Jean, avec ces autres titres.

Joannes, Dei gratiâ, Francorum Rex, notum facimus Univerfis,
præfentibus, pariter & futuris, quòd cùm nos, quem ille Rex regum
æternus, qui clavem & perfectionem omnis fcientiæ fecum habet, gregi
Francorum ut ipfum pafcamus virtutibus & doctrinis præeffe voluit piâ
dignatione (k) regali Majeftate. fulgere in regno noftro multorum di- *Ex Bulla Clementis Papæ V.*
verfitatem ftudentium, qui divitias fcientiarum amabiles in finu ejufdem
congregent (l) fpatio, ut in corporibus hominum, tanquam in horreum,
grana falutis inferant, ftabilire præcipuè diligentiæ ftudiis laboremus,
tamen in Facultate laudabili Medicinæ eò lubentiùs in ftudio Montifpeffulani nutrire cupimus filios eruditos, quò frequentiùs abfque peritorum
in Facultate ipfa minifterio, fructuofo tabefcente vigore, (m) fcientiarum in corpore conger. Mortalitatis humanæ diffolvitur, & per minifte-
rium ipfius fanitatis integritas folidatur, per (n) quem in eo fcientiarum *Ex Bulla Guidonis Legati,*
fructus amabiles regno noftro (o) fuccefferunt, nec non toti etiam Uni-

(k) Et regali Majeftate fulgere. == (l) Spatiofo. == (m) Scientiarum
congeries in corpore. == (n) Quam. == (o) Succrefcunt.

verſitati, conſiderantes imperitiam Medicorum, qui curationum cauſas ignorantes vitio artis (*p*) nimio accelerante aſſumunt ſibi exercitium practicandi, per quod non ſolùm nomen & fama prædicti ſtudii denigratur, ſtatus quoque Magiſterii vilis efficitur, ſed etiam multa mala incumbunt; mortis enim pericula & rerum diſpendia inferuntur. Igitur ut illorum audaciam reprimamus; in favorem prædicti ſtudii intendentes, prohibemus in perpetuum omnibus volentibus (*q*) per Medicinam aliquo exercitio practicare ne quis in Villa Montiſpeſſulani & ſuburbiis, audeat in Facultate Medicinæ exercere aliquod officium practicandi, niſi Magiſter fuerit. Quod ſi forte aliqui præſumpſerint attentare, Rectori noſtro Montiſpeſſulani & Ballivis noſtris præſentibus & futuris, diſtrictè præcipimus & mandamus, ut ad ſimplicem requiſitionem Cancellarii ipſius ſtudii, ſeu vices ejus (*r*) gerentium, (*s*) de hoc conſtiterit, legitimè puniant hujuſmodi tranſgreſſores, videlicet quod pro qualibet vice, quâ commiſerint, ſolvant noſtræ curiæ duas marchas argenti, & niſi habuerint, luant in corpore (*t*) civiliter, ita quòd pœna unius aliorum temeritas à ſimilibus arceatur. Quod ut firmum & ſtabile perpetuò perſeveret, præſentem paginam ſigilli noſtri, quo ante ſuſceptum regimen regni noſtri utebamur, munimine fecimus roborari. Actum & datum in Montepeſſulano, anno Domini M. CCC. L. menſe Januar.

(*p*) Nimium acceleratæ artis. === (*q*) Hæc vox deeſt. === (*r*) Gerentis. === (*s*) Si. === (*t*) Taliter, quod in pœnâ.

•*PRIVILEGIUM* Joannis *Regis ſuper delatione virgarum argentearum coram Magiſtris Univerſitatis Montiſpeſſulani.*

Joannes, Dei gratiâ, Francorum Rex, notum facimus omnibus præſentibus & futuris, quòd ad ſupplicationem dilectorum noſtrorum Univerſitatis Medicorum Montiſpſſulani, nos in favorem ſcientiæ Medicinæ, per quam diſpoſitiones humani corporis cognoſcuntur, ægritudines curantur & ſanitates hominum procurantur, & ad honorem Magiſtrorum dicti ſtudii, quos per fide dignos & ex fama communi ad præmiſſa intelleximus eſſe promptos ac etiam eruditos, ut Bedelli ſui moderni & futuri, ſuum officium exercendo de cætero, in ſocietate dictorum Magiſtrorum & alibi virgas argenteas ſive alias quales voluerint, tenere & portare valeant, eiſdem tenore præſentium concedimus, auctoritate Regiâ & de gratia ſpeciali, mandantes ſeneſcallo Belliquadri, cæteriſque juſtitiariis noſtris, ut Magiſtros & Bedellos prædictos noſtrâ

præfente gratiâ pacificè gaudere faciant, nec ipfos in contrarium impe-
diant, feu permittant quomodolibet impediri ; & fic volumus in pofterum obfervari. Et ut præmiffa perpetuæ ftabilitatis robur & vigorem
obtineant, noftrum quo ante regni noftri fufceptum regimen utebamur,
figillum duximus præfentibus apponendum. Datum apud Montempeffulanum , die xv Januarii anno Domini M. CCC. L.

L'authenticité du premier de ces deux Priviléges, qui a été extrait
par Baluze des archives du Roi, fert à établir la vérité du fecond, qu'on
avoit tâché de rendre (*u*) fufpecte, fur le fondement que le Roi Jean
n'ayant fuccédé à Philippe de Valois fon Pere qu'au mois d'Août 1350,
il n'avoit pas pû accorder, en qualité de Roi de France, un Privilége le
mois de Janvier de la même année. Mais ne devoit-on pas fçavoir qu'on
n'a commencé à compter le commencement de l'année du premier de
Janvier, que depuis Charles IX. qui l'ordonna ainfi.

Avant cela, l'année commençoit au premier du mois de Mars ; ainfi
le Roi Jean, quoiqu'il n'eût commencé de regner qu'au mois d'Août
1350, pouvoit accorder en qualité de Roi des priviléges au mois de
Janvier de la même année. Il eft vrai que ces priviléges, quoique datés
de 1350, fuivant l'ufage de ce temps-là, doivent être rapportés à l'année 1351, fuivant notre maniere de compter, & c'eft auffi ce que
Baluze à fait.

(*u*) *Centonis* Κακοββαφίας, *Diffibulatio, in qua pleraque Diplomata Pontificia &*
Regia Academiæ Monfpelienfis falfi convincuntur, l'agg. 21 & 22.

P A T E NT E S du Roi Charles VIII, Roi de France,
données à Lyon au mois de Mai l'an mil quatre
cent nonante-fix, & de fon regne le 13*e*.

I L D I T que la Faculté de Médecine fleurit depuis long-temps par
les bienfaits de fes prédéceffeurs, & qu'elle fournit à toutes les Provinces & à toutes les Villes de fon Royaume, des Médecins très-fçavants
& très-expérimentés dans leur art, il ajoute que fes prédéceffeurs &
lui-même ont accoutumé de prendre de cette Univerfité des Médecins
pour leur fervice ; il marque que ces confidérations l'ont déterminé à
fon avenement à la Couronne, à confirmer & à augmenter même leurs
priviléges, mais que comme ils n'ont été confirmés que d'une maniere
générale, il veut les confirmer en détail, à la très-humble réquifition de

Maître Jacques Ponceau, ſon premier Médecin, & de Jean Garcin, ſon Médecin ordinaire.

1°. Il leur donne les mêmes priviléges, droits, franchiſes, exemptions dont jouit l'Univerſité de Paris, & en conſéquence, les exempte de tout tail, ſoit royal, ſoit municipal de quarte & huitieme du vin, équivalant, réparation, garde leudes, &c.

2°. Les exempte du droit d'entrée du vin & du bled, eux & leur bedeau.

3°. Il leur permet de prendre un cadavre tous les ans, de ceux qui ſeront exécutés dans Montpellier, pour faire l'Anatomie.

4°. Il défend à toutes perſonnes de pratiquer la Médecine à Montpellier & dans le Languedoc, s'ils ne ſont de la Faculté de Montpellier, ſous peine de deux marcs d'argent, appliquable moitié à lui, moitié à l'Univerſité, ou ſous la peine du banniſſement pour le vagabond.

5°. Il ordonne qu'aux Maîtriſes des Chirurgiens, le Chancelier ou le Doyen aſſiſtés d'un autre Docteur choiſi par l'Ecole, préſideront toujours.

6°. Ordonne que le Chancelier ou le Doyen aſſiſtés des Procureurs de l'Univerſité, ou de l'un d'eux, & accompagné du Bayle des Apoticaires, pourront faire la viſite des boutiques deſdits Apoticaires.

7°. Met ſous la ſauve-garde & protection Royale les Docteurs, Licentiés, Bacheliers, Ecoliers & Bedeau de l'Univerſité, eux, leurs biens, maiſons & famille.

8°. Permet auxdits membres de l'Univerſité de pouvoir aſſigner toute perſonne en Juſtice devant le Conſervateur des Priviléges de l'Univerſité dans la Ville de Montpellier.

9°. Ordonne que leſdits membres de l'Univerſité, ne pourront être aſſignés pour quelque cauſe ni prétexte que ce ſoit, que devant ledit Conſervateur.

10°. Défend à tous Juges & Huiſſiers d'entrer dans les maiſons des ſuppôts de l'Univerſité, qu'après avoir montré au Chancelier ou au Doyen, les procédures ſur leſquelles le décret contre leſdits ſuppôts aura été donné.

11°. Commet pour veiller à l'exécution & obſervation des préſents priviléges, le Gouverneur & le Recteur de la Part-antique de Montpellier, ou leurs Lieutenants.

Datum Lugduni in menſe Maii anno Domini 1496, *& regni noſtri decimo tertio. Per Regem, Comite DE LIVEYS Seneſchallo Ageneſi, Magiſtris Jacobo Ponceau primo Medico, & Joanne Garcini etiam Medico, & aliis præſentibus. Dupui. Viſa, Contentor BUDE.*

PATENTES

PATENTES *du Roi Charles VII, de l'an* 1437.

ELLES contiennent une fauve-garde expreffe pour les Docteurs, Bacheliers & Ecoliers, & Suppôt de l'Univerfité de Médecine de Montpellier; elles ordonnent au Sénéchal de Baucaire, & aux Gouverneurs & Recteurs de la Part-antique de Montpellier, de leur faire rendre bonne juftice, & d'empêcher de leur faire tort ni injure.

Datum apud Montempeffulanum die 25 *menfis Aprilis anno Domini* 1437, *& regni noftri* 14°. *Per Confilium* VITALIS PICHON.

Entre les Statuts anciens qui fuivent ceux de l'an 1340, fol. 52 *verfo, on trouve les Statuts fuivants.*

De non ampliùs eligendo Rege.

ITEM ftatuerunt & ordinârunt quòd nullo pacto poft hac Studentes & Baccalaurei incedent armati per Urbem, ut comitentur Regem quem foliti erant eligere quoto quoque anno. Sed nec Rex creabitur, nec eligetur, propterea quod magis facit ad detrimentum ftudentium, quàm ad utilitatem.

Fin du Livre premier.

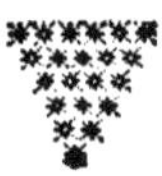

SOMMAIRE
DU LIVRE SÉCOND.

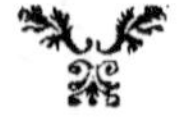

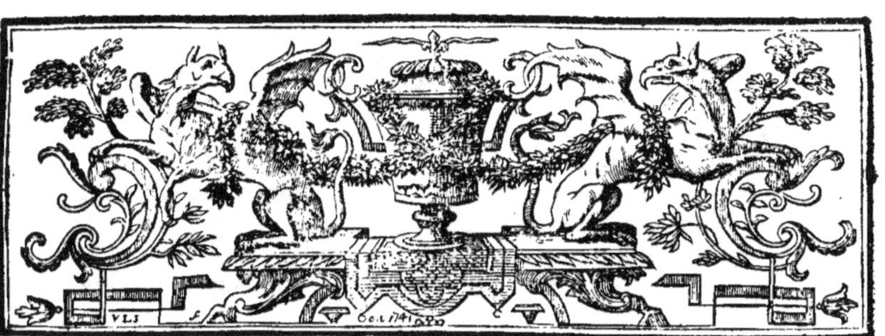

MÉMOIRES
SUR L'HISTOIRE
D E
LA FACULTÉ DE MÉDECINE
DE MONTPELLIER.

LIVRE SECOND.

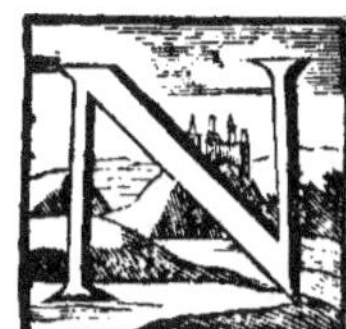OUS AVONS vû jufqu'ici le détail hifto-
rique de l'établiffement de l'Ecole de Mont-
pellier, de fes progrès & de fes priviléges.
Elle fe foutint dans un état floriffant jufqu'au
regne de Louis XII. Elle a formé un grand
nombre de fçavants Médecins, que les Pa-
pes, les Rois de France & la plûpart des Princes de l'Europe ont appellés auprès de leur perfonne ; mais n'ayant
encore ni gages, ni appointements fixes, la gloire feule &
quelques petits émoluments qu'on tiroit des Ecoliers, en-

H iij

gageoient les Docteurs à enseigner. Comme ces deux motifs étoient plus ou moins considérables suivant que le nombre des Etudiants augmentoit ou diminuoit, il arrivoit que le nombre des Docteurs lisants étoit à proportion plus ou moins grand, & que même les leçons manquoient quelquefois presque entiérement. Le desordre étoit par conséquent fort grand, & l'Ecole se voyoit exposée à des intercadences fréquentes, qui sembloient la menacer d'une chûte totale & prochaine.

Le Roi Charles VIII (*a*) informé de ce relâchement, avoit tâché d'y remédier ; & à la persuasion (*b*) d'Honoré Piquet, célebre Docteur de cette Faculté, il avoit établi quatre Docteurs Régents fixes, qui devoient être chargés de lire publiquement pendant toute l'année ; & il leur avoit assigné cent livres de gages à chacun, qui suffisoient alors pour un honnête entretien. Il avoit aussi assigné cent livres de revenu annuel pour l'entretien & les réparations du Collége, mais la mort l'empêcha d'exécuter entiérement son dessein, & de donner une forme stable à cette nouvelle fondation.

C'est au Roi Louis XII, son successeur, qu'on doit le véritable établissement des charges de Professeur de Montpellier. Ce Prince par ses Lettres-patentes de l'année 1498, confirma l'assignation de cinq cents livres, que son prédécesseur avoit faite sur les finances de Languedoc, pour les gages des Professeurs & pour les réparations du Collége de Médecine. Il nomma aux quatre charges, que son prédecesseur avoit déja établies : il fit Jean Garcin Chancelier, Honoré Piquet Doyen, Pierre Robert & Gilbert Griffi, Docteurs Régents & stipendiés ; & il ordonna qu'à l'avenir, quand ces charges vaqueroient, elles seroient remplies par l'Evêque de Maguelone, Conservateur des priviléges de l'Université, de l'avis des autres Docteurs Régents, qui jugeroient de la capacité des prétendants.

Cet établissement fut confirmé par le **Roi François I** en

(*a*) Tiré de l'exposé des Lettres-patentes de Louis XII.
(*b*) Voyez une inscription qui est sur la façade du Collége de Médecine de Montpellier. On la trouvera imprimée à la suite de cet ouvrage.

1533; par Henri II en 1549, & par Charles IX en 1561 :
ce dernier Prince eut même égard à la requête des Docteurs
Régents, qui lui repréfenterent que les cents livres qu'on
leur avoit affignées pour leurs gages, ne fuffifoient pas pour
leur entretien ; & à la follicitation d'Honoré Caftellan, premier Médecin de Catherine de Medicis fa Mere, & Profeffeur de cette Faculté, il ajouta douze cents livres aux quatre cents qu'ils avoient déja ; ce qui leur procura quatre cents
livres d'appointements fixes à chacun. Henri le Grand a
encore augmenté depuis ces gages en 1595, jufqu'à la fomme de fix cents livres pour chaque Profeffeur, ce qui a fubfifté jufqu'à préfent.

Il ne faut pourtant pas croire que la condition des Profeffeurs foit devenue meilleure par ces augmentations ; car
fi l'on confidere la rareté de l'argent fous Louis XII & fous
François I, on jugera aifément que les cent livres de gages,
dont ils jouiffoient alors, pouvoient leur procurer un entretien
honnête, plutôt que les quatre cent livres qu'on leur accorda
fous Charles IX, & même que les fix cent livres dont ils
jouirent fous Henri IV. Ils ont fait depuis ce temps-là diverfes tentatives, pour obtenir une nouvelle augmentation,
fur-tout en 1602. Leur demande étoit foutenue par le crédit
d'André du Laurens, alors premier Médecin de la Reine
Marie de Médicis, leur Collégue, & le Roi Henri IV lui-
même en reconnut la juftice. Cependant les difficultés, que
fit naître le Marquis de Rofny, Surintendant des finances,
rendirent inutiles les bonnes difpofitions du Roi. Ils renouvellerent encore la même demande en 1626, mais ils n'eurent pas un fuccès plus heureux, quoiqu'ils fuffent fortement
appuyés par Jean Heroard, Docteur de leur Faculté, &
premier Médecin de Louis XIII.

Mais leur condition a beaucoup empiré depuis ce temps-
là ; les fix cent livres de gages, qui étoient encore alors un
objet affez confidérable, ne le font plus à préfent par rapport
à la valeur exceffive qu'on a donné aux efpeces. Une fi modique récompenfe, loin d'exciter leur zele & leur émulation
pour l'inftruction des Ecoliers, & pour l'avancement de

leurs études, ne peut pas même les mettre en état de foutenir les travaux indifpenfables, auxquels leur emploi les engage. Il faut efpérer de la munificence du Roi, & de l'attention des perfonnes accréditées, à qui les progrès de la Médecine font chers, & qui font intéreffés par leur état à maintenir la dignité de cette profeffion, qu'on pourvoira plus honorablement à l'entretien d'une Faculté fi ancienne & fi utile.

Outre les gages qu'on affigna aux quatre Profeffeurs qu'on venoit d'établir, on leur accorda beaucoup d'honneurs & de priviléges. Ils participerent à l'exemption des tailles, aides, octrois & autres pareilles impofitions, dont les Membres & fuppôts de la Faculté jouiffoient en vertu des lettres du Duc d'Anjou, de l'an 1364, & des confirmations qui leur avoient été accordées par les Rois Charles VI, Charles VII & Charles VIII, comme il a été dit ci-deffus. Louis XII les déchargea du logement des gens de guerre, & du guet & garde en 1503. François I confirma la même exemption en 1515, & il leur accorda même le franc-falé, fur les réquifitions des Etats de la Province de Languedoc, qui confentirent à leur occafion à une crue fur le prix du fel, & qui depuis fe font toujours efficacement intéreffés à les faire maintenir dans la jouiffance de ce privilége.

L'exemption des tailles continua long-temps d'être commune à tous les Docteurs, Licentiés, Bacheliers, Ecoliers & fuppôts de la Faculté. On trouve fur ce fujet des Lettres-patentes (c) du Roi François I, de l'an 1540, où ils font encore tous compris, & où ce Prince pour fatisfaire aux remontrances de la Province de Languedoc, qui fe plaignoit d'être furchargée par tant d'exemptions, ordonne qu'on rabatte

(c) La Province de Languedoc avoit obtenu du Roi François I en 1535, une ordonnance portant que tous les héritages ruraux en quelque main qu'ils fuffent échus, ou puffent cheoir & tomber, notamment des Docteurs Régents de l'Univerfité de Tolofe & de Montpellier, feroient cotifés, & contribueroient à la taille au fol la livre. Voyez Cafeneuve, *Etats généraux & Chartres du Languedoc. Pag.* 195. Comme cette ordonnance fut exécutée ponctuellement. La Faculté de Montpellier qui fe trouva privée d'un droit dont elle avoit joui jufqu'alors, demanda & obtint une efpece d'indemnité.

à l'avenir

à l'avenir fur les tailles qu'on lui paye, la fomme de trois cent livres, pour remplacer ce à quoi pourroient monter les cotités des Docteurs & autres fuppôts de la Faculté de Montpellier, entre lefquels cette fomme devoit être départie. Cependant les Docteurs Régents ftipendiés ou Profeffeurs eurent bientôt après le crédit de faire reftraindre cet avantage, & de fe faire adjuger à eux feuls la fomme entiere de trois cents livres, comme il paroît par les Lettres de François I de 1543, par celles de Charles IX de 1571, & par l'Ordonnance de Henri de Montmorenci, Seigneur de Damville, Marechal de France & Gouverneur du Languedoc, donnée en 1575.

En un mot, ils s'attribuerent toutes les prérogatives & immunités, dont le Corps des Docteurs avoit joui jufqu'alors; & cela fur un fondement qui paroît très-légitime. On n'avoit accordé ces immunités aux Docteurs qu'en confidération de ce qu'ils enfeignoient en public; ainfi puifqu'ils ne rempliffoient plus ce devoir & que les Profeffeurs étoient feuls chargés de ce foin, il étoit jufte auffi que ceux-ci jouiffent feuls des piviléges qu'on avoit attachés à cet emploi.

Cependant cela contribua à dégouter peu-à-peu de l'Ecole les vieux Docteurs ordinaires, qui y voyoient diminuer leur autorité: le crédit des Profeffeurs en devint plus confidérable: comme ils étoient les feuls qui inftruififfent les Ecoliers, ils étoient auffi principalement chargés du foin d'examiner la capacité de ceux qui prétendoient aux degrés. C'étoit eux qui rempliffoient les fonctions de l'Ecole, qui décidoient du mérite des afpirants, qui préfidoient aux actes, qui régloient les affaires, qui jouiffoient de toutes les immunités; ainfi dès le milieu du feizieme fiecle, la Faculté de Montpellier qui avoit été jufqu'alors compofée de tous les Docteurs, fe trouva réduite aux feuls Profeffeurs Royaux.

Plufieurs jeunes Docteurs continuerent pourtant encore pendant long-temps à fuivre les exercices ordinaires de l'Ecole. Ils eurent part aux émoluments, de même que les Profeffeurs, ils leur aidoient dans l'examen des afpirants, & enfeignoient en leur place, lorfque des raifons indifpenfa-

I

bles les empêchoient de vaquer eux-mêmes à leurs fonctions.
Cependant, comme le nombre en devenoit quelquefois trop
grand, on se détermina au commencement du 17 siecle,
à les réduire à deux seulement, à qui on donna le nom de
Docteurs aggrégés, & dont le choix appartenoit au Corps
de la Faculté. Ce Reglement fut confirmé par Henri IV, dans
les Lettres-patentes en forme d'Edit, données à Paris le 6
d'Avril 1610.

Ce qui porta les Professeurs à prendre cette delibération,
c'est que leur Corps avoit été augmenté, & qu'ils étoient par
ce moyen en état de se passer de secours étranger. Henri IV
avoit créé depuis peu deux nouvelles charges de Professeur,
avec les mêmes appointements dont les anciennes jouissoient,
l'une d'Anatomie & de Botanique en 1593, à la sollicitation
de Henri, Duc de Montmorenci, Connétable de France, &
Gouverneur de Languedoc; l'autre de Chirurgie & de Pharmacie en 1597. Il donna la premiere à Richer de Belleval:
la seconde fut conférée à Pierre Dortoman, neveu de Nicolas
Dortoman Professeur de la même Faculté & premier Médecin du Roi, qui l'avoit fait ériger.

Comme il falloit pour les leçons publiques d'Anatomie,
qu'il y eût un Chirurgien, qui disséquât & qui démontrât les
parties après que le Professeur qui présidoit en avoit expliqué
la structure & les usages, ce Prince créa en 1595, une charge de Dissecteur ou Anatomiste Royal, avec cent écus de
gages, qui fut donnée à Barthelemi Cabrol. Il assigna aussi
en 1598, un fonds considérable pour la construction d'un
Jardin royal, où l'on pût cultiver & élever les plantes pour
les démonstrations publiques, & il chargea Richer de Belleval du soin de le faire bâtir.

Ce n'est pas qu'avant cet établissement, on négligeât dans
cette Faculté l'étude de l'Anatomie & de la Botanique. On
y faisoit depuis long-temps réguliérement toutes les années
des démonstrations anatomiques, comme il paroît par les
titres que nous avons rapportés (d) ci-dessus, par l'ancien
théâtre anatomique qu'il y avoit dans l'enclos du Collége

____

(d) *Pag.* 25 *& suiv.*

public de cette Faculté , & dont Sainte Marthe nous a confervé (*e*) l'infcription, & par les preuves qui feront rapportées
dans la vie de François Rabelais. On ne peut point non plus
douter qu'on n'y cultivât la Botanique avec foin, puifque
tant d'habiles Botaniftes (*f*) y ont étudié, & qu'ils avouent
prefque tous, qu'ils doivent leurs progrès dans cette fcience,
à l'étude qu'ils en ont faite à Montpellier. On fçait d'ailleurs
que c'étoit-là le fort des Arabes, & que c'étoit la partie de la
Médecine qu'ils fçavoient le mieux. Ainfi, puifque la Faculté de Montpellier avoit puifé chez eux fes premieres connoiffances, il y a lieu de croire qu'elle n'avoit pas manqué de
s'inftruire par leur moyen dans cette partie de la Médecine.

L'érection de cette chaire de Botanique & l'établiffement
du Jardin Royal, font des faits glorieux pour cette Faculté.
Comme elle avoit été la premiere où l'on eût demontré
publiquement l'Anatomie, elle a été la premiere auffi où l'on
a fait des leçons publiques de Botanique, & où l'on a joui
d'un Jardin royal de plantes médecinales. Ce ne fut qu'en
1626, que Louis XIII établit (*g*) celui de Paris, devenu
aujourd'hui fi célebre à jufte titre ; & cet établiffement
même ne fut fait qu'à l'exemple de celui de Montpellier, &
par une efpece d'émulation.

Il ne manquoit plus à la Faculté de Montpellier, que
d'avoir des leçons publiques de Chimie. Cette partie de la
Médecine avoit été ignorée des Anciens, ou en avoit été
au moins fort peu connue. On avoit commencé à la cultiver vers le quinzieme fiecle : mais elle ne parut avec éclat,
qu'au commencement du fiecle paffé. Ceux qui en faifoient
profeffion s'acquirent d'abord une grande réputation, par
les remedes infaillibles qu'ils prétendoient avoir contre les
maladies les plus rebelles. Mais les routes nouvelles &

(*e*) On la trouvera à la fuite de cet ouvrage.

(*f*) Clufius, les deux Bauhins.

(*g*) On trouve l'Edit portant éta-bliffement du Jardin Royal des Plantes à Paris, joint à quelques traités de Botanique de Gui de la Broffe, Mé-decin ordinaire du Roi, intitulés *de la Nature, Vertu & Utilité des Plantes, & deffein d'un Jardin Royal pour la culture des Plantes Médecinales.*

extraordinaires qu'ils fuivoient dans la pratique, exciterent
contre eux l'envie des Médecins, affez faciles à s'irriter.
Dans le fond la conduite de ces Chimiftes y contribua beaucoup. Ils étoient fort ignorants en Médecine, & ils em-
ployoient fouvent mal à propos des remedes excellens, fi on
les avoit donnés à propos. D'ailleurs peu inftruits de la force
des remedes dont ils fe fervoient, ils les donnoient à des
dofes prefque arbitraires, fans avoir la prudence de les proportionner aux forces, à l'état, à la conftitution des malades. Cette témérité étoit fouvent funefte, & leurs remedes
étant très-violents produifoient de mauvais effets, parce
qu'ils les avoient donnés en trop grande quantité.

Enfin les plaintes des Médecins, & les fautes fréquentes
des Chimiftes révolterent l'efprit de tout le monde contre
une pratique fi dangereufe ; & comme les jugements du
public vont toujours à l'extrême, on ne fe contenta pas de
blâmer le mauvais ufage de la Chimie, on blâma la Chimie
elle-même. Quelques Univerfités fe déchaînerent contre elle;
elles intérefferent même dans cette caufe les Compagnies les
plus auguftes, & il fut expreffément défendu en 1566, par
arrêt du Parlement de Paris d'employer dans la pratique de
la Médecine aucune préparation d'antimoine.

Cependant la Chimie ne laiffa pas de fe foutenir, malgré
ces oppofitions. Plufieurs Médecins même habiles & moins
prévenus, & qui aimoient à s'inftruire par eux-mêmes de la
verité, s'attacherent à cette étude. Ils reconnurent par leurs
propres expériences, que la Chimie fournilfoit de très-
bons remedes, & ils s'en fervirent avec fuccès dans la pratique. Les préparations Chimiques les plus décriées, devinrent entre leurs mains d'excellents remedes, parce qu'ils les
employerent avec prudence. La Chimie fe rétablit bien-tôt
par-là dans la réputation qu'elle méritoit, malgré les foins
que plufieurs Médecins ignorants ou entêtés prenoient, d'entretenir contre elle l'ancienne prévention du public. Dès le
milieu du fiecle dernier, tous les Médecins éclairés la regardoient déja comme une partie des plus importantes de

la Médecine , & qui fournissoit seule plus de remedes , & des remedes plus efficaces que tout le reste de la Matiere médécinale.

Antoine d'Aquin , Docteur de la Faculté de Montpellier, & premier Médecin de Louis XIV , persuadé que l'utilité publique demandoit qu'on établît cette étude dans une Faculté aussi fameuse que celle de Montpellier , y fit ériger en 1673 , la charge de Démonstrateur de Chimie. Elle fut donnée à Jean Matte , dit *la Faveur* , Chimiste habile & expérimenté. Les Provisions qu'on lui expédia , lui donnent le droit d'en faire seul des leçons publiques ; mais lorsqu'il voulut l'entreprendre , la Faculté de Médecine s'y opposa , & représenta au Roi qu'un particulier ne devoit avoir la permission de faire des démonstrations publiques sur une matiere concernant la Médecine , que sous la présidence d'un Professeur de leur corps. On eut égard à des remontrances aussi justes & aussi raisonnables ; & comme les six Professeurs déja établis , étoient tous attachés à des emplois très-necessaires , on érigea pour la Chimie une septieme chaire , qui fut donnée à Arnaud Fonforbe , un des deux Docteurs Aggregés. L'autre Aggrégature qui restoit , a été aussi érigée en chaire depuis peu , (en 1715) par le Roi Louis XIV. Par-là la Faculté de Médecine se trouve présentement composée de huit Professeurs Royaux.

On distingue quatre différentes charges entre ces huit Professeurs Royaux , celle de Chancelier , celle de Doyen , & les deux de Procureurs de la Faculté. Les deux premieres sont à vie. Pour les deux autres on procede à une nouvelle élection tous les ans.

Le Chancelier (*h*) est le Chef, le Recteur , le Président & le Modérateur de l'Ecole : il a le droit de faire observer les Statuts, de signer les Lettres de Degrés, d'assembler les Professeurs , de présider à la réception des Maîtres Chirurgiens & Apothicaires de la Ville , & de faire à la tête des autres Professeurs , la visite des boutiques des Apothicaires ,

____

(*h*) Voyez Ranchin , *Sacrum Apollinare.*

& des remedes qu'elles contiennent. Les Licentiés, les Bacheliers, & les Etudiants prêtent entre fes mains les fermens ordinaires, à la réception de leurs degrés, ou lorfqu'ils fe font immatriculer : il donne une des queftions du point rigoureux, & deux des Triduanes : il a droit, conformément à la Bulle du Cardinal Conrard, de juger les conteftations qui s'élevent entre les Etudiants & entre les Profeffeurs, pour ce qui concerne l'Ecole ; & c'eft à raifon de ce droit qu'il porte la qualité de *Juge*. Mais fa jurifdiction, à cet égard, eft extrêmement affoiblie, ou pour mieux dire, elle eft confondue avec la difcipline correctionelle, que le Corps de la Faculté a droit d'exercer dans ces fortes de cas. Le Chancelier étoit autrefois élu par l'Evêque de Montpellier, & par les Docteurs Régents ou Profeffeurs Royaux. Il falloit être *de gremio* pour être éligible ; & il falloit, comme nous avons vû plus haut, les deux tiers des voix pour rendre l'élection valable ; mais depuis 1664, le Roi a nommé à cette charge par autorité, fans requérir les fuffrages, ni de l'Evêque, ni de l'Ecole, & a même quelquefois nommé des Externes.

Le Doyen (*i*) a le fecond rang dans l'Ecole ; il a foin de régler le temps & la durée des vacances ; il prefcrit aux Ecoliers qui font fur les bancs, la matiere des Cours, c'eft ainfi qu'on appelle des leçons qu'ils font après le Baccalaureat ; il donne un des deux points rigoureux, & deux des quatre queftions aux Triduanes. Cette place ne fe remplit point par élection, mais on y parvient par l'ancienneté, non de l'âge ni du Doctorat, mais de la feule régence.

Le Chancelier n'avoit point autrefois la préféance fur le Doyen, ni même fur les autres Profeffeurs, mais il gardoit le rang que l'ancienneté de la régence lui donnoit. François Ranchin eft le premier qui ait changé cet ordre au commencement du fiecle dernier ; cela paroît évidemment par les Regiftres, où l'on trouve que les Chanceliers plus anciens que Ranchin, comme Rondelet, Joubert, Hucher, &c.

(*i*) Ranchin, *ibidem.*

touloient avec les autres Professeurs pour la signature ; on ignore les raisons de ce changement, mais il n'étoit pas encore bien établi en 1642 , puisque Lazare Riviere disputoit alors la préféance à Martin Richer de Belleval, Chancelier de la Faculté , sur le fondement qu'il étoit plus ancien Professeur. Riviere fut démis de sa prétention par la décision du reste des Professeurs ; & depuis ce temps-là les Chanceliers ont toujours été à la tête de la Faculté sans aucune difficulté. Il reste cependant des vestiges bien sensibles de l'ancien usage ; car dans les actes solemnels du Baccalaureat & du Doctorat, le Professeur qui y préside à tour de rôle , jouit de tous les honneurs de la préféance, préférablement au Chancelier.

Les Procureurs de la Faculté sont choisis tous les ans d'entre les Professeurs, à la pluralité des voix, dans des assemblées générales qu'on fait à la Saint Luc , pour régler la discipline de l'Ecole , & qu'on appelle *Congregationes per fidem.* Ces Procureurs ont soin des affaires de la Faculté ; ils examinent les Ecoliers avant qu'on les immatricule , & voient si les Lettres de Maître ès Arts , ou les attestations du Cours de Philosophie qu'ils doivent porter, sont en bonne forme. Ils ont conjointement avec le Chancelier & le Doyen une clef chacun des archives , où l'on garde les sceaux de la Faculté & les Chartes importantes.

Outre les quatre charges , dont on vient de parler , & qui sont remplies par des Professeurs ; il y a dans la Faculté de Médecine de Montpellier plusieurs autres Officiers externes , tels que le Syndic , le Tréforier , le Sécretaire & les Bedeaux. Mais comme en cela elle ne differe point des autres Universités établies dans le Royaume, cela ne mérite pas qu'on s'y arrête.

L'Evêque & le Sénéchal de Montpellier sont les protecteurs & conservateurs des Us , priviléges & immunités de l'Ecole : le droit de l'Evêque est établi sur la fondation Papale & regarde les Priviléges Apostoliques, & celui du Sénéchal sur la fondation royale , & ne concerne que les Priviléges Royaux. Mais l'autorité que l'Evêque a dans l'Ecole, eſt beaucoup plus ancienne & beaucoup plus étendue ; puiſqu'il a le droit de (*k*) conférer la licence aux Bacheliers, & de leur en expédier des lettres en ſon nom, après qu'ils ont été examinés & approuvés par les Profeſſeurs. Il a même ſouvent prétendu s'attribuer à lui ſeul la qualité de Chancelier, & réduire le Chancelier à celle de ſimple Recteur ; mais il a été debouté de ſes prétentions par pluſieurs Arrêts (*l*) contradictoires du Parlement de Toulouſe.

Les places de Profeſſeurs, lorſqu'elles vaquent, doivent être remplies par le concours. Telle eſt (*m*) la diſpoſition formelle de l'Edit de Louis XII de 1498, qui les a créées ; mais on y a ſouvent dérogé en donnant des proviſions en ſurvivance. Cet abus étoit devenu ſi ordinaire environ le milieu du ſiecle dernier, que les Etats du Languedoc qui s'intéreſſent à la conſervation de cette Faculté, ſe crurent obligés de faire ſur ce ſujet de très-humbles repréſentations à S. M. en 1666. Ils obtinrent un Arrêt du Conſeil, du 24 Octobre 1667, qui ordonna qu'à l'avenir toutes les Régences qui vaqueroient, ſeroient miſes au concours. Cet Arrêt & l'Edit ſolemnel ſur le réglement des études de Médecine que le feu Roi donna en 1707, & où la même diſpoſition eſt ſi formellement établie, ſembloient devoir entiérement fermer la voie des ſurvivances. Cependant l'abus ſe renouvelle de jour en jour ; & s'il continue, il y a lieu d'eſpérer qu'il excitera bien-tôt de nouveau le zele que la Province de Languedoc a déja témoigné en pareille occaſion.

Ce n'eſt pas que la voie des ſurvivances, ne puiſſe fournir quelquefois de bons ſujets : On ſçait qu'elle en a procuré d'excellents ; mais ce n'eſt point la voie la (*n*) plus ſûre : elle

---

(*k*) Au refus de l'Evêque, la Licence peut être conferée par le Chancelier de la Faculté, comme il a été jugé au Parlement de Toulouſe par deux Arrêts contradictoires, l'un du 6 Juillet 1615, & l'autre du 18 Juillet 1634.

(*l*) Ce ſont les deux Arrêts, dont on vient de parler.

(*m*) Telle eſt auſſi la diſpoſition de l'Edit de Charles IX, donné à Moulins le 8 Mars 1566.

(*n*) Etienne Paſquier, *des Recherches de la France, livre 9 chap.* 20, parle fortement contre l'abus des ſurvivances, à l'occaſion de celle que Charpentier obtint pour une charge de Lecteur Royal de Mathématiques, au Collége Royal ; après quoi il ajoute : *Et depuis, comme nous ſommes en un Royaume de conſequence, ce qui s'étoit paſſé par conni-*

introduit

introduit fous un nom déguifé, la vénalité des chaires, & elle ouvre par-là la porte de la Faculté indiftinctement aux fçavants & aux ignorants. Il n'en eft pas de même de la voie du concours ; fi elle ne procure pas toujours les meilleurs fujets, au moins n'en procure-t-elle jamais que de bons, parce que la connoiffance de leur propre foibleffe, la honte de fe produire en public, la crainte des épreuves féveres qu'il faut fubir, & où l'on eft livré à la difcrétion d'un Antagonifte peu complaifant, arrêtent non-feulement les mauvais fujets, mais même les fujets médiocres. Auffi la Faculté de Montpellier n'approuve-t-elle point d'autre voie d'entrer chez elle, & elle n'admet avec joie que ceux qui y viennent par ce chemin. Si elle reçoit les Survivanciers par la foumiffion qu'elle doit aux ordres du Roi, elle leur dénonce en même temps par la bouche du Syndic, que ce n'eft pas la voie honorable d'entrer dans fon Corps, & qu'elle auroit fouhaité qu'ils euffent pris une meilleure route.

Les Profeffeurs Royaux font obligés dans la Faculté de Montpellier à remplir plufieurs fonctions académiques.

1°. Ils doivent faire des leçons publiques dans les Ecoles ,

vence en la perfonne de Charpentier pour fes mérites, ouvrit la porte à d'autres, de telle façon que nous avons vû un Profeffeur du Roi, s'être demis de fa place en faveur du mariage de fa fille, & un enfant fort jeune avoir été pourvu de la chaire de feu fon pere, pour honorer fa mémoire, comme fi ce fût une chofe patrimoniale & héréditaire. Non que je ne les eftime avoir été, & être gens capables & fuffifants aux profeffions qu'ils ont exercées & exercent, mais la façon ne m'en peut plaire, craignant qu'avec le temps ces places n'aillent au mépris. Il y a apparence que Pafquier entend parler dans cet endroit de la charge de Lecteur & Profeffeur Royal en Chirurgie, que Martin Akakia remit à Pierre Seguin, fon gendre, en 1588, & que P. Seguin remit enfuite à Martin Akakia, fon beau-frere, en 1599.

Le Bret, *de la fouveraineté du Roi*, *liv. 4 chap.* 13, eft encore plus fort contre cet abus, car après avoir dit,

qu'il feroit à defirer que l'on pourvût à la récompenfe des Profeffeurs, qui après avoir régenté vingt & cinq ans, méritent qu'on les foulage & qu'on leur donne de quoi s'entretenir le refte de leurs jours, il ajoute qu'on *voit maintenant qu'à faute d'avoir établi quelques fonds pour fournir à ces récompenfes, la vénalité s'eft introduite parmi les Profeffeurs du Roi, qui maintenant à la face du public vendent leurs chaires, à condition de jouir d'une partie des gages, pour s'aider à vivre durant leur vieilleffe ; de quoi il arrive deux grands inconveniens, l'un, que ces places ne font plus données à ceux qui feroient trouvés les plus capables à la difpute, comme le porte leur inftitut ; & l'autre, que ceux qui les ont achetées, fe perfuadans qu'ils ne font obligés de faire des leçons, qu'à proportion du revenu qu'ils retirent de leurs chaires, à peine lifent ils deux ou trois mois l'année.*

ſur la matiere de Médecine que chacun a choiſie. Pour regler ce choix, on tient environ la Saint Luc, une aſſemblée ſolemnelle, qu'on appelle Congrégation *per fidem* (o), où chacun opte à ſon tour le traité qu'il veut enſeigner, & l'heure qui lui convient pour l'enſeigner. On a ſoin de faire que les huit traités qu'on ſe propoſe d'expliquer, & qui doivent faire pour cette année toute l'occupation académique, renferment ce qu'il y a de plus eſſentiel. Ainſi dans la Faculté de Montpellier le cours entier de Médecine commence & finit toutes les années, ce qui eſt très-commode pour les Ecoliers qui y abordent de toutes parts chaque année, & qui, quelle que ſoit la capacité qu'ils ont déja, y trouvent à point nommé des Profeſſeurs qu'ils peuvent ſuivre.

Six mois après la Saint Luc, c'eſt-à-dire, environ Pâques, on fait une ſeconde aſſemblée ou Congrégation *per fidem*, où l'on examine ſi chaque Profeſſeur a ſatisfait à ſes engagements, & où l'on regle les cours de Chimie & de Botanique, qu'on a accoutumé de faire dans le ſémeſtre d'été.

2°. Ils ſont obligés d'aſſiſter aux actes ou examens, qui ſont de deux ſortes; les uns ſont appellés *Magiſtraux*, tels que le Baccalaureat, le Point rigoureux & le Doctorat, & à ceux-là tous les Profeſſeurs ſont tenus de ſe trouver: les autres ſont moins ſolemnels, comme les examens *per intentionem* & les Triduanes, & ceux-là ſe font ſous un ſeul Profeſſeur à tour de rôle. Les actes magiſtraux diſpenſent de l'obligation de faire des leçons le même jour tous les Profeſſeurs, parce qu'ils y aſſiſtent tous, mais les autres actes ne diſpenſent que celui qui les a faits.

On n'a aucuns jours fériés particuliers, mais on ſe contente de vaquer les fêtes chomées. On vaque auſſi chaque Mercredi, d'où vient que ce jour eſt appellé le jour d'Hippocrate. Chaque acte, de même que chaque leçon eſt annoncé par la cloche du Collége, & cet uſage eſt très-ancien, puiſque j'ai trouvé dans les archives de cette Faculté, une

(o) Ces aſſemblées ſont appellées *Congregationes per fidem*, parce que les Profeſſeurs ſont obligés de s'y rendre *per fidem jurisjurandi in ſtatutis contenti.*

Convention devant Notaire, entre les Docteurs & les Ecoliers, en date du 7 Novembre 1336, fous le regne de Philippe VI, portant que cette cloche feroit faite à frais communs, & que chaque Docteur donneroit pour cela cinq fols, & chaque Ecolier deux fols & fix deniers, ce qui devoit faire en ce temps-là une fomme affez confidérable.

3°. Ils font tenus de fe trouver tous les Dimanches depuis la Saint Luc jufqu'à Pâques, à la Meffe que la Faculté a fondée dans l'Eglife de Saint Matthieu, laquelle étoit autrefois une annexe de Saint Firmin, & qui eft aujourd'hui occupée par les Dominicains. Cette obligation, qui regarde également les Profeffeurs & les Ecoliers, eft prefque auffi ancienne que la Faculté; elle eft expreffément ordonnée (*p*) par les ftatuts de l'an 1340, & elle eft commandée par plufieurs (*q*) délibérations de la Faculté, fous des peines pécuniaires. On affifte encore en corps de Faculté à la Meffe folemnelle du jour de la Saint Luc, & on fait dire exactement tous les ans la Meffe chaque Dimanche, depuis la Saint Luc jufqu'à Pâques, fuivant les ftatuts; mais on n'eft plus dans l'habitude d'y affifter, par une négligence qui ne fçauroit être excufée.

4°. Enfin ils font dans l'obligation de fe·rendre aux affemblées du *Prima menfis*, qui fe tiennent le premier Mercredi de chaque mois. L'établiffement de ces affemblées n'eft pas ancien, mais il a paru néceffaire pour pouvoir tous les mois délibérer en commun, tant fur l'avancement de l'étude, que fur les affaires burfales qui regardent les Profeffeurs. Outre ces affemblées, où ceux qui manquent font fujets à être pointés, les Profeffeurs font encore obligés de fe trouver aux affemblées extraordinaires, qui font convoquées par le

---

(*p*) *Imprimis quidem ftatuimus & ordinamus pro ftabili fundamento Univerfitatis præfatæ, quòd fingulis diebus Dominicis à fefto Lucæ ufque ad Pafcha exclufivè, in loco per majorem partem Magiftrorum electo Miffa gloriofæ Virginis celebretur, in quâ teneantur intereffe omnes Magiftri, Baccalarii & ftudentes. Et Magifter pro qualibet Miffa, in quâ non interfuerit, fex denarios, Baccalarii quatuor denarios, Scholares duos denarios duobus Procuratoribus Magiftrorum pecuniarum collectoribus folvere teneantur, nifi legitimo impedimento detenti intereffe non poffint. Statuta anni 1340 fol. 3.*

(*q*) Voyez les ftatuts de l'an 1426, & ceux de l'an 1526, & la délibération du 2 Novembre 1632.

Chancelier, le Doyen ou les Procureurs, à l'occaſion des affaires qui ſurviennent, & qui ne peuvent pas être renvoyées au *Prima menſis* ſuivant.

Il y a toujours eu une grande affluence d'Ecoliers dans la Faculté de Montpellier. La réputation de cette Ecole, la capacité des Profeſſeurs qui y enſeignent, le nombre des leçons qui s'y font, l'exactitude avec laquelle on y démontre l'Anatomie, la Chimie & la Botanique, enfin la célébrité des exercices auxquels on ſoumet les Ecoliers qui ſont ſur les bancs, y en attirent non-ſeulement de toutes les Provinces du Royaume, mais même de tous les Etats de l'Europe. Outre ceux qui n'ont point encore de degrés, & qui y vont pour en obtenir, la plûpart des nouveaux Docteurs des autres Univerſités du Royaume ou de Pays étranger, vont pour s'y perfectionner. Comme ces derniers ſe contentent d'aſſiſter aux leçons publiques & aux autres exercices de l'Ecole, ils n'ont pas beſoin de ſe faire immatriculer; mais pour les autres il eſt néceſſaire qu'ils le ſoient, afin que leur temps d'étude ſoit compté. Le Chancelier a le ſoin de les immatriculer, après qu'ils ont été examinés par un des Procureurs de l'Ecole, & qu'ils lui ont préſenté leurs lettres de Maîtres ès arts, & les atteſtations de leur cours de Philoſophie. Depuis l'Edit de 1707, ſervant de reglement pour l'étude de la Médecine, on leur tient en compte le temps qu'ils ont étudié dans les autres Facultés du Royaume, conformément à la diſpoſition expreſſe de cet Edit, pourvû qu'ils en rapportent des certificats en bonne forme & duement légaliſés. Mais auparavant on ne recevoit des certificats d'étude que de la ſeule Faculté de Paris, & cet uſage étoit fondé ſur une ancienne délibération de l'an 1526.

Le concours d'Ecoliers qu'il y a toujours eu à Montpellier, a ſervi à y entretenir une émulation qu'on ne trouve pas dans les autres Facultés du Royaume, du moins chez les Etudians, car la Licence que la Faculté de Paris fait ſubir à ſes Bacheliers, eſt peut-être la ſuite des plus brillants exercices qu'ait jamais imaginé aucun Corps littéraire; mais ce concours a été auſſi quelquefois l'occaſion de pluſieurs entreprifes affez irrégulieres. Le nombre infpire ordinairement aux jeunes gens une hardieffe qu'ils n'auroient pas autrement, & fert à augmenter leur témérité naturelle. Dès les premiers fiecles de la Faculté de Montpellier, les Ecoliers qui s'y rendoient avoient accoutumé d'élire tous les ans un Roi, qu'ils promenoient folemnellement par toute la Ville, & qu'ils accompagnoient armés. Ce Roi reffembloit affez au Roi de la Bazoche, que les Clercs des Procureurs font dans l'ufage d'élire dans les Villes où il y a un Parlement : mais comme ces divertiffements aboutirent enfin à plufieurs excès & à plufieurs débauches, la Faculté (*r*) attentive à maintenir la régularité de la difcipline, les défendit par les ftatuts folemnels de 1340.

Il paroît que les Ecoliers obéirent d'abord, mais quelque temps après ils s'aviferent pour éluder la loi, de choifir en-tr'eux un Abbé, à qui ils donnerent une autorité pareille à celle qu'avoit eu le Roi. C'eft apparemment de-là que les Compagnons Chirurgiens ont pris l'ufage, où ils font encore dans les bonnes Villes, d'élire tous les ans un Abbé parmi eux. Cette nouvelle pratique fut bien-tôt fuivie des mêmes inconvénients que la précédente, & les Profeffeurs furent obligés de la condamner dans une affemblée nombreufe, (*s*) le 25 Mai 1527. Cependant comme ils comprirent qu'il falloit mettre à la tête des Ecoliers, quelque perfonne fage qui les contînt dans le devoir, & qui détournât les mauvais confeils qu'ils pourroient prendre, on leur nomma un Pro-

---

(*r*) De non ampliùs eligendo Rege.

Item ftatuerunt & ordinarunt, quòd nullo pacto pofthac Studentes & Bacca-laurei incedent armati per Urbem, ut comitentur Regem, quem foliti erant eligere quoto quoque anno ; fed nec Rex creabitur nec eligetur, propterea quod magis facit ad detrimentum ftudentium, quàm ad utilita-tem. Statut. ann. 1340.

(*s*) On régla dans cette affemblée que la Faculté ne feroit à l'avenir que deux repas publics, où tous les Doc-teurs, Bacheliers & Ecoliers affifte-roient, fçavoir, à la S. Luc & aux Rois. Ces repas étoient un dîner, à la fin duquel un des Bacheliers faifoit un difcours en Latin, après quoi l'on ajoute : *Si autem poft illam orationem aliqui ex Baccalaureis vel Studentibus velint ludere aliquam Comœdiam coram toto cætu, poterunt, modò nemini fit injuriofa, & de nemine maledicat.*

Rabelais, *Livre 3 Chap. 33 de fon Pantagruel*, fait mention d'une Comé-die qui fut repréfentée de fon temps dans la Faculté de Montpellier, & où il fut lui-même un des Acteurs.

cureur pris d'entr'eux, dont l'emploi duroit un an, & qu'on changeoit au commencement de chaque année ſcholaſtique.

Cet établiſſement ſe ſoutint pendant quelque temps, mais il dégénéra enfin en abus, de même que les précédents, & il fallut en faire ordonner la ſuppreſſion en 1550, par l'arrêt des grands jours, donné à Beziers le dernier d'Octobre.

Depuis ce temps-là les Ecoliers ont à leur tête quatre Ecoliers, qu'on appelle *Conſeillers*, & que les Profeſſeurs choiſiſſent de ſix en ſix mois, entre les Bacheliers, ou à leur défaut, entre les Ecoliers les plus anciens. Ces Conſeillers ſont comme les Syndics du Corps des Ecoliers. Ils expoſent aux Profeſſeurs les demandes des Ecoliers : ils annoncent aux Ecoliers les délibérations & les réglements des Profeſſeurs : ils ont ſoin de tenir prêt ce qu'il faut pour les Démonſtrations Anatomiques & pour le Cours de Botanique : ils maintiennent la diſcipline ſcholaſtique, préviennent ou calment les querelles qui pourroient naître entre les Ecoliers, ou en informent les Profeſſeurs pour y remédier. Enfin ils ſont chargés d'accueillir les nouveaux venus, & de les inſtruire des uſages de l'Ecole, & des regles auxquelles ils doivent ſe conformer.

Les Ecoliers qui ſont immatriculés dans la Faculté de Montpellier, jouiſſent du privilége de ſcholarité (*t*) & participent par ce moyen à tous les droits des Habitans de la Ville. C'eſt par cette raiſon qu'il n'eſt pas permis aux Juges d'ordonner contre eux la contrainte pour de ſimples dettes, quoique la Ville de Montpellier ſoit une Ville d'Arrêt, & que les Juges y aient accoutumé en vertu de ce privilége, de décerner ſur la ſimple réquiſition des Habitans, la contrainte par corps contre les Etrangers qui leur doivent.

Ils jouiſſoient auſſi autrefois de deux autres priviléges aſſez conſidérables. 1°. Ils étoient exempts de tout droit d'entrée, d'aide & d'équivalent, & autres pareils impôts. 2°. Ils avoient leurs cauſes commiſes en premiere inſtance au Sénéchal de Montpellier, & ils ne pouvoient point être

____

(*t*) Petr. Rebuff. *De Privilegiis Scholaſticor. Privileg.* 125.

cités devant les Juges ordinaires. Mais nous avons vû ci-deſſus, que le premier de ces privileges avoit été reſtraint aux ſeuls Profeſſeurs, & que non-ſeulement les Ecoliers, mais que les Doûteurs même ordinaires en avoient été privés. Pour le ſecond, il n'eſt plus d'aucune utilité depuis que les Juges ordinaires ont été ſupprimés à Montpellier, car toutes les cauſes reſſortiſſent immédiatement au Sénéchal, & la condition des moindres Bourgeois n'eſt pas différente, à cet égard, de celle des Ecoliers.

Ils avoient de même autrefois pluſieurs moyens de s'entretenir à Montpellier, qu'ils n'ont plus aujourd'hui. Comme il n'y avoit point encore d'Ordre Religieux qui ſe chargeât de l'éducation de la Jeuneſſe, on commettoit aux plus habiles & aux plus ſages d'entr'eux le ſoin de leur enſeigner les humanités. Les perſonnes qui s'attachoient alors à l'étude de la Médecine, étoient plus âgées & plus reglées par conſéquent qu'elles ne le ſont maintenant. Il eſt pourtant ſurprenant qu'on confiât un ſoin ſi important à de jeunes Gens, qui ne regardant cet emploi que comme un emploi paſſager & peu durable, devoient s'en acquitter avec beaucoup de nonchalance. Il y a apparence qu'on y étoit obligé, par la difficulté qu'il y avoit de trouver dans ces ſiecles d'ignorance, des perſonnes qui euſſent quelque connoiſſance des Langues. On reconnut dans la ſuite qu'ils n'étoient pas propres pour l'emploi dont on les avoit chargés. Auſſi le leur ôta-t-on (*u*) en 1510, pour y commettre des Maîtres particuliers, auxquels les Jéſuites ſuccéderent en 1629.

On peut preſque de même mettre au rang des avantages dont les Ecoliers ne jouiſſent plus, les deux Colléges qui avoient été établis pour leur entretien, mais dont les revenus ont été diſſipés ou détournés pour la plus grande partie, & qui ne ſont plus par conſéquent que l'ombre de ce qu'ils ont été autrefois.

Le principal & le plus ancien fut fondé par Urbain V. Ce

____

(*u*) *Gariel. Ser. Præſul. Magdalon, in Vita Guillelmi Peliſſerii ſ.*

Pape issu de l'ancienne Maison des Grimoard, Barons de Grisac, étoit (*x*) natif du Gévaudan, & avoit été élevé dans sa jeunesse à Montpellier, où l'on assure même qu'il avoit enseigné publiquement le Droit. L'amour qu'il conservoit pour sa patrie & pour le lieu de son éducation, l'engagea, quand il fut Pape, à faire un établissement qui tournât également à l'avantage de l'une & de l'autre. Il fonda pour cet effet à Montpellier en 1369, & la septieme année de son Pontificat, un Collége pour douze Boursiers, tous Etudiants en Médecine, & natifs de la Ville ou du Diocèse de Mende; il leur assigna des revenus considérables, & leur donna une maison qu'il avoit fait acheter à ce dessein, dans la rue de Saint-Matthieu, où l'on voit (*y*) encore ses armes en plusieurs endroits.

Cet établissement a eu pendant long-temps tout le succès

(*x*) **Les** Historiens ne font point d'accord sur la patrie de ce Pape. Entre plusieurs opinions différentes, il y en a deux principales, l'une qu'il étoit du Limousin, & l'autre qu'il étoit du Gévaudan. Frison, *Gallia purpurata,* a varié sur cette question; car dans un endroit il le fait natif du Limousin, & dans l'autre du Gévaudan. Baluze, *in Antifrizonio*, a soutenu qu'il étoit du Limousin, & a allegué pour ce sentiment une ancienne inscription, qui est dans le cloître des Augustins de Toulouse, & une foule d'Auteurs anciens ou modernes, qui ont donné cette origine à ce Pape. Oldoinus a suivi, ou pour mieux dire, a copié cet endroit de Baluze dans ses additions à Ciaconius. Cependant malgré ces autorités, il est certain que ce Pape étoit du Gévaudan; Baluze lui-même a changé d'opinion, puisque toutes les vies de ce Pape, qu'il a rapportées dans son recueil des vies des Papes d'Avignon, *Vitæ Paparum Avenionensium*, le font natif de Grisac dans le Diocèse de Mende. Nous avons une preuve authentique qu'il étoit originaire de la Sénéchaussée de Beaucaire, dans la fondation que Charles V. fit d'une

Chapelle dédiée à Saint Louis dans l'Eglise de Saint Germain, que ce Pape avoit fait bâtir à Montpellier, car ce Prince dans cette fondation, qui est de l'an 1367, du vivant même d'Urbain V, dit que ce Pape tire son origine de la Sénéchaussée de Beaucaire, *de quâ Senescalliâ Bellicadri traxit originem*. Gariel, *Series Præsul. Magalon. in vita Gaucelini II*. Ce qui détruit le sentiment de ceux qui font ce Pape natif du Limousin, & autorise au contraire le sentiment opposé de ceux qui disent qu'il étoit du Gévaudan; car le Gévaudan est de la Sénéchaussée de Beaucaire. Il y a des Lettres du Roi Jean, de l'an 1363, qui font encore plus précises pour fixer le lieu de la naissance de ce Pape. Mais nous aurons occasion de traiter amplement cette question dans la vie de Guillaume Grisant, Médecin de Montpellier, qu'on prétend mal-à-propos avoir été le Pere d'Urbain V.

(*y*) Ce Collége a été appellé indifféremment *Collége de Mende*, *Collége du Pape*, *Grand Collége*, *Collége des douze Médecins*, &c. *Collegium Mimatense*, *Collegium Papæ*, *Collegium Majus*, *Collegium duodecim Medicorum*, &c.

que

que le Pape Urbain V en avoit pû attendre. Le Collége de Mende a été une pépiniere féconde en Médecins célebres, qui ont illuſtré le Gévaudan, & qui ont ſoutenu la réputation de l'Ecole de Montpellier. C'eſt de-là que ſont ſortis Jacques Angel, Anſelme de Portes, Martial de Genouillac, Deodat ou Deodé Baſſoilli, Jean Troſſellier, Jean Martin, Jean Graſſin ou Garcin, &c. qui ont été Profeſſeurs ou Chanceliers de cette Faculté, ou premiers Médecins de nos Rois.

L'état floriſſant de ce Collége ſe ſoutint juſqu'aux guerres de Religion, qui ravagerent le Royaume, & auxquelles la Ville de Montpellier fut particuliérement expoſée. Alors les Bourſiers furent chaſſés de leur Collége, & leurs biens furent diſſipés & envahis (ẓ) de toutes parts. C'eſt avec peine que les Evêques de Mende, à qui le (a) patronage du Collége appartient par l'inſtitution du Fondateur, ont (b) pû en faire revenir une partie. Silveſtre de Marcillac Evêque de Mende, s'y employa avec zele, ſuivant une inſcription qui eſt ſur la porte du Collége, à côté des armes du Pape Urbain V. Une inſcription pareille qui eſt de l'autre côté, marque les ſoins qu'Hiacinthe de Serrony, auſſi Evêque de

---

(ẓ) Le Prieuré de Cholet, qui fut uni à ce Collége, eſt actuellement entre les mains du Chapitre de Saint Pierre de Montpellier. L'Abbaye de Valmagne, qui paye annuellement deux cent livres de rente au Collége de Mende, refuſe de payer la quantité d'huile & de bled, qui eſt portée par le même titre. Il peut bien ſe faire que les Religionaires aient brûlé quelques titres de ce Collége, mais la grande diſſipation des biens dont il jouiſſoit, vient de la part des Catholiques.

(a) Urbain V, natif du Gévaudan, conſerva toujours tant d'attachement pour ſa patrie, qu'il voulut être Evêque de Mende dans le temps même qu'il étoit Pape. Il transféra pour cela Pierre Gerard ſon Neveu, de l'Evêché de Mende à celui d'Avignon en 1368, & fit adminiſtrer en ſon nom par des Vicaires Généraux l'Evêché de Men-

de, dont il employa tous les revenus à bâtir & à embellir l'Egliſe Cathédrale, qu'il y fit édifier. Saint Marthe, *Gallia Chriſtiana.* Ce même attachement l'engagea à unir le Patronage du Collége qu'il établit à Montpellier, à l'Evêché de Mende.

(b) Ces Evêques, nonobſtant les inſcriptions qu'ils ont fait mettre ſur la porte du Collége de Mende, où ils ſe glorifient des peines qu'ils ont priſes pour faire revenir le bien des Bourſiers, ont pourtant joui à leur préjudice de la maiſon du Collége, comme d'un bien qui leur appartenoit. M. de la Sale, Evêque de Mende, eſt le premier qui en a rendu la jouiſſance aux Bourſiers; en quoi il eſt digne de louange. Il faut eſpérer que ſes ſucceſſeurs ſe conformeront de-même à l'intention du Fondateur, dans la collation des places.

L

Mende, se donna pour le même sujet. Il y a lieu d'espérer que les Evêques de Mende qui occuperont ce Siége par la suite acheveront l'ouvrage, & qu'après avoir rétabli les revenus de cette fondation, ils rétabliront aussi l'observation exacte des réglements & des statuts, & qu'au lieu de donner une partie des places collégiales aux Théologiens, & aux Ecoliers de basses classes, comme on fait par un abus manifeste, ils les conféreront toutes aux Etudiants en Médecine, à qui elles ont été expressément affectées par le Fondateur, sous peine même d'anathême contre ceux qui oseroient enfreindre cette disposition.

Le second Collége est moins considérable : il n'est dû qu'à la liberalité d'un simple particulier. Jean Bruguiere, (c) Docteur en Médecine de la Faculté de Montpellier, habitant de cette Ville, mais natif de celle de Girone, fonda par son testament en 1452, un Collége pour l'entretien de deux Ecoliers en Médecine, natifs de la Ville ou du Diocèse de Girone, ou en tout cas de la Province de Catalogne. Il légua pour cela huit cent écus d'or, pour être employés en fonds de terre, & donna tous ses livres de Médecine. Cette somme étoit assez grande en ce temps-là, & les livres étoient de même un effet considérable avant l'établissement de l'imprimerie.

La Veuve de Jean Bruguiere, héritiere du reste de ses biens, exécuta la volonté de son Mari, & employa la somme leguée à acheter des fonds pour l'établissement du Collége. Quelque temps après Jean du Vergier, (d) Baron d'Alets, Seigneur de Montlaur & de Saint Christol, Président au Parlement de Languedoc, séant (e) alors à Mont-

---

(c) Il étoit surnommé Catalan, ce qui prouve qu'il étoit originaire de Catalogne, & peut-être de Girone même.

(d) Il étoit natif de Montpellier. Il étoit troisieme Président du Parlement de Languedoc en 1466, & il fut cette année-là envoyé en Espagne en ambassade. La Faille, *Annal. de Toulouse.* *Tom. I. sur l'année* 1466. Du Vergier étoit en 1479, Président des Généraux pour le fait des Aides, établis en Normandie, suivant l'Arrêt du Grand Conseil, rendu cette année contre lui & la Faculté de Médecine sur le Collége de Girone.

(e) Il fut transféré par Louis XI en 1466. Voyez Gariel, *Series Præsul. Magal. in vitá Mauri de Vallevillá.* Et la Faille, *Annales de la Ville de Toulouse,*

pellier , fit une femblable fondation en faveur de deux Ecoliers en Droit , & il voulut l'unir au Collége fondé par Bruguiere. Il obtint pour cela en 1468 , des Lettres-patentes (*f*) du Roi Louis XI , qui unirent ces deux fondations en un feul & même Collége , & qui y donnerent le nom de du Vergier , mais qui ordonnerent expreffément que des quatre places ou bourfes dont il étoit compofé , il y en auroit toujours deux deftinées pour les Ecoliers en Médecine , natifs de Girone , conformément à la fondation de Bruguiere.

Cette union ne fut pas de longue durée : du Vergier alors Préfident à la Cour des Généraux de Normandie , négligeoit de conférer à des Etudiants en Médecine , les places qui leur appartenoient , & les donnoit à des Ecoliers en Droit. Il fut pourfuivi pour cela en Juftice au nom de la Faculté , par Deodat Baffole , Chancelier. L'inftance étoit pendante au Grand Confeil , lorfque les parties s'accorderent entr'elles par la médiation de Claude des Moulins , premier Médecin de Louis XI , & d'Adam Fumée Maître des Requêtes , tous deux Docteurs en Médecine de la Faculté de Montpellier. On fépara les deux fondations ; on donna aux Ecoliers en Médecine de Girone , une maifon (*g*) fituée dans la rue de S. Matthieu , & on leur reftitua les biens fonds qui leur appartenoient. On leur rendit auffi les livres de Médecine qui leur avoient été légués. Ces conventions furent autorifées par un Arrêt du Grand Confeil , c'eft-à-dire , Confeil d'Etat , donné à Tours le 14 Février 1479.

Depuis ce temps-là , le Collége de Girone fut entiérement féparé de celui de du Vergier. Il fe foutint dans cet état encore plus d'un fiécle , & fournit de bons fujets à la Faculté. Mais il commença à décheoir dans les guerres civiles qui s'allumerent vers la fin du regne des Valois , & le Seigneur

---

Tom. I. Il fut rétabli à Touloufe deux ans après en 1468. La Faille , *ibidem.*

(*f*) On les trouve dans Gariel , *Ser. Præful. Magal. in vitâ Mauri de Vallevillâ.*

(*g*) Cette maifon a fervi d'habitation aux Bourfiers. On l'appelle Col-lége de Girone , *Collége du Médecin* , *Petit Collége* , *Collége de Boutonet* , à caufe que le Patronat de ce Collége a appartenu aux Seigneurs de Boutonet près de Montpellier. *Collegium Gerundinum* , *Collegium Medici* , *Collegium minus* , *Collegium Boutoneti,*

de Boutonet , à qui le patronage de ce Collége étoit parvenu
après pluſieurs changemens , profitant des déſordres , en
vendit les biens. La maiſon du Collége ne fut pas compriſe
dans cette aliénation ; mais elle excita bientôt après l'envie
de pluſieurs Ordres Religieux , dont les Couvents avoient
été détruits pendant les troubles , & qui cherchoient à s'é-
tablir de nouveau à Montpellier après la réduction de cette
Ville ſous l'obéiſſance du Roi. Les Cordeliers s'en rendirent
d'abord les maîtres (*h*) en 1628 , ſous le prétexte d'une donation , que le Patron prétendu de ce Collége leur en avoit
faite ; mais la Faculté choquée d'une pareille entrepriſe les
en fit bientôt ſortir en vertu d'un Arrêt contradictoire du
Parlement de Toulouſe. Quelque temps après (en 1640.)
les Dominicains (*i*) obtinrent du Roi , par ſurpriſe , un don
de cette même maiſon , qu'ils ſe mettoient en état de faire
valoir ; mais ils furent arrêtés par l'oppoſition , que la Faculté
forma à l'enregiſtrement de ce don à la Chambre des
Comptes de Montpellier.

C'eſt ainſi que par la vigilance de la Faculté de Montpellier la maiſon du Collége de Girone a été toujours conſer-
vée pour les uſages auxquels elle avoit été deſtinée par le
Fondateur. On a même reclamé dans la ſuite contre l'aliénation illégitime des biens , qui faiſoient la dotation de ce
Collége ; le zele que la Ville de Girone a témoigné pour les
revendiquer , & la généroſité qu'elle a eue de ſubvenir aux
dépenſes néceſſaires , eſt digne de louanges. Il a fallu eſſuyer
pluſieurs diſcuſſions & pluſieurs chicanes , devant pluſieurs
Tribunaux. Mais enfin cette affaire s'eſt terminée heureuſement , & il y a lieu d'eſpérer , que les ſoins que cette Ville
a pris , ſeront récompenſés d'un heureux ſuccès , & que ce
Collége qui vient de recouvrer une partie de ſes revenus par
une tranſaction authentique , recouvrera bientôt auſſi ſon ancien luſtre.

Le temps qui a fait tant de changemens à l'état des Colléges , établis dans la Faculté de Montpellier , n'en a ap-

(*h*) Regiſtres de la Faculté de Montpellier.
(*i*) Les mêmes Regiſtres.

porté aucun ni au nombre, ni à la sévérité des exercices auxquels elle soumet ceux qui aspirent aux degrés. Il a fallu toujours, & il faut encore de même, subir seize examens, avant que d'y recevoir le bonnet de Docteur. Des épreuves si souvent réitérées & faites sous des Maîtres si éclairés devroient répondre de la capacité de ceux qui les soutiennent, & distinguer les Docteurs de cette Faculté, de ceux de toutes les autres, s'ils n'étoient pas souvent peu écoutés, négligés & faits pour la forme. Cependant les Facultés de Paris & de Montpellier sont les seules où on soutienne des épreuves suivies. Aussi peut-on appliquer aux Ecoles de Médecine de Montpellier & de Paris l'éloge qu'Ammien Marcellin a fait autrefois de celle d'Alexandrie, & assurer sans trop de prévention que le seul titre de Docteur de Montpellier ou de Paris annonce ordinairement le sçavoir & l'habileté de celui qui le porte.

A Montpellier, le premier de ces examens est celui qui se fait pour obtenir le Baccalaureat. Cet Acte, auquel on n'est admis qu'après trois ans d'étude, dure depuis huit heures du matin jusqu'à midi. C'est le seul qu'on fasse sous la présidence d'un Professeur. On est obligé de satisfaire aux demandes & aux difficultés, que tous les autres Professeurs proposent. La dispute roule sur l'explication d'une maladie, ou sur une question de Physiologie, au choix du Président.

On commence cet examen avec une Robe ordinaire, mais lorsqu'on est reçu, on revêt à la fin de l'acte une Robe de drap rouge avec de grandes manches, un grand Rochet, & un assez petit Capuchon, & assez semblable à la Robe de cérémonies des Professeurs. C'est la fameuse Robe de Rabelais, connue dans toute l'Europe & regardée comme le symbole du Doctorat de Montpellier. On continue de la porter aux Examens suivans jusqu'à la Licence ; après quoi on reprend la Robe ordinaire. On prétend que la premiere Robe de cette espece fut ordonnée vers le milieu du seizieme siécle par François Rabelais, célebre Docteur de la Faculté de Montpellier, dont elle prit le nom. Elle fut renouvellée en 1612, par François Ranchin : on en a fait enfin une troifieme en 1720. Mais nonobftant ces changemens cette Robe conferve toujours fon nom & fa réputation.

On a enfuite trois mois pour faire des leçons publiques ; en préfence de quelqu'un des Profeffeurs, fur le Traité de Médecine, qui a été affigné par le Doyen. Ces leçons font appellées *les Cours.*

Ces Cours finis & les trois mois expirés, on eft reçu à faire les quatre examens, appellés (*k*) *per intentionem*, parce qu'on les fait en vûe d'obtenir la Licence. Ces examens fe font fous quatre différens Profeffeurs, & roulent fur quatre différentes maladies. On donne le fujet la veille, & le lendemain à la même heure il faut porter une Thèfe, où l'on explique en détail tout ce qui regarde la maladie affignée, répondre à toutes les difficultés que propofe le Profeffeur fous qui on le fait, fur le fujet de la Thèfe, & fatisfaire à toutes les demandes qu'on fait fur le refte de la Médecine. Ces actes fe font de deux en deux jours, & chacun dure au moins une heure.

Huit jours après les examens finis, on prend matiere pour les points rigoureux. C'eft le fort qui en décide : on pique pour cela dans deux livres, dans l'un chez le Chancelier, dans l'autre chez le Doyen. Le premier point roule fur une maladie différente de celles qu'on a déja traitées, & le fecond fur un Aphorifme d'Hippocrate. Le lendemain à midi ; on doit expliquer ces deux points, fatisfaire aux difficultés qu'on oppofe, & répondre à toutes les queftions. Cet acte dure depuis midi jufqu'à quatre heures ; on le faifoit autrefois dans la Chapelle de Saint Michel dans l'Eglife de Notre-Dame des Tables ; comme il paroît par les Statuts de 1340, & par plufieurs autres titres plus récents : Mais on le fait préfentement dans la falle des actes, en particulier, mais devant tous les Profeffeurs.

Quand on eft admis après cette épreuve, on va dans la huitaine recevoir la Licence des mains de l'Evêque de Montpellier ou de fon Vicaire Général, en préfence de deux

_____

(*k*) Il y a apparence qu'on leur a impofé ce nom, parce qu'on les fait *per intentionem adipifcendi Licentiam.*

Profeſſeurs Royaux que la Faculté députe. Lorſque l'Evêque réſidoit à Maguelone, on donnoit la Licence *in aula
Epiſcopali*, c'eſt-à-dire, dans une ſalle du Palais, que l'Evêque
de Maguelonne avoit dans la Part-antique de Montpellier,
dont il étoit Seigneur, un peu au-deſſous de l'endroit où le
Collége des Jéſuites eſt bâti. On la donne préſentement
dans une ſalle du Palais Epiſcopal.

Le nouveau Licentié ſe prépare enſuite pour les Triduanes, c'eſt-à-dire, pour ſix autres examens, qu'il doit faire
ſoir & matin pendant trois jours. Il préſente pour cela une
liſte de douze maladies au Chancelier, dont il lui aſſigne
trois : le Doyen en aſſigne de même trois autres. Ils ont ſoin
l'un & l'autre de choiſir des maladies qui n'aient pas été données encore à l'Aſpirant. Chacun de ces ſix examens dure au
moins une heure & ſe paſſe en la préſence d'un des Profeſſeurs à tour de rôle. On a ſoin à chaque ſéance de faire
argumenter un ou deux des Aſpirants, qui ſont ſur les
bancs.

Ces épreuves finies, lorſque l'Aſpirant a mérité dans
toutes, les ſuffrages des deux tiers des Profeſſeurs au moins,
il eſt admis au Doctorat. Le Profeſſeur, qui eſt chargé de le
lui conférer, commence toujours par un Diſcours plein
d'inſtructions & de conſeils pour le nouveau Docteur, & lui
donne enſuite le Bonnet avec les formalités ordinaires. Comme cette cérémonie ſe fait avec beaucoup d'apparat & de
dignité, on l'appelle l'Acte de Triomphe.

On a fait autrefois cet Acte dans l'Egliſe de Saint Firmin,
qui étoit l'unique Paroiſſe de Montpellier. Il ſe faiſoit avec
beaucoup de ſolemnité, comme il paroît par les anciens titres. On ſonnoit, la veille & le matin du jour où l'on devoit
recevoir un Docteur, la grande cloche de cette Egliſe : la Faculté en corps y menoit le Récipiendaire au ſon
des inſtrumens, accompagné d'une foule de ſpectateurs, &
après quelques diſcours Latins, on lui donnoit les ornemens
du Doctorat, en préſence de toute l'Aſſemblée, à laquelle
le Docteur faiſoit diſtribuer des gants ou des confitures.
Cette Cérémonie ſe fait à préſent dans la Salle des Actes des

Ecoles publiques; mais on a retenu de l'ancien usage les Discours Latins, les violons, & la distribution des gants.

Les Cérémonies du Doctorat, qu'on pratique à Montpellier, & qui sont établies par un usage presque aussi ancien que la Faculté, consistent 1°. à donner le Bonnet; 2°. à mettre au doigt une bague d'or, 3°. à ceindre le Docteur avec une ceinture d'or; 4°. à lui présenter le Livre d'Hippocrate; 5°. à le faire asseoir dans la chaire à côté du Professeur; 6°. à l'embrasser; 7°. enfin, à lui donner la bénédiction. On accompagne chacune de ces Cérémonies d'un petit discours, qui en explique la valeur & la signification.

S'il en faut croire certaines relations, on dit dans cette action au nouveau Docteur, par une espece d'acclamation, *Vade & Occide Caim.* C'est un fait qu'on trouve rapporté dans plusieurs (*l*) Auteurs : Il y a plaisir à voir la peine qu'ils prennent pour expliquer cette énigme. Selon les uns, les quatre lettres, qui composent le mot mystérieux de Caim, signifient les *Carmes*, les *Augustins*, les *Jacobins* & les freres *Mineurs, Carmelitas, Augustinos, Jacobitas & Minores.* Selon les autres on entend par-là les *Cabaretiers*, les *Arabes*, les *Juifs* & les *Mahométans, Caupones, Arabes, Judæos, Mahometanos.* Enfin il y en a d'autres encore, qui croient qu'elles doivent s'entendre des maladies Chroniques, aiguës, inconnues & connues, *Chronicos, acutos, ignotos, notofque affectus.* Il est fâcheux que des explications si recherchées, n'aient aucun fondement; car il est certain qu'on ne dit point dans la Faculté de Montpellier aux Docteurs qu'on y reçoit, *Vade & Occide Caim*, & il n'y a pas même apparence qu'on l'ait jamais dit.

Comme il y a beaucoup d'examens à subir dans la Faculté de Montpellier, on y expédie aussi plusieurs Lettres Docto-

(*l*) Ronzæus, *Problem.* 3.
Jodocus Sincerus, *in Itinerario Gallico.*
Auctor Antidoti Melancholiæ, *apud Michaelem Bernardum Valentini.*
Michael Bernardus Valentini, *declamationum Panegyricarum continuat.* 11.
Bigarrures du Sr. des Accords, par *Etienne Tabourot. Chap.* 21. *Des Notes.*
Paul Amman, *in Diatriba speciali addita Parænesi ad discentes*, doute avec raison de la verité du fait, on croit en tout cas qu'il faut attendre que les Docteurs de Montpellier expliquent eux-mêmes le sens de cette énigme.

rales,

rales. Il y en a jufqu'à feptdifférentes : une pour le Baccalaureat , trois pour les Cours , une pour les Points rigoureux , une fixieme pour la Licence , & la feptieme pour le
Doctorat.

Les Lettres pour le Baccalaureat font expédiées par le
Chancelier , mais au nom de la Faculté. Elles font mention
expreffe du Profeffeur qui a préfidé à l'acte. On y attache un
fceau d'une figure ovale, qui repréfente un Profeffeur debout
au milieu de deux Ecoliers appuyés chacun fur un petit pupitre , dans l'attitude de gens qui écoutent , avec ces mots
écrits à l'entour en caracteres gothiques , S. P. CURATOR.
UNIVSITATIS MEDICOR. STDII MOTISPLI , ce qui femble
prouver que ces Lettres étoient autrefois expédiées par les
Procureurs de la Faculté.

Des trois Lettres des Cours , la premiere qui regarde la
matiere fur laquelle on doit les faire , eft donnée par le
Doyen , qui a droit d'affigner le fujet de ces leçons. La
feconde n'eft qu'un certificat des Docteurs , des Licentiés ,
des Bacheliers & des Ecoliers , qui atteftent que ces leçons
ont été faites , & qu'ils y ont affifté. La troifieme enfin eft
une permiffion que le Chancelier donne de faire les examens
per intentionem , fur l'atteftation qu'on lui porte , que les
Cours ont été faits. Elle eft expédiée au nom privé du Chancelier , d'où vient qu'elle n'eft fcellée d'aucun fceau , non
plus que les deux précédentes.

Au Point rigoureux, le Chancelier donne d'autres Lettres,
mais il les donne au nom de la Faculté. C'eft pourquoi on y
attache un fceau d'une figure ronde , dont le champ repréfente Saint Luc , appuyé fur un pupitre , & défigné par le
Bœuf ailé ; on voit au-devant les anciennes Armes de Montpellier , & au haut du fceau paroît la Sainte Vierge avec une
bande circulaire au-deffous , où l'on lit ces mots en lettres
gothiques , LUCAS. S. MARIA. Autour du fceau il y a écrit
en caracteres pareils , S. UNIVERSITATIS MEDICORUM
MONTISPESSULI.

Les Lettres de la Licence font expédiées au nom de l'E-
vêque de Montpellier , & fignées de lui ou de fon Vicaire

M

Général : on y attache le sceau particulier de l'Evêque.

Enfin les Lettres de Doctorat sont expédiées par le Chancelier au nom de la Faculté. Elles rappellent tous les autres actes, & contiennent comme un verbal de tout ce que le Docteur a fait pour obtenir ce grade. On y attache un grand sceau rond qui fut fait en 1605, en conséquence d'une délibération solemnelle prise le 29 Janvier de cette année. Ce sceau représente un Esculape assis sur une petite colline couverte de plusieurs simples, tenant à la main le type de la santé, *Tessera Sanitatis*, & ayant d'un côté les armes modernes de la Ville de Montpellier, & au-dessus celles de France, & à la gauche un coq, symbole de la vigilance nécessaire aux Médecins, avec cette inscription autour en lettre quarrée, SIGILLUM NOVUM DOCTOR. MED. UNIVERS. MONSPEL. 1605.

Si la constance & l'exactitude de la Faculté de Montpellier à maintenir la sévérité de ses examens est louable, la prudence qu'elle a toujours eue de réformer ses opinions & ses dogmes, & de profiter des nouvelles découvertes que le temps a amenées, ne mérite pas moins de louanges. Ce seroit une présomption bien téméraire que de s'imaginer d'avoir saisi le vrai, & d'être arrivé à la perfection dans une science si vaste & si difficile, & ce qui est plus fort encore, dans une science traitée jusqu'à présent avec tant de négligence, & d'une maniere si peu propre à en procurer l'avancement.

Je sçais qu'on reproche (m) à la Médecine son inconstance ; je sçais que les variations auxquelles elle a été sujette, rendent ces reproches assez plausibles. Mais je sçais aussi que toutes les variations ne méritent pas d'être condamnées. On a raison de blâmer celles qui sont l'effet de l'inconstance, ou qui ne sont dûes qu'au caprice de la mode, celles qui font adopter ou rejetter successivement les mêmes opinions sans beaucoup de discernement, celles qui ne procurent aucun avancement vers la vérité, & qui après mille vicis-

---

(m) *Mirum & indignum protinus subit rullam artium inconstantiorem fuisse & etiamnum sæpiùs mutari, cùm sit fructuo-* | *sior nullâ . . . . Mutatur ars quotidie toties interpollis* Plinius Secundus, *Natural. Histor. Lib.* 29. *Cap.* 1.

fitudes laiffent dans la même ignorance. Mais en doit au contraire eftimer & louer les changements qu'on fait avec raifon, qui font le fruit de l'étude, de l'application & des obfervations exactes, & qui fervent à rapprocher de la vérité. Changer de cette maniere ce n'eft point varier, ou du moins c'eft varier d'une maniere très-avantageufe.

Telle a été la conduite de l'Ecole de Médecine de Montpellier. La prévention, la mode, la nouveauté, n'ont jamais gueres eu de pouvoir fur l'efprit de la principale partie des Docteurs qui l'ont compofée. Attentifs à perfectionner leur Profeffion, ils fe font toujours principalement attachés à conformer leur pratique aux expériences & aux obfervations. C'eft la regle que le gros de cette Faculté s'eft toujours propofée, & qu'il a conftamment obfervée fans fe laiffer entraîner aux idées particulieres de quelques-uns de leur Corps. Les maximes établies fur des fondements fi folides, n'ont point fouffert de changement effentiel, & l'on y enfeigne encore aujourd'hui le même fyftême de pratique qu'on y a toujours enfeigné. On a eu foin feulement de fubftituer à de vieux remedes peu efficaces, des remedes plus affurés, que la découverte (*n*) du nouveau Monde a procurés, ou que (*o*) de nouvelles expériences ont introduits.

Les variations ont été plus grandes, & les changements plus confidérables fur la théorie; mais ces changements ont été de ces changements heureux, qui conduifent à la vérité. La ftructure de la machine du corps humain mieux connue, en a fait mieux connoître le jeu, & a donné moyen d'expliquer plus naturellement toutes les merveilles qu'elle opere. En tout cas ces changements n'ont eu rien de dangereux: pourvû que les hypothêfes n'influent point dans la pratique, on peut impunément perdre le temps à en imaginer.

(*n*) C'eft ainfi que l'on a fubftitué le Quinquina aux plantes ameres dont on fe fervoit pour febrifuges; l'Hipecacuanha aux autres anti-Dyffentériques, le Pareira-brava aux autres lithontriptiques, les baumes de Copau, de Tolu, du Perou, à la Térébenthine, &c.

(*o*) Comme les Emétiques Antimoniaux, le Lilium, le Sel admirable de Glauber, l'Elixir de Propriété, le Laudanum, le Bezoard Minéral, le Kermès Minéral.

Pour mieux connoître le détail des progrès de la Faculté
de Montpellier, il faut l'examiner.dans quatre ſituations différentes. Dans ſon origine, ſa doctrine ne différoit en rien de
celle des Arabes, deſquels elle l'avoit tirée en entier. La
théorie étoit ſeche, courte, ſuccincte ; mais exacte pourtant
à diſtinguer les différentes cauſes, & les différents cas des
maladies. A l'égard de la pratique on étoit ſuperſtitieux ſur
la vertu des remedes, infatué de l'Aſtrologie judiciaire, prévenu pour les diſpenſations fort compoſées ; mais pourtant
juſte dans les indications qu'on devoit ſe propoſer, heureux
dans le choix des remedes pour les remplir, enfin ſage dans
les doſes auxquelles on les ordonnoit. C'eſt ce que l'on voit
encore dans les ouvrages (p) d'Arnaud de Villeneuve, de
Bernard Gordon, de Gui de Chauliac, de Jean de Tornemire, de Valeſcus de Tarante, de Gerard de Solo, &c.

Le renouvellement des Belles-lettres ſous (q) Francois I ;
ayant rendu les livres Grecs plus communs, on s'attacha à
la lecture d'Hippocrate & de Galïen, & on en adopta toutes les opinions. La théorie devint alors plus étendue & plus
exacte ; le ſyſtême fut mieux ſuivi ; les cauſes, les ſignes
diagnoſtics & prognoſtics des maladies mieux développés ;
mais on s'entêta de plus en plus du ſyſtême des quatre qualités, des quatre humeurs, des quatre tempéraments, & la
prévention pour les qualités occultes ſe fortifia. La pratique
de même devint plus méthodique, on fut moins entêté pour
l'Aſtrologie, il y eut moins de ſuperſtition dans l'adminiſtration des remedes, on s'accoutuma à des diſpenſations moins
chargées ; mais on conſerva toujours beaucoup de goût pour

____

(p) On en verra des exemples dans la vie de ces Médecins.

(q) C'eſt à ce temps ou un peu avant ce temps, qu'il faut fixer l'époque de la véritable gloire de la Faculté de Médecine de Paris. Aucun Corps de Médecine n'a produit tant d'habiles Interprêtes, tant de Commentateurs illuſtres de nos premiers Maitres en Médecine, que cette Faculté ; le goût de l'obſervation, ſuivant la méthode d'Hippocrate, a fait éclorre dans la Faculté de Paris des ouvrages encore très-précieux aujourd'hui. Pluſieurs Médecins de cette Faculté nous ont laiſſé l'hiſtoire de ces temps, tel que René Moreau qu'il faut bien plutôt croire, que Riolan qui a écrit avec paſſion dans un temps où les deux Facultés étoient déſunies, déſunion qui n'eſt arrivée qu'une fois, & pour un temps très-court. *Note de l'Éditeur.*

une Pharmacie trop abondante, plus propre à accabler le malade qu'à le foulager, & on s'affujettit trop fervilement à des menues pratiques, qui n'avoient rien de refpectable que leur antiquité. C'eft de ces opinions & de ces maximes que font pleins les ouvrages de Jean Schyron, d'Antoine Saporta, de Denys Fontanon, de Guillaume Rondelet, de Jean Bocaud, de François Feynes, de Laurent Joubert, de Jean Hucher, d'André du Laurens & de Jean Varandé.

La connoiffance de la Chimie, qui commença à fe répandre au commencement du fiécle dernier, fournit de nouveaux remedes à la Médecine, mais des remedes que la diverfité des Jugemens qu'on en portoit, rendoit fufpects. Les Médecins de Montpellier n'eurent garde de les approuver en aveugles, comme les Empiriques, mais ils n'entreprirent point non plus de les profcrire fans les avoir examinés. Ils les effayerent avec prudence, & quand ils en eurent reconnu les propriétés & les vertus, ils s'en fervirent avec fageffe. Les ménagemens qu'ils garderent dans cette épreuve, méritent de fervir d'exemple de la maniere dont on doit employer les remedes nouveaux. On pourra s'en inftruire amplement dans les Ouvrages de Turquet de Mayerne & de Lazare Riviere, auxquels la France eft principalement redevable de l'introduction des remedes chimiques dans la pratique de la Médecine.

Enfin la théorie de la Medecine a fouffert dans le fiécle paffé les mêmes changemens que la Phyfique dont elle eft une partie, & elle a profité des nouvelles découvertes de Gaffendi & de Defcartes. Dans le choix des différentes opinions, qui fe répandirent alors dans l'Europe, la Faculté de Montpellier parut fe déterminer pour le Syftême de Willis, dont les opinions y ont eu long-temps une grande vogue. Tout fe faifoit alors dans le corps humain par explofion ou par effervefcence; l'acide & l'alkali étoient les feuls agents qu'on reconnût, & il n'étoit point d'humeur qui ne contînt du Nitre ou du Soufre inflammable. Mais on eft préfentement revenu de ces excès, tout fe paffe plus tranquillement dans le corps humain, & la théorie de la Mé-

decine devient de jour en jour plus simple & plus naturelle,
parce qu'on donne moins à l'imagination & qu'on se conforme en tout aux pures Loix de la Mécanique.

Le même esprit de simplicité se communique à la pratique. On a conservé le fond du systême, mais on s'est débarrassé de ces dispensations composéess, qui n'étoient qu'un
assemblage bizarre de plusieurs drogue mal dosées, & souvent même contraires entre elles. On y substitue des remedes plus simples & plus efficaces dont on peut mieux connoître les effets, & mieux régler & proportionner les doses.
On découvre de nouvelles routes, de nouvelles méthodes,
& de nouveaux remedes, ou l'on profite des découvertes
qui sont dûes au hazard, ou à l'industrie des autres ; mais
on ne les adopte qu'après les avoir éprouvés, & souvent on
les rectifie en les adoptant. Enfin si l'attachement qu'on y
a pour l'Anatomie, & si le soin qu'on y prend de développer
la structure du Corps Humain y servent à perfectionner de
jour en jour la théorie de la Médecine, l'attention qu'on
y a aux observations & aux expériences pratiques, donne
lieu aussi d'enrichir de plus en plus la matiere Médicinale,
& fait espérer qu'on parviendra enfin à distinguer dans chaque remede les propriétés réelles qu'il a, d'avec les vertus
chimériques que les Auteurs y ont souvent attribuées par
ignorance ou par prévention.

Quoique la Faculté de Médecine de Montpellier ait fait
des progrès considérables dans le siécle dernier, soit dans la
théorie, soit dans la pratique, & quoique la réputation
des Professeurs qui y enseignent, & des exercices qui s'y
font, se soit soutenue avec éclat, elle a pourtant souffert
dans ce même siecle une diminution notable dans son autorité, par l'atteinte qu'on a portée aux Priviléges des Degrés qu'elle confere. A la vérité ses plaintes à cet égard lui
font communes avec les autres Facultés du Royaume, mais
il semble que la distinction dont elle a toujours joui, lui
donne droit de se plaindre plus fortement contre des inno-
vations qui lui sont injurieuses.

Les Facultés de Médecine ont été originairement établies

pour inſtruire les Ecoliers qui s'y rendent, & pour examiner leur capacité, lorſqu'ils demandent des Degrés. Les Lettres qu'on en rapporte, ſont donc des titres qui devroient donner le pouvoir de pratiquer la Médecine dans tout le Royaume. Les Privileges que les Papes & que nos Rois avoient accordés à la Faculté de Médecine de Montpellier, donnoient en particulier un droit authentique aux Docteurs, qui y prenoient leurs Degrés, d'exercer la Médecine partout, *Ubique terrarum.* Ils ont joui long tems de cet avantage, & ils en jouiſſent dans la plûpart des païs étrangers : mais on a commencé dans le ſiécle dernier à reſtreindre en France l'étendue de ce privilége, ſous deux différens prétextes.

I. Les Médecins établis dans les grandes Villes ſe plaignoient déjà depuis aſſez longtemps de l'incapacité des nouveaux Docteurs, qui venoient s'y établir. Il faut même avouer que leurs plaintes n'étoient pas ſans quelque fondement, ſur-tout à l'égard des Docteurs de pluſieurs Facultés muettes, qui ne ſubſiſtent que pour inonder le public du nombre des Médecins ignorans, à qui elles conferent des Dégrés ſans examen. Pour remédier à ce déſordre, ils entreprirent ſur la fin du ſiécle paſſé d'exiger quelque épreuve des nouveaux venus. Cela ſe fit d'abord avec aſſez de ménagement, de peur de ſoulever toutes les Facultés, mais on s'accoutuma bientôt à s'ériger en Juges ſouverains, & on réuſſit même à faire autoriſer par des Lettres-Patentes les droits qu'on s'étoit arrogés. C'eſt ainſi que les Colléges ou Aggrégations de Lyon, de Rouen, de Marſeille, de Grenoble, de Sens, de Troyes, &c. ſe ſont formées.

On n'a point confondu à la vérité la Faculté de Montpellier ni celle de Paris avec le commun des autres Facultés du Royaume, dans les Statuts qu'on a dreſſés pour la diſcipline de ces nouveaux Corps. Au contraire les Docteurs qui y ont pris leurs Dégrés, jouiſſent de pluſieurs diſtinctions honorables. On en exige des épreuves moins grandes ou moins humiliantes, & on leur accorde des marques de dignité, qu'on refuſe aux autres ; mais ces adouciſſements ne corrigent pas ce qu'il y a dans ces nouvelles épreuves de fâcheux & d'injurieux pour ces deux Facultés , dont les jugemens font soumis à la révision de nouveaux Juges, & de Juges même , qui font ordinairement moins éclairés que ceux qui les ont donnés.

L'abus de ces établissemens est trop manifeste pour pouvoir être dissimulé. Ils anéantissent tous les droits & tous les priviléges de toutes les Facultés du Royaume, en les réduisant à la simple qualité de Juges subalternes, tandis que les Aggrégations s'attribuent les droits des Juges suprêmes. C'est multiplier sans nécessité & sans raison les épreuves sur la même matiere, & il faut anéantir les Facultés si l'on veut laisser subsister les Aggrégations ; ou si l'on veut conserver les Facultés dans quelque éclat & dans quelque lustre , il faut supprimer nécessairement toutes les Aggrégations.

L'intérêt des Villes où ces Aggrégations font établies, le demande autant que l'intérêt des Facultés. Les Médecins qui font en place, font les maîtres de recevoir ou de refuser ceux qu'ils veulent, ils font dans cette matiere juges & parties à la fois ; ils peuvent , s'il leur plaît, exclure les bons Sujets, ou réduire à un très-petit nombre les Médecins de la Ville où ils pratiquent. Ils exigent d'ailleurs de ceux qui se présentent, (r) un droit d'entrée excessif & capable de rebuter plusieurs Sujets excellens, sur-tout lorsqu'ils ne font pas riches. Les Aggrégations ne servent donc qu'à établir un monopole utile aux Médecins, qui les composent, mais très-préjudiciable aux Villes qui le souffrent.

Aussi a-t-on reconnu depuis long-temps ces inconvéniens, & nonobstant tous les titres dont les Aggrégations se glorifient , ces établissements font plûtôt tolérés dans le Royau-

---

(r) Le Collége ou Aggrégation de Lyon , eut beaucoup de peine à faire vérifier ses Statuts au Parlement de Paris en 1660 , sur-tout l'article qui portoit qu'on donneroit cent écus pour y être aggrégé. *Voyez les Lettres de Gui Parin, Lettre* 71. Mais ce droit d'entrée a été depuis beaucoup augmenté dans ce Collége , de même que dans toutes les autres Aggrégations. On n'observe nulle part l'article de l'Edit de 1707 , qui réduit ce droit à 50 livres ; cependant les Aspirants n'oseroient se plaindre , parce que ce seroit se donner l'exclusion pour toujours , quelque mérite qu'ils eussent.

me

me, qu'ils n'y font approuvés. L'Edit de 1707, fervant de réglement pour l'étude de Médecine eft exprès là-deſſus (s), &
il n'autorife les Aggrégations qui ont même des Lettres Patentes, que jufqu'à ce que l'étude de la Médecine foit rétablie
dans toutes les Facultés du Royaume, & que par ce moyen
le prétexte, qui a donné lieu de les créer, ait ceſſé. Ainſi
c'eſt entrer dans les vûes du Roi que d'indiquer les moyens
les plus propres pour rétablir le bon ordre dans les Facultés
du Royaume, & parvenir à fupprimer les Aggrégations.
C'eſt ce qui nous enhardit à prendre la liberté de propofer ce
que nous penfons fur ce fujet.

Il ne faut point fe flatter que l'étude de la Médecine
puiſſe jamais fleurir dans toutes les Facultés du Royaume,
dont la plûpart font défertes & fans aucun exercice. Le remede le plus utile feroit de réduire ces Facultés à un plus
petit nombre; *car*, pour me fervir des termes d'un Auteur (t) célebre, *ſi l'on pratiquoit ce moyen, l'on verroit
toujours une grande affluence d'ecoliers dans les Univerſités,
qui par une honnête émulation, qui fe plaît toujours dans
la multitude, s'exciteroient les uns les autres à fe rendre
capables de leur profeſſion. De-là il arriveroit encore,*
continue le même Auteur, *un bien ineſtimable ; c'eſt que
les écoliers étant enfeignés par des mêmes Profeſſeurs, fous
des mêmes loix & des mêmes maximes, il s'enfuivroit par-
tout une conformité de doctrine, qui eſt la chofe que l'on doit
le plus déſirer en toute forte de profeſſions & de ſciences :
joint,* pourfuit-il, *que pluſieurs jeunes hommes de diverſes
Provinces, y étant nourris enfemble dès leur premier âge,
ils apprendroient les mœurs les uns des autres & contrac-
teroient des habitudes, dont le public pourroit recevoir puis
après beaucoup de fruit & d'utilité ; & c'eſt pourquoi les
Empereurs Théodofe le jeune & Valentinian III. ordonnerent que l'on n'enfeigneroit la Jurifprudence en Orient,
qu'aux Univerſités de Conſtantinople & de Berithe, comme*

(s) Article. XXXI & XXXII.
(t) Le Bret, de la fouveraineté du Roi. *Liv.* 4. *Chap.* 13.

N

il eſt porté par la Loi 1. *Cod. de Studiis liberal. urb. Rom.*
& Conſtant.

A ſuivre ce projet, trois Facultés pourroient facilement
ſuffire pour tout le Royaume. Paris pour la France ſepten-
trionale ; Montpellier pour la France méridionale, & Douai
pour la Flandre. Ce ſont les Facultés les plus célebres du
Royaume ; cependant, il faudroit pour y ranimer l'étude
encore davantage & pour prévenir toute ſorte d'abus, aſſigner à ceux qui les rempliroient des gages honnêtes, pareils
à ceux dont on jouit dans les Facultés étrangeres, & qui
puſſent attacher à leur devoir ceux qui en jouiroient. Il faudroit même établir des penſions plus fortes pour ceux qui ſe
diſtingueroient par leur mérite ou par leur aſſiduité (*u*), afin
d'exciter tout le monde à bien faire par l'eſpoir de la récompenſe. Il faudroit enfin ordonner qu'on conférât les Dégrés
ſans aucune rétribution. Par ce moyen (*x*) on auroit attention à bien inſtruire les Ecoliers ; & comme on ne pourroit
plus être porté à uſer d'indulgence par l'attrait d'un vil gain,
qu'on tire de leurs Dégrés, on examineroit avec ſévérité,
& on ne recevroit que des Docteurs d'une capacité reconnue.

Je comprends que les Univerſités, dont il faudroit ſup-
primer les Facultés de Médecine, crieront contre un pareil projet, & regarderont la ſuppreſſion qu'on conſeille,
comme une mutilation de leurs Corps ; mais ſi elles ſont
anciennes, elles n'ont qu'à examiner leurs titres, pour ſçavoir que les Facultés qui les compoſent, n'y ont pas été
érigées toutes à la fois (*y*), mais en différens temps & ſouvent

(*u*) *Sublatis ſtudiorum pretiis, ſtudia
ſunt peritura.* Tacit.

(*x*) On pourroit exécuter ce projet ſans qu'il en coutât au Roi, parce
qu'il reſteroit par la ſuppreſſion de 14
ou 15 Facultés, un fonds conſidérable,
qui ſuffiroit à l'entretien des trois Facultés qu'on conſerveroit.

(*y*) Il n'y a eu à Paris dans le commencement, que deux Facultés, celle
de Théologie & celle des Arts : On y
ajouta dans la ſuite celle de Droit Civil. *Du Boulay, Hiſtoir. Univerſ. Pariſienſis.* L'Univerſité de Toulouſe ne fut
d'abord établie en 1233, que pour la
Théologie. Le Décret & le Droit Civil, & ſur-tout la Médecine n'y ont
été enſeignés que long-temps après. Le
Pape Clément V n'établit à Orleans
en 1305, que le Droit Canonique &
Civil. Charles V ne fonda l'Univerſité d'Angers, que pour les Droits,

même long-temps les unes après les autres. Celle de Médecine en particulier est très-nouvelle dans toutes les Universités du Royaume, hors celles de Paris & de Montpellier. Quel tort feroit-on donc à ces Universités, quand on les réduiroit dans l'état où elles ont été à leur origine, & qu'on y supprimeroit des Facultés qui y languissent & qu'on ignore, pour y laisser subsister les autres Facultés qui y fleurissent, ou qui y sont au moins plus recommandables.

II. Les Médecins de la Faculté de Montpellier qui pratiquoient la Médecine à Paris à la fin du quinzieme siécle, ou au commencement du siécle passé, persuadés de l'utilité de la Chimie, entreprirent (z) d'employer dans la pratique plusieurs remedes qu'elle fournit, & sur-tout les Emétiques antimoniaux. Cette entreprise fut hautement condamnée par la Faculté de Paris, comme une innovation très-dangereuse. Il peut se faire que quelques Médecins de Montpellier furent outrés dans l'usage qu'ils firent des remedes chimiques, proposés avec enthousiasme par Paracelse, hardi Charlatan. Mais du moins est-il certain que la Faculté de Paris passa les bornes d'une juste modération (*a*) dans la proscription qu'elle

comme étoit celle d'Orleans. Celle de Caën ne fut d'abord érigée en 1401, par Henri VI Roi d'Angleterre & Duc de Normandie, & soi disant Roi de France, que pour le Décret & le Droit Civil. Le Pape Eugene IV, y établit ensuite les cinq Facultés en 1437. *Pasquier. Recherches de la France. Liv. 9. Chapitre 37.* A Montpellier, la Médecine y a été établie en 1220, les Arts en 1242, le Droit Canonique & Civil en 1289, & la Théologie enfin en 1419.

(z) De Launay, Docteur en Médecine de la Faculté de Montpellier, se servoit des remedes antimoniaux à Paris en 1560.

Théodore Turquet de Mayerne, Docteur de la même Faculté, les y employoit aussi en 1600, de même que Joseph Quercetan, & François Monginet, environ le même temps.

Antoine Magdelain de Tours, Docteur de Montpellier, suivoit la même

pratique en 1644, de même que plusieurs autres.

(*a*) Voici le Décret que la Faculté de Paris, fit contre l'usage des remedes antimoniaux en 1566, à l'occasion de De Launay, tel qu'on le trouve dans l'Eloge de *Simon Pietre*, par *Papyre Masson*, ou plutôt par *Gui Patin*.

« Universi Collegii Medicinæ Fa-
» cultatis conventu habito super Stibii
» seu Antimonii judicio & lege feren-
» dâ, Sancitum est omnium, qui in
» Medicina claruerunt, auctoritate
» atque rationibus, cùm alibi sæpè,
» tum nuper apud Patronum regium
» deductis ipsum Stibium deleterium
» esse, & inter ea simplicia, quæ
» venenatâ qualitate pollent, annu-
» merandum, nec posse quávis arte
» emendari, ut intro citra molestissi-
» mam noxam possit assumi. Datum
» in Scholis Medicinæ, tertio Calen-
» das Augusti anno 1566.

Le Parlement de Paris défendit la

en fit , & dans la haine (*b*) qu'elle témoigna pour ceux qui s'en ſervoient , quoiqu'elle fût fondée ſur un amour louable du bien public.

Cette diverſité d'opinions produiſit de part & d'autre quelques écrits aſſez vifs , & laiſſa dans les eſprits un fond d'aigreur & d'animoſité qui éclata peu de temps après dans la fameuſe affaire de Théophraſte Renaudot.

Ce Médecin , natif de Loudun & Docteur de la Faculté de Montpellier avoit établi à Paris , ſous l'autorité du Roi , & en vertu des Lettres - Patentes qu'il avoit obtenues , un Bureau public de conſultations (*c*) charitables pour les pauvres. C'étoit le rendez-vous des Docteurs de Montpellier établis à Paris , & pour ainſi-dire , leur maiſon commune. Ils s'y aſſembloient toutes les ſemaines pour donner gratuitement des conſeils & des remedes aux pauvres, qui en demandoient , & dont le concours étoit toujours fort grand.

La Faculté de Paris trouva avec raiſon que cet établiſſement choquoit ſes priviléges , & elle ſe détermina d'en pourſuivre la ſuppreſſion. Elle attaqua pour cela en juſtice Renaudot & ſes conſorts en 1644 , & ſe fit appuyer par le Corps de l'Univerſité de Paris. Renaudot de l'autre côté demanda & obtint (*d*) l'intervention de la Faculté de Montpel-

---

même année , de ſe ſervir des remedes antimoniaux en Médecine , conformément à ce Décret.

(*b*) La Faculté de Paris fit défendre a De Launay par Arrêt du Parlement , de ſe ſervir des remedes antimoniaux. Elle flétrit Quercetan & Turquet de Mayerne, par les cenſures les plus injurieuſes. On trouve dans la cenſure de ce dernier , qui eſt rapportée par Riolan , *Recherches Curieuſes ſur les Ecoles en Médecine de Paris & de Montpellier*, *pag.* 9. que la Faculté le déclara indigne d'exercer la Médecine aucune part. Enfin elle intenta à Magdelain un procès conſidérable ſur le même ſujet.

La Faculté de Paris n'a pas ſévi avec moins de force contre ſes propres Membres , lorſqu'elle a eu contre eux les mêmes ſujets de plainte. Elle chaſſa

en 1608 Pierre Paumier , pour avoir écrit pour la défenſe de la Chimie , pour avoir employé des remedes Chimiques. On peut juger par les Lettres de Gui Patin , de quel eſprit étoient animés autrefois la plûpart des Médecins de Paris ſur cette matiere. Mais ils ont bien changé de maximes ; il n'eſt point de Faculté qui garde aujourd'hui un plus ſage tempérament, entre la défiance où l'on doit être des remedes nouveaux , qui ne ſont pas encore aſſez éprouvés , & la docilité qu'on doit avoir à profiter des nouvelles expériences , lorſqu'elles ſont ſuffiſamment autoriſées par l'expérience.

(*c*) *Journal des Audiences du Parlement. Liv.* 4. *Chap.* 13.

(*d*) Je n'ai point trouvé dans les regiſtres de la Faculté de Montpellier, de Délibération pour intervenir dans

Ii er. La caufe fut plaidée folemnellement au Parlement de Paris. On fit valoir contre les Docteurs de Montpellier une Ordonnance de Charles VI. (*e*) de 1390, & l'article 87. de l'Ordonnance de Blois de 1579, qui ne regardent que les gens qui entreprennent de pratiquer la Médecine fans titre ; quelques Statuts que la Faculté de Paris avoit faits, & qui n'avoient aucune autorité contre celle de Montpellier, & quelques Arrêts du Parlement rendus contre des Empiriques & gens fans aveu. Ce qu'on allégua de plus fort fut l'exemple (*f*) même de la Faculté de Montpellier, qui prétendoit empêcher les Médecins des autres Facultés de pratiquer à Montpellier, à moins qu'ils n'y priffent de nouveaux Dégrés.

Renaudot perdit fon procès, & il fut défendu par Arrêt du 1ʳ. Mars 1644, tant à lui qu'aux autres Docteurs unis d'intérêt avec lui, de pratiquer la Médecine à Paris. Mais nonobftant cet Arrêt, les Docteurs de Montpellier ne laifferent pas de fe maintenir dans Paris, fous la protection du Grand Confeil, qui leur accorda plufieurs Arrêts favorables le 10. Mars 1648, le 30. Décembre 1668, le 15. Octobre 1672, &c. Ils réuffirent même à obtenir au mois d'Avril 1673, des Lettres-Patentes portant érection d'une aggrégation, *Communauté*, ou *Chambre Royale*, où ils fe réunirent tous, & à laquelle les nouveaux Docteurs de Montpellier étoient aggrégés après quelques épreuves, & par où ils acquéroient le droit de pratiquer dans Paris. Ces Lettres furent enregiftrées au Grand Confeil, où ces Médecins prétendoient avoir leurs caufes commifes.

Cette Chambre a porté le nom de Chambre Royale de

---

te procès, j'y ai trouvé au contraire une Délibération du 4 Juin 1646, où les Profeffeurs affurent unanimement, qu'ils n'ont point eu connoiffance de cette affaire, & que c'eft à leur infçu qu'on a fait intervenir la Faculté de Montpellier.

(*e*) On trouve dans le Journal des Audiences, *Liv.* 4. *Chap.* 13. Charles V, mais c'eft une faute, & il faut lire Charles VI, fi la date de 1390 eft vraie ; car Charles V mourut le 16 Septembre 1380, & Charles VI fut couronné le 4 Novembre fuivant.

(*f*) Cette raifon eft, fuivant les apparences, celle qui fit perdre le procès à la Faculté de Montpellier. *Quod quifque juris in alium ftatuerit, ipfe eodem jure utatur.*

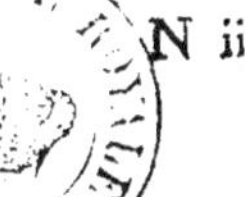

N iij

Montpellier, parce qu'elle étoit principalement composée de Docteurs de cette Faculté. On y a pourtant reçu quelquefois des Docteurs des autres Facultés, dont on connoissoit le mérite & la capacité : mais ceux-là même faisoient gloire (g) de porter dans la suite le nom de Docteurs de Montpellier, comme il y en a beaucoup encore aujourd'hui, qui portent la même qualité, avec moins de raison encore.

On dit que la Faculté a donné quelquefois des Lettres de Docteur à des Médecins d'une grande réputation, distingués par leurs Ouvrages. On cite pour exemple Valeriola ; mais je doute que ce fussent des Lettres de Docteur, conçues comme celles dont on vient de parler qu'on donne aux Docteurs qui ont subi tous les examens mentionnés dans les Lettres. C'eût été mentir trop grossiérement que de les donner à des personnes qu'on n'avoit pas vûes & qui n'avoient subi aucune épreuve ; mais je crois que c'étoit des Lettres pareilles à celles que l'on accorda au Médecin du Pape, tandis que j'étois Professeur à Montpellier.

M. Chirac qui s'intéressoit pour lui, écrivit à la Faculté pour l'engager à lui accorder cette grace ; l'affaire mise en délibération, on convint unanimement qu'on ne pourroit point lui expédier les Lettres ordinaires de Docteur ; mais après avoir retranché tout ce qui regardoit les examens subis, & avoir mis à la place de belles phrases sur le mérite de celui pour qui l'on demandoit cette grace, & la place importante qu'il occupoit, on l'aggrégeoit à la Faculté, voulant qu'il jouît de tous les priviléges, prérogatives, avantages & prééminences dont jouissent les Docteurs, & encore lui donner le droit de se dire Docteur de la Faculté de Montpellier. Ces Lettres furent reçues avec reconnoissance par celui qui les avoit demandées, & M. Chirac remercia la Faculté.

J'apprends qu'on a donné depuis peu des Lettres de Docteur à plusieurs personnes qui n'ont jamais été à Montpel-

____

(g) C'est par cette raison que M. Du Verney s'est toujours dit Docteur de la Faculté de Montpellier, quoiqu'il n'y eût pas pris ses dégrés. Mais sa réputation étoit trop bien établie, pour que cette Faculté ne se soit pas fait honneur de l'adopter.

lier ; mais je juge que c'eft des Lettres d'aggrégation , dref-
fées fur une formule pareille & peut-être la même. Je prends
feulement la liberté de repréfenter à MM. les Profeffeurs
de Montpellier, qu'il ne faut pas rendre ces graces communes , parce que cela les aviliroit, & qu'en les donnant il faut
avoir plus d'égard au mérite réel de ceux à qui on les accorde, qu'aux places qu'ils occupent ; car il y a des gens
qui occupent des places fans les remplir.

La Chambre Royale a fourni quelques bons Médecins à la
Ville de Paris, & elle a fubfifté jufqu'à l'année 1694. Elle fut détruite alors par une Déclaration du feu Roi, donnée au mois
de Mai , qui défendit l'exercice de la Médecine dans Paris
& fes Fauxbourgs à tous ceux qui ne feroient pas du Corps
de la Faculté de cette Ville , & qui n'excepta d'une regle
fi générale que les Médecins employés auprès de fa perfonne , ou auprès du premier Prince du Sang.

C'eft la Loi fous laquelle on vit préfentement, & c'eft une
Loi très-fage, fans laquelle Paris feroit inondé de Charla-
tans , & fous ce nom je comprends ces Médécins fans aveu,
qui en font le métier. Ils ne s'y multiplient même que trop
malgré un Réglement fi précis, par la facilité qu'on a de
leur donner des permiffions dont ils fe prévalent; par l'indulgence des Magiftrats qui les tolerent, par l'adreffe qu'ils
ont à s'infinuer par des intrigues obfcures , & fouvent honteufes , auprès des Grands qui les protegent.

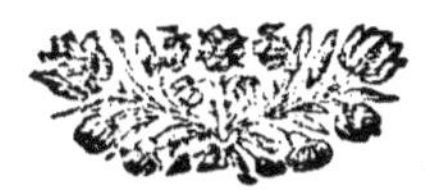

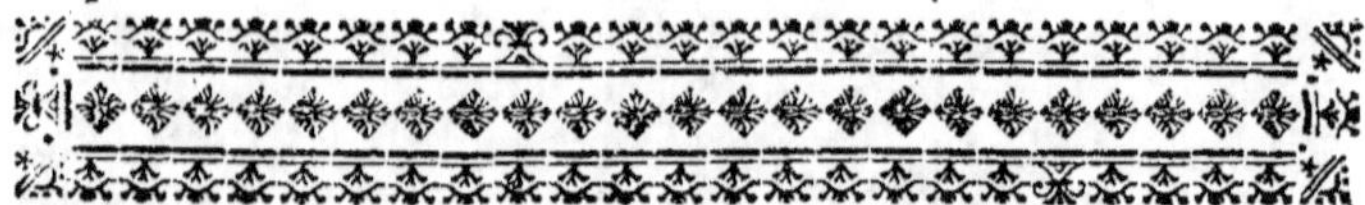

PRIVILEGES

Accordés à la Faculté de Médecine de Montpellier.

CAROLUS *VIII. confirmat omnia Privilegia.*

ᴹᶜᶜᶜᶜLXXXIV CAROLUS, &c. Notum facimus universis, præsentibus & futuris; nos humilem supplicationem bene dilectorum nostrorum, Medicinali in villa nostra Montispessulana studentium recepisse, continentem, quòd dudum per inclytæ recordationis Prædecessores nostros Reges Franciæ, & dominos dictæ Villæ, Universitati & studio Medicinali dicti Montisp. medio cujus & suppositorum illius, humani generi, & maximè regnicolis, in vitæ conservatione multùm commoditatis affertur; & pro eodem studio & Universitate conservando & ampliando plura privilegia, franchesiæ fuerunt; & interea, quòd dicti supplicantes, qui pro utilitate publica sæpiùs multis & maximis periculis & laboribus se exponunt, franci, quiti, & immunes à solutione & præstatione quarumcumque talliarum, subventionum, & impositionum perpetuis temporibus forent & essent, & ulterius habendi à curiis Baroniorum Montispessuli, Bauvilæ dictæ Villæ & curia rectoris partis antiquæ, tres sunt Jurisdictiones distinctæ; à qualibet ipsarum Curiarum semel in anno, unum corpus ex condemnatis ibi, pro anatomia facienda, ut Scholares & Studentes in dicto studio ad utilitatem reipublicæ perficiantur, etiam habent Privilegium ad reprimendum illorum audaciam, qui præsumunt ibidem sine examinatione & licentia practicare; ad causam cujus fama illius studii & Universitatis non solùm denigrari, sed & multa evenire mortis pericula & rerum dispendia inferri poterant, ne quis in dicta villa Montispss. & totâ ejus dominatione audeat in Facultate Medicinæ aliquod officium practicandi exercere, nisi primò ibi examinatus & Licenciatus fuerit. Sunt etiam dicti Magistri, Baccalarii, & Scholares in Facultate Medicinæ studentes, ex speciali privilegio dictorum Prædecessorum nostrorum, cum omnibus suis bonis, in nostra protectione specialique gardia, utì præmissis pluribus litteris & chartis dictorum Prædecessorum nostrorum constare notum est; de quibus privilegiis prædeclaratis, & aliis pluribus dicti supplicantes & eorum prædecessores hactenùs usi sunt, utunturque nunc & gaudent. Verùm formidant in gaudentia illorum, aut alicujus ipsorum,

impediri

impediri poffe , fi dicta privilegia per nos confirmata non forent , litteras noftræ corroborationis & gratiæ fuper hoc humiliter expofcendo hinc , eft, quod nos , præmiffis attentis , veftigiis prædecefforum noftrorum inhærere , dictumque ftudium & Univerfitatem Medicinæ in fuis privilegiis & franchefiis confervari ut illa in favorem dilecti & fidelis confiliarii & primi Medici noftri, magiftri Joannis Martini, qui fuper hoc inftantiffimè nos requifivit , ampliari & augmentari volentes & cupientes , habitoque fuper hoc confilio & deliberatione maturâ cum gentibus confilii noftri, nos privilegia, franchefias fuperiùs declarata & declaratas, ac omnia & fingula alia privilegia , libertates & immunitates eidem ftudio & Univerfitati data & conceffa , datas & conceffas , quibus dicti magiftri Doctores & Rectores , Scolares , & Studentes , Supplicantes, fuique prædeceffores & in eodem ftudio foliti funt uti. quamquam de his non fiat in præfentibus expreffa mentis feu declaratio, rata & grata , ratafque & gratas habentes , eas & ea volumus , laudamus , confirmamus , approbamus , & corroboramus & concedentes favore & contemplatione dicti Confiliarii & primi Medici noftri , necnon maximorum fervitiorum per ipfum nobis à nativitate noftra impenforum , & quæ impendere non definit, ut dicti fupplicantes & eorum fucceffores , eifdem privilegiis, franchefiis & libertatibus utantur & gaudeant, quatenùs hactenùs ritè & rectè ufi funt , & quemadmodum utuntur & gaudent magiftri Regentes Doctores , Scholares , & Officiarii chariffimæ filiæ noftræ , Univerfitatis Parifius & infuper, quia fæpiùs Judices & Officiales dictarum jurifdictionum, fcilicet Baroniarum , Bauvilæ , & Rectoriæ Montifpeff. poft executionem factam de corporibus dictorum condemnatorum , pro dicta anatomia, ordinatorum , retardant per aliquod tempus dicta corpora eifdem fuppliantibus expedire , ad cujus retardationis caufam dicta Anatomia , quæ ad evitandum fœtores , promptiùs fieri debet , impeditur & retardatur , contra tenorem privilegii prædeclarati; nos eifdem fupplicantibus dictum privilegium ampliando, conceffimus & concedimus de noftrâ certâ fcientiâ , plenitudine poteftatis , & autoritate regiâ , ut ipfi , factâ priùs requifitione per Cancellarium dicti ftudii , & Univerfitatis Medicinæ dictis Judicibus , & cuilibet eorum , quatinus eum tanget, de expediendo eidem Univerfitati corpora dictorum condemnatorum , idem Cancellarius habeat facultatem capiendi , & fibi liceat capere , aut capi facere , dicta corpora , expenfis dictæ Univerfitatis , & ad locum pro anatomia facienda ordinatum afportari facere , quam rem eis permifimus , & permittimus , abfque eo quòd ejus causâ vel occafione inquietari per ipfos Judices , alterumve ipforum , poffint & valeant.

Et ulterius , quamquam in dicta Univerfitate & ftudio Medicinali fint plures Doctores , Baccalarii , & alii experti & approbati in arte & practicâ Medicinæ ad fupplendum Villæ Montifpeff. & Patriæ Occitanæ

O

linguæ, nonnulli tamen, tam Apothecarii, quàm alii ignari & minùs experti in Facultate Medicinæ nituntur se intromittere de praticâ Medicinæ, imperitiâ quorum multa pericula eveniunt, & evenire possint in denigrationem boni nominis & famæ dicti studii, & contra tenorem privilegii ipsius, & in grande damnum multorum, nos dictum privilegium ampliando, volumus & prohibemus, ne quis in dictâ Villâ Montispessulani, & patriâ linguæ Occitanæ, de facultate & practicâ Medicinæ se intromittere præsumat, nisi ibi examinatus fuerit: & si qui reperiantur aut fuerint reperti contrarium facientes, ad requestam Procuratoris dictæ Universitatis conveniri possint coràm Conservatoribus ejusdem, responsuri dicto Procuratori, & punitionem accepturi secundùm exigentiam casuum concedentes eisdem Supplicantibus, & volentes ut ipsi & eorum successores conveniri non possint, nec in causa trahi quoquo modo, nec pro causâ quâcumque, agendo vel deffendendo, alibi quàm coram dictis Conservatoribus, videlicet Gubernatore præfatæ villæ Montispess. & Rectore partis antiquæ, Judicibus ab antiquo deputatis, & quos eis deputamus per præsentes; & earum tenore dantes in mandatis Senescallis Bellicadri & Carcassonæ Gubernatori, & Rectori dictæ villæ Montispess. cæterisque Justitiariis nostris, præsentibus & futuris, & eorum cuilibet, prout ad eum pertinuerit, quatinus nostris præsentibus ratificatione, confirmatione, corroboratione, ampliatione, & gratiâ, dictos supplicantes & eorum successores uti & gaudere faciant pacificè, absque impedimento quocumque; & ut præmissa perpetuæ firmitatis robur obtineant, sigillum nostrum præsentibus Litteris duximus apponendum; salvo in cæteris jure nostro, & in omnibus quolibet alieno. Datum Montisargi mense Januarii, anno M. CCCC. XXCIV. Regiſtratæ autem fuerunt Monspelii, Biterris, Mimatæ, Nemausi, Belgiquadræ, & aliis Curiis.

Carolus VIII. confirmat iterum omnia Privilegia.

CHARLES, &c. Aux Sénéchaux de Beaucaire, Carcassone, Tholose Viguiers desdits lieux de Beziers & de Narbonne, ou à lors Lieutenans Salut. Reçu avons l'humble supplication de nos chers & bien aimés les Maîtres, Docteurs, Licenciés, Bacheliers, & autres Suppôts & Etudians en la Faculté de Médecine en l'Université de Montpellier : contenant, que ladite Université est fondée & érigée de tel & si long-temps, qu'il n'est bonnement mémoire du contraire pour le bien & l'utilité de l'humaine nature : laquelle Université est dotée de plusieurs beaux & grands Priviléges à eux donnés par nos Prédécesseurs, Rois de France, & par Nous confirmés à notre nouvel advenement à la Couronne ; & combien que de raison aucune ne doive venir à l'encontre desdits Pri-

viléges , & notredite confirmation , ce néanmoins aucuns fous l'ombre
du fupport qu'ils ont d'aucuns perfonnages dudit païs , s'efforcent de
venir à l'encontre defdits Priviléges , nous requerant que attendu que ladite Univerfité & fuppôts d'icelles ont été par ci-devant grandement
famés & renommés ; & auffi que nos Prédéceffeurs , nous & plufieurs
autres grands Princes & Seigneurs fe font fervis & fervent tous les jours ,
& que fi lefdits Priviléges n'étoient gardés ni obfervés , la bonne fame
& renommée de ladite Univerfité fe pourroit dépérir , il nous plaife leur
donner provifion fur ce. Pour ce eft-il , que nous , ce confidéré , voulons
lefdits Supplians jouir & ufer de l'effet & contenu de nofdits Priviléges
& confirmation , vous mandons que vous faites , fouffrés , & laiffés lefdits Supplians jouir & ufer de l'effet contenu en nofdits Priviléges &
confirmation d'iceux pleinement & paifiblement , felon que par ci-devant ils en ont duëment joui , en contraignant à ce faire & fouffrir tous
ceux qui pour ce feront à contraindre par toutes voies dûes & raifonnables , en faifant expreffe inhibition de par nous fur certaines & grandes
peines à nous appliquer , à tous ceux qu'il appartiendra , qu'ils ne trou-
blent aucuns d'iceux , n'y attentent ou innovent aucune chofe contre &
au préjudice defdits Priviléges , &c. Donné à Tours le XII. d'Avril
M. CCCC. XXCVIII.   ·

Fundatio ftipendiorum Univerfitatis per Dominum Ludo-
vicum XII. Regem Francorum concefforum.

LOUIS , &c. A tous ceux qui ces préfentes lettres verront , Salut.
Comme nous ayant été avertis , que feu notre très-cher Seigneur Coufin
le Roi Charles dernier décédé , Dieu abfolve , confidérant que de toute
ancienneté l'Art & Faculté de Médecine a eu très-grand cours & exercice en notre Ville de Montpellier , & que d'icelles font iffus plufieurs
grands & notables perfonnages , lefquels notredit feu Seigneur & Coufin
& nos autres Prédéceffeurs Rois de France fe font plus féalement & continuellement fervis que de nuls autres , eût certain temps avant fon trépas ,
pour mieux authorifer & perpétuer l'Univerfité de ladite Ville de Montpellier , en icelle Faculté & Art de Médecine , établi & ordonné quatre
Docteurs lifant ordinairement à tous Ecoliers & Etudians qui fe voudront trouver & affifter à leur lecture & doctrine , ès Ecoles & Colléges
pour ce ordonnés , & à ce que lefdits Docteurs euffent mieux de quoi eux
honorablement entretenir , porter , & avoir les Chappes & autres vête-
ment honnêtes appartenant à l'état & dégré Doctoral , eut notredit feu
Seigneur conftitué & affigné fur fes finances de Languedoc la fomme de
cinq cens livres tournois, c'eft à fçavoir pour chacun defdits Docteurs

cent livres ; & pour les réparations deſdites Ecoles , cent livres par an ;
dont ils ont été entretenus & payés pour cette préſente année , & davantage ont mis & employé grandement du leur pour eux habituer ,
préparer & diſpoſer à remettre ſus , & dreſſer en bon ordre ladite Univerſité , qui avoit été par aucun temps deſtituée & dépourvue , & en
voye de choir en ruine & en diſcontinuation , & pourroit encore faire ci-
après , ſi ladite fondation & ordonnance n'étoit entretenue , & par nous
proviſion ſur ce donnée , comme nous a été remontré : ſçavoir faiſons
que nous voulans de tout notre cœur , ladite Univerſité être décorée &
entretenue & augmentée pour le bien de nous , de la choſe publique , &
de notre Royaume , avons , en conformant ladite fondation & ordonnance faite par notredit feu Seigneur & Couſin , voulu , ſtatué , &
ordonné , voulons , ſtatuons & ordonnons par ces préſentes , que dorénavant il y aura quatre Docteurs liſant ordinairement en ladite Faculté
& Univerſité de Médecine , ès Ecoles accoutumées ſituées en notredite
ville de Montpellier ; leſquels dès à préſent nous avons pour ce faire ,
retenus , élus , & inſtitués , retenons & inſtituons par ceſdites Préſentes , nos Conſeilliers , Officiers & Docteurs liſans , c'eſt à ſçavoir notre amé féal Conſeiller & Médecin , Maître Jean Garcin , en l'état de
Chancellier ; notre cher & bien aimé Maître Honoré Picquet , en l'état
de Doyen de ladite Univerſité ; & Maître Robert Pierre , & Gilbert
Griffi , ſans ce que leur ſoit beſoin d'en avoir ou obtenir de nous autres
Lettres ne Proviſions , auxdits gages & penſions de cent livres tournois
à chacun par an ; & cent livres tournois pour employer eſdites réparations
& menues affaires de ladite Univerſité , par l'avis deſdits Docteurs ou de
trois d'eux ; & aux honneurs , prérogatives & prééminences , franchiſes ,
exemptions , & liberté auxdits états appartenans , tout ainſi qu'en jouiſſent
& ont accoutumé d'en jouir ceux de notre fille , l'Univerſité de Paris.

Si donnons en mandement par ces mêmes Préſentes , au Sénéchal de
Beaucaire & audit Gouverneur de Montpellier ou à leurs Lieutenans ,
& chacun d'eux , que pris & reçu des ſuſdits , autres qui ſeront reçus
ci-après auxdits Etats & Offices , le ſerment en tel cas accoutumé , ils
mettent en poſſeſſion & ſaiſine deſdits Etats & Offices , & au ſurplus ,
notredite préſente volonté & ordonnance , ils faſſent garder , entretenir
& obſerver de point en point , ſans enfraindre ; & iceux Docteurs & leurs
ſucceſſeurs jouir & uſer paiſiblement & pleinement deſdits honneurs ,
prérogatives , prééminences , franchiſes & libertés , par la maniere deſ-
ſuſdire , & en outre , avons ordonné & ordonnons , que quand leſdits Doctories & Offices ou aucuns d'iceux vaqueront , il en ſoit mis
& élu & print en leurs lieux , autres notables Régens en ladite Univerſité , par notre amé & féal Conſeiller l'Evêque de Maguelone , Conſervateur des Priviléges d'icelle Univerſité , ou par ſes ſucceſſeurs Evê-

ques, appellés avec lui, & confentans; les autres Docteurs qui feront illec exerçans lefdits Offices & Charges, ou de la plus grande & faine partie, & iceux affermantés de l'idoncité & fuffifance des perfonnes qui feront pourvûes efdites places, & voulons qu'ils foient contraints par ledit Évêque, & auffi par ledit Gouverneur, chacun en fon endroit, fur peine de privation defdits Etats, à garder & obferver les Satuts & Ordonnances appartenans à ladite Faculté : Et en outre voulons & ordonnons, que lefdits ainfi Elus & Pourvus efdits Etats & Offices, ne puiffent vendre ou aliéner, ni fubroger autre en leur lieu & place, finon qu'il y eût en excufation légitime, de laquelle foit duement apparu à notredit Confeiller l'Evêque de Maguelone, en la préfence & du confentement defdits Docteurs fur ce affermantés, comme dit eft. Mandons en outre à nos amés & feaux les Généraux Confeillers par nous ordonnés fur le fait & gouvernement de nos finances, que par le Tréforier général dudit païs du Languedoc préfent ou avenir, ils faffent payer, bailler, ou appointer des deniers de fa recette auxdits Docteurs, & à leurs Succeffeurs, ladite fomme de cinq cens livres tournois, dorénavant chacun an, en la forme deffufdite, fans aucune rompture ou difcontinuation, & par rapportant cefdites préfantes, fignées de notre main, ou *vidimus* d'icelles. Fait fous féel Royal, & quittance fur ce fuffifans des deffufdits, voulons ladite fomme, ou ce que payé & baillé leur en aura été à ladite caufe, eftre allouée ès comptes, & rabattu de la recepte dudit Tréforier de Languedoc, par nos amés & féaux Gens de nos Comptes, auxquels nous mandons ainfi le faire, fans difficulté : Car tel eft notre bon plaifir, nonobftant quelconques Ordonnances, reftrictions, mandemens, ou défenfes à ce contraires. En témoin de quoi, nous avons fait mettre notre féel à cefdites Préfantes. Donné à Paris le XXIX. Août, l'an de grace M. CCCC. XCII. *Signé* LOUIS. Par le Roi; l'Archevêque de Roüen : le Sieur DE GRIMAUT Sénéchal de Beaucaire; & autres préfans. ROBERT.

Confirmatio Privilegiorum omnium dictæ Medicinæ Univerfitati concefforum, facta per dominum Ludovicum XII. Francorum Regem.

LUDOVICUS, D. G. R. Notum facimus univerfis, tam præfentibus, quàm futuris, nos recepiffe fupplicationem dilectorum noftrorum Magiftrorum, Doctorum, Licenciatorum, Baccalauriorum, Scholarium, & Suppofitorum in Facultate Medicinæ Univerfitatis villæ noftræ Montifp. ftudentium, continentem quòd inclytæ recordationis prædeceffores noftri Reges Franciæ, & Domini villæ noftræ Montifp. attendentes quòd

Medicinæ medio, & virûm in illâ expertorum humano generi in vitæ
confervatione multùm commoditatis affertur, cupientes ab hoc in regno,
Provinciis, Civitatibus, Villis, & Caftris fuis viros habere induftriofos
& doctos in Arte & Facultate Medicinæ : eâ confideratione dudum moti,
in villâ dictâ Montifpeffulani ordinarunt, erexerunt, & ftatuerunt Univerfitatem & ftudium Medicinæ, Magiftris quoque Doctoribus, Licen-
tiatis, Baccalauriis, & Scholaribus, qui ibidem in eâ Medicinæ Facultate
ftuderent, quàm plurima privilegia, franchefias, libertates, exemptiones ac immunitates dedere & conceffere, quæ & quâ fuere confirmatæ &
confirmata, ampliatæ & ampliata per chariffimum Confanguineum præ-
deceff
orem noftrum Carolum nuper defunctum, cujus animæ propitietur
Altiffimus, ut patet per fuas Patentes Litteras, quarum tenor talis eft:

Carolus, D. G. F. R. Univerfis præfentibus & futuris, cùm inclytæ
recordationis prædeceffores noftri Reges Franciæ & Domini Villæ noftræ
Montifp. attendentes quòd Medicinæ medio, & virorum in illa expertorum humano generi in vitæ confervatione multùm commoditatis affertur,
cupientes ob hoc in Regno, Provinciis, Civitatibus, Villis, & Caftris
fuis viros habere induftriofos & doctos in Arte & Facultate Medicinæ eâ
confideratione moti, in dictâ Montifpeffulani villâ ordinarunt, erexerunt, & ftatuerunt Univerfitatem & ftudium Medicinæ, Magiftris quoque
Doctoribus, Baccalauriis & Scholaribus qui ibidem in eâ Medicinæ Facultate ftuderent, quàm plurima privilegia, franchefias, libertates,
exemptiones ac immunitates dedere & conceffere, cujus medio, fuc-
ceffu temporis Univerfitas ipfa famofiffima effecta extitit, ab illaque tam
de retroactis temporibus, quàm de præfenti plurimi & doctiffimi ac experti viri in dictâ Arte & Facultate Medicinæ emanarunt, & quotidiè
emanant, qui fingulas Provincias, Villas, & Loca regni noftri inhabi-
tant, humano generi fubveniunt, ac plurimis periculis, ut incolas & ha-
bitantes in fanitatis confervatione confolentur, fe exponunt; nos quoque
& prædeceffores noftri Reges ab illâ Univerfitate & ftudio foliti fimus habere Magiftros, Doctores pro fervitio perfonæ noftræ : quoque confiderantes Univerfitatem ipfam nobis & Regnicolis multùm profuiffe & pro-
deffe, poft adventum noftrum ad Coronam Franciæ, dicta privilegia,
libertates, exemptiones & immunitates, veftigia dictorum prædecefforum noftrorum infequentes, per alias Litteras noftras confirmavimus,
illafque & illa ampliavimus, voluimufque ac declaravimus quòd fuppofiti
dictæ Univerfitatis fimilibus privilegiis, franchefiis, exemptionibus & libertatibus uterentur, quibus utuntur & gaudent Magiftri, Regentes, Doctores,
Scholares, & Officiarii chariffimæ Filiæ noftræ Univerfitatis Parifienfis ;
verùm quia in litteris noftræ confirmationis dicta privilegia, aut aliqua
ex ipfis, non fuerunt particulariter declarata ; & quòd dum controverfia

oritur de privilegiis prædictis, non poteft fieri prompta fides; benè dilecti noftri Magiftri, Doctores, Licentiati, Baccalarii & Scholares in ipfâ Medicinæ Facultate ftudentes, nos humiliter requifierunt quatenus præfata privilegia, libertates, exemptiones & immunitates eifdem conceffas & conceffa, & inde per nos confirmata & ampliata, declarare particulariter dignaremur, gratiam noftram fuper hoc humiliter expofcendo.

Notum ergo facimus, quòd nos, præmiffis attentis, nomen & famam ipfius ftudii & Univerfitatis augmentari cupientes, fupplicationi nobis fuper hoc oblatæ, per dilectos & fideles Confiliarios noftros, Magiftros Jacobum Ponceau, primum Medicum noftrum, & Joannem Garcin etiam Medicum noftrum ordinarium, benignè annuentes, his de caufis, præfertim etiam & Doctores, Magiftri, Licentiati, Baccalarii & Scholares in dictâ Univerfitate Montifpeff. ftudentes, onera ftudii fupportare, & eo libentiùs & faciliùs ftudio intendere valeant, inhibitâ fuper hoc deliberatione maturâ, omnia & fingula privilegia, prerogativas, immunitates, franchefias, exemptiones, & libertates per Prædeceffores noftros eidem ftudio & Univerfitati & Suppofitis illius conceffas & conceffa, & per nos confirmatas & confirmata, ampliatas & ampliata, de noftrâ fpeciali gratiâ, certâ fcientiâ, plenitudineque poteftatis, & autoritate regiâ confirmamus, laudamus & approbamus, ac de novo damus, donamus, concedimus & ampliamus, & inter cætera, cùm dicti Supplicantes & eorum prædeceffores uti & gaudere confueverint & debeant omnibus & paribus privilegiis, franchefiis & exemptionibus quibus utuntur Magiftri, Doctores ac Studentes & Officiarii Univerfitatis Parifius, volumus, declaramus, ac denuò concedimus, quòd ipfi Supplicantes, qui de præfenti funt, & futuris temporibus erunt in dictâ Montifpeffuli Univerfitate, videlicet Magiftri, Doctores, Licentiati, Baccalarii, Scholares ordinariè legentes, forum ftatutorum fuorum infequendo, alii verò Studentes & Scholares curfus & actus fcholafticos pro adeptione graduum exercentes, ab omnibus talliis tam neceffariis quàm municipalibus, & aliis quibufcumque perfonalibus & realibus cujufcumque generis & conditionis exiftant, gabellis aut impofitionibus, quartâ aut octavâ parte vini, juris æquivalentiæ, affariis tam neceffariis quàm municipalibus, reparationibus & refectionibus, cuftodiâque noctu feu die portalium ac murorum, leudis ac juribus per civitates, caftra & loca impofitis, & folvi confuetis, tam nobis quàm civitatibus, feu Dominis feudatariis, & quæ pro tempore futuro imponentur quocumque modo, & quâvis causâ: etiam de jure quod pro introitu vini folvitur in dictâ villâ Montifp. pondereque bladi, & mologeris, angariis & parangariis, fint & remaneant in perpetuum quitti, liberi, franchi, immunes & exempti, tam ipfi quàm Bedelli ipforum; & hoc tam pro bonis ipforum propriis, five donatis, vel

in flotem per uxorem eorumdem Supplicantium fibi affignatis & conf-
titutis.

Item. Volumus quòd dicti Supplicantes , qui pro dictâ republicâ ac utilitate ipfius quotidie laborant , & periculis fe exponunt, poffint & valeant, prout confueverunt, à Curiis Rectoris partis antiquæ, Baroniarum
& Bauvilæ Montifp. , quæ tres funt Jurifdictiones diftinctæ & feparatæ,
videlicet à qualibet ipfarum Curiarum femel in anno , unum corpus ex
condemnatis ibidem pro Anatomiâ faciendâ , ut Scholares & Studentes
in dicto ftudio ad utilitatem Reipublicæ perficiantur, incontinenti capere,
factâ priùs requifitione per Cancellarium dicti ftudii & Univerfitatis Medicinæ , dictis Judicibus , & cuilibet eorum, quatenus eum tangit, de
expediendo dictæ Univerfitati corpora dictorum condemnatorum , expenfis dictæ Univerfitatis , & ad locum pro Anatomiâ faciendâ deftina-
tum apportari facere, quam rem de novo eis permittimus & permifimus ,
abfque eo quòd hujus causâ vel occafione inquietari per prædictos Judices alterumve ipforum poffint , nec valeant.

Item. Quia nonnulli ignari Apothecarii , Chirurgi , Barbitonfores ,
& alii infufficientes & in minùs experti in Facultate Medicinæ nituntur
intromittere fe de practicâ Medicinæ , imperitiâ quorum pericula multa
eveniunt & evenire poffunt corporibus humanis , in denigrationem
etiam boni nominis & famæ dictæ Univerfitatis & in grande damnum
multorum ; ideò nos volumus & prohibemus , & dictis Supplicantibus ,
conceffimus & concedimus ac confirmamus tenore præfentium , ne quis
in dictâ Villâ Montifp. & patriâ linguæ Occitanæ à cætero de facultate
& practicâ Medicinæ intromittere præfumat, nifi in dictâ Univerfitate ,
examinatus per dictos Magiftros & Doctores , feu majorem partem
eorum , fuerit per eofdem approbatus ; & hoc fub pœnâ duarum Mar-
charum argenti , una nobis applicanda , & altera commoditati & utilitati
Univerfitatis prædictæ : & in vagabondis & nihil poffidentibus , fub
pœnâ banimenti , quas quidem pœnas incontinenti volumus haberi incur-
fas , & fi qui reperiantur aut reperti fuerint contrarium facientes , ad
requeftam Procuratoris dictæ Univerfitatis cum eodem Procuratore
noftro , aut ejus Subftituto juncto conveniri poffint , & ad inqueftam
trahi coram Confervatoribus per nos inferiùs deputandis , feu altero
ipforum , punitionem accepturi fecundùm eorum merita , & cafûs exigentiam.

Item. Quòd Magiftri Chirurgici dictæ villæ Montifp. non poffint à
cætero aliquem facere Magiftrum in Chirurgia , nifi priùs talis volens
effici Magifter fuerit examinatus , repertus idoneus per Cancellarium aut
Decanum dictæ Univerfitatis , & unum alium ex Doctoribus five Magiftris ipfius Univerfitatis, quem dicti Magiftri dictæ Univerfitatis eligent
ad hoc exprefsè , & ille Magifter qui plures voces habebit , à dictis Magiftris

giftris dicetur electus , & erit examinatus unà cum dicto Cancel ario &
Decano , & Magiftris in Chirurgiâ ; & factâ dictâ examinatione ; fervatâ
equitate fecundùm Deum & confcientiam deponent de fufficientiâ vel
infufficientiâ.

Item. Volumus & concedimus, quòd Cancellarius dictæ Univerfitatis,
aut Decanus , junctis Procuratoribus dictæ Univerfitatis , aut altero
eorumdem , vocato Bauilo Apothecarium dictæ villæ , poffint femel
in anno Apothecas dictorum Apothecarium vifitare.

Item. Quòd dicti Magiftri , Licenciati , Baccalarii , & Scholares tam
enveniendo ad dictum ftudium , quàm ibidem morando , & ad partes &
domos eorum redeundo , unà cum eorum familiâ , bonis Servitoribus ,
rebus , & juribus ipforum, in fpeciali protectione & falvâ gardiâ noftris ,
fecurâque tranquillitate vivere poffint , unà cum Bedellis ipforum.

Item. Quòd dicti Supplicantes poffint &‑valeant debitores , injuria‑
tores , & detentores, inquietatores & moleftores fuos coràm Confer‑
vatoribus per nos tenore præfentium inferiùs deputatis , convenire &
citari facere intrà dictam Villam Montifp. in & fuper juftitiâ & jure eis
refponfuros.

Item. Quòd prætacti Supplicantes non poffint trahi , citari, vel adjor‑
nari , five in agendo , five in defendendo, activè nec paffivè per quof‑
cumque Judices, Ordinarios, Commiffarios, Delegatos , vel extraordi‑
narios pro quibufcumque caufis civilibus , five criminalibus , etiamfi
fubmiffi fuerint exprefsè cum juramento ratione contractûs vel de quâ
agitur ex quâcumque causâ nec quocumque modo , nifi coram Confer‑
vatorbius per nos , ut præmiffum eft , deputatis, extra villam prædictam
Montifp. in quâ pro tempore degent feu morabuntur.

Item. Quòd Officiarii & curiales Præfatæ villæ noftræ Montifp. ac
alii cujufcumque præeminentiæ , dignitatis five conditionis exiftant , mi‑
nimè poffint five valeant prænominatorum Supplicantium domos five
domicilia , aut habitationes ipforum intrare , fub quovis colore & causâ ,
nifi duntaxat factis priùs informationibus , iifque decretatis , Cancellario
feu Decano dictæ Univerfitatis Medicinæ oftenfis , feu loca tenentibus
eorumdem : & illis five altero ipforum præfentibus , dum & quando
domos prædictas , & habitationes dictorum Supplicantium ingredi vo‑
luerint.

Et præmiffa omnia diligenter exequenda feu exequi facienda , prædic‑
taque privilegia , libertates & franchefias, tenore præfentium dictis
Supplicantibus conceffas & conceffa obfervando & inviolabiliter obfer‑
vari faciendo , dilectos noftros Gubernatorem, & Rectorem partis anti‑
quæ villæ noftræ Montifp. qui funt , vel pro tempore futuro erunt , feu
loca tenentes eorumdem , & eorum quemlibet, Judices & Confervato‑
res Supplicantibus prædictis commifimus de novo ac tenore Præfentium

P.

committimus & deputamus per præfentes, omnibus & cuilibet ipforum
mandamus, quatenus dictos Supplicantes & eorum fuccefsores, noftris
præfentibus conceffione & confirmatione privilegiorum & libertatum
prædictorum uti & gaudere plenariè & perpetuò faciant, quatenùs hactenùs ritè & rectè ufi funt & gavifi, non permittentes aliquid in contrarium fieri & fi aliqua controverfia in futurum coram eifdem oriretur fuper
præmiffis, illam terminent & definiant fummariè & de plano, fine ftre-
pitu & figurâ judicii, mandantes infuper præfentium tenore Senefcallis
Bellicadri & Carcaffonæ, Gubernatori & Rectori dictæ villæ Montifp.
prædictis, cæterifque Jufticiariis noftris præfentibus & futuris, & eorum
cuilibet, quatenus conceffione & gratiâ prædictis dictos Supplicantes &
eorum fuccefsores uti & gaudere pacificè & quietè, & abfque quocumque impedimento faciant, & quia dicti Supplicantes in pluribus & diverfis
locis indigebunt noftris Præfentibus, conceffione & gratiâ volumus &
conceffimus, & eifdem, & tenore Præfentium concedimus quod vidimus,
feu tranfumpto Litterarum præfentium conceffionis Privilegiorum prædictorum facto, fub Sigillo Regio, tanta adhibeatur fides & indubitata,
ficut præfentibus Litteris originalibus, nonobftantibus quibufcumque
privilegiis per nos feu prædecefsores noftros Civitatibus, Caftris, Villis,
& locis conceffis & concedendis, & quibufcumque perfonis, nifi de
hujufmodi Privilegiis de verbo ad verbum in eifdem fieret mentio, & ut
præmiffa perpetuò robur firmitatis obtineant, figillum noftrum his præfentibus Litteris duximus apponendum, falvo in cæteris jure noftro, &
in omnibus quolibet alieno. Datum Lugdun. menfe Maio, anni
M. CCCC. XCVI.

Privilegium Ludovici *XII. fuper exemptione receptionis
& hofpitationis Gentium armorum.*

LOUIS, &c. A tous nos Lieutenans Généraux, Gouverneurs, Ma-
réchaux, Baillifs, Sénéchaux, Prévôts, Capitaines, Chefs & Conduc-
teurs de gens de guerre, tant de nos ordonnances, ban & arriere-ban,
que de notre artillerie, Piquiers, Hallebardiers, Coulevriniers, Suiffes
& autres gens de guerre, de cheval & de pied, étans & qui cy feront en
notre fervice, & à tous nos Commiffaires, commis & à commettre à faire
leurs logis: au Gouverneur de Montpellier, & à tous autres Jufticiers,
Officiers, ou à leurs Lieutenants. Salut fçavoir faifons que nous confi-
dérans l'occupation que nos chers & bien aimés les Docteurs, Régens
en l'Univerfité de Médecine de Montpellier, ont tant ès lectures ordinaires, difputation, & autres actes folemnels, pour les corps humains,
& autrement qui fe font en cette Univerfité; que auffi en la vifitation

des malades pour le bien & utilité de la chose publique, qui font choies
privilégiées ; à iceux Régens qui ne font pas en grand nombre : Pour ces
caufes, & afin qu'ils puiffent mieux être en tranquillité, & folitairement
vaquer & entendre au fait de leur dite régence & étude, & pour autres
confidérations à ce nous mouvans, avons octroyé & octroyons, voulons
& nous plaît, que dorénavant aucuns de nos gens de guerre de nos ordonnances, gens de pied ou autres quelconques, tant ceux qui tiendront
garnifon, que en paffant & marchant ; ne logeront aucunement ès
maifons & domiciles d'iceux Régens préfens & à venir, fors qu'il y eût
grand éminent péril, & defquels logis nous iceux Régens avons exempté
& exemptons de notre grace fpéciale, pleine puiffance & autorité
Royale, par lefquelles nous vous mandons, & à chacun de vous fur ce
requis, & comme il leur appartiendra, que nos préfens octroi & exemptions vous faites garder, entretenir, & obferver entierement, & d'iceux
& de tout le contenu en cefdites Préfentes, jouir & ufer dorénavant
lefdits Régens pleinement & paifiblement, fans loger ne faire loger èf-
dites maifons & hôtels defdits Régens, aucuns d'iceux gens de guerre,
ne autrement en ce que dit eft, leur faire mettre ou donner, ne fouffrir
être fait, ni donner aucun détour, biais ou empêchement au contraire,
en quelque maniere que ce foit : mais fi iceux gens de guerre y étoient
logés, les faites incontinent déloger, vuider defdits hôtels & domiciles,
le tout remettre ou faire remettre au néant & premier état. & dû. Car
tel eft notre plaifir, nonobftant quelconques Ordonnances, Commif-
fions, Mandemens, reftrictions ou défenfes & Lettres à ce contraires ;
mandons & commandons à tous nos Jufticiers, Officiers & Sujets, que
à vous & à chacun de vous en ce faifant, obéiffent & entendent diligem-
ment, vous prêtent & donnent confeil, confort, aide & prifon, fi métier eft & requis en font. Donné à Lyon le fecond Décembre l'an de
grace M. D. III.

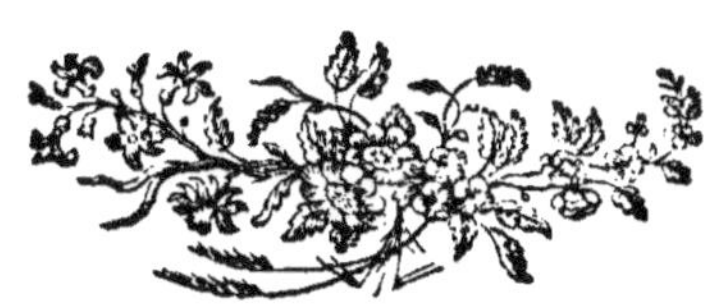

LETTRES du Roi François I, à l'Univerſité de Montpellier, de l'an 1517.

Nos Amés et féaux, nous avons été avertis que pluſieurs Bacheliers & Ecoliers en l'Art & Faculté de Médecine en notre Univerſité de Montpellier s'efforcent & pourſuivent par chacun jour, tant par dons & faveurs qu'autrement, eux faire graduer en ladite Faculté, & de eux faire recevoir à la Matricule ſans avoir ſcience & ſuffiſance, ni être examinés comme il appartient, & être requis aux degrés de ladite Faculté, au grand detriment de nos ſujets & de la choſe publique, & contre les priviléges & ſtatuts de ladite Univerſité; & pour ce que voulons & entendons leſdits priviléges être entretenus obſervés & gardés ſelon leur forme & teneur, ſans vouloir permettre leſdits abus être faits au detriment de ladite choſe publique & de noſdits ſujets, nous vous mandons que n'acceptiés aucun à ladite Matricule ſans être examiné, & qu'il ne ſoit capable & diſpoſé de pouvoir comprendre la ſcience & art de Médecine; comme auſſi que ne receviés aucun deſdits Ecoliers au degré d'icelle ſcience, ni à être gradué par priéres, dons, ni autrement, & ſans être ſuffiſance & idoine ſelon l'exigence du degré, & tout ainſi que en ce il eſt requis par iceux priviléges & ſtatuts, & gardés que en ce n'y ait faute. Donné à Rommorantin le 13 jour de Janvier. Ainſi ſigné.

François de Neuville.

E D I T fait par le Roi, contenant création d'une cinquieme Régence en l'Univerſité de Médecine de Montpellier, en faveur de Mr· Richer de Belleval Docteur en ladite Faculté.

Henri, par la grace de Dieu, Roi de France & de Navarre: à tous préſents & à venir; ſalut. La choſe d'entre les plus célebres qui ſe remarquent en ce Royaume, eſt l'inſtitution des bonnes Lettres, & le nombre de belles & notables Univerſités & Academies, qui y ont été inſtituées par nos Prédéceſſeurs Rois d'heureuſe & louable mémoire, entre leſquelles eſt l'Univerſité de Médecine établie en notre Ville de Montpellier, que nos Prédéceſſeurs ont voulu entretenir & conſerver autant que nulle autre, & pour cet effet auroient fait & créé en icelle quatre Régences ou profeſſeurs, qu'ils auroient voulu être tenues par

perſonnages des plus capables & expérimentés en cet Art, qui ſe pour‑
roient choiſir, auxquels auroient concédé & attribué de beaux priviléges
& gages pour leur entretenement, affin qu'ils euſſent moyen de vaquer
plus commodement à l'explication de cet Art, & érudition plus parfaite
de leurs Ecoliers & auditeurs, duquel devoir ſe ſont juſqu'ici bien ac‑
quittés que l'honneur & réputation en demeure à cette Univerſité de
Montpellier, entre toutes les autres Univerſités qui ſont tant dedans
que dehors ce Royaume, & ainſi que le temps amene avec ſoi une con‑
noiſſance plus parfaite en toutes choſes. Les Profeſſeurs audit Art de
Médecine, ont connu par longue expérience, que pour une plus par‑
faite doctrine de toutés les parties de Médecine, une cinquieme régence
y étoit non-ſeulement utile, mais très-néceſſaire pour vaquer ſeule‑
ment à deux principaux ſujets de la Médecine, ſçavoir, l'Anatomie en
temps d'hiver, & l'explication des Simples & Plantes, tant étrangeres
que domeſtiques; le printemps & l'été, leſquelles deux parties de Mé‑
decine ſeront commodement & parfaitement expliquées par le même
Profeſſeur en faiſons, ce qui ſeroit mal aiſé aux quatre autres Profeſſeurs,
de tout temps deſtinés pour l'interprétation des quatre autres parties de
Médecine, ſans ſe divertir de leur propre ſujet & argument, demeurant
par ce moyen les Ecoliers & auditeurs fruſtrés de l'intelligence de la
doctrine & connoiſſance oculaire des Simples & Plantes, qui leur eſt
très-néceſſaire, ce qui les a déterminés de rechercher les Univerſités
d'Italie, où il y a ſemblables Régences établies, & des jardins deſtinés
pour cet effet, & l'intérêt de ladite Univerſité & retardement des études
deſdits Ecoliers; pour à quoi obvier voulant entretenir ce Royaume en
toute ſplendeur & réputation, l'accroître & augmenter en tout ce qui
nous ſera poſſible, & y attirer & retenir par toutes graces & faveurs
les plus doctes & illuſtres en la connoiſſance des bonnes Lettres, même‑
ment en ladite Médecine : ſçavoir faiſons, que nous, de l'avis de notre
Conſeil, ayant égard à la remontrance & Requête qui nous a été faite
par notre très-cher & très-Amé Couſin le Duc de Montmoranci, Pair
& Marechal de France, Gouverneur & notre Lieutenant Général en
notre Pays de Languedoc, & ayant auſſi ſur ce même ſujet pris avis de
notre Amé & Féal Conſeiller & premier Médecin le S.ʳ Gaillebouſt,
avons créé, établi & inſtitué, créons, établiſſons & inſtituons par ces pré‑
ſentes une cinquieme Régence en ladite Univerſité de Montpellier, pour
y être dès à préſent par nous pourvu, & être ladite charge tenue &
exercée par perſonnage digne & d'expérience requiſe eſdites deux par‑
ties de Médecine, Anatomie, & explication des Simples ès faiſons ſuſdites,
aux mêmes honneurs, autorités, priviléges, gages & droits, que les
quatre autres Régences & Profeſſeurs en ladite Univerſité de Montpel‑
lier, & dorénavant quand vacation adviendra du premier pourvu de

ladite place, par celui qui fera jugé le plus capable en la compagnie des autres régences, par difputes publiques ouvertes à tous prétendants compétiteurs, fuivant les anciens Statuts & Réglements fur ces donnés en notre Cour de Parlement de notre Pays de Languedoc, & ainfi qu'il eft accoutumé d'être fait aux promotions des quatre autres Régences anciennes, quand elles viennent à vaquer par mort, & pour le témoignage qui nous a été rendu par notredit Coufin, & les Confervateurs, Chanceliers & Profeffeurs de ladite Univerfité, de l'expérience fuffifante & capacité de notre cher & bien amé Mr Richer de Belleval, Docteur en la Faculté de Médecine, & de fes bonne vie & prud'hommie, & du fervice qu'il nous a fait en la derniere contagion de Pezenas, à icelui pour ces caufes & autres à ce nous mouvant, avons donné & octroyé, donnons & octroyons par ces préfentes ladite cinquieme Régence, par nous nouvellement érigée en ladite Univerfité de Montpellier, pour la tenir & exercer & expliquer feulement lefdites parties de Médecine, Anatomie, & fimples médicaments és faifons fufdites, & en jouir & ufer aux honneurs, autorités, prérogatives, priviléges, franchifes & libertés, que les autres quatre Régents & Profeffeurs en ladite Univerfité, & aux mêmes gages qui leur font attribués. Si donnons en mandement à nos Amés & Féaux les Gens tenant notre Cour de Parlement de Languedoc, de préfent transférée à Befiers, Chambre de nos Comptes, Treforiers Généraux de France, Gouverneur de Montpellier, ou fon Lieutenant & autres nos Jufticiers & Officiers qu'il appartiendra, que ces préfentes ils faffent lire, publier & enrégiftrer, entretenir, garder & obferver, & à notre Cour que pris & reçu dudit Belleval, le ferment en tel cas requis & accoutumé, ils le mettent & inftituent, ou faffent mettre & inftituer de par nous en poffeffion & faifine de ladite cinquieme Régence, & d'icelle enfemble des honneurs, autorités, prérogatives, priviléges, libertés, gages, droits & émoluments, le faffent, fouffrent & laiffent jouir & ufer pleinement & paifiblement, & à lui obéir & entendre de tous autres, & ainfi qu'il appartiendra és chofes touchant & concernant ladite charge : mandons en outre auxdits Tréforiers Généraux, qu'ils ayent à faire payer, bailler & délivrer audit Belleval, par celui ou ceux que les gages & droits appartenans aux quatre autres Docteurs Régents, a accoutumé payer lefdits gages attribués à ladite cinquieme Régence, tels & femblables que aux autres, & de la même nature de deniers, & fi elle n'étoit fuffifante pour y fubvenir, en ce cas vous mandons & ordonnons que vous ayez à lui en faire fonds, fur les deniers tant ordinaires que extraordinaires de notre recette générale de Montpellier, pour en être payé par chacun quartier en la même forme que les autres quatre Régents, & à cette fin faire fonds par chacun de ce que pourront monter lefdits gages, lefquels rapportant ces préfentes ou *vidimus* d'icelles, ces quittances dudit De Belleval fur ce fuffifantes, nous veulens être paffées & alloyées en la dépenfe des comptes, & rabattues de la recette de celui qui payé les aura par nofdits Gens des Comptes, auxquels mandons ainfi le faire fans difficultés ; Car tel eft notre plaifir, & affin que ce foit chofe ferme & ftable à toujours, nous avons fait mettre notre fcel à ces préfentes fauf......

Donné à Vernon au mois de Décembre l'an de grace mil cinq cent quatre-vingt treize, & de notre regne le cinquieme, figné HENRI. Sur le repli, par le Roi, FORGET ; & à côté, *vifa.* BEMARD. Signé & fcellé de cire verte fur las de filozelle verte & rouge à double queue, pendant le fceau de Sa Majefté.

Regiftré ès regiftres du Parlement, à Befiers le 11 jour de Mars 1595.

LETTRES PATENTES par lefquelles eft mandé aux Tréforiers Généraux de France, bailler lieu propre & convenable à Mr· Richer de Belleval, Docteur en Médecine, pour y mettre les Simples & Plantes.

HENRI, par la grace de Dieu, Roi de France & de Navarre ; à nos Amés & Féaux, Confeillers, les Préfidents & Tréforiers Généraux de France, au Bureau de nos finances, établi en notre Pays de Languedoc, falut. Nous avons par notre Edit du préfent mois, pour plufieurs bonnes caufes & confidérations, créé & établi en l'Univerfité de notre Ville de Montpellier, une cinquieme Régence outre les quatre établies d'ancienneté, comme chofe très-néceffaire pour vaquer à deux fujets de la Médecine, fçavoir, l'Anatomie & l'explication des Simples, duquel état & charge nous avons par même Edit pourvû notre bien amé Mr. Richer de Belleval ; mais d'autant qu'il eft néceffaire pour l'exercice de la charge dudit Belleval, avoir & recouvrer un jardin pour y mettre les Simples & toute forte de Plantes que l'on pourra recouvrer, tant étrangeres que domeftiques : nous vous mandons & enjoignons que vous ayez à advifer & ordonner d'un lieu propre & convenable dans ladite Ville de Montpellier, ou aux fauxbourgs d'icelle, pour mettre lefdites Simples & Plantes, convenir de prix tant de louage dudit lieu, que de l'appointement & gages d'un Homme ou Jardinier pour le labourer, cultiver & entretenir, & fur lequel ledit de Belleval & fes fucceffeurs auront feuls autorité touchant la culture des Simples, & ayant ainfi accordé dudit prix, appointement & gages, vous en ferez laiffer fonds en notre recette ordinaire dudit Montpellier, pour être ledit louage & appointement payés par nos Receveurs, dorefnavant par chacun an aux

termes & en la maniere accoutumée, en rapportant par nosdits Receveurs ou autre qui en aura fait le payemènt, ces préfentes & *vidimus*
d'icelles & quittance fur ce fuffifante; ce que payé aura été par lui à cette
occafion, fera paffé & alloué en fes-comptes, & rabatu de fa recette par
nos Amés & Féaux les Gens de nos Comptes audit Montpellier, & par-
tout ailleurs où il appartiendra fans aucune difficulté; Car tel eft notre
plaifir. De ce faire vous donnons plein pouvoir, autorité, commiffion
fpéciale. Donné à Vernon le 8ᵉ. jour de Décembre l'an de grace mil cinq
cent quatre-vingt treize, & de notre regne le cinquieme, figné HENRI.
Et plus bas, par le Roi, FORGET, & icelles en fimple queue de cire jaune,
du fcel de Sa Majefté pendant.

LETTRE portant augmentation de gages pour les
Docteurs Régents en l'Univerfité de Médecine
de Montpellier.

HENRI, par la grace de Dieu, Roi de France & de Navarre, à
nos Amés & Féaux les Gens de nos Comptes à Montpellier, Préfidents,
Tréforiers Généraux de France y établis; falut. Sçavoir faifons, que
nous ayant égard aux bons, laborieux & continuels fervices que nos
chers & bien amés Mʳˢ· Jean Hucher, Jean Saporta, André du Laurens,
Jean de Varandal & Richer de Belleval, Docteurs & Profeffeurs en
l'Univerfité & Faculté de Médecine audit Montpellier, nous ont ci-
devant fait & font chacun jour & au public, & défirant en cette confidération reconnoître leurfdits offices, & leur donner moyen de continuer de bien en mieux, & s'entretenir, attendu le peu de gages qu'ils

ont, qui ne font que 61. xm. ¹⁄₃ par chacun an à iceux, Hucher, Saporta, Du Laurens, Varandal & Belleval, pour ces caufes & autres
bonnes confidérations à ce nous mouvant, avons en inclinant à leur
requête & fupplication, donné, accordé & octroyé, donnons, accordons
& octroyons par ces préfentes fignées de notre main, la fomme de
foixante fix écus, deux tiers à chacun d'eux d'augmentation de gages,
outre & pardeffus les 61. xm. ¹⁄₃ qu'ils ont chacun de préfentement,
pour faire en tout jufqu'à la fomme de deux cent écus à chacun par an,
& icelle augmentation avoir & prendre fur la même nature de deniers
qu'ils ont accoutumé d'être payés de leur gages anciens, pour d'icelle
augmentation jouir, & en être d'ici en avant par chacun an, & chacun
quartier d'icelui, payé par les mains des Receveurs Généraux de nos
Finances ou de notre Domaine audit Montpellier, ou autre qui a accoutumé

tumé de payer leurfdits gages, & chacun d'eux en l'année de leurs charges, à commencer du premier jour de Janvier dernier paſſé, ſans qu'il
leur ſoit beſoin avoir ne recouvrer de nous par chacun an, aucun acquit
ne mandement que ces préſentes, par leſquelles voulons & vous mandons que faiſant, leſdits Hucher, Saporta, du Laurens, Varandal &
Belleval, jouir & uſer de celui notre préſent don & octroi, vous ayez à
leur faire payer, bailler & délivrer ladite ſomme de ſoixante ſix écus,
deux tiers d'augmentation de gages à chacun d'eux, outre & par-deſſus
ceux qu'ils ont accoutumé avoir par celui ou autre de nos Receveurs,
qu'il appartiendra, doreſnavant pour chacun an, à commencer comme
deſſus eſt dit ; & à cette fin toucher & employer icelle augmentation
reſpectivement ſous les noms des Supplians, ſur l'etat qui ſera par vous
Préſidents, Tréſoriers Généraux de France, dreſſé auxdits Receveurs,
& rapportant par celui d'eux qu'il appartiendra, ces préſentes ou *vidi-*
mus d'icelles duement collationnées, pour une fois ſeulement, & quittance de chacun deſdits ſupplians ſur ce ſuffiſante, nous voulons icelle
ſomme de ſoixante ſix écus, deux tiers à chacun accordés d'augmentation
de gages outre & par-deſſus les gages anciens, être paſſée & allouée en
la dépenſe des recettes, & rabattre de la recette de celui ou ceux de
noſdits Receveurs à qui ce pourra toucher, par vous Gens de nos Comptes ; vous mandons ainſi le faire ſans difficulté ; Car tel eſt notre plaiſir,
nonobſtant que tous dons, bienfaits & recompenſes, duſſent être payés
par les Tréſoriers de notre épargne & non autrement, ſuivant les ordonnances tant anciennes que modernes, faites ſur l'ordre & diſtribution de
nos Finances, auxquelles & à quelconques ordonnances, reſtrictions,
mandements, défenſes & lettres à ce contraires, nous avons pour ce regard dérogé & dérogeons par ceſdites Préſentes. Donné à Paris le 22
jour de Février, l'an de grace 1595, & de notre regne le ſixieme,
ſigné HENRI ; & plus bas par le Roi, DENEUFVILLE, & icelles à
ſimple queue de cire jaune du ſceau de Sa Majeſté.

Régiſtrée à la Chambre des Comptes établie à Montpellier le 11.
Mai 1596.

Nota. Les gages étoient à 133 écus & $\frac{1}{3}$ depuis Charles IX.
Henri IV les augmenta de 66 écus & $\frac{1}{3}$, ce qui les mit à 600 liv.

E D I T portant création d'un Professeur & Lecteur ès-Arts de Chirurgie & Pharmacie en l'Université de Medecine de Montpellier, en faveur de M. Pierre Dorthoman, Docteur.

HENRY, par la grace de Dieu, Roi de France & de Navarre : à tous présens & à venir, Salut. Entre les célebres Académies fondées par nos Prédécesseurs Rois pour l'instruction de leurs Sujets en toute sorte de Sciences & Arts libéraux, celle établie en notre ville de Montpellier a de tout temps, & par toute l'Europe été signalée & remarquée pour la Médecine dont la Profession y est enseignée & démontrée par un bon nombre de Docteurs & Régents, que nosdits Prédécesseurs ont eu soin de gager, & commodément appointer, pour y attirer les plus expérimentés & capables à y servir à l'enseignement de ladite Faculté de Médecine : mais comme elle est composée de trois diverses fonctions qui dépendent l'une de l'autre, & sans lesquelles elle ne peut être réduite en pratique ; deux desquelles sçavoir, la Pharmacie & Chirurgie néanmoins ont été négligées en cette Profession, bien qu'en vérité elles soient inséparables de l'autre, & autant & plus nécessaires que la premiere, ce dont l'ignorance est la seule cause des abus & malversations qui se commettent en cet Art, au grand détriment du public, & de ruine & de perte de la plûpart des malades, les infirmités desquels bien que reconnues par Médecins, & encore que les remedes d'icelles en soient par eux prudemment prescrits & ordonnés, la dispensation en étant remise aux Pharmaciens & Chirurgiens pour les réduire en leur action, au lieu d'en recevoir les soulagemens & opérations que les pauvres malades en attendent, par l'imprudence & incapacité de tels Dispensateurs, sont ordinairement envoyés au trépas, plûtôt par les médicamens mal reconnus & appropriés, que par la maladie ; ce que nous ayant été représenté, & combien il se trouve coutumierement de jeunes gens qui, curieux & soigneux de profiter & servir au Public en la profession desdites Pharmacie & Chirurgie avec la fidélité & sincérité qui y est bien acquise, s'adressant en notredite Université pour y être instruits & enseignés de ce qui est de la perfection de leur Art, sont contraints pour n'y avoir lecture ni régence pour ce instituée en notredite Université, d'y consumer beaucoup de temps infructueusement, & à se retirer aussi peu sçavans & capables, que quand ils y sont allés, à quoi ayant reconnu être très-nécessaire de pourvoir, Nous mûs du même soin que nosdits Prédécesseurs à l'entretenement, conservation & décoration de ladite

Université , & défirant l'accroître d'une profeſſion ſi utile & néceſ-
faire au Public, comme eſt celle de ladite Pharmacie & Chirurgie : Nous,
de notre grace ſpéciale, pleine puiſſance & autorité Royale , avons
créé, ordonné, érigé & établi ; créons, ordonnons, érigeons & établiſſons par ces préſentes un Profeſſeur & Recteur de l'un & l'autre deſdites
Pharmacie & Chirurgie, qui dorénavant puiſſe , ſoit tenu & abſtraint de
lire en public en notre Collége de Médecine les principes, regles &
préceptes d'iceux, à tous Chirurgiens, Pharmaciens & autres qui y voudront apprendre étudians en notredite Univerſité ; comme pareillement
leur faire ſoutenir des diſputes publiques aux heures & lieux commodes,
que le Chancelier , Doyen , & autres Officiers de ladite Univerſité, verront & ordonneront pour la commodité des lectures , & Ecoliers ſe pouvoir faire ; leſquels Lecteurs Nous voulons être choiſis & élus dorénavant
perpétuellement à toujours, vacation advenant, par la diſpute & approbation de la Doctrine , ainſi & en la même forme que les autres Régens
& Recteurs Royaux de notredite Univerſité.

Pour le regard de la perſonne de notre cher & bien amé M. Pierre
pellier, lequel pour l'aſſurance que ſa doctrine de ladite Univerſité de Mont-
& capacité , & pour la recommandation en laquelle nous avons la mémoire de feu M. Nicolas Dorthoman notre Conſeiller & premier Médecin ſon Pere ; voulons & entendons être dès à préſent reçu &
être admis à faire ladite profeſſion & lecture que nous lui avons donnée & conféré, donnons & conférons par ces Préſentes , avec diſpenſe
toutesfois de ladite diſpute dont nous voulons qu'il ſoit & demeure
exempt & diſpenſé , comme nous l'en diſpenſons par ceſdites Préſentes,
pour jouir par ledit Dorthoman & autres ſuccédans à ladite profeſſion
& lecture , des mêmes honneurs, autorités, prérogatives, prééminences,
franchiſes , libertés , exemptions, priviléges, gages, appointements,
& entretenemens, fruits, profits, revenus & émolumens qui ſont attribués & affectés auxdits autres Docteurs , Régens , Profeſſeurs & Recteurs
de ladite Univerſité. Si donnons en mandement à nos amés & féaux Conſeillers, les gens tenant notre Cour de Parlement de . . . . Gouverneur de . . . . ou en ſon abſence ſon Lieutenant ; comme auſſi
aux Chancelier, Doyen & autres Officiers de notredite Univerſité de
Montpellier , que ces Préſentes chacun ſi comme il leur appartiendra , ils
intérinent , faſſent lire, publier & regiſtrer, & le contenu d'icelles garder & obſerver , ceſſans & faiſant ceſſer tous troubles & empêchemens
à ce contraires ; mandons en outre à nos amés & féaux Conſeillers, les
Tréſoriers de France & Généraux de nos Finances établis à . . . .
que les gages par nous, ainſi que dit eſt, affectés audit Lecteur & Profeſſeur , tels & ſemblables & ſur la même nature de deniers, que les ont

les autres Lecteurs, Profeffeurs de notredite Univerfité, ils ayent dorénavant à faire payer, prémierement audit M. Pierre Dorthoman que nous voulons, comme dit eft, faire premier exercice de ladite lecture, & fucceffivement à tous autres qui déferviront la même Charge après lui, avoir par chacun an aux termes & en la maniere accoutumée, à commencer du jour & datte de ces Préfentes, & la fomme à laquelle fe monteront, tant lefdits gages & droits, employer en l'état de nos Finances, & d'autant l'augmenter comme par conféquent le fonds que nous leur mandons auffi d'en bailler à notre Receveur & autre Commis, à faire le payement defdits Régens, Profeffeurs & autres Officiers de notredite Univerfité, & où le fonds des deniers fur lefquels font affignés lefdits autres Profeffeurs ne fuffiront, y pourvoir des autres deniers de notre recette générale ou autrement, ainfi qu'ils verront fe pouvoir commodément faire, lefquels nos Receveurs rapportant avec ces Préfentes ou Copie d'icelles, duement collationnée pour une fois, & par chacun an les quittances defdits Dorthoman & fefdits Succeffeurs en ladite lecture fur ce fuffifant feulement. Nous voulons tout ce que par eux [illegible] de la [illegible] par nos amés & féaux les gens de nos Comptes à Montpellier, auxquels nous mandons ainfi le faire fans difficulté; Car tel eft notre plaifir, & afin de perpétuelle mémoire & que ce foit chofe ferme & ftable, nous avons fait mettre notre fcel à cefdites Préfentes. Donné à Paris au mois de Juin l'an de grace 1597. & de notre regne le huitiéme. *Signé* HENRY; & au repli par le Roi, POTIER; & à côté *vifa.* Et fcellées en cire verte en lacs de foie verte & rouge à double queue du Sceau de la Chancellerie de fa Majefté pendant.

Et fur le repli eft écrit, les préfentes Lettres ont été regiftrées ès Regiftres de la Cour du Parlement 24. Juillet 1597.

Et au Bureau des Finances à Montpellier le 18. Août 1597.

Don de la fomme de deux cens écus par chacun an, faiz par le Roi à Monfieur Jacques Pradilles, Docteur Regent en l'Univerfité de Medecine de Montpellier.

HENRY, par la grace de Dieu, Roi de France & de Navarre. A nos amés & féaux Confeillers, les gens de nos Comptes en Languedoc à Montpellier, Préfidents & Tréforiers Généraux de France au Bureau de nos Finances établi audit lieu, & Tréforier de notre épargne; nous avons dès le troifiéme jour d'Août en l'année 1593 par nos Lettres-Patentes, & pour plufieurs bonnes & grandes confidéra-

tions, à ce nous mouvant, accordé & octroyé à M. Jacques de Pradilles
la fomme de cent écus feulement par chacun an , par forme de penfion
à prendre fur la même nature de deniers que fe prennent les gages des
Docteurs de l'Univerfité dudit Montpellier, pour lui donner moyen de
vacquer dignement à la lecture ; & par Arrêt de notre Confeil du
dixiéme Février précédent lui auroit été permife en ladite Univerfité ,
attendant la premiere Régence qui y vacqueroit , & qui lui étoit ré-
fervée : mais reconnoiffant depuis combien de labeur & de dépenfe cette
profeffion apporte audit de Pradilles , & qui pour n'être moindres que
celles des anciens Régens en la même Univerfité auxquels puis n'a-
guieres , fur ce qui nous a été repréfenté de leurs néceffités du peu d'entretenement qui leur étoit par nous ordonné pour vacquer , ainfi qu'il
appartient , à la fonction de leurs charges. Nous avons augmené leur-
dit entretenement jufqu'à deux cens écus par chacun an ; ne voulant ledit
de Pradilles qui comme aux fort dignement au Public , & y a porté
...coup de foin & de travail , & non moins d'utilité , felon que nous en
fommes duement informés. Nous pour ces Caufes , avons audit de
Pradilles donné & octroyé , donnons & octroyons par ces Préfentes
jufqu'à deux cens écus d'entretenement dorénavant par chacun an , & à
commencer du premier jour de ce mois , à les avoir & prendre par les
mains des mêmes Receveurs & de la même nature de deniers que les
cent écus premiers qui lui étoient accordés & dont font payés nos anciens Régents , Profeffeurs & Officiers de ladite Univerfité par forme
de penfion , & attendant feulement qu'il foit pourvu de la premiere
Régence qui vacquera à lui affectée comme dit eft. Si vous mandons
& enjoignons par ces Préfentes , que par ceux de nofdits Receveurs qui
ont accoutumé de payer les gages & entretenement des Officiers de notredite Univerfité & de la même nature d'iceux , vous faites dorénavant
& jufqu'à la promotion dudit de Pradilles à ladite Régence , à icelui
payer , bailler , & delivrer dorénavant par chacun an , lefdits deux cens
écus par forme de penfion au lieu des cent premierement ordonnés ,
& d'autant augmenter le fonds d'iceux Receveurs , & l'état des dépenfes qu'ils auront à faire , & rapportant par eux ces Préfentes ou Copie
duement collationnée pour une fois , avec les quittances dudit de Pradilles fur ce fuffifantes feulement ; nous voulons tout ce que pour ce
payé , baillé , & délivré , lui aura été , être paffé & alloué en leurs
comptes , déduits de la recette d'iceux par vous gens de nos Comptes :
vous mandons auffi le faire fans difficulté , nonobftant toutes révocations
de penfions , Ordonnances , Réglemens & Déclarations , Mandemens ,
défenfes , & Lettres à ce contraires ; Car tel eft notre plaifir. Donné
à Paris le vingtiéme jour de Janvier , l'an de grace 1598 , &
de notre Regne le neuviéme. *Signé* HENRY ; & plus bas par le Roi

POTIER & icelles sur cire jaune, à simple queue du grand Sceau de la Chancellerie de Sa Majesté pendant.

Régistré à la Chambre des Comptes de Languedoc à Montpellier, le 12 Mars 1598.

STATUTA EDITA per Reverendos Doctores, Universitatis Monspessuli, anno Domini 1554, & die secundâ Junii.

STATUTUM PRIMUM. Reverendi Doctores vocati in Collegio per Bidellum Schedam deferentem, cupientes consulere non solùm utilitati presentium, sed etiam futurorum, statuerunt & ordinarunt quòd posthac in Collegio non erunt nisi novem Doctores qui nunc sunt superstites qui diù docuerunt & nunc docent, scilicet Reverendus [illegible] Schyronius Cancellarius, Antonius Saporta Decanus, Antonius Gryphius, Guillelmus Rondeletius, Joannes Bocaudus, Petrus Guichardus, Honoratus Castellanus, Joannes Blasinus & Franciscus Fontanonus qui fruerentur usu taliarum & emolumentorum, ab iis qui Universitatis gradus assequuntur & dignitates, provenientium; eo quòd prædicti devorarunt magnos labores, tam in docendo quàm in disputando ut præmium amplius ad docendum illos magis sedulos, & assiduos redderet. Quòd si aliquis hujus Universitatis Doctor absens legendi causâ huc venerit, non erit particeps taliarum & emolumentorum dictorum.

STATUTUM SECUNDUM. Item statuerunt quòd pereunte uno ex novem, COLLEGIUM DOCTORUM REDUCETUR AD OCTO, NEQUE MINUETUR, NEQUE ADAUGEBITUR. Quòd si ex prædictis octo de Collegio, contingat unum vel duos mori, superstites alii poterunt, de communi consensu, eligere unum vel duos Doctores extrà Collegium, & substituere in locum defuncti vel defunctorum.

STATUTUM TERTIUM. Item statuerunt quòd in eligendis & substituendis Doctoribus habebitur ratio Filiorum, Nepotum, & Generûm; modò tales sint quales esse debent in doctrinâ & moribus.

STATUTUM QUARTUM. Item statuerunt quòd qui secundùm antiquum modum Doctores facti sunt, si docti sint & boni, & qui Seniores sunt in gradu, aliis præferentur & prælegentur. Quòd si nullus Doctor sit, ut in numerum Doctorum de Collegio recipiatur; alii recipientur, priùs per tres dies Conclusiones illas publicas institutas à Senatu Tolosano antè Doctoratum sustinendo, Doctoribus & studiosis Medicinæ disputantibus, complementum pecuniæ constitutæ ab eodem Senatu facient, computando quam priùs dederunt pecuniam. Is coaptatus in numerum

Doctorum de Collegio gaudebit emolumentis & taliis, quemadmodum reliqui Doctores de Collegio.

STATUTUM QUINTUM. Item statuerunt quòd Studiosi qui ad Doctoratûs gradum venire contendunt, more consueto Baccalaurei fiant, cursum unum legent; vel inchoato cursu si Doctores de Collegio esse nolint, Domini Doctores pro eo dispensabunt, quo perlecto aut inchoato illum Pater Baccalaureatûs Doctoribus præsentabit. Locum, diem & quæstiones Cancellarius & Decanus, aut Seniores Doctores disputandas dabunt, in Cancellarii & Decani absentiâ. Cui disputationi aderunt quatuor secundùm Universitatis ordinem cum Cancellario, vel Decano, aut eorum loca tenentibus, qui ex professo probabunt illius responsa, & de ejus eruditione fidem facient toti Universitati, Domino Episcopo vel ejus Vicario qui, pro more, factâ disputatione gradum Licentiatûs in Aulâ episcopali dabit. Disputatio hæc fiet in Aulâ Domini Episcopi. Liberum erit Studioso eâdem die, vel post tres aut quatuor dies, (quo tempore adesse poterunt omnes alii Doctores si velint) Doctoratûs gradum accipere. Et hæc fient sine strepitu & pompâ. Liberum tamen erit Doctorato, in regressu tibicines habere & amicos convocare ut cum pompâ in suam domum reducatur.

STATUTUM SEXTUM. Item statuerunt & ordinarunt quòd nemini vetitum erit adipisci gradum Doctoratûs juxtà veterem morem, modò agat quæ agenda sunt & ad gradûs adeptionem sit idoneus, qui in urbe facere medicinam poterit & docere quemadmodùm alii de Collegio faciunt, non tamen fruetur emolumentis & taliis nisi sit in numerum Doctorum de Collegio cooptatus; is autem qui non erit Doctor de Collegio neque adeptus fuerit gradum juxtà veterem morem, medicinam facere neque docere in urbe poterit, honoribus tamen secundùm suam dignitatem, alios Doctores sequetur, cum illis in Collegio sedebit & in publicis quæstionibus disputabit.

STATUTUM SEPTIMUM. Item statuerunt & ordinarunt quòd Licentiandus numerabit pro gradibus Licentiæ & Doctoratûs triginta quinque aureos solares, quorum viginti in bursam communem ponentur, tres Doctori laureanti elargientur, Vicario unus, ut consuetum est, Bidello alius, & ultimus partim Secretario Episcopi, partim pro litteris faciendis dabitur; alii novem in aliâ bursâ ponentur ut distribuantur sequenti die à Seniore, vel Juniore Procuratore, qui recipiet illam pecuniam omnibus Doctoribus præsentibus in Universitate qui aderunt actui Licentiæ & Doctoratûs.

STATUTUM OCTAVUM. Item statuerunt quòd omni tempore facient Doctores, tempore scilicet ordinarii, modò non sint ex iis qui gradum juxta veterem morem assequuntur.

STATUTUM NONUM. Item statuerunt quòd doctorans Doctor erit is qui fex annos legerit in Univerfitate ordinariè fecundùm antiquitatem.

STATUTUM DECIMUM. Item ftatuerunt & ordinarunt quòd fi fint aliqui Doctores de Collegio qui per totam æftatem aut majorem æftatis partem non refideant in Univerfitate, non erunt participes illorum aureorum qui dantur examinantibus Doctoribus, & laureanti Doctori; partem autem illorum viginti qui in communem burfam ponuntur habebunt, modò per hyemem legerint.

STATUTUM UNDECIMUM. Item ftatuerunt & ordinarunt quòd fi Doctor qui eft in ordine abfens fuerit vocatus ab ægris medicinæ faciendæ causâ, fequens in ordine fungetur officio abfentis poft octo dies à præfentatione, neque poterit diutiùs retardari ipforum graduum adeptio.

STATUTUM DUODECIMUM. Item ftatuerunt & ordinarunt quòd is qui Doctoralem Lauream in Aulâ Epifcopali eft adeptus præter antiquum morem tenebitur, antequam Lauream obtineat, jurare fe obfervaturum diligenter præfentia Statuta, & ad futuram rei memoriam in Libro Univerfitatis fcribet, fe non facturum Medicinam neque lecturum in Montepeffulano, & obfervaturum diligenter quæ in Statutis funt contenta, ut dictum eft, quod fcriptum eft propriâ fingraphâ roborabit.

STATUTUM DECIMUM TERTIUM. Item ftatuerunt quòd fi contingat aliquid fupereffe de trecentis libris quas Rex fuâ liberalitate elargitur Doctoribus regentibus poft illorum novem aut octo priùs fcriptorum perfolutas talias, refiduum erit pro folvendis taliis illorum Doctorum qui adepti funt gradum juxtà veterem morem, quamvis non fint de Collegio. *Signés an.* SAPORTA, GRYFFI, BOCAUDUS, RONDELET, JOANNES BLASIN, GUICHARD, FONTANONUS.

Henri, par la grace de Dieu, Roi de France; à tous préfents & à venir: SALUT. Nous avons fait voir en notre privé Confeil, les Statuts & Ordonnances faites par nos chers & bien amés les Docteurs Régents de la Faculté de Médecine en l'Univerfité de Montpellier, au mois de Juin dernier, concernant l'ordre & réglement de ladite Univerfité, ci-attachés fous le contre-fcel de notre Chancellerie; & fuivant l'avis & déliberation d'icelui, iceux Statuts & chacun d'eux, en tant que befoin feroit, avons loué, approuvé, confirmé, homologué, & de notre certaine fcience, pleine puiffance & Autorité Royale, louons, approuvons, confirmons, homologuons & avons pour agréable, voulons & nous plaît qu'ils foient obfervés, gardés & entretenus de point en point, felon leur forme & teneur par lefdits Docteurs Régents, qui font à préfent & feront pour l'avenir en ladite Univerfité, & par toutes autres quelconques; car tel eft notre plaifir: en témoin de quoi nous avons fait mettre notre fcel à cefdites Préfentes, fauf en autres chofes notre droit.

Donné à St. Germain-en-Laye, au mois de Décembre l'an de grace mil

mil cinq cent cinquante-quatre, & de notre Regne le huitieme. PAR LE
ROI en fon Confeil. HURAULT.

HENRI, par la grace de Dieu, Roi de France & de Navarre : à
tous préfents & à venir : SALUT. Nous, ayant été averti de la grande
confufion & defordre, qui avoit été ci-devant en notre Univerfité de
Médecine de Montpellier, à caufe du grand nombre de Docteurs gradués
en icelle ; lefquels fous prétexte de leur promotion en ladite Univerfité,
préfuppofoient devoir jouir indifféremment comme nofdits Profeffeurs
ftipendiés des mêmes Priviléges, Droits de Chappe, Facultés & Emo-
luments, & autres droits, defquels lefdits Profeffeurs ftipendiés avoient
accoutumé de jouir ; pour lefquels défordres faire ceffer, & pourvoir à
ce que nul abus & inconvénient pût intervenir au préjudice du Public,
les Profeffeurs ftipendiés & Docteurs de ladite Faculté, qui étoient lors
en notre ville de Montpellier, s'étant affemblés & ayant dreffé certain
Réglement en forme de Statut perpétuel, par eux fut advifé que le nombre de huit Docteurs ès lectures ordinaires, compris nofdits Profeffeurs
ftipendiés, étoient fuffifans & capables pour entretenir le luftre de ladite Faculté, & pour le profit des Écoliers étudians en icelle ; ce qu'ayant
été ainfi réfolu & délibéré, & fur autres chofes concernant le bien
& l'utilité de ladite Ecole, par lefdits Profeffeurs & Docteurs en fut fait
article aufdits Réglements & Statuts, lefquels vûs par le Roi Henri
Second, notre très-honoré Seigneur, que Dieu abfolve, en fon Confeil
Privé les ayant trouvés juftes & raifonnables, auroit octroyé Provifions
en forme d'Edit ci-attachées avec lefdits Statuts & Réglements contenant la confirmation, agréation & autorifation d'iceux, en l'année mil
cinq cent cinquante-quatre, ci-fous le contre-fcel attachées, notamment
pour la réduction des Docteurs aggrégés au nombre de huit, compris
nofdits Profeffeurs ftipendiés, & d'autant que lefdites Provifions du feu
Roi Henri, pourroient être débattues pour n'avoir été vérifiées ou enré-
giftrées où befoin étoit, ce qui pourroit porter par trop préjudice au
Public & à nos Sujets. Nous, à ces caufes, après avoir le tout fait voir à
notre Confeil, & défirant faire entendre à un chacun, que notre intention eft de faire fleurir ladite Faculté de Médecine de notredite Ville de
Montpellier, comme la plus ancienne de notre Royaume, & de non-
feulement maintenir les Profeffeurs ftipendiés, Docteurs aggrégés d'icelle, en leurs priviléges, libertés, facultés, profits, revenus & émoluments, & autres droits quelconques à eux appartenants ; mais auffi de
leur accroître & augmenter lorfque le cas le requerra. Avons, de notre
grace fpéciale, pleine puiffance & autorité Royale, par ces préfentes
fignées de notre main, de l'avis de notredit Confeil, fait expédier en

R

forme d'Edit perpétuel & irrévocable, dit & ordonné, diſons & ordonnons, voulons & nous plaît que leſdites Proviſions dudit feu Roi Henri, notre très-honoré Seigneur, de ladite année mil cinq cent cinquante-quatre, Réglemens & Statuts de ladite Univerſité; le tout ci-attaché ſous le contre-ſcel de notre Chancellerie, ſortent leur plein & entier effet, & ſoient exécutés de point en point, ſelon ſa forme & teneur; leſquels en tant que beſoin eſt, nous avons confirmé & autoriſé, confirmons & autoriſons; & ce faiſant, *que doreſnavant n'y aura que huit Docteurs en ladite Faculté de Médecine, compris nos Profeſſeurs ſtipendiés, ordinaires & aggrégés*, qui ſoient adſtraints de continuer les lectures ſelon les anciens Statuts de ladite Faculté, durant le temps porté par iceux, leſquels ſeuls participeront aux profits, émolumens & droits de Chappe des Promûs aux dégrés de ladite Faculté, & autres Priviléges à eux concédés par leſdits Statuts & Réglemens anciens, ſans que les autres Docteurs non aggrégés puiſſent prétendre aucune part & portion auxdits émolumens & droits de Chappe, *ni autres* QUELCONQUES, que ſeulement les menus droits de dragées & gants; ſans que pour cela ils puiſſent être privés de LIRE aux heures qui leur ſeront indites par les Profeſſeurs ſtipendiés, pour ſe rendre de tant plus capables d'être un jour aggrégés au nombre des huit Docteurs, advenant vacation de l'un d'iceux. Si donnons en mandement à nos amés & féaux, les Gens tenant notre Cour de Parlement de Toulouſe, faire jouir leſdits Profeſſeurs ſtipendiés & Docteurs aggrégés de la REDUCTION, du contenu au préſent Edit, Statuts & Réglemens y mentionnés pleinement & PAISIBLEMENT; ÔTER ET FAIRE CESSER TOUS TROUBLES ET EMPECHEMENS, QUI SUR CE LEUR POURROIENT ETRE DONNÉS CONTRE NOS VOULOIRS ET INTENTION. Car tel eſt notre plaiſir. Donné à Paris le ſixieme jour d'Avril, l'an de grace mil ſix cent dix, & de notre regne le vingt-unieme. *ſigné* HENRI: Par le Roi, RUSÉ.

EXTRAIT des Regiſtres du Parlement de Toulouſe.

VU les Lettres-Patentes du feu Roi Henri Quatrieme du nom, données à Paris le 6 Avril 1610, ſignées HENRI; & ſur le repli, par le Roi, RUSÉ, contenant confirmation d'autres Lettres-Patentes du feu Roi Henri Second, de l'an mil cinq cent cinquante-quatre, contenant confirmation des Statuts & Priviléges de l'Univerſité, en la Faculté de Médecine érigée à Montpellier; avec les Requêtes préſentées par le Syndic de ladite Univerſité aux fins du Regiſtre & vérifications deſdites Lettres, & le dire & concluſions du Procureur Général du Roi.

La Cour a déclaré & déclare n'entendre empêcher que le Syndic de ladite Univerſité ne jouiſſe du contenu auxdites Lettres & Priviléges y mentionnés, ſelon & en la forme qu'ils en ont ci-devant bien & duement joui. Prononcé à Toloſe en Parlement, le 28 Juillet 1610.

D E M A L E N F A N T, ſigné.

E X T R A I T d'une Déliberation priſe le 5 Avril 1526, qui exclut tout Certificat d'étude des Univerſités du Royaume, excepté de celle de Paris.

PROINDE nos Univerſitates omnes quæ ſunt in Galliâ, cùm hoc exercitio careant, excluſimus, demptâ Pariſiacâ, in qua exercitatio ſuffi-ciens invenitur.

D E L I B E R A T I O N du 25 Mai 1527, qui défend de nommer un Abbé des Etudiants.

FOL. 46 il eſt décidé dans les vieux Statuts, que l'Univerſité ne fera que deux repas publics de tous les Doĉteurs, Bacheliers, Ecoliers; ſçavoir, à la S. Luc & aux Rois : ces repas étoient un dîné, à la fin duquel un des Bacheliers faiſoit un diſcours en Latin, après quoi l'on ajoute : *Si autem poſt illam orationem aliqui ex Bachalaureis vel Stu-dentibus velint ludere aliquam comœdiam coram toto cœtu poterunt, modò nemini ſit injurioſa & de nemine maledicat.*

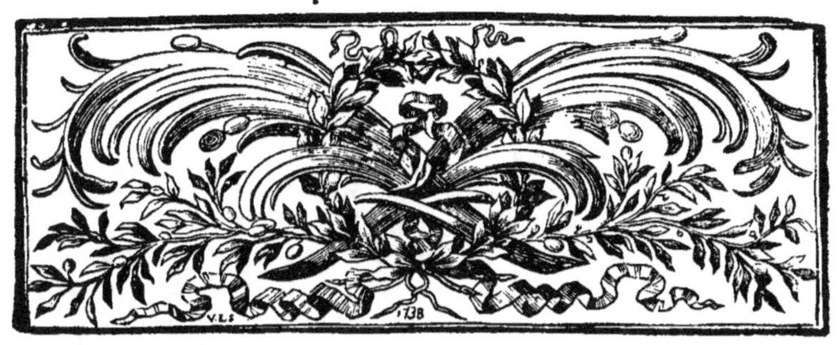

MÉMOIRES
SUR L'HISTOIRE
DE
LA FACULTÉ DE MÉDECINE
DE MONTPELLIER.

LIVRE TROISIEME.

De la Vie & des Ouvrages des Médecins de la Faculté de Montpellier, qui y ont régenté depuis sa premiere origine, jusqu'à l'établissement des Professeurs Royaux.

O N a vû dans les premiers Livres de cet Ouvrage, que tous les Maîtres ou Docteurs de la Faculté avoient dès son origine un droit égal d'y enseigner publiquement, d'examiner les Candidats, de donner leur suffrage sur leur capacité, & de les promouvoir aux Grades à leur tour; en quoi cette Faculté se gouvernoit alors comme se gouverne encore aujour-

R iij

d'hui la Faculté de Médecine de Paris ; mais l'établissement des quatre Professeurs Stipendiés, que le Roi Louis XII. y créa en 1498, changea cette discipline, parce que les Docteurs qui furent honorés de ce titre, s'attribuerent peu-à-peu les principales fonctions des Ecoles, & parvinrent enfin à en bannir les autres Docteurs.

Dans cet intervalle, il y eut dans la Faculté de grands Maîtres qui soutinrent sa réputation, & qui l'illustrerent, comme on verra dans ce Livre, où nous nous proposons d'en parler en détail. Ranchin a donné le nom de la plûpart de ces Docteurs dans le Catalogue qu'il a mis au commencement de son *Apollinare Sacrum*, mais il n'en a donné que le nom, sans même indiquer d'où il l'avoit pris, ce qui fait que je me trouve à l'égard de plusieurs d'entr'eux dans une ignorance parfaite & que je les mets au rang de ceux :

Quos tegit invidiosa vetustas.

Il y a pourtant à la façade des Ecoles quelques anciennes Inscriptions en Caractere Gothique, en l'honneur de quelques-uns de ces anciens Docteurs. Ranchin les a rapportées dans l'Ouvrage déjà cité, d'où je les ai prises, après les avoir vérifiées. Ces Inscriptions sont assez mal conçues, & les plus nouvelles me paroissent être les plus mauvaises. J'ai cru devoir placer chacune à la suite des articles des Docteurs auxquels elles se rapportent.

J'ai ajouté aux Docteurs rapportés par Ranchin, quelques anciens Médecins, qui méritoient d'y avoir place. J'y en ai même joint quelques-uns, qui n'y appartiennent qu'indirectement, mais dont la vie mieux connue peut donner quelque lumiere sur l'histoire de la Médecine du moyen âge.

B u h u a l i h a B e n g e s l a.

Rien n'eſt plus embrouillé que l'hiſtoire de la vie des
Auteurs Arabes, & ſur-tout des Médecins. Leurs noms ſont
toujours défigurés, à cauſe de l'ignorance de la langue ; le
temps de leur vie toujours incertain, à cauſe de la différence
qu'il y a entre les années lunaires, telles que celles des Arabes, & les années ſolaires, telles que les nôtres ; entre les
années de l'Hégire, & les années de J. C. Enfin, comme les
Arabes, outre le nom qui leur eſt propre, ont pluſieurs autres
noms, dont les uns défignent leur pere, leur grand-pere, leur
fils ; les autres ſont des épithetes honorables, ou ſervent à
marquer le lieu de leur naiſſance ; il eſt arrivé ſouvent qu'au
lieu de leur donner leur véritable nom, on ne les a défignés
que par les noms qui ne ſervoient qu'à marquer leur état ou
leur qualité. C'eſt ainſi que le Médecin qui s'appelloit (*a*)
Abou Hali, Alhouſſain, ben Abdalla, ben Sina, c'eſt-à-
dire, *Houſſain, Pere de Hali, fils d'Abdalla, petit fils de
Sina,* n'eſt connu en Europe que ſous le nom d'*Avicenne,*
qui eſt un nom corrompu, formé des deux mots. On appelle
(*b*) de même *Averroës* & *Avenzoar,* deux Médecins, dont le
premier s'appelloit *About Valid, Mohammed ben Roſchd,*
c'eſt-à-dire, *Mahomet, Pere de Valid, fils de Roſch,* &
l'autre *Zoht ben Zoht,* c'eſt-à-dire, *Zoht fils de Zoht.*

De-là vient auſſi qu'on a ſouvent diviſé un Auteur en pluſieurs Docteurs différents ; à cauſe des différents noms qu'il
portoit. C'eſt ainſi qu'on fait communément deux Auteurs
différents d'*Albucaſis* & d'*Alſaharavius ;* ſouvent même on
en fait encore un troiſieme de Bucaſis. Cependant ces Auteurs ſont la même perſonne qui s'appelloit (*c*) *Abou Caſem,
Chalaf, Ebh Abbas, Alzaharavi,* c'eſt-à-dire, *Chalaf le
Zaharavien, Pere de Caſem, fils d'Abbas.* M. Freind ſe

(*a*) D'Herbelot, Bibliotheque Orientale.
(*b*) Ibidem.

(*c*) Freind, *Hiſtoire de la Médecine.*
Tom. 2 *pag.* 202,

1080.

fait honneur d'avoir découvert l'erreur, où il croit que tout le monde étoit ſur l'article de ces Auteurs. Mais s'il avoit conſulté Schenckius (*d*) il y auroit trouvé que cet Auteur avoit déja depuis long-temps établi & prouvé la même choſe, aux mots *Alſaharavius, Albucaſis & Bulcaſis*.

Buhualiha Bengeſla fournit un exemple de la difficulté dont on vient de parler. Ce Médecin s'appelloit (*e*) *Jahia Bou Hali ben Gezlah*, c'eſt-à-dire, *Jean, Pere de Hali, fils de Geſlas*. On a retranché le nom véritable qui étoit Jahia ou Jean, & des quatre mots ſuivants on en a fait les noms *Buhu Aliha ben Gezla*, qu'on a defiguré encore en différentes façons.

Il eſt vrai que d'Herbelot l'appelle en un endroit *Jahia ben Iſſe*, c'eſt-à-dire, *Jean fils de Jeſus*; & dans l'autre *Jahia ben Ali*, c'eſt-à-dire, *Jean fils de Ali*. Mais le nom que ce *Jahia* porta chez nous, prouve qu'il faut l'appeller *Jahia Abou Hali*, d'où l'on a fait *Buhualiha*.

Cet Auteur eſt encore connu ſous le nom (*f*) d'Alkatel, qui n'eſt qu'une épithete, qui ſignifie l'Ecrivain. On lui donnoit encore le nom (*g*) *d'Élluchaſem Elimitar*, qui, à ce que je crois, n'eſt auſſi qu'une qualification honorable.

Tout ce qu'on ſçait de ce Médecin (*h*), c'eſt qu'il étoit Arabe & Mahométan, qu'il a vécu à *Bagdad*, c'eſt-à-dire, dans la nouvelle Ville de Babylone, bâtie (*i*) ſous ce nom par *Abſu Giafar al Manzor* ſecond Kalife de la race des Abbaſſides, l'an 145 de l'Hégire; qu'il a compoſé en Arabe un livre de Médecine, ſous le titre de *Tacouim al abdan fi Tadbir el enſan*, c'eſt-à-dire, *Tables des maladies du Corps humain*; qu'il a dédié cet ouvrage à *Moêtadi Benrillah*, 27ᵉ Kalife de la maiſon des Abbaſſides, qui commença de regner l'an de l'Hégire 467, & qui mourut l'an 487; enfin que Buhualiha Bengeſla à vécu par conſéquent dans cet intervalle, ce qui s'étend depuis l'an de Jeſus-Chriſt 1075, juſqu'en l'an 1095, ou 1096.

(*d*) *Biblia Iatrica*.
(*e*) Herbelot. *Bibliotheque Orientale*.
(*f*) Idem, ibidem au mot *Tacouim*.
(*g*) Velſchius, de vena Medinenſi.

Pag. 287.
(*h*) Herbelot *ubi ſupid*, aux mots *Tacouim, Jahia & Moêtadi*.
(*i*) Idem in voce. *Bagdad*.

Cela

Cela fuffit pour réfuter (*k*) *Egaffe du Boulay*, & (*l*) *Freind*   1080.
qui l'a fuivi, & qui prétendent, 1°. que Buhualiha étoit Juif;
2°. qu'il étoit premier Médecin de Charlemagne ; 3°. que ce
fut par l'ordre de cet Empereur, qu'il compofa fon livre des
Tacuins, *Librum Tacuinorum*, ou les Tables de la Santé ;
4°. qu'il les compofa avec Farraguth.

Cela réfute de même Schenckius (*m*), qui a fait deux
Auteurs différents de Buhualiha Bengefla & d'Elluchafem
Elimithar, à chacun defquels il attribue les Tacuins.

Enfin cela réfute (*n*) l'Auteur de la feconde Apologie de
la Faculté de Montpellier, qui a avancé que Buhualiha Bengefla avoit étudié dans la Faculté de Montpellier.

L'ouvrage de cet Auteur a été traduit en Latin par Farragus Juif (*o*), & imprimé à Strasbourg en 1532 chez Schot,
fous le titre de *Tacuini ægritudinum & morborum ferè omnium Corporis humani, cum curâ earumdem.*

Le même ouvrage a été imprimé (*p*) à Strasbourg en
1531, fous le titre de *Tacuini, five Tabulæ fanitatis tuendæ
juxta ordinem fex rerum non naturalium*, & attribué à Elluchafem Elimithar, Médecin de Baldach.

(*k*) Hiftor. Univ. Parif. *Tom.* 2 *pag.*
572 & 573.
(*l*) Hiftoire de la Médecine. *Tom.* 3
pag. 18.

(*m*) *Biblia Iatrica.*
(*n*) Pag. 123.
(*o*) Schenckius, in voce *Buhualiha.*
(*p*) Idem in voce *Elluchafem.*

(*a*) FARRAGUTH, (*b*) FARRAGUS, OU FERRAGIUS.

Ce Médecin étoit Juif, il a traduit d'Arabe en Latin   1200.
l'ouvrage de Bengefla, dont on vient de parler, & l'a dédié
à un Roi Charles, *Carolo Regi*. L'Editeur de cette traduction
qui a été imprimée en 1532, a trouvé à propos d'ajouter,
que ce Roi Charles étoit le premier du nom, *Carolo Regi
ejus nominis primo*. Ce qui a fait croire que cet ouvrage

(*a*) Naudé, *Addition aux Mémoires de
Comines*, *pag.* 161.

(*b*) Bartolocci, *Bibliotheca magna
Rabbinica*, *Tom.* 4 *pag.* 344.
S

1080.

avoit été dédié à Charlemagne, le premier Roi connu de ce nom, & a par conséquent donné lieu aux erreurs touchant Bengefla, que nous avons refutées dans l'article précédent, où nous avons prouvé que Bengefla ayant dédié fon ouvrage au Kalife Moctadi, a dû vivre environ l'an 1085 de Jefus-Chrift, & par conféquent long-temps après l'Empereur Charlemagne, qui eft né (c) en 742, & mort en 814.

Farragus fon Traducteur a donc dû vivre encore plus tard, ainfi je fuis perfuadé que le Roi Charles premier du nom, à qui il a dédié fa traduction, doit être Charles de France, frere de St. Louis, Roi de Naples & de Sicile, premier du nom, qui commença de regner en 1266, & qui mourut en 1285. Je regarde fur ce pied-là Farragus comme un Juif Néapolitain (d) forti de l'Ecole de Salerne, & je n'ai garde de donner dans la prévention de l'Auteur de la feconde apologie pour l'Univerfité de Montpellier (e), qui croit que Farragus étoit de cette Faculté. Il appuie cette opinion fur l'autorité de J. G. Schenckius, dans fa Bibliotheque des livres de Médecine, intitulée *Biblia Iatrica*, & de Hierofme Surianus fur le *Continens* de Rhafis. Mais la premiere citation eft fauffe, & je n'ai pas eu la patience de feuilleter un gros livre comme celui de Surianus fur le *Continens* de Rhafis, où il n'y a ni table, ni répertoire, pour m'éclaircir fur une citation dont la fauffeté me paroît évidente.

(c) Hiftoire généalogique de la Maifon Royale de France. *Tome 1 pag.* 28.
(d) Une vieille verfion de Rhafis, citée par *Riolan dans les Recherches fur* les Facultés de Paris & de Montpellier, le dit ainfi.
(e) Pag. 121.

RIGORDUS, *Gothus*, RIGORD *du Bas-Languedoc.*

1200.

On ne connoît de cet Auteur, que ce qu'il a dit lui-même. Il fe dit Médecin & Goth, *Gothus* ; ce qui fignifie qu'il étoit du Bas-Languedoc, qui dans ce temps-là portoit encore le nom de Gothie, que les Goths qui l'avoient occupé lui avoient donné.

Le titre de Médecin que Rigord fe donne, prouve qu'il
avoit étudié à Montpellier, dont il ne pouvoit pas être éloigné, de quelque endroit du Bas-Languedoc qu'il fût, & qui
étoit alors fa feule Ecole où l'on enfeignât la Médecine ; car
d'ailleurs la Faculté n'étoit pas encore établie quand il étoit
dans ce Pays-là, puifqu'elle ne le fut qu'en 1220. Quelques
Ecrivains modernes donnent à Rigord la qualité de Médecin
de Philippe-Augufte, *Phyficus Regis :* comme il ne fe la donne pas, leur témoignage me paroît fort douteux.

On ignore en quel temps Rigord vint à Paris, mais il y
vint, & il fe fit Moine dans l'Abbaye de Saint Denys. C'eft-
là qu'il travailla à l'Hiftoire de Philippe-Augufte pendant dix
ans, dont (*a*) il faifoit fi peu de cas, qu'il l'auroit fupprimée,
fi Hugues Abbé de St. Denys, ne l'eût engagé à la publier.
Il la dédia au Prince Louis, fils aîné de Philippe-Augufte. Il
dit fur l'année 1205, qu'il étoit déja vieux, *ferè in fenio jam
exiftens.* On ignore s'il acheva cette Hiftoire, de l'aveu de
D. Félibien ; on ignore de même l'année de fa mort. L'ancien
Nécrologe de St. Denys, marque feulement qu'il mourut le
17 Novembre, & il eft appellé *Magifter Rigortus* M. B. D.
c'eft-à-dire, *Monachus Beati Dionyfii.*

C'eft-là tout ce qu'on fçait de la vie de Rigord, & on
n'auroit plus rien à dire fur fon compte, s'il ne falloit pas
examiner ce qu'on trouve dans fon Hiftoire fur l'Univerfité
de Paris, fous l'an 1209, où on lit les paroles fuivantes.

*In diebus illis ftudium literarum florebat Parifiis, nec
legimus tantam aliquando fuiffe Scholarium frequentiam
Athenis vel Ægypti vel in qualibet parte mundi, quanta
locum prædictum ftudendi gratiá incolebat. Quod non folùm
fiebat propter loci illius amœnitatem, & bonorum omnium
fuperabondantium affluentiam, fed etiam propter libertatem
& fpecialem prærogativam defenfionis, quam Philippus
Rex & Pater ejus ante ipfum ipfis Scholaribus impendebat.
Cùm igitur in eadem nobiliffima civitate non modò de (b) Tri-*

(*a*) Dom Felibien, Hiftoire de
l'Abbaye de St. Denys, *ad ann.* 1223.
(*b*) Par ces termes on entendoit

alors les fept Arts libéraux qui faifoient
l'objet de la Faculté des Arts. Sous le
mot de *Trivium* on comprenoit la Gram-

S ij

*vio & Quadrivio, verùm & de quæstionibus Juris Canonici
& Civilis, & de ea Facultate, quæ de sanandis corporibus,
& sanitatibus conservandis scripta est, plena & perfecta
inveniretur scriptura, ferventiori tamen studio Sacram Paginam & Theologicos docebant.*

On peut aisément juger de l'avantage que l'on croit pouvoir tirer de ce passage, pour prouver l'ancienneté de l'Université de Paris, & des différentes Facultés qui la composent;
mais cet avantage deviendra pour le moins très-douteux, si
l'on fait attention aux réflexions suivantes.

I. Rigord publia son histoire à la sollicitation de Hugues
Abbé de St. Denys; or le dernier Abbé de St. Denys de ce
nom mourut en 1204, selon D. Félibien, *ubi suprà*. Rigord
dit sous l'an 1205, qu'il est déja vieux; on peut conclure de
ces deux faits, que Rigord ne poussa son histoire que jusqu'à l'an 1205 ou 1206, & que le reste de l'ouvrage qu'on lui
attribue vient d'une autre main.

Le titre qu'il donne à Louis, fils aîné de Philippe-Auguste,
dans l'épître dédicatoire, où il ne l'appelle que *Ludovico
Philippi Augusti filio*, prouve que cette épître a été écrite
du vivant de Philippe-Auguste; car Rigord n'auroit pas autrement manqué de donner le nom de Roi au Prince Louis,
d'où il faut conclure que Rigord n'a jamais composé l'histoire
qu'on lui attribue aujourd'hui, & qui s'étend jusqu'à la mort
du Roi Philippe.

Qu'est-il même besoin de conjecturer; celui qui étoit avec
le Roi à la bataille de Bovines en 1214, & qui a décrit cette
bataille, dit lui-même qu'il étoit Chapelain du Roi. *Capella-
nus, qui scripsit hæc*, dit-il, *stabat retrò Regem non procul
ab ipso*: or Rigord n'a été ni Chapelain ni Prêtre, il ne
s'est donné lui-même que le titre de *Beati Dionysii Areo-
pagitæ Clericorum minimus*; & dans l'ancien Nécrologe de
St. Denys, on ne le nomme que *Magister Rigoldus, B. D. M.*
c'est-à-dire, comme on l'a déja remarqué, Moine de St. De-

maire, la Rhétorique & la Dialectique, & sous celui de *Quadrivium*, l'Astrologie, la Géométrie, l'Arithmétique & la Musique. *Voyez* Ducange, *in Glossaria
mediæ & infimæ Latinitatis.*

nys. Il faut donc convenir que Rigord n'a point écrit la Bataille de Bovines; que son histoire n'alloit pas si avant, & **1200.** qu'elle a été continuée par une autre personne, que l'on croit être *Guillelmus Armoricus*, Guillaume le Breton.

Rigord n'est donc pas l'Auteur de la description qu'on fait de l'Université de Paris, dans l'histoire qui porte son nom, sous l'an 1209. A qui donc doit-on l'attribuer ? c'est ce qu'il n'est pas facile de décider. Cette même description se trouve mot pour mot dans un Historien anonyme de la vie de Philippe-Auguste, qu'Alexandre Petau a publiée le premier, & que Duchesne a inserée dans ses Historiens de France, *Tom. V pag. 257.*

Ce n'est pas même tout, ce passage se trouve encore dans Vincent de Beauvais, *in Speculo historiali.* Que statuer sur un passage banal comme celui dont on ne sçait pas le véritable Auteur ; car je le crois une interpolation faite dans ces Auteurs par une main plus récente. On sçait que ces sortes d'interpolations sont communes dans le texte de plusieurs Auteurs, & sur-tout dans celui des Historiens du moyen âge, où l'on prenoit souvent la liberté d'inférer ce qu'on jugeoit à propos. On peut consulter sur cela ce que Pithou a dit *(c)* sur Nithard ; & Pasquier *(d)* sur Almoin.

Ce qui me persuade que cette description de l'Université de Paris, doit être rapportée à un temps beaucoup moins ancien, c'est que cette description ne convient point à l'état de l'Université en 1209, tel que du Boulay lui-même le décrit: on parle des quatre Facultés comme déja formées, & elles ne l'ont été que long-temps après celle de Médecine, par exemple, en 1270. Cet état florissant où l'on représente l'Université de Paris, ne convient qu'aux regnes des premiers Rois de la branche des Valois ; & c'est aussi à ce temps qu'il faut rapporter, à ce que je crois, le passage qu'on a inféré dans des Historiens plus anciens. *

(c) Edition de Paris de Nithard, *in* 8. 1588.

(d) Recherches de la France, *Liv.* 10 chap. 22.

On pourroit adopter ces réflexions judicieuses de Monsieur Astruc, si ce passage étoit isolé, mais nous voyons

1200.

peu de temps après, plusieurs autres passages d'Auteurs presque contemporains qui confirment la même antiquité, non précisement de la Faculté de Médecine de Paris, mais de l'enseignement constant de la Médecine dans l'Université de Paris. Gilles de Corbeil le regarde déja comme très-brillant. Rigord prend évidemment la qualité de Physicien. S'il eût été Maître de Montpellier, & que cette Ecole eût été si brillante, est-il croyable qu'il n'en eût pas parlé? L'Université de Paris existoit. Rigord prend le titre de *Magister* qu'on n'a jamais donné aux Moines, à moins qu'ils n'enseignassent dans quelque Ecole approuvée.

(a) Petrus Ægidius *ou* (b) Ægidius, *Corboliensis,* Pierre Gilles *ou* Gilles *de Corbeil.*

1220.

Il est étonnant en combien de méprises on est tombé sur l'article de ce Médecin. On en a fait un (c) Grec & un Moine, & cependant il étoit (d) François, né à Corbeil près Paris, & Séculier, quoique engagé dans la Cléricature, selon l'usage des Médecins de ce temps-là. On l'a fait vivre (e) en 700, & cependant il a vécu cinq cent ans plus tard en 1220 (f), & sous le regne de Philippe-Auguste, dont il fut premier Médecin.

Gilles survécut à ce Prince, & je crois que ce ne fut qu'après sa mort qu'il fut fait Chanoine de Paris. C'étoit, dans ces siecles où les Médecins étoient Clercs, la retraite ordinaire, non-seulement des Médecins des Princes, mais de presque tous les Médecins que leurs talents distinguoient. Gilles de Paris fait mention de Gilles de Corbeil dans son Poëme intitulé *Carolinus,* & adressé à Louis VIII, fils de Philippe-Auguste, & c'est lui qu'il designe (g) dans ces quatre vers ;

Cùm sit & hic alius nostræ non indecor urbi
Oris adornati, solo mihi junctus in usu

(a) Ducange in Glossario *in voce Archiatros.*
(b) Idem ibidem *in elencho Auctor.* Du Boulay. Histor. Univers. Parisiens. *Tom. 2 pag. 718.*
(c) Simlet *in Gesnero contract.* Schenckius. *Biblia Iatrica.* Trithemius apud Ducange in Glossario *infimæ Latinitatis in elencho Auctor.*

(d) Naudæus, de antiquitate Scholæ Medic. Parisiensis. *Pag. 35.* Ducange, *ubi suprà.* Du Boulay. *Histor. Universitatis Paris. Tom. 2 pag. 718.*
(e) Iidem *qui suprà in notul.* a.
(f) Iidem *qui suprà in notul.* b.
(g) Ad calcem *lib. 5 ubi de Magistris Parisinis.*

Nominis, in reliquis major meliorque gerendus,
Nominis ille mei celeberrimus arte medendi.

Gilles de Corbeil a laiſſé trois ouvrages ſur la Médecine, mais écrits en vers, ſuivant l'uſage de ce temps-là, où la réputation du Traité d'Hygiene de Jean de Milan, connu ſous le nom d'*Ecole de Salerne*, & compoſé environ l'an 1100, avoit introduit cette mode. Le premier de ces ouvrages eſt intitulé *de urinis*, qui commence par ces mots:

Dicitur urina, quoniam fit in renibus una,

Le ſecond eſt *de Pulſibus*, & il commence par ces mots:

Ingenii vires modicis conatibus impar.

Ces deux ouvrages ont été imprimés pluſieurs fois, & ſeuls (*h*), & avec les notes de Gentilis de Fulgineo. Bernard de Gordon cite ſouvent le premier de ces deux ouvrages de Gilles, dans le Traité des Urines qu'il a fait lui-même, tantôt pour le louer, & quelquefois pour le blâmer.

Le titre du troiſieme ouvrage (*i*) eſt *de compoſitorum me-dicamentorum virtutibus*. Il eſt adreſſé, à ce qu'on dit, à un Médecin d'un Pape, appellé Romuald. Il commence par ces mots:

Ipſe novo faveat operi, nec Pariſianas
Æſtimat indignum phyſicam reſonare Camænas;
Nam logices ubi fons ſcaturit, ubi plenius artis
Excolitur ratio, ſibi phyſica figere pedem
Gaudet, & ancillis non dedignatur adeſſe.

Ce dernier (*k*) ouvrage n'a point été imprimé, mais les manuſcrits en ſont aſſez communs. Ducange dit (*l*) qu'il y en a un exemplaire dans la bibliotheque de St. Victor; & ſelon Egaſſe du Boulay (*m*), Mentel, Docteur en Médecine de la Faculté de Paris, en avoit un autre.

(*h*) Simler, & Schenckius *ubi ſuprà.*
(*i*) Du Boulay *ubi ſuprà.*
(*k*) J'ai trouvé par hazard que cet ouvrage de Gilles de Corbeil étoit diviſé en quatre livres, & qu'il avoit été publié par Polycarpe Leyſer, ſous le titre de *Antidotis ſive de virtutibus &* laudibus *compoſitorum medicamentorum*; dans ſon *Hiſtoria Poeſeos medii ævi.* Pag. 505 & ſeqq.
(*i*) In Gloſſario infim. Latinitatis, *in voce Phyſica.*
(*m*) Hiſtor. Univerſ. Pariſienſ. Tom. 2 pag. 718.

On se tromperoit si l'on croyoit que les vers de ces ouvrages fussent de beaux vers. On doit bien (*n*) comprendre qu'ils se sentent de la barbarie du siecle de l'Auteur, & que la mesure y est ordinairement mal gardée. On peut s'en faire une idée exacte sur ceux de l'Ecole de Salerne.

Je n'ai nulle preuve que ce Médecin ait étudié dans l'Ecole de Montpellier, mais ce qu'il dit de cette Faculté, & de l'éclat avec lequel on y enseignoit la Médecine, donne lieu de croire qu'elle lui étoit fort connue. D'ailleurs où auroit-il pû étudier la Médecine dans ce temps-là, puisqu'il n'y avoit alors en France d'autres Ecoles où on l'enseignât, que celle de Montpellier. En tout cas, les deux témoignages de l'antiquité de cette Ecole qu'il fournit, ont dû lui mériter une place dans cet ouvrage.

Le premier se trouve dans le dernier ouvrage intitulé *de virtutibus medicaminum*, où, à l'occasion d'un certain *Richard*, qui enseignoit la Médecine à Montpellier, il dit :

> Quo Pessulanus nisi Mons auctore niteret,
> Jam dudùm Physicæ laus ecclipsata fuisset ;
> Qui vetulo canos profert de pectore sensus,
> Ricardus senior plus quàm ætate senili.

Comme ce Traité de Gilles de Corbeil n'a point été imprimé, je ne crois ce passage dont on vient de parler, que parce qu'il est cité par (*o*) Ducange & par (*p*) Baluze ; j'ai déja fait observer (*q*) ci-dessus l'honneur qu'il fait à la Faculté de Montpellier, & je ne répéterai point ici ce que j'en ai dit.

L'autre passage paroît moins honorable à cette Faculté, comme je l'ai remarqué au même endroit, mais du moins n'est-il pas moins fort pour prouver l'antiquité de cette Ecole. Le voici :

> Nec tecum moveat contraria secta duellum,
> Dyscolus & mordax, vehemens, clamosus, inanis,
> Quem sterili lolio, pascit farragine crudâ,
> Inflat & infatuat Monspessulanicus error.

(*n*) *Versus plerumque barbari sunt & prosodiæ leges non servant. Simlet ubi suprà.*

(*o*) Glossarium Scriptorum mediæ & infimæ Latinitat. *in voce Physica.*

(*p*) Vitæ Paparum Avenionensium Tom. I pag. 1052.

(*q*) *Part.* 1 *liv.* 1.

Ces

Ces vers se trouvent dans le Traité *de urinis* à la fin.
Riolan n'a pas manqué de les citer, parce qu'il a cru qu'ils
ne faisoient pas honneur à la Faculté de Montpellier ; mais
comment n'a-t-il pas vû qu'à suivre la maniere dont il les
rapporte, on n'en sçauroit faire aucune construction, qu'en
rapportant à l'*Error Monspessulanicus*, les épithetes entassées dans le second vers, & par conséquent en se persuadant
que Gilles de Corbeil donne à cette erreur les titres de *difficile*, de *mordante*, de *véhémente*, de *criarde*, de *vaine*, ce
qui n'est point vraisemblable ; comment Riolan n'a-t-il pas
suivi la leçon qu'on trouve dans quelques manuscrits, sur-
tout dans l'édition des deux Traités de Gilles, faite à Lyon
en 1525, chez Jacques Myt, avec les commentaires de *Gentilis de Fulgineo*, & les corrections d'*Avenantius de Came-
rino* ; au lieu de *Monspessulanicus error*, on lit *Monspessulanicus errans*, ce qui regarde quelque Docteur de la Faculté
de Montpellier, à qui Gilles de Corbeil reproche d'enseigner
quelque opinion fausse sur les urines, & à qui il donne
libéralement toutes les épithetes, dont il a enrichi ses vers.

Ce passage ainsi rétabli peut faire tort au Docteur, à qui
en veut Gilles de Corbeil, supposé qu'il fût aussi coupable
qu'il le dit ; mais n'en fait point à la Faculté de Montpellier,
qui ne se pique pas d'être infaillible, même en corps, & qui
ne s'est jamais piquée de l'être dans aucun de ses Membres.

Mais ce qui me paroît plus important, c'est que ce passage
cité avec tant de complaisance, manque dans un manuscrit
de Gilles de Corbeil que (r) j'ai, où le Traité *de urinis* finit
par ces vers :

> Aggravat & cumulat mala circumstantia culpam,

& où manquent les treize derniers vers, qui commencent
par le vers :

> Nunc mea completo respira, Musa, labore.

Et qui contiennent le passage en question ; ce qui peut faire

(r) Il doit manquer de même dans beaucoup d'autres manuscrits.

T

1220. ſoupçonner que c'eſt une addition d'une main étrangere plus récente, & dont le ſentiment n'eſt d'aucune autorité.

RICHARDUS.

1220.
ou
1230.

ON vient de voir que Gilles de Corbeil fait l'éloge d'un *Richard*, qui enſeignoit avec honneur à Montpellier de ſon temps, & ſans lequel, à ce qu'il dit, la Médecine ſeroit tombée dans l'oubli. Il eſt difficile ſur une déſignation auſſi vague, de décider de quel Médecin il entend parler. J'ai ſoupçonné pendant quelque-temps, que ce pourroit bien être de Richard, dont on a donné la vie à l'article précédent. Dans le fonds, les noms de *Richardus* & de *Rigordus* paroiſſent être les mêmes. * La reſſemblance ſeroit même encore plus marquée, ſi nous ſuivions Sethus Calviſius, qui appelle Rigord *Rigordus*.

Mais il ſemble que Gilles de Corbeil auroit déſigné Rigord par quelque endroit plus marqué, du moins n'auroit-il pas dû le rendre méconnoiſſable en défigurant ſon nom, d'autant plus que la meſure du vers permettoit de l'employer auſſi facilement que celui de *Richardus*.

On trouve à peu-près dans le même-temps deux Médecins qui portoient le nom de *Richardus* ; l'un qui étoit de (a) Paris, & à qui Schenckius attribue un traité *de Febribus* ; & un autre qui étoit *d'Oxford*, dont le nom étoit (b) *Wendmere*, qui s'acquit beaucoup de réputation dans ſa Profeſſion, & qui avoit été premier Médecin du Pape Grégoire IX. Je doute de l'exiſtence du premier, qu'il me ſemble qu'on confond avec Richard d'Angleterre (c), Auteur de Chimie, qui cite (d) Arnaud de Villeneuve, & qui par

---

* *Note de l'Editeur.*
Richard déja vieux enſeignoit à Montpellier ; Rigord étoit à l'Abbaye de St. Denys, ou à la Cour antérieurement à Richard.
(a) Schenckius. *Biblia Iatrica.*

(b) Egaſſe du Boulay Hiſt. Univ. Pariſ. *Tom.* 3 *pag.* 708.
(c) Schenckius. *Ibidem.*
(d) Freind, *Hiſtoire de la Médecine.* Tom. 3 *pag.* 56.

conféquent n'a pû vivre que dans le xive. fiécle ; fi ces deux
Auteurs font le même, comme je le crois, à caufe que
Schenckius leur attribue les mêmes ouvrages, le paſſage de
Gilles de Corbeil ne fçauroit les regarder, puifque le Richard dont cet Auteur fait l'éloge, a dû vivre au commencement du xiiie. fiécle.

   Mais cela convient aſſez bien a Richard de Wendmere ;
autrement Richard d'Angleterre, Chanoine de Londres, qui
paroît avoir enfeigné à Paris, qui a vécu, fuivant Ducange,
(*e*) en 1230, & qui, fuivant (*f*) Mathieu Paris, eſt mort en
1252. Le temps quadrera même encore mieux ; fi l'on fuppofe que Gilles de Corbeil n'a compofé l'Ouvrage où il en parle, que fur la fin de fa vie, & par conféquent environ l'an
1230, ou même plus tard, puifqu'il eſt certain qu'il a furvécu à Philippe-Augufte, & peut-être même à Louis VIII.

1220.
ou
1230.

(*e*) In Gloſſario. *In Elencho Auctorum.*
(*f*) Vid. du Boulay, Hiſtor. Univer-

fitat. Parifienfis, Tom. 3. *In Catalogo
illuſtrium Academicorum.*

Joannes de Sancto Ægidio *ad Fanum Sancti Albani*, Jean de St. Gilles, *près le Monaſtère de St. Alban.*

C'est ainfi que (*a*) Balæus, (*b*) Pitfeus & (*c*) Matthieu Paris le nomment, & je crois qu'on doit s'en rapporter à des
Anglois fur l'article d'un Médecin Anglois. Schenckius lui
donne auſſi le même nom ; & c'eſt fur ce pied-là qu'on doit
rétablir les autres noms, qu'on lui a donnés de *Joannes* (*d*),
Ægidius de Sancto Albano, de (*e*) *Joannes de Sancto Albano*, & de (*f*) *Joannes Anglicus*. Pour le nom de *Joannes
de Sancto Quintino*, il ne lui a été donné, que parce qu'il

1222.

(*a*) In Scriptorum illuftrium magnæ
Britanniæ Catalogo ad ann. 1253.
(*b*) Relationes Hiſtoricæ de rebus
Anglicis, ad annum 1253 pag 331.
(*c*) Ad ann. 1198.
(*d*) In Bibliis Iatricis.

(*e*) Du Boulay, Hiſtor. Univerf. Parifienfis, Tom. 3 pag. 693.
(*f*) Ad annum 1198. Ducange, in
voce *Archiatros.*
(*g*) Leland dans Freind, Hiſtoire de
la Médecine, Tom. 3 pag. 56.

devint Doyen du Chapitre de Saint Quentin en Picardie; comme on verra ci-deſſous.

Ce Médecin (*h*) s'attacha d'abord aux Arts libéraux, qu'il étudia & qu'il enſeigna à Oxford, & enſuite à Paris, avec un grand concours d'Ecoliers. Après quoi (*i*), il fut à Montpellier étudier la Médecine, & il commença à l'y enſeigner avec le même éclat. Il devint enſuite premier (*k*) Médecin du Roi de France Philippe-Auguſte en 1198, lorſqu'il acheta l'Hôpital Saint Jacques, deſtiné autrefois à loger les Pélerins qui alloient à S. Jacques de Compoſtelle; mais alors abandonné & à demi-ruiné, qu'il répara convenablement à ſon état.

Jean de Saint Gilles devint (*l*) Doyen de Saint Quentin, comme on l'a déjà dit, ce qui n'étoit point oppoſé à ſon état, puiſqu'alors tous les Médecins étoient Clercs. Il paroît même qu'à ſon égard la qualité de Clerc ne fut pas longtemps une ſimple déférence pour l'uſage établi, puiſqu'il eſt certain qu'il embraſſa bien-tôt (*m*) l'état Eccléſiaſtique, qu'il prit le degré de Docteur dans la Faculté de Théologie; qu'il enſeigna publiquement cette Science, & qu'il s'appliqua même à la prédication avec ſuccès.

L'eſtime qu'il conçut pour les Freres Prêcheurs, établis depuis peu, le porta à leur donner en 1218 l'Hôpital S. Jacques, où il logeoit, & qui a été depuis la maiſon de ces Religieux, ce qui eſt cauſe qu'on leur a donné, à Paris & dans le reſte du Royaume, le nom de *Jacobins*. Son affection pour eux continuant d'augmenter (*n*), il prit enfin le parti d'entrer dans leur Ordre en 1222, ce qu'il exécuta par une action d'éclat. Il monta (*o*) en Chaire en habit ſéculier, fit un Diſcours où il examina les avantages particuliers de chacun des deux Ordres de Religieux Mendiants, des Dominicains & des Franciſcains, qui venoient d'être établis depuis peu,

---

(*h*) Du Boulay, *ubi ſuprà.*
(*i*) Pitſeus, *ubi ſuprà.*
(*k*) Matthieu Paris, *ubi ſuprà.*
(*l*) Ducange in Gloſſario, in voce *Archiatros.*

(*m*) Pitſeus & Du Boulay, *ubi ſuprà.*
(*n*) Iidem, *ibidem.*
(*o*) Egaſſe du Boulay, Hiſtor. Univ. Pariſienſ. Tom. 3 *pag.* 107. Et in catalogo illuſtrium Academ.

& qui étoient émules; il conclut en faveur des Domini- **1222.**
cains, & étant defcendu de Chaire, en prit l'habit devant
tout le peuple ; & étant remonté en Chaire, finit cette action
par un Difcours où il fit l'éloge de l'Ordre qu'il venoit d'em-
braffer.

On prétend que le mérite & le crédit de ce nouveau Religieux fervirent à obtenir aux Dominicains, deux Ecoles
dans l'Univerfité de Paris, l'une de Philofophie, & l'autre
de Théologie. Du moins on ne peut pas douter qu'il ne leur
ait été utile pour leur faciliter les moyens de s'introduire en
Angleterre, où ce Religieux alla finir fes jours.

Mathieu Paris (*p*) rapporte qu'il vivoit encore en 1253 ,
& qu'il fut appellé cette année auprès du fameux Robert
Groffetête, Evêque de Lincoln, qui étoit dangereufement
malade. *Diebus fub iifdem*, dit Matthieu, *cùm dies cani-*
culares fuam exercuiffent malitiam, Epifcopus Lincol-
nienfis Robertus apud Buchedonum manerium fuum, decu-
buit graviter infirmatus. Vocavit igitur ad fe quemdam fra-
trem de Ordine Prædicatorum, Magiftrum Joannem de fan#o
Ægidio , in arte peritum Medicinali, & in Theologiâ Lec-
torem eleganter eruditum & erudientem, ut ab eo corporis
& animæ reciperet confolationes.

Il falloit que Jean de S. Alban eût alors près de 86
ans, à moins qu'on ne prétende qu'il n'en avoit que 30 en
1198, quoiqu'il eût dans ce temps-là une grande réputation
dans Paris, & qu'il fût déjà premier Médecin de Philippe-
-Augufte.

Les foins que Jean de S. Alban prit pour la guérifon de
l'Evêque de Lincoln, furent inutiles. Il paroît que ce Médecin ne l'abandonna pas pendant le cours de la maladie ,
malgré les reproches qu'il en effuyoit, mais il n'en devoit
pas moins attendre d'un Evêque qui avoit été toujours cha-
grin , toujours frondeur. « Vous êtes , *lui dit-il un jour,*
» vous Frere Jean , & les autres Freres Prêcheurs des Héré-
» tiques , parce que vous diffimulez les vices des Grands ,

(*p*) Ubi *fuprà.*

1222.   » & que vous n'avez pas le courage de les en reprendre hau=
» tement ». *In hoc autem*, dit Matthieu Paris, *quòd tu Frater Joannes, & alii Prædicatores, peccata Magnatum audaƈter non redarguitis, & facinora non denuntiatis, hæreticos cenſeo manifeſtos.* On peut voir dans Matthieu Paris qui rapporte au long cette converſation, les preuves que l'Evêque apportoit pour appuyer ſon ſentiment, & la vivacité avec laquelle il le ſoutenoit.

Jean de Saint Gilles a laiſſé des Ouvrages ſur la Philoſophie Péripatéticienne & ſur la Théologie, ſur quoi l'on peut conſulter les Peres Jacques Queerf & Jacques Echard, ſur les (*q*) Ecrivains de l'Ordre des Freres Prêcheurs ; mais ſur la Médecine, on ne lui attribue que les Traités *De formatione corporis, Prognoſticas & praƈticas Medicinales.*

(*q*) Tom. I *pag.* 100 *& ſeq.*

ANSELMUS DE JANUA, ANSELME DE PORTE.

1280.   **L**ANFRANC (*a*) de Milan cite cet Auteur, & il en appelle à ſa pratique pour prouver les mauvais ſuccès de l'opération du Trépan. Ainſi comme Lanfranc a compoſé ſa Chirurgie vers l'an 1296, il faut conclure qu'Anſelme vivoit auparavant, ou au moins dans ce temps-là. Ranchin (*b*) qui l'a mis dans le Catalogue des anciens Médecins de la Faculté de Montpellier, ne marque point le temps où il a vécu, mais comme il le place après Guillaume Meruen Chancelier de cette Faculté, qui n'a vécu qu'en 1455, on ne peut l'excuſer d'erreur.

Ce Médecin pourroit être originaire de Gênes, qu'on a appellé *Janua* dans la baſſe Latinité ; mais comme Ranchin aſſure qu'il étoit de la Faculté de Montpellier, il y a apparence, qu'il étoit de *Porte*, village de Languedoc.

(*a*) Apud Freind, Hiſtoire de la Médecine. *Tom.* 3 *pag.* 162.
(*b*) In catalogo.

Il y a grande apparence que ce Médecin est l'*Anserinus de Janua*, cité par Gui de Chauliac dans sa Chirurgie, dont 1280. on a altéré le nom en lisant un *r* pour une *l*, & un *in* pour un *m*.

ARNALDUS DE VILLANOVA, *ou* ARNAUD DE VILLENEUVE.

C E Médecin a été très-célebre, & beaucoup d'Auteurs en ont parlé, mais ils en parlent si diversement qu'on ne peut presque rien assurer sur aucun des évenemens de sa vie. 1295.

I. Il n'est pas douteux qu'il ne soit né dans un lieu appellé *Villeneuve*, puisqu'il en porte le nom, suivant l'usage de son temps. Mais il y a tant de lieux de ce nom en Catalogne, en Languedoc & en Provence, qu'il est impossible d'en rien conclure, & que cela ne sert qu'à autoriser les prétentions des Catalans, des Provençaux & des Languedociens, qui se le disputent.

Les Catalans le réclament hautement, comme on peut en juger par le détail où Nicolas Antonio est entré sur ce sujet dans sa Bibliotheque d'Espagne (*a*). Ils citent plusieurs Auteurs du temps même d'Arnaud de Villeneuve, qui l'ont appellé Catalan, *Catalanum*.

Les Provençaux leur opposent des preuves de la même espece, & citent (*b*) plusieurs autres Auteurs, qui ont donné à Arnaud de Villeneuve, même de son vivant, le nom de Provençal, *Provincialis*.

(*a*) Nicolas Antonio, in Bibliothecâ Hispanicâ, verbo *Arnaldus*.

Il cite Durand de St. Portien, Evêque de Meaux en 1326, dans le Traité *de visione divinæ essentiæ ante diem judicii.*

Bernard de Luxembourg, *in catalogo hæreticorum*, verbo *Arnaldus*.

Nicolas Eymeric, *in Directorio Inquisitorum*, Part. 2 quæst. 8.

Jean Pic de la Mirande, *de rerum prænotione, Libr.* 5 *cap.* 10.

(*b*) Pierre-Joseph de Haitzo, vie d'Arnaud de Villeneuve, imprimée à Aix en 1719, où il cite :

Jean Villani, contemporain d'Arnaud, *Histor. Universal. Libr.* 2 *cap.* 3.

Saint Antonin, *Histor. Titul.* 2 *cap.* 2 §. 8.

On peut y ajouter Paul Langius, *in Chronic Citizensi.*

Ces preuves, comme on voit, se détruisent mutuellement, parce qu'on n'a pas pu donner à la même personne le
nom de *Catalan* & de *Provençal* ; mais elles se réunissent
en faveur du Languedoc, parce qu'on a pû donner ces deux
titres à une même personne, née auprès de Montpellier.
On a pu & on a dû l'appeller *Provençal*, parce que le
Languedoc, qui avoit été la principale partie de la Province Narbonnoise sous les Romains, portoit encore le nom
de Provence, comme il paroît par les noms reçus dans
l'Ordre de Malthe, où la langue de Provence comprend le
Languedoc qui en fait la principale partie, puisque c'est dans
cette Province que sont les deux grands Prieurés de cette
Langue. Le nom de Languedoc qu'elle porte aujourd'hui,
n'étoit point alors établi, & ne l'a été que long-temps après
sous les petits-fils de S. Louis.

On a pû de même lui donner le nom de *Catalan*, parce
qu'on donnoit alors assez communément le nom de Catalogne au bas Languedoc, sur-tout au territoire de Montpellier,
depuis que la Seigneurie de cette Ville & des terres voisines,
étoit entrée en 1204, dans la maison des Rois d'Arragon,
Seigneurs de Catalogne, par le Mariage de Marie, Dame de
Montpellier fille & héritiere de Guillaume IV. & d'Eudoxie
Commene, avec Pierre II. Roi d'Arragon.

Ce n'est donc pas, sans raison, que la plus commune opinion (c) sur le lieu de la naissance d'Arnauld, est de la placer
à un Bourg, à deux lieues de Montpellier, appellé *Villeneuve* ; ce qu'on peut d'ailleurs confirmer par plusieurs raisons, qu'on se contentera d'indiquer.

En *premier* lieu, on trouve dans les Ouvrages d'Arnauld
plusieurs mots, qui sont (d) propres au bas Languedoc, comme *Bacon,* pour dire du *Lard ;* Grenades, *Musses*, ou *mus-
sengues*, pour dire des Grenades *aigres-douces*. Il dit dans

(c) Symphorianus Campegius, in vitâ *Arnaldi.*

Petrus Castellanus, in vitâ *Arnaldi.*

Paulus Colomessus, *in Galliâ Orientali.*

Stephanus Strobelgerus, *in Historiâ Monspeliensi.*

D. Romuald, *Thresor Chronologique ;* Tom. 3 pag. 168. A la note marginale.

Remaclus Fuchsius, in vitis *illustrium Medicorum.*

(d) Voyez le Traité des Poissons de Rondelet.

son

ſon Traité *de Regimine Sanitatis ,cap.* 2. où il parle des
poiſſons , qui ſont en uſage dans cette partie de France , *qui
ſunt in uſu in iſtis partibus Galliæ* ; & il donne à ces poiſſons les noms qu'on leur donne encore dans le bas Languedoc , *Locuſtetti* , dit-il , *quos Provinciales vocant* Cama-
rotes ; *Pecten , quem Provinciales vocant* Blanam *; Solen ,
quam* Palorygam *Provinciales vocant ;* Scorpiona , *quam
Provinciales* Raſcaſſe *dicunt.* Enfin les Livres d'Arnaud ,
que les Inquiſiteurs condamnerent à Tarragone , comme
ſuſpects d'héréſie , étoient du pur Languedocien , tel qu'on
le parle encore aujourd'hui ; car ce langage n'a preſque point
changé. Eymeric rapporte les titres & les commencemens
de ces Livres , dans ſon *Directorium Inquiſitorum* (e). L'un
commence par ces mots *Beneyt Sia & loſat Jeſu Chriſt.*
Un autre eſt une eſpece de Requête adreſſée à un Inquiſiteur,
en ces termes : *Al Catholik Inquiſidor.* Le commencement
d'un troiſieme ainſi conçu , *Perço com moltz deſiren ſaber.*
Enfin , il y en a un quatrieme , qui paroît être une Requête
au Roi d'Arragon , qui commence ainſi *devant vous , Senyor
en Iauhme per la gratia de Deu Rey d'Arrago.*

En *ſecond* lieu , on prouvera bientôt , qu'Arnaud a étudié
la Médecine à Montpellier , qu'il a régenté long-temps dans
cette Faculté , qu'il a toujours eu attention d'en prouver les
avantages. Ce ne ſont pas , ſi l'on veut , des preuves déciſi-
ves ; mais du moins ce ſont de fortes préſomptions , qu'il
devoit être des environs de cette Ville , & par conſéquent
du Bourg de Villeneuve qui eſt auprès.

En *troiſieme* lieu , je ne crois pas devoir négliger la tradition conſtante de la Ville de Montpellier , qui eſt perſuadée
qu'Arnaud y a demeuré. On y montre dans la rue du Campnau , vis-à-vis le couvent des Capucins , la maiſon où l'on
prétend qu'il demeuroit , laquelle eſt remarquable par deux
pierres ſculptées en relief , dont l'une repréſente un Lion ru-
giſſant , & l'autre un Dragon qui ſe mord la queue , ce que
les Adeptes regardent comme des Emblèmes , par leſquels

____
(e) *Part.* 2 *quæſt.* 28.

1295.

V

Arnaud a voulu indiquer le grand Œuvre dont il étoit fort entêté.

II. On connoît encore moins la famille d'Arnaud que sa patrie. Il y a grande apparence qu'il nâquit de parens pauvres, & il semble (*f*) l'insinuer lui-même dans un de ses Ouvrages. Mais cette question est peu importante, & ne mérite pas de longue discussion.

Elle peut servir à détromper ceux qui pourroient croire avec (*g*) la Motte le Vayer, que notre Arnaud étoit de la maison des Villeneuve de Provence, (*h*) illustre long-temps avant qu'il nâquît.

III. Il seroit plus important de pouvoir fixer la Chronologie de la vie d'Arnaud; mais on trouve peu de lumiere sur cet article dans les Auteurs qui en ont parlé. On voit qu'il étoit à la Cour du Pape Clément V, en 1308 ; que ce Pape le consulta sur la demande de la Faculté de Montpellier, où il avoit auparavant régenté long-temps, *qui diù olim rexerat in studio prælibato.* Arnaud a dédié un de ses Livres intitulé *de conservandâ juventute & retardandâ seneÉlute*, à Robert, qu'il appelle Roi de Naples ou de Sicile, qui n'a commencé de régner qu'en 1308. Les Historiens (*i*) d'Espagne assurent qu'il fut appellé de Barcelone, où il étoit, auprès du Roi d'Arragon Pierre III. en 1285, dans la maladie, dont ce Prince mourut. Enfin, l'opinion la plus commune est de placer la mort d'Arnaud à l'année 1313 ; & je crois cette opinion la mieux fondée. Il est certain qu'Arnaud mourut dans le trajet de Sicile en Provence, où il alloit pour secourir le Pape Clément V, qui l'avoit demandé, & qui siégéoit à Avignon. Or ce Pape mourut en 1314, & on prouvera ci-après qu'il a survécu à Arnaud.

Sur ces quatre points de chronologie on peut fixer le reste de la vie d'Arnaud. Il falloit qu'il eût acquis beaucoup de

(*f*) Dans la préface du Traité de vinis.

(*g*) De la connoissance des Sciences.

(*h*) Voyez Pierre-Joseph Haize ; *Vie d'Arnaud de Villeneuve*, § XXIV.

César Nostradamus, *Histoire de Provence.*

(*i*) Hieronymus Surita, *Historiæ Cataloniæ*, Libr. 4. cap. 7.

Escolanus, *Histor. Valentiæ*, Libr 3 cap. 18.

réputation dans l'exercice de fa Profeſſion en 1285, quand
il fut appellé pour la maladie du Roi Pierre III. & par conféquent il eſt vrai-ſemblable, qu'il devoit avoir alors cinquante ans, ce qui recule ſa naiſſance à l'année 1235. Sur
ce pied-là, il avoit 73 ans en 1308, lorſqu'il étoit à. Avignon auprès de Clément V. & il en aura eu 78 en 1313, l'année de ſa mort.

Cet arrangement n'a rien que de plauſible, & ſert à fixer
les autres évenements de la vie d'Arnaud. Après avoir étudié
les Humanités & les Langues ſçavantes qui lui étoient fami-
lieres, il aura étudié en Médecine à Montpellier en 1270,
âgé de 25 ans. Il aura voyagé enſuite ; & c'eſt à cet âge qu'il
faut placer les voyages qu'on lui attribue. C'eſt dans cet intervalle qu'il aura été à Paris, non pas pour étudier la Médecine, qu'on n'y enſeignoit pas, mais pour s'y perfectionner dans les autres ſciences, & ſur-tout dans la Théologie,
pour laquelle il avoit un attrait qui lui attira beaucoup de
déſagréments par les erreurs qu'il vouloit y introduire. Il ſe
trouva à Barcelonne en 1285, d'où il fut appellé pour la maladie de Pierre III. Roi d'Arragon, qui mourut à Villefranche en Catalogne, le mois de Novembre de cette année.

Il dut revenir de-là à Montpellier pour y régenter dans
la Faculté, juſqu'à ce qu'il fut appellé à la Cour du Pape
Clément V, en 1308. Enfin, je crois qu'il fut occupé le
reſte de ſa vie juſqu'en 1313, aux différentes négociations,
où nous verrons que Frédéric Roi de Sicile l'employa, juſqu'à ce qu'ayant été demandé par le Pape Clément V, dan-
gereuſement malade, il partit en 1313 pour l'aller ſecourir,
& mourut dans le trajet.

IV. Nous croyons, comme on voit, qu'Arnaud a enſeigné la Médecine à Montpellier, & nous en avons une preuve
bien certaine dans la Bulle de Clément V, donnée en 1308,
dont on a déjà parlé, & où ce Pape regle la maniere de
conférer la Licence en Médecine. Ce Pape dit qu'il a conſulté ſur cela Arnaud de Villeneuve & Jean d'Alais, *qui diù
olim rexerant in ſtudio prælibato.* Riolan réſolu de ne rien
admettre d'honorable à la Faculté de Montpellier, a nié

V ij

dans ses (*k*) *Recherches curieuses sur les Écoles de Méde-cine de Paris & de Montpellier*, qu'Arnaud ait jamais en-seigné la Médecine dans la Faculté de cette derniere Ville; & en conséquence il a avancé que la Bulle de Clément V, où ce fait est énoncé, étoit fausse & supposée.

Il faut convenir que la prévention doit être bien forte pour porter à cet excès. Cette Bulle dont Riolan nie la vé-rité, existe en original dans les archives de la Faculté de Montpellier. Je l'ai vûe, & on est en état de la montrer à ceux qui seroient curieux de la voir. Cette Bulle, Baluze la rapporte en entier dans (*l*) son *Historia Paparum Avenio-nensium*, & il dit qu'il l'a eue du trésor des Chartes, *ex ar-chivo Regio*. Outre cette Bulle, Accurse qui vivoit peu de temps après Arnaud, affirme le même fait, & (*m*) Sympho-rien Champier le rapporte comme un fait connu. Enfin, Ba-luze cite dans (*n*) la même Histoire des Papes d'Avignon, un Auteur Anglois, nommé Thomas James, qui *in Ecloga Oxoniæ Cantabrigiensi*, rapporte, qu'il y a à Cantbridge dans les archives du Collége de Caïus & de Gonell un ancien Manuscrit, intitulé *Liber de regimine vitæ humanæ, editus à perito viro Magistro Arnaldo de Villanová, in præclaro studio Montispessulani*, ce qui prouve qu'Arnaud y avoit enseigné la Médecine.

V. Il est certain qu'Arnaud a été un Médecin célebre; tous les témoignages s'accordent en ce point; mais c'est sur celui de Gui de Chauliac qu'il faut compter le plus, parce qu'il l'avoit vû faire, & qu'il étoit capable d'en juger. *Ar-naud de Villeneuve* (*o*), dit-il, *fut florissant en deux Fa-cultés* (c'est-à-dire, en Médecine & en Chirurgie,) *& fit belles cures*. Peut-être aussi que sa célébrité est dûe en partie à l'état où étoit la Médecine dans son temps : car d'ailleurs je ne trouve rien dans la plûpart de ses ouvrages, que j'ai lus, qui ne soit mieux traité dans les ouvrages qui parurent peu de temps après lui.

(*k*) *Pag.* 50.
(*l*) *Tom.* 2 *pag.* 165.
(*m*) In Vitâ *Arnaldi.*

(*n*) *Tom* 1 *pag.* 1440.
(*o*) Dans sa Chirurgie, **Chapitre** singulier.

Il eſt vrai que les faits ſemblent parler en ſa faveur. Il fut appellé en 1285, dans la maladie de Pierre III. Roi d'Arragon, qui mourut à Villefranche en Catalogne, le mois de Novembre 1285. Le Pape Clément V, qui étoit valétudinaire, le retint auprès de lui en 1308 ; & dans ſa derniere maladie il le demanda à Fréderic Roi de Sicile ; & c'eſt en allant le trouver, qu'Arnaud mourut ſur le vaiſſeau qui le portoit, en 1313. Enfin, ce Pape témoigna un regret ſenſible de ſa mort, par (*p*) un Bref circulaire, adreſſé à tous les Evêques, où il faiſoit l'éloge de ce Médecin ; il ordonna de chercher avec ſoin un Traité de Médecine, qu'Arnaud lui avoit promis, & de le remettre entre les mains du Clerc Olivier, qu'il avoit commis à cet effet, ſous peine d'excommunication contre les détenteurs qui refuſeroient de le donner.

VI. Mais la gloire d'Arnaud ſeroit bien plus grande, s'il étoit vrai, comme (*q*) Richard d'Oxford le rapporte, & comme le dit (*r*) David Lagneau qui l'a copié, qu'Arnaud eût guéri le Pape Innocent, d'une maladie incurable, que quelques-uns diſent avoir été la peſte. *Quod patet*, dit Richard en parlant de la vérité de la pierre philoſophale, *per Arnaldum de Villanová expertiſſimum Medicum hujus ſummi operis qui Dominum Apoſtolicum Dominum Innocentium à peſte incurabili* [auro Philoſophorum] *liberavit.* Malheureuſement, comme ils prétendent l'un & l'autre que cette guériſon ſe fit par le moyen de l'or potable, on a raiſon de la regarder comme une viſion d'Alchymiſtes, qui cherchent à donner par de grands exemples du crédit à leurs prétendus ſecrets. Ce qu'il y a de ſurprenant, c'eſt qu'ils aient ſi mal choiſi le ſujet guéri par Arnaud, que l'hiſtoire qu'ils rapportent ſe trouve inſoutenable. Elle ne peut pas regarder le Pape Innocent VI. puiſqu'il ne fut élû Pape qu'en 1352, long-temps après la mort d'Arnaud ; & ſi l'on prétend qu'il

---

(*p*) Nicolas Antonio, in *Biblioth. Hiſpanicá*, verbo *Arnaldus*, §. 39.

(*q*) In *Correctorio*, Libr. 14. Ce Traité ſe trouve au Tome 2 du Théâtre Chimique.

(*r*) In *Harmoniá Chimicá*, cap. 10. Ce Traité eſt dans le Tome 4 du Théâtre Chimique.

s'agit du Pape Innocent V, élu en 1276, ſa prétendue gué‑
riſon ne ſçauroit faire beaucoup d'honneur à Arnaud, ni être
bien réelle, puiſque ce Pape ne ſiégea que cinq mois, &
qu'ayant été élevé à la Papauté le 20 Janvier 1276, il mou‑
rut le 22 Juin ſuivant.

VII. Je ne ſçais ſi Arnaud ſe mêla d'office dans la querelle
des Freres Prêcheurs & des Chartreux, ou s'il y fut engagé
par quelque motif particulier ; mais la maniere dont il traita
la queſtion, dut lui faire honneur. Les Freres Prêcheurs éta‑
blis en 1216, par S. Dominique, avoient acquis beaucoup
de crédit par leur ſçavoir & leur zele, & par leurs travaux
apoſtoliques ; mais ils ne virent pas ſans quelque jalouſie que
les Chartreux, établis à peu-près dans le même temps, par‑
tageoient l'eſtime du public par leur vie retirée & auſtère, &
par l'abſtinence conſtante de tout uſage de viande, même
quand ils étoient malades. Ils crurent avoir trouvé dans cette
pratique de quoi blâmer les Conſtitutions des Chartreux, &
ils ſoutînrent hautement que cette abſtinence perpétuelle de
la viande étoit déraiſonnable & même contraire à la loi na‑
turelle, en ce qu'elle privoit les malades & les infirmes d'une
nourriture néceſſaire. Arnaud prit hautement le parti des
Chartreux, & prouva que l'uſage de la viande n'étoit point
néceſſaire pour la conſervation de la ſanté, ni pour le réta‑
bliſſement des malades, & depuis ce temps-là les Char‑
treux n'ont plus eu à eſſuyer de pareils reproches, & ils ont
vû au contraire beaucoup d'Ordres Religieux ſe conformer
à leur uſage.

La Diſſertation d'Arnaud ſur cette queſtion, porte le titre
de *Tractatus Magiſtri Arnaldi de Villanová de Eſu car‑
nium pro ſuſtentatione Ordinis Cartuſienſis, contra Ja‑
cobitas*. Elle eſt courte & paroît n'être qu'une Conſulta‑
tion ; mais elle fit honneur à Arnaud, & elle a contribué
à conſerver un Ordre, qui a toujours édifié l'Egliſe & qui
continue à l'édifier d'une maniere diſtinguée. Cette queſ‑
tion ne regardoit que la France ; car ce n'eſt qu'en France
que les Freres Prêcheurs portent le nom de *Jacobins* ou *Ja‑
cobites*, parce que leur premier établiſſement à Paris, fut

dans un Hôtel deftiné à recevoir les Pélerins qui alloient à
S. Jacques de Compoftelle, & par cette raifon nommé l'*Hôtel S. Jacques.*

VIII. A tant de titres, qui rendent recommandable la
mémoire d'Arnaud, il faut ajouter l'honneur qu'il eut d'être
employé dans une négociation importante pour les Rois
d'Arragon & de Sicile, & de devenir un homme d'Etat.
Fréderic Roi de Trinacrie ou de Sicile de-là le Phare, frere de
Jacques II. Roi d'Arragon, projettoit de porter fes armes
contre les Infideles, qui occupoient la Terre Sainte; mais
pour faire cette expédition avec fuccès, il fouhaitoit d'avoir
le titre de Roi de Jerufalem, dont Robert, Roi de Naples,
ou comme on parloit alors, Roi de la Sicile deçà le Phare,
étoit revêtu, & qu'il tenoit de Charles II. fon grand-pere,
qui l'avoit acquis de Melifende de Lufignan, Reine de
Chypre.

Pour engager Robert à le lui céder, Fréderic offroit de
lui rendre dès-lors la Sicile, qu'il ne devoit lui remettre par
le fameux Traité de 1302, fait avec Charles II. dit le *Boi-
teux*, fon Pere, & confirmé par le Pape Boniface VIII, que
lorfqu'on l'auroit mis en poffeffion de la Sardaigne. Il demandoit en même-temps, que Robert anticipât le payement
des cent mille onces d'or, qu'il devoit lui compter lors de
cette reftitution, & qu'il lui aidât à porter le Pape à lui faire
donner les fommes deftinées pour la guerre fainte, & les
décimes ordonnées en Italie pour le même fujet. Jacques II.
Roi d'Arragon, qui avoit été garant du premier Traité, entroit dans les vûes de fon frere, & fe joignoit à lui pour ce
nouveau Traité. Ces (*s*) Princes, pour réuffir dans leur nouveau projet, crurent devoir confier cette négociation à Arnaud, qui avoit beaucoup d'accès auprès du Pape Clément
V, & auprès du Roi Robert; & qui étoit connu de toute la
Cour Romaine.

Ce Médecin fe rendit pour cet effet à Avignon, où Robert venoit d'être couronné, ce qui indique l'an 1309; mais

____

(*s*) Cefar Egaffe Du Boulay, *Hiftor. Univerf. Parifienfis*, tom. 4 *pag.* 120.

ses propositions y furent mal reçues. On s'y défioit de la foi des Princes Aragonois. Robert déclara que l'expédition de la Terre Sainte le regardoit, & qu'il alloit l'entreprendre au plutôt, pour entrer en possession d'un Royaume qui lui appartenoit ; & le Pape pour l'y exciter, lui remit en même-temps les sommes qu'il devoit au S. Siége, tant pour l'investiture du Royaume de Naples, qu'il venoit de recevoir, que pour les prêts que les Papes avoient faits à son Pere & à son grand-Pere.

IX. Il arrive souvent que les travers d'un Auteur font une partie de sa célébrité, & il est assez vraisemblable que ceux d'Arnaud ont beaucoup contribué à la sienne. Il étoit fort infatué de l'Astrologie Judiciaire, qui étoit la folie de son siécle. Non-seulement il paroît par ses ouvrages, qu'il croyoit qu'on dût dans la pratique de Médecine avoir attention aux différents aspects des planetes, parce que leurs influences régloient l'effet des remedes, erreur qui a été long-temps commune ; mais il croyoit même (*t*) pouvoir par l'Astrologie pénétrer dans la connoissance de l'avenir, & il poussa sa prévention jusqu'à (*u*) s'imaginer d'y trouver que le monde finiroit bientôt. Nicolas (*x*) Eymeric qui paroît avoir été bien instruit, assure qu'il assignoit cette fin à l'année 1335. Plusieurs Auteurs (*y*) qui rapportent le même fait, prétendent qu'Arnaud donnoit d'autres dates à la fin du monde ; mais quelques dates qu'il lui ait données, heureusement elles sont toutes passées depuis long-temps, & le monde n'est pas encore fini. Au reste, ces différentes opinions sur la fin prochaine du monde, ont été souvent renouvellées, même par des personnes très-respectables, & nous pourrions en fournir facilement les preuves, si cela ne nous écartoit pas de notre sujet.

(*t*) Voyez *Capitula Astrologica de Judiciis infirmitatum secundùm motum Planetarum.*

(*u*) **In Libro**, cui titulus est, *de fine mundi*, lequel est le second des ouvrages d'Arnaud, qui, selon Eymeric, furent condamnés par les Inquisiteurs. *De adventu Antichristi.*

De mysterio Cymbarum.

(*x*) In *Directorio Inquisitorum. Part. 2 quæst.* 11.

(*y*) **Nicolas Antonio** *in Biblioth. Hispanicâ*, dit qu'Arnaud avoit fixé la fin du monde à l'année 1376.

Symphorien Champier, in *vitâ Arnaldi*, à l'année 1464 ou 1355.

X. Un

X. Un autre travers d'Arnaud fut son entêtement pour l'Alchymie, à laquelle il s'attacha toute sa vie, dans laquelle on prétend qu'il fit de très-grands progrès, & sur laquelle il a fait du moins plusieurs ouvrages, qui font encore l'admiration de ceux qui ont la foiblesse de courir après la Pierre Philosophale. On prétend qu'il donna à la Cour du Pape, qui étoit alors à Avignon, une preuve de son habileté dans cette Science, en convertissant des lames de Cuivre en lames d'Or très-pur, qu'il soumit aux épreuves des Orfévres. Un Jurisconsulte (z) célebre de la Cour des Papes, appellé André, en parle comme d'un fait connu de tout le monde. *Nostris diebus*, dit-il, *habuimus Magistrum Arnaldum de Villânovâ in Curiâ Romanâ summum Medicum & Theologum, de quo scripsi de observatione jejunii consilium, qui etiam Magnus Alchymista habebatur, virgulas auri quas faciebat, consentiebat omni probationi submitti;* mais ce récit, s'il est vrai, ne peut servir aujourd'hui qu'à prouver qu'Arnaud étoit plus fin qu'André, & qu'il sçavoit se servir des adresses, qui sont aujourd'hui connues, & où personne n'est plus trompé.

Ce qu'il y a de plus fort, c'est que Raimond Lulle, le Coryphée des Alchymistes, reconnoît (a) Arnaud pour son maître, & avoue que c'est de lui qu'il tient, par l'entremise du Roi de Naples, ce qu'il sçait dans cette Science. *Ea accepi*, dit-il, *& habui à Serenissimo Rege Roberto Neapolis, sub secreti sigillo, quæ quidem experimenta ipse habuerat à peritissimo Arnaldo de Villanová, qui meritò fons scientiæ vocari debet, quia in omnibus scientiis præ cæteris hominibus floruit.*

Après des témoignages si avantageux, on juge aisément quelle a dû être chez les Alchymistes la réputation d'Arnaud, tant que l'entêtement pour le grand Œuvre a subsisté,

---

(z) In additionibus ad Speculum Durandi, in titulo *de falsi crimine.*

Oldradus, autre Jurisconsulte du XIV.ᵉ siécle, répete le même fait, *Consilio* 74, *de sortilegiis.*

Voyez Martin Delrio, *Disquisition. Magicar.* Pag. 36.
(a) In *Testamento suo.*
Item *in Præfatione Artis operativæ.*

X

& avec quelle avidité on a lu ses ouvrages chymiques, & sur-tout le *Rosaire des Philosophes*. Encore même, quoiqu'on soit bien revenu de cet entêtement, ces livres sont recherchés & lus avec empressement par ceux qui donnent dans cette foiblesse.

Si Arnaud a eu tous les secrets magnifiques qu'on lui attribue, dont je crois qu'il est permis pour le moins de douter, il est certain qu'aucun n'est parvenu jusqu'à nous. Mais nous lui avons une obligation réelle, quoique moins importante, c'est de nous avoir fait connoître (*b*) l'eau-de-Vie, *Aqua Vitæ*, l'eau Ardente, *Aqua Ardens*, & l'Esprit-de-vin, dont il est le premier qui ait parlé clairement. Corringius avoue qu'il paroît que l'Europe doit à Arnaud de Villeneuve la connoissance des qualités de l'Esprit-de-Vin. *Spiritûs Vini dotes*, dit-il, *per Arnaldum maximè innotuisse primùm Europæ videntur, si ejus est libellus de Vinis*, de quoi je ne connois personne qui ait douté.

XI. Après tout, le plus grand travers d'Arnaud a été de s'être mêlé de la Théologie, d'avoir cru la mieux entendre que les autres, & sur cette prévention, en suivant ses lumieres, d'avoir donné dans beaucoup d'erreurs dangereuses, & qui ont été justement condamnées. Les prétendus Adeptes ont toujours eu la manie de se croire illuminés sur ce qui regarde la Foi; les Chevaliers de la Rose-croix s'imaginoient que la connoissance du grand Œuvre procuroit non-seulement la santé & les richesses, mais qu'elle apprenoit aussi les voies de Dieu, & facilitoit le chemin du Paradis.

Martin Rulland le Pere, Professeur en Médecine à Lowinghen, a eu la folie de dire dans l'Epître dédicatoire (*c*) d'un Ouvrage sur la Pierre Philosophale; *si paulò consentienter ratiocinari licebit, eminentior Dei notitia ex hujus artis Alchimiæ praxi hauriri potest, ipsis sacrum litterarum monumentis*. Mais Pierre-Jean Fabre de Castelnaudari, Docteur en Médecine de la Faculté de Montpellier, a été

(*b*) In Libro *de vinis* : & in altero *de Aquâ vitæ simplicis* : & in tertio, qui dicitur, *consilium sive regimen podagræ*.

(*c*) In Epistolâ dedicatoriâ **Progymnasmatum** *Alchymiæ*.

encore plus loin, puisqu'il a osé dire à Monsieur de Montchal, Archevêque de Toulouse, en lui dédiant un Recueil de dif- férents Traités sur l'Alchymie, qu'il ne sçauroit lui rien offrir plus digne de lui être présenté, qu'un Ouvrage chymique, *in quo*, dit-il, *dona suprema Dei deteguntur, mysteria indi- viduæ unionis sanctissimæ Trinitatis palam fiunt . . . Mani- festatur Omnipotentis Dei argumentum, resurrectionis mor- tuorum certissimum testimonium, remissionis peccatorum uni- cum exemplum, & æternæ beatitudinis patens & apertum speculum.*

Je ne sçais si Arnaud, en se donnant à la Théologie & en prenant pour guide les lumieres que l'Alchymie lui donnoit, suivit le génie des Alchymistes, ou son propre goût; mais il eut tout lieu de s'en repentir. Il s'égara, & il soutint ses erreurs. Ce ne fut pourtant que quatre ans après sa mort, & en 1317, qu'elles furent solemnellement condamnées à Tarragone par le P. Jean de *Longerio* de l'Ordre des Fre- res Prêcheurs, &, à ce que je crois, Inquisiteur de la foi, & par Geofroi *de Crudillis*, Prévôt de l'Eglise de Tarragone, & Vicaire Général, le Siége vacant. Je n'ai garde d'entrer dans le détail de cette procédure, elle s'écarte trop du sujet que je traite; mais si l'on en étoit curieux, on la trouvera dans Nicolas Eymeric, de l'Ordre des Freres Prêcheurs, *in Directorio Inquisitorum*, part. II. *quæstione* 11. & 28. Je me contenterai d'observer, qu'on condamna 15. proposi- tions d'Arnaud qu'on y rapporte, & qu'on y proscrit 13 de ses livres indiqués par les titres; & ce qui est plus important, que cette condamnation est de l'année 1317, quatre ans, comme on l'a dit, après la mort d'Arnaud, au rapport d'Ey- meric, qui paroît bien informé; ce qui détruit les allégations de plusieurs Auteurs, qui mettent les Inquisiteurs aux trous- ses d'Arnaud pendant toute sa vie.

XII. Il ne faut pas douter qu'Arnaud, qui paroît avoir eu un esprit vif, qui s'est occupé de plusieurs sciences, qui par conséquent a dû être consulté, n'ait beaucoup écrit. Aussi avons-nous un grand nombre d'ouvrages sur la Médecine, l'Astrologie, l'Alchymie & la Théologie, qu'on lui attribue.

Presque tous ces ouvrages sont courts, & on peut les regarder comme des Consultations, des Mémoires, des Lettres, plutôt que des ouvrages dogmatiques faits exprès. On ne doit pas s'attendre d'y trouver un style correct, un Latin pur, un ordre méthodique, un raisonnement soutenu, sans répétition, ni digression. On n'écrivoit pas de cette façon dans son siécle. Les écrits qu'on attribue à Arnaud, sont même au-dessous de la maniere d'écrire de son temps, & on n'en doit point être surpris, s'il est vrai qu'il les composoit à la hâte, & qu'il ne les relut point, soit parce qu'il avoit la vûe assez mauvaise, soit parce que la vivacité de son caractere ne lui en permettoit pas la révision, toujours pénible & souvent ennuyeuse. Ce que nous en disons est fondé sur le témoignage exprès de Symphorien (*d*) Champier, & de Nicolas (*e*) Antonio.

Comme les écrits d'Arnaud de Villeneuve ne portoient pas son nom, il y a apparence qu'on lui en a beaucoup attribué, qui ne lui appartenoient pas. Gesner a porté (*f*) ce jugement avec raison du Traité, intitulé *de omni genere simplicium medicamentorum*, qui n'est qu'un recueil des ouvrages d'Avicenne, de Serapion, du Pandectaire de Jean Platerius plus récent qu'Arnaud, & d'Arnaud lui-même qu'on cite. On doit penser de même du livre qui a pour titre *Trésor* (*g*) *des Pauvres*, Ouvrage très-différent de celui de Pierre d'Espagne, ou de Portugal, qui fut Pape sous le nom de Jean XXI. & dont nous parlerons dans la suite. Je crois pouvoir ajouter un Traité assez gros, dont le titre est *Breviarium Practicæ à capite ad plantam pedis*, composé par un Disciple d'un Médecin de Naples, appellé Jean *Casamida*, qui suivoit son Maître chez tous ses malades, dont il écrivoit toutes les observations, & dont il recueilloit toutes les ordonnances, ce qui ne sçauroit convenir à Arnaud, qui n'a été à Naples qu'après l'année 1309, dans un temps où son

1295.

(*d*) In vitâ *Arnaldi.*
(*e*) In Bibliothecâ Hispanâ, *in verbo* 'Arnaldus. §. 37.
(*f*) In Bibliothecâ.

(*g*) J'en ai un exemplaire, imprimé chez Claude Nourry, dit le Prince, à Lyon en 1527, in-8°. caractere Gothique.

âge, fon fçavoir & fa réputation ne permettent pas de lui attribuer un pareil rôle. Je ferois fort porté à croire, que les Alchymiftes ont publié fous le nom d'Arnaud plufieurs ouvrages d'Alchymie, pour les faire valoir. C'eft ainfi qu'ils en ont agi à l'égard des Patriarches, des Prophetes, des Saints Peres, des Docteurs les plus refpectables.

Si on a ajouté aux ouvrages d'Arnaud des écrits qui ne lui appartiennent pas, il nous en manque plufieurs que les anciens Auteurs lui attribuent. Nous n'avons plus, par exemple, aucun des Traités qui furent profcrits par la Sentence portée contre lui à Tarragone, & dont Eymeric *in Directorio Inquifitorum, part. II. quæft.* 28, fait le dénombrement. Il en manque de même quelques autres, dont les anciens Médecins font mention. Je fuis perfuadé qu'on en trouveroit plufieurs dans les anciennes bibliotheques, mais je ne crois pas que cette recherche mérite la peine qu'on fe donneroit, vû le peu d'ufage qu'on fait des ouvrages d'Arnaud. C'eft auffi la raifon qui fait que je crois pouvoir me difpenfer d'en rapporter un long catalogue détaillé, d'autant plus qu'on le trouve dans tous les Bibliographes.

XIII. On a eu foin depuis long-temps de recueillir les ouvrages d'Arnaud, & de les imprimer enfemble. La premiere édition de cette Compilation fut faite à Lyon, *in*-fol. en 1504, avec une Préface d'un Thomas Murchius. Il en parut bientôt après une autre à Paris, dans le même format en 1509; on en fit une troifieme pareille à Venife en 1514, & une quatrieme à Lyon en 1520, chez Guillaume Huyon, où l'on trouve au commencement la vie d'Arnaud par Symphorien Champier. J'ai cette édition & elle eft très-bonne. La cinquieme édition eft de Bâle, chez Pierre Perna en 1585, avec quelques annotations de Jerome Taurellus de Montbelliard, Profeffeur de Médecine à Altorph. Des réimpreffions fi multipliées font une preuve du cas qu'on a fait pendant long-temps des Ouvrages d'Arnaud.

XIV. Je n'ai point cru devoir parler, ni de la magie (*h*), dont on a accufé Arnaud, ni de la folie qu'on lui a attribuée

(*h*) Bzovius, *tom.* 4 *ad annum* 1310.
Francifcus Pegna, *Comm.* 36 *ad Partem* 3. *Directorii, quæft.* 2.

(*i*) d'avoir voulu former un homme avec de la femence, mife dans une cucurbite de verre avec certaines drogues. Ces imputations font une fuite des impreffions défavantageufes que donna d'Arnaud la condamnation de fa Doctrine par les Inquifiteurs.

On fe crut permis de décréditer un homme qu'on avoit intérêt de rendre odieux. Naudé a déjà juftifié Arnaud fur le premier article; & Delrio lui-même, quoiqu'il donne affez facilement dans ces bruits populaires, eft pourtant convenu que l'eftime qu'on a eue pour Arnaud à la Cour du Pape, fuffit pour prouver fon innocence. Quant à l'autre article, c'eft une accufation fi extravagante, qu'elle ne mérite point de réfutation férieufe. On a attribué depuis la même folie à Paracelfe avec auffi peu de fondement. Rien n'eft plus propre à difculper Arnaud fur ces deux chefs, que de n'en avoir point été accufé à Tarragone, dans la procédure qu'on y fit contre lui en 1317, où l'on n'avoit pas envie de le ménager.

Je ne fçais rien de la vie & des ouvrages des deux Médecins qui fuivent : leurs noms ne fervent qu'à faire époque.

(*i*) Joannes Mariana, *de rebus Hifpaniæ*, *Libr.* 14 *cap.* 9.

HENRICUS DE GUINTONIA (*a*).

IL étoit Chancelier de cette Faculté en 1239.

PETRUS GUAZANHAIRE (*b*) Chancelier en 1260.

(*a*) Ranchinus in *Catalogo*, *qui facro apollinari præfixus eft.*
(*b*) Ranchinus, ibidem.

PROPHATIUS *vel* PROFATIUS *Juif.*

SELON quelques (*a*) Auteurs, ce Juif étoit d'Efpagne, & felon d'autres (*b*) il étoit de Marfeille; mais Bartolocci (*c*) affure qu'il étoit de Montpellier, & ce fentiment paroît le mieux

(*a*) Voffius *de Scientiis Mathematicis.* | *Rabbinica*, *articulo* 1651.
(*b*) Vid. Bartoloccius, *Bibli.th. magna* | (*c*) Ibidem.

établi. Cette diversité de sentiments vient de ce que les uns l'ont appellé Espagnol, & les autres Provençal ; & suivant l'usage de ce temps ils avoient raison les uns & les autres, en supposant qu'il fût de Montpellier, comme nous l'avons déjà prouvé au sujet d'Arnaud de Villeneuve.

1300.
ou
1303.

Profatius s'appliquoit beaucoup à l'Astronomie, & il paroît y avoir fait des progrès considérables. Il avoit composé des Tables des seconds mobiles, avec les équations de la Lune & du moyen mouvement de la tête du Dragon ; & avec une Table de la longitude de plusieurs pays & de plusieurs villes, dont la plûpart sont d'Afrique, ou d'Asie. *Canones Tabularum secundorum mobilium, cum æquationibus Lunæ & medii motûs capitis Draconis, & cum Tabula longitudinis regionum & civitatum, quarum plurima pars sunt ex regionibus Africæ vel Asiæ.*

Il donna aussi des Regles sur l'Almanach qu'il composa à Montpellier même. *Canones quoque super Almanach dicitur eos in Montepessulano propriâ manu scripsisse.* Bartolocci (*d*) assure que ces deux Ouvrages sont en manuscrit dans la Bibliotheque du Vatican.

Mais ce qui a fait le plus d'honneur à Prophatius, c'est l'Observation qu'il fit de la plus grande déclinaison du Soleil, qu'il trouva de 23° 32'. Ce qui sert à fixer la théorie du mouvement de la Terre, & de l'inclinaison de son axe, au moins depuis ce temps-là. Aussi cette observation est-elle citée à l'envi par presque tous les Astronomes, comme (*e*) Copernic, (*f*) Reinholds, (*g*) Clavius, (*h*) Justinus, &c.

Suivant la commune opinion cette Observation fut faite en (*i*) 1300, ou en (*k*) 1303, ce qui suffit pour réfuter ceux qui font vivre ce Juif en (*l*) 1208, ou (*m*) 1260, ou en (*n*)

(*d*) Ibidem.
(*e*) Lib. 3 cap. 2.
(*f*) In Theoricis. *Pag.* 238.
(*g*) In Sphæram Jo. de Sacrobosco. *Cap.* 1. *pag.* 253.
(*h*) In Sphæram, *cap.* 2.
(*i*) Copernicus, Reinholdus, Justinus, *ubi supra.*
(*k*) Cusanus in Almagesto novo Ric-

cioli, Chronic. parte 2.
(*l*) Vossius, ubi suprà.
(*m*) Simlerus, in biblioth. Gesneri.
(*n*) Bartholocci, ubi supra.
Mais alors Montpellier n'appartenoit pas à la France, elle étoit encore possédée par Sanche Roi de Majorque en 1321. *Note de l'Editeur.*

1447. Je suis surpris que Bartolocci qui avance cette derniere opinion, n'en ait pas senti la fausseté, puisqu'il dit au même endroit qu'il vivoit alors à Montpellier, & qu'il ne pouvoit pas ignorer que les Juifs avoient été chassés du Royaume de France dès l'an 1319.

On ne connoît aucun Ouvrage de Médecine de Profatius, mais il ne laisse pas d'être apparent qu'il étoit Médecin. On sçait que presque tous les Juifs qui avoient du sçavoir, se mêloient alors de l'étude de la Médecine, même les Rabbins (o), quoique attachés plus particulierement à l'étude de leur Religion & de leur Loi, qui sembloient devoir les occuper tout entiers. D'ailleurs l'étude de l'Astronomie avoit une liaison étroite avec la Médecine dans un temps où l'on se conduisoit dans l'administration des remedes, par l'observation des différents aspects des astres. Nous verrons bien-tôt dans la vie (p) de Guillaume Grisant, un exemple de l'union qu'il y avoit entre l'Astronomie & la Médecine.

Je ne fais point de difficulté de mettre Profatius, quoique Juif, au rang des Médecins, & peut-être même des Régents de la Faculté de Montpellier. Nous avons vû ci-dessus (q) que Guillaume fils de Mathilde, avoit en 1180, donné la liberté à tout le monde de professer la Médecine, sans aucune exception. Comme il y avoit beaucoup de Juifs & des Juifs accrédités à Montpellier, il y a apparence qu'ils se maintinrent long-temps dans le droit d'y étudier & d'y enseigner. Il faut même avouer que c'est à eux que la Faculté de Montpellier doit une grande partie de la réputation qu'elle a eue dans son origine, parce qu'ils étoient au 10, 11 & 12me siécles, presque les seuls dépositaires de cette Science en Europe, & que c'est par eux qu'elle a été communiquée des Arabes aux Chrétiens.

(o) L'Exemple de Maimonide. === (p) Ci-après. === (q) Livre premier.

GUILLAUME

Guillaume de Mazeres.

R ANCHIN ne fait aucune mention de ce Médecin ; cependant il eſt certain qu'il étoit Docteur de la Faculté de Mont- **1300.**
pellier, & qu'il y avoit même enſeigné pendant long-temps.
Cela eſt clairement exprimé dans (*a*) la Bulle du Pape Clément V. de l'année 1308, où il regle le nombre de ſuffrages
qu'il faut pour la Licence. *Habitá*, dit-il, *ſuper his cum
dilectis filiis Arnaldo de Villanová, & Joanne de Aleſto,
&c. . . . . . . Plená deliberatione, & ab ipſis, necnon & à
quondam Magiſtro Guillelmo de Mazero Phyſico, dum viveret, qui etiam longo tempore in ſtudio rexerat memorato,
informatione receptá, autoritate Apoſtolicâ ſtatuimus, &c.*

Il eſt vraiſemblable que ce Médecin étoit du lieu de Mazere dans le Pays de Foix.

(*a*) On a parlé de cette Bulle ci-devant, *pag.* 45.

(*a*) Gerardus de Solo, *ou* (*b*) Gerardus Bututus de Solo.

V ELSCHIUS a mieux connu cet Auteur qu'aucun Bibliographe, & au lieu qu'on ne le trouve cité ailleurs que ſous le **1300.**
nom de *Gerardus de Solo* ; il nous a appris le premier qu'il
s'appelloit *Gerardus Bututus de Solo.* Il marque (*c*) qu'il fut
Profeſſeur en Médecine dans la Faculté de Montpellier, &
Ranchin (*d*) prétend qu'il en devint même Chancelier.

Il eſt difficile d'établir quelle a été la patrie de ce Médecin.
Ce n'eſt pas que ſon nom ſeul ne prouve qu'il étoit natif d'un
lieu appellé *Solum*, mais comme ce ne devoit être qu'un
petit lieu, j'ignore où l'on doit le placer. Velſchius dit (*e*)
dans un endroit, qu'il étoit de Bourges, *Bituricenſis* ; mais
dans un autre endroit (*f*) il l'appelle Médecin Provençal,

(*a*) Ranchin, in *Catalogo* Sacro Apollinari *præfixo.*
(*b*) Velſchius *De vená Medinenſi*, pag. 31.

(*c*) Ibid. Pag. 155.
(*d*) Ubi ſuprà.
(*e*) Pag. 11.
(*f*) Pag. 155.

Medicus Provincialis, ce qui ne sçauroit convenir à un
1300. Médecin natif de Bourges.

Pour concilier Velschius avec lui-même, je ne serois pas
éloigné de croire que Gerard de Solo étoit originaire du
Diocèse de Beziers, & que par ignorance ou par inattention,
on a dit *Bituricensis* au lieu de *Bitterrensis*. Cette derniere
origine s'accorderoit avec la qualité de Médecin Provençal;
car nous avons déja prouvé dans la vie d'Arnaud de Villeneuve, que le nom de *Provincialis* convenoit autrefois également à tous les habitants de la premiere & de la seconde
Narbonnoise.

Cependant j'avoue que je ne connois aucun lieu dans le Diocèse de Beziers, qui porte ou qui ait porté le nom de *Solum.*

Velschius attribue à Gerard de Solo un Commentaire sur
le *Viatique* de Constantin, & c'est à l'occasion de ce Commentaire qu'il le cite. Tous les Bibliographes (g) s'accordent
aussi sur le même point, & conviennent que Gerard de Solo,
Médecin de Montpellier, est Auteur d'un commentaire sur
ce Viatique.

C'est à la faveur de ce Commentaire constamment attribué
à *Gerard Bututus de Solo*, que je crois pouvoir démêler l'erreur où l'on est tombé sur son sujet. Tiraqueau (h) parle d'un
Gerardus Bientius Parthiensis, qui a composé un Commentaire sur le Viatique de Constantin; & Simler (i) met de même au nombre des Auteurs de Médecine, un *Gerardus Bututus Parisiensis*, qui a écrit un Commentaire sur le même
ouvrage. Il est visible que l'un & l'autre parlent du Médecin
dont nous faisons la vie, & que le nom & le titre qu'ils lui
donnent, ne font que des dépravations de *Gerardus Bututus
Biterrensis*, qui étoit son vrai nom & sa véritable qualité.

Schenckius (k) paroît moins excusable encore que Tiraqueau & Simler, en ce que dans la même page il attribue le
même Commentaire sur le Viatique de Constantin, à *Gerard
de Solo*, Médecin François, à *Gerardus Bientius Parthien-*

(g) Gesner Bodleiana biblioth. Van- | *clatura Medicorum.*
derlinden Merklin. | (i) Gesneri biblioth. contracta.
(h) De nobilitate, cap. 31. *In nomen-* | (k) Biblia Iatrica.

sis, à *Gerardus Bututus Parisiensis*, à *Gerardus Bituricensis
de Cremona*, & même, à ce que je crois, à *Gerardus Cremonensis*, c'est-à-dire, qu'il donne le même ouvrage à quatre ou
cinq autres, sans qu'il lui vienne dans l'esprit que ce n'est
qu'un seul & même Auteur.

Le Viatique de Constantin, sur lequel Gerard de Solo
travailla, n'est autre chose que le *Viatique d'Isaac*, Médecin Juif, qui vivoit vers (*l*) l'an de J. C. 1070. On l'appelloit du temps de Gerard de Solo le *Viatique de Constantin*, parce que Constantin, Médecin originaire d'Afrique &
Moine Bénédictin au Montcassin, l'avoit traduit d'Arabe en
Latin (*m*) sur la fin du xie. siecle, & se l'étoit attribué. C'est
une espece de Cours de pratique sur presque toutes les maladies, divisé en 7 livres, où l'on trouve peu de théorie, mais
beaucoup de remedes dans le goût des Arabes. L'Auteur
avoit donné en Arabe à son ouvrage un titre que Constantin
a rendu par le mot de *Viaticus*, parce qu'il regardoit son
livre comme un recueil précieux, dont on devoit être toujours pourvû, & qu'on devoit porter sur soi. C'est ce qu'on
appelloit dans la basse Latinité *vade mecum*, & ce qu'on
exprime en Grec par le mot d'*Enchiridion*.

Les notes de Gerard de Solo sur cet ouvrage, ont été
imprimées à Venise *apud Octavianum Scotum* in-fol. en 1507,
sous le titre de *Commentum super Viatico cum textu;* mais je
n'ai pas vû cette édition. Velschius qui l'avoit lue & qui la
cite, convient (*n*) que ces notes étoient mal écrites, & on
n'en peut pas moins attendre d'un Auteur qui vivoit avant le
renouvellement des Belles-lettres. Le passage que cet Auteur
en cite, est bien propre à prouver ce qu'il en dit. Il s'agit des
différentes especes de douleur ; & c'est à cette occasion que
Gerard de Solo distingue la douleur *in pruritivum, aspera-
tivum, pungitivum, compressivum, frangitivum, consump-
tivum, perforativum, acualem, stupefactivum, pulsativum,
gravativum, fatigativum, mordicativum, stimulativum,
apostemativum, extensivum, lacerativum, concussivum, mal-
leativum & laxativum.*

(*l*) Schenckius in voce *Isaac.* ⚌ (*m*) Freind. Tom. 3 pag. 6. ⚌ (*n*) Pag. 155.

1300. Il est difficile d'excuser ces expressions, ni même de justifier une division si peu exacte, & dont la plûpart des membres coincident visiblement. Cependant on seroit injuste de condamner cet ouvrage sur ce seul passage ; & l'exemple de Raimond Chalin de Vinario (o), dont le Traité sur la Peste est très-bon, quoiqu'il fût écrit originairement en aussi mauvais Latin, doit nous empêcher de juger trop legerement des écrits des Médecins du même temps, sur le seul défaut du style. (p) Gesner & Vanderlinden (q) assurent que Gerard de Solo fut très-habile & très-expérimenté dans la pratique de la Médecine, & ils blâment, comme des ignorants, ceux qui méprisent les ouvrages de cet Auteur, à cause qu'ils sont écrits d'un style grossier, & qui se ressent de la barbarie de son siecle.

Jean de Gadesden (r), ancien Médecin d'Angleterre, connu sous le nom de *Jean l'Anglois*, & Auteur entre autres ouvrages d'un Traité intitulé, *Rosa Anglica*, cite (s) souvent notre Gerard, & cite en particulier son ouvrage sur le *Viaticum*. Jean Freind, qui rapporte ce fait, a bien compris que l'ouvrage cité devoit être le Traité intitulé *Glossa Viatici Isaac*, dont il dit qu'il y a un exemplaire manuscrit dans la Bibliotheque Harleyenne. Mais trompé par la prévention commune, il attribue ce Commentaire sur le Viatique, à *Gerard de Carmona*, dans l'Andaloufie, qui est le même que le *Gerardus Cremonensis*, à qui nous avons déja vû que Schenckius avoit attribué mal-à-propos le même ouvrage.

Cette citation cependant sert à fixer le temps où Gerard de Solo a vécu. On sçait que Gadesden cite (t) Bernard de Gordon, qui vivoit en 1305 & 1307, qu'il est lui-même cité par Gui de Chauliac (u), qui composoit sa Chirurgie en 1363, même par Matthieu (x) Silvaticus, qui (y) a composé ses

(o) Voyez la vie de ce Médecin.
(p) In Bibliotheca.
(q) De *scriptis Medicis*.
(r) Jean Freind *Histoire de la Médecine*. Liv. 3 pag. 122.
(s) 58. 6. Je ne connois cette citation que par Freind.
(t) Freind *ubi suprà*, pag. 96.
(u) Voyez sa Chirurgie. Voyez Freind. Tom. 3 pag. 97.
(x) Freind, *ubi suprà*.
(y) Freind. Liv. 3 pag. 76.

Pandectes de Médecine en 1317, & qui (z) les a dédiées à
Robert Roi de Naples, qui mourut en 1343. Il faut donc en
conclurre que Jean de Gadefden vivoit environ l'an 1320;
d'où il fuit que Gerard de Solo qu'il cite, vivoit quelque
temps auparavant, & vers l'an 1300 au plus tard; ce qui détruit l'opinion de (a) Wolfangus Juftus, qui le fait vivre
en 1470, & renverfe l'ordre du Catalogue de (b) Ranchin,
où ce Médecin eft placé après Jean de Tornamire, qui vivoit
en 1401.

Les autres ouvrages de ce Médecin font (c) :

*Introductorium juvenum, feu de regimine corporis humani
in morbis, fcilicet confimili, officiali & communi.*

Libellus de Febribus.

Tractatus de gradibus Medicinæ;

Ces trois Traités ont été imprimés en Italie, avec le Commentaire fur le Viatique. Dans le livre in-4°. contenant le prétendu *Thréfor des Pauvres* d'Arnaud, imprimé à Lyon chez
Claude Nourry, in-4°. en lettres Gothiques, on trouve un
*Traité de Médecine, lequel a compofé Maître Gerard de Solo,
réformé & abrégé par Monfeigneur Maître Jean Bifeis, Maître ès Arts à Paris, & en Médecine à Montpellier.* Si cet ouvrage eft de ceux à qui on l'attribue, nous n'en avons qu'une
traduction faite long-temps après eux; car le François n'eft
pas de leur temps.

On a outre cela du même Auteur (d), mais on n'a qu'en
manufcrit :

*Commentum, feu Practica fuper 9. Rhafis ad Almanzorem,
cum textu.*

*Commentum fuper primam Fen primi Canonis Avicennæ
& partem fecundi.*

Summa de conferentibus & nocentibus.

De cuftodiá fanitatis.

*Aggregationes de Crifi & criticis diebus & de prognofti-
cationibus.*

(z) Schenckius, *Biblia Iatrica.*
(a) In Chronolog.
(b) In Catalogo.
(c) Gefner Biblioth. Bodleiana Merclin.
   (d) Simler. conful. Schenckius. *Biblia Iatrica.*

1300. Simler, & après lui Schenckius, (*e*) assurent que ces Traités se trouvoient en manuscrit dans la Bibliotheque de Matthæus Dresserus, Médecin d'Erford.

Les vieux Auteurs de Médecine citent Gerard de Solo sous le nom de (*f*) *Doctor Mansuetus*, ou (*g*) *d'Expositor*. Il y a apparence que ces commentaires sur le Viatique d'Isaac, sur le 9ᵉ· livre de Rhasis au Roi Almanzor, & sur une partie du Canon d'Avicenne, lui avoient merité ce dernier titre.

(*e*) Ubi suprà. === (*f*) Vieille version de Mesué. === (*g*) Merklin, *in voce* *Gerardus de Solo.*

JOANNES DE ALESTO.

1303. Ranchin (*a*) assure que Jean d'Alais fut Chancelier de la Faculté de Montpellier en 1303. On sçait d'ailleurs qu'il étoit en 1308, Médecin & Chapelain du Pape Clément V. qui transféra le S. Siége à Avignon. Au moins ces qualités lui sont-elles données dans (*b*) deux Bulles de ce Pape, datées de cette année, l'une sur l'élection du Chancelier, & l'autre sur l'ordre qu'on devoit observer pour donner la Licence. Il paroît par ces Bulles que Jean d'Alais avoit enseigné long-temps à Montpellier, mais qu'il étoit alors au service du Pape Clement V. Il y a apparence qu'il étoit en même temps Médecin de ce Pape, & Chancelier de la Faculté de Montpellier, & qu'il jouissoit de cette derniere qualité, quoiqu'il fût absent, comme nous verrons (*c*) ailleurs qu'André du Laurens en a joui, quoique retenu à la Cour par la charge de premier Médecin d'Henri IV; il mourut en 1313.

(*a*) Ranchin in Catalogo.
(*b*) On a parlé de ces Bulles ci- | devant, *pag.* 45.
(*c*) Ci-après dans le 4ᵉ· Livre.

(a) ERMENGAUDUS *ou* (b) ARMEGANDUS BLASIUS
de Montepeſſulano.

IL FUT (c) Médecin de Philippe IV, dit le Bel, Roi de France, qui mourut en 1314. Il eſt ſurprenant que Du Cange l'ait oublié dans le catalogue des premiers Médecins de nos Rois, que l'on trouve dans le Gloſſaire *Autor. infimæ Latinitatis, in verbo Archiatros*; mais il eſt plus ſurprenant encore que Ranchin n'en ait fait aucune mention dans le catalogue des Médecins de Montpellier.

1307.

On en trouve un grand éloge dans Gariel (d) : *Hoc tempore (e),* dit-il, *Apollinaris Scientiæ laude claruit Ermengaudus Monſpelienſis, ... qui ex ſolo vultûs intuitu genus & tempus morborum, eorumque paroxiſmos divinaret, quare in illuſtrium virorum cœtum tranſcriptus eſt.*

L'habileté que cet Auteur attribue à Ermengaud, eſt encore plus merveilleuſe que la ſcience, dont les Médecins Chinois font gloire ; ils ont beſoin de tâter le pouls aux malades en trois différents endroits pour deviner leurs maladies, au lieu qu'Ermengaud les connoiſſoit par la vûe ſeule, & pour ainſi dire, du premier coup d'œil.

Mais il faut convenir que cet étalage n'eſt propre qu'à impoſer au peuple & aux idiots. Les gens habiles & les perſonnes ſenſées le condamnent avec raiſon. La Médecine eſt d'elle-même trop incertaine, pour qu'on en doive augmenter l'incertitude en ſe privant d'aucun des éclairciſſements qu'on peut ſe procurer. Ainſi l'on a ſujet de mettre la ſcience des Médecins Chinois, & l'habileté que Gariel attribue à Ermengaud, au même rang que le ſçavoir de nos Médecins à urines, qui prétendent connoître la nature & la cauſe du mal dont

---

(a) Gariel. *Series Præſul. Magalonen-*
ſium. Pag. 409 & 446.
  (b) Lindenius renovatus.
  (c) Annal. de France, apud Gariel.

pag. 409.
  (d) Pag. 446.
  (e) Vers l'an 1307.

1307. une personne est atteinte, en voyant seulement les urines qu'elle a rendues.

Ermengaud (*f*) a traduit en Latin les Cantiques d'Avicenne, avec les Commentaires d'Averroës. Cette traduction revûe & corrigée par André Alpago de Bellune, se trouve dans le dixieme volume des Œuvres d'Averroës, imprimées à Venise chez les *Juntes*.

J. G. Schenckius attribue au même Médecin, une traduction d'Arabe en Latin, d'un traité de R. Moyse sur l'Asthme, intitulé *Regimen de Asthmate*, qu'il avoit en manuscrit dans sa bibliotheque (*g*).

Ermengaud étoit de Montpellier, nous verrons dans la suite qu'entre les Médecins illustres qu'a produit la Faculté de Montpellier, il y en eut peu qui fussent nés de cette Ville.

(*f*) Lindenius renovatus. (*g*) In verbo R. *Moyses.*

BERNARDUS GORDONIUS, *ou plutôt* (a) DE GORDONIO.

1307. BERNARD de Gordon a été un célebre Docteur de la Faculté de Montpellier. Il (*b*) commença d'y enseigner en 1285, dix ou onze ans après il y dicta un Traité de Thérapeutique, intitulé *dé decem ingeniis seu indicationibus curandorum morborum.* C'est lui-même qui en marque la date à la fin de l'ouvrage. *Statuta fuit,* dit-il, *hæc ordinatio in præclaro studio Montispessulani, anno Domini 1296, mense Julio, die Mercurii, post festum Beati Martialis.*

Il donna ensuite un autre Traité plus grand & plus considérable, qui comprend la maniere de traiter toutes les maladies, & qu'il intitula *Lilium Medicinæ.* Il explique lui-même dans la Préface ce qui l'a déterminé à donner ce titre à une pratique générale de Médecine. *Hunc librum,* dit-il, *intitulo Lilium Medicinæ : in Lilio enim sunt multi flores,*

(a) Remaclus Fuchsius l'appelle ainsi. *Vitæ illustrium Medicorum.*   (b) Cela paroît par ce qu'il dit à la fin de la préface du *Lilium.*

&

& in quolibet flore funt feptem folia candida, & feptem grana quafi aurea : fimiliter liber ifte continet feptem partes, quarum prima erit aurea, rutilans & clara ; tractabit enim de morbis plurimis univerfalibus, incipiens à febribus : aliæ autem fex partes erunt candidæ & tranfparentes propter earum grandem manifeftationem. Voilà quel étoit le goût de ce fiecle-là : le mauvais exemple des Arabes faifoit qu'on ne donnoit aux livres que des titres pompeux & recherchés. De-là viennent (c) le *Rofarium Philofophorum*, le *Flos florum*, le *Lumen luminum*, &c.

. Gordon commença de dicter fon *Lilium Medicinæ* en 1305. *Inchoatus eft*, dit-il à la fin de la Préface, *liber ifte cum auxilio magni Dei, in præclaro ftudio Montifpeffulano poft annum vigefimum lecturæ noftræ, anno Domini 1305, menfe Julii.* Cet ouvrage fut bientôt fuivi d'un autre traité fur la Saignée, qu'il dicta dans la même Ecole en 1307, ainfi qu'il le marque dans la Préface. *Inchoatus eft*, dit-il, *liber ifte in præclaro ftudio Montifpeffuli, anno Incarnationis Domini 1307, die 22 Februarii, Lunâ celebrante fynodum cum fole versùs feptimum gradum Pifcium.* Enfin il y publia un Traité *de Signis prognofticis*, qu'il compofa dans fa vieilleffe.

. Gordon paroît dans tous fes ouvrages fort religieux & fort humble. *Si in hoc opere*, dit-il, au commencement du traité *de prognofticis, aliquod dictum fuerit retractabile, ex me illud fateor effe ; fi autem aliquid boni fuerit ibi, non à me fuit, fed ab illo :*

> Qui ficcam rupem fundere juffit aquas.

Mais il eft en même temps, fuivant le génie de fon fiecle, prévenu (d) pour l'Aftrologie judiciaire, jufqu'à croire que les aftres agiffent fur nos corps, & que les Médecins doivent faire attention à leurs différents afpects. Il eft même infatué de fuperftitions encore plus vaines : il prétend qu'on guérit

---

(c) Voyez la vie d'Arnaud de Ville-neuve.

(d) Sur-tout *lib.* 1. *De phlebotomia,* *cap.* 14. Et *de prognofticis particula* 5 *cap.* 7.

sûrement l'épilepsie par plusieurs moyens de cette espece (e).
Cùm aliquis, dit-il, *est in paroxysmo, si aliquis ponat os supra aurem patientis, & dicat ter istos tres versus, proculdubio statim surgit :*

> Gaspar fert myrram, thus Melchior, Balthasar aurum,
> Hæc tria qui secum portabit nomina regum,
> Solvitur à morbo, Christi pietate, caduco.

Quòd autem his dictis rectè in foramine auris verum est ; probatum est frequenter quòd statim surgit. Et dicitur etiam si scribantur & portentur ad collum, quod perfectè curantur. Dicitur etiam quòd si pater & mater, vel patiens vel amici jejunaverint tribus diebus & postea vadant ad Ecclesiam & audiant Missam, & postea Sacerdos dicat suprà caput Evangelium quod dicitur in jejuniis quatuor Temporum, in vindemiis post festum Sanctæ Crucis, ubi dicitur, erat spumans & stridens, & hoc etiam genus dæmonii non ejicitur nisi cum jejunio & oratione, &c. Et postea quòd ille Sacerdos postquam devotè & per intentionem legerit suprà caput Evangelium, scribat & quod portetur ad collum, curat perfectè proculdubio.

Après ces exemples, doit-on s'étonner de l'entêtement que Gordon témoigne dans son traité *de Urinis*, pour l'inspection des urines, & pour la certitude des signes & des éclaircissements qu'on peut en tirer pour déterminer la nature & la cause des maladies. Sa prévention à cet égard vient de la même source, il y a lieu seulement d'admirer l'ingénuité avec laquelle il enseigne dans le traité *de Cautelis Urinarum*, qu'il y a joint, différents tours de souplesse, & plusieurs réponses équivoques pour se tirer des embarras où se trouvent ordinairement ceux qui font profession de cette vaine science.

On trouve au reste dans le traité de Gordon, intitulé *Lilium Medicinæ*, la composition d'un Collyre qu'il prétend être excellent & capable de pouvoir faire lire à un vieillard le caractere le plus menu, sans le secours des lunettes,

____
(e) In Lilio Medicinæ, *particul.* 2 *cap.* 25. *De epilepsia.*

(*f*) *Nonum experimentum & ultimum eſt iſtud , & num-* 1307.
quam Deus uſque ad hæc tempora voluit melius revelare :
℞. *Sileris montani, majoranæ, euphraſiæ, ruthæ, chelidonii,*
fæniculi , aa *Ʒiij. zingiberis , ſpicæ nardi , piperis longi ,*
caryophillorum , tuthiæ extinctæ & nutritæ , ſarcocollæ nu-
tritæ in lacte aſinæ , ligni aloës aa *Ʒj. fellis aquilæ & acci-*
pitris & hirci incolentis montana , unum de quolibet ,
balſami Ʒß. mellis roſati Ʒj. Pulveriſentur pulveriſanda ,
conquaſſanda conquaſſentur , ſicut decet collyria , & lique-
fienda liquefiant , & ſi fuerit æſtas miſceantur in ſole calido
per dies 40, *quotidie ſemper agitando ; & ſi fuerit hiems*
conficiantur in cineribus , ubi ſit calor admodum gallinæ
cubantis , & agitetur in vaſe vitreo , & oculis inſtilletur ,
& eſt tantæ virtutis , quod decrepitum faceret legere litteras
minutas ſine ocularibus. On peut conclure de ce paſſage
que les lunettes étoient en uſage dès ce temps-là , & qu'elles
ne ſont pas par conſéquent une invention auſſi nouvelle
qu'on penſe.

C'eſt dans ce même Traité que Gordon apprend à compoſer des trochiſques excellents pour l'ulcere des reins & de la
veſſie. On en trouve deux diſpenſations un peu différentes ,
l'une au *chap.* 10, & l'autre au chap. ſuivant de la ſixieme
particule. Ce ſont les fameux trochiſques de Gordon décrits
dans pluſieurs Pharmacopées modernes. Pour les faire , on
ſuit communément la premiere formule qu'il en donne au
chap. 10.

On trouve dans le même ouvrage la diſpenſation de la
poudre anti-épileptique, connue ſous le nom de *poudre ad*
guttetam. Riviere qui l'a donnée dans ſa Pratique , n'avoit
pas lû l'ouvrage de Gordon , puiſqu'il croyoit qu'elle n'avoit
pas été encore imprimée , & qu'elle ne ſe conſervoit dans
les boutiques d'Apothicaires de Montpellier que par tradition.

C'eſt dans le même ouvrage que l'Auteur marque que les
opérations de la Chimie ne lui étoient pas tout-à-fait inconnues , puiſqu'il y parle de l'huile de tartre par défaillance,

(*f*) In Lilio Medicinæ, particul. 3 cap. 5. *De debilitate viſûs , corruptione &*
ablatione ejuſdem.

qu'il décrit la maniere de la préparer, & de s'en servir extérieurement. Il est vrai que ce qu'il ajoute fait assez comprendre que l'usage des préparations chimiques, n'étoit gueres commun. *Modus chimicus*, dit-il, *in multis est utilis in medicinâ, in aliis verò est tristabilis, quod in ejus viâ infinitissimi perierunt.*

Outre les ouvrages dont on vient de parler, Gordon a composé quelques autres Traités :

De regimine acutarum ægritudinum.
De urinis.
De cautelis urinarum.
De pulsibus.
De conservatione vitæ humanæ,
De phlebotomiâ.
De floribus diatarum.
De medicamentorum gradibus.
De marasmo.
De theriacâ.

Les autres Ouvrages ont été imprimés plusieurs fois à Venise & à Lyon ; mais les trois derniers traités n'ont point paru, & on ne les connoît que parce que (g) Schenckius assure qu'il les avoit en manuscrit.

Symphorien Champier (h) lui attribue encore un Traité *de crisi*, mais Gesner (i) soupçonne que c'est le traité *de prognosticis*, & il y a apparence que cette conjecture est vraie. Ce même Traité *de crisi & criticis diebus, atque prognosticandi ratione*, est attribué par (k) Schenckius à un *M. Bernardus Provincialis*, dont il fait mal à propos un article distinct de celui de Bernard Gordon, quoique ce soit le même Auteur.

Gordon nous apprend lui-même à la fin de son Traité *de urinis*, qu'il avoit composé un commentaire sur les vers de Gilles de Corbeil *de pulsibus*. Je ne sçais si ce n'est pas le Traité *de pulsibus*, imprimé entre les Œuvres de Gordon. On a beaucoup estimé les Œuvres de Gordon, sur-tout

(g) Biblia Iatrica. ══ (h) Apud Gesnerum. *In bibliot_h.* ══ (i) Ibidem. ══
(k) Biblia Iatrica.

le *Lilium* qui peut paſſer pour un bon cours de Médecine, clair, méthodique, & fort au-deſſus de tout ce qu'on avoit encore ; auſſi a-t-il été imprimé pluſieurs fois. Joachim Baudis (*l*), Médecin de Breſlau, publia avec éloge à Leipſic en 1570, le Traité *de conſervatione vitæ humanæ à die nativitatis uſque ad ultimam horam mortis*, qui n'avoit point encore été mis au jour.

Ranchin ne marque pas que (*m*) Gordon ait été Chancelier de la Faculté de Montpellier, & (*n*) Geſner ne l'appelle que Recteur du Collége de Montpellier, *Rector Gymnaſii Montiſpeſſulani*. Ce Médecin enſeignoit & dictoit en 1305 & 1307, & ſuivant Ranchin il vivoit encore (*o*) en 1318 ; ainſi il n'eſt pas mort (*p*) environ l'an 1305, comme quelques-uns l'ont avancé.

Il y a apparence que ce Médecin étoit natif du lieu de Gordon en Rouergue, & qu'ainſi il ſe nommoit, ſuivant l'uſage de ſon temps, *Bernardus de Gordonio*, comme le nomme (*q*) Fuchſius, & non pas *Bernardus Gordonus*, comme il eſt ordinairement nommé.

(*l*) Simler, *in Geſnero contracto*. Schenckius, *ubi ſuprà*. ═ (*m*) Ranchin, *in Catalogo*. ═ (*n*) In Bibliotheca. ═ (*o*) Ranchin, *ubi ſuprà*. ═ (*p*) Lindenius renovatus de Merclin. ═ (*q*) Remaclus Fuchſius, *Vitæ illuſtrium Medicorum*.

GUILELMUS DE BRESSIA, GUILLAUME DE BRESSE *ou* BRESIS.

C'est encore un ancien Docteur Régent de la Faculté de Montpellier, dont Ranchin ne fait point mention ; cependant Clement V en parle dans la Bulle qu'il accorda en 1308 à la Faculté de Montpellier, ſur la maniere de promouvoir les Bacheliers à la Licence, & il dit que c'eſt à l'inſtance de ſes Fils bien aimés Guillaume de Breſſe, & de Jean d'Alais, ſes Médecins & ſes Chapelains qu'il l'accorde, *ad inſtantiam dilectorum filiorum Magiſtri Guilelmi de Breſſia, & Joannis de Aleſta, Phyſicorum & Capellanorum noſtrorum.*

Z iij

1307. Ce Médecin pourroit bien être du lieu de Breſis dans le Dioceſe d'Uzès.

Joubert prétend (a) que ce *Guilelmus de Breſſia*, eſt *Guilelmus Brixienſis*, dit l'Aggrégateur. Si cela eſt, ce Médecin vivoit & même étoit âgé en 1308, ce qui eſt la datte de la Bulle où Clement V en parle comme de ſon Médecin & de ſon Chapelain, & par conſéquent Volfangus Juſtus qui le place à l'an 1472 dans ſa chronologie, s'eſt beaucoup trompé, comme cela lui eſt aſſez ordinaire.

(a) Annotations ſur Gui de Chauliac, *pag.* 9.

1319. # GUILLELMUS DE BITERRIS, GUILLAUME DE BEZIERS (a), Chancelier en 1319.

(a) Ranchin, in Catalogo.

GUILLELMUS GAUBERTI, GUILLAUME GAUBERT (a)

Il fut Chancelier en 1321. Cette maniere d'exprimer ſon nom ſignifioit qu'on étoit fils de *Gaubert*. On avoit pris cet uſage des Arabes.

(a) Ranchin, ibidem.

JACOBUS ÆGIDII, JACQUES GILLES.

1333. Il fut Chancelier (a) en 1328, fit en 1333 (b) dans l'Egliſe de St. Firmin une aſſemblée générale de tous les Docteurs de Montpellier, à l'occaſion d'un nommé Pons de Lunel qui entreprenoit d'y exercer la Médecine, ſans avoir pris des degrés.

(a) Ranchin, ibidem.
(b) La délibération ſe trouve dans les archives de la Faculté de Montpellier.

JACOBUS DE MARCILIA, JACQUES DE MARSEILLE, [a] Chancelier en 1334.

1334.

(a) Ranchin in Catal.

STEPHANUS ARNALDUS *vel* ARLANDUS, ETIENNE ARNAUD *ou* ARLAUD.

SCHENCKIUS (a) ne l'appelle que *Stephanus Arnaldus;* mais Gui de Chauliac le cite dans sa Chirurgie, tantôt sous le nom d'Arnaud de Montpellier, & tantôt sous celui d'Arland. Dans l'un de ces endroits, Gui de Chauliac marque qu'il tient de lui la dispensation de certaines Tablettes, qu'il loue beaucoup, & qui ne font autre chose que l'électuaire *de Citro solutif*, dont la composition a été long-temps particuliere aux Médecins de la ville de Montpellier.

1336.

On attribue dans la Bibliotheque de Gesner quelques ouvrages de Médecine à Etienne Arland, qui étoient en manuscrit entre les mains de Mathieu Dresserus, Médecin d'Erford, & qui, à ce que je crois, n'ont jamais été imprimés, sçavoir *Viridarium super antidotarium Nicolai; Prognosticationes, Tractatus de febribus & de evacuatione.* Jean-George Schenckius rapporte (b) qu'il avoit aussi un exemplaire manuscrit du *Viridarium* de cet Auteur.

(a) Biblia Iatrica in verbo *Stephanus Arnaldus.* == (b) Biblia Iatrica.

RAMUNDUS DE MOLERIIS, RAIMOND DE MOLIERES.

IL FUT Chancelier de la Faculté de Montpellier en 1338. Gui de Chauliac le cite trois fois dans sa grande Chirurgie, & le nomme son Maître.

1338.

C'est une faute dans Ranchin d'avoir appellé ce Médecin *Ramundus de Moteriis*, son nom étoit *de Moleriis*, comme il paroît par les endroits de Gui de Chauliac que nous venons de citer, & par les annotations de Joubert sur ces endroits.

1338.

AIMERICUS DE ALESTO, AIMERIC D'ALAIS.

RANCHIN n'en parle pas : mais comme Gui de Chauliac en fait mention six ou sept fois dans sa Chirurgie, il mérite d'avoir rang parmi les Docteurs de l'Ecole de Montpellier.

1340.

GUILLELMUS GRISAUNT *vel* GRISANT, *Anglois.*

LE lieu de la naissance de ce Médecin n'est point marqué ; on sçait seulement (a) qu'il étudia la Philosophie à Oxford, & qu'il fut du College * de Merton (b). Il s'attacha avec tant de succès à l'étude des Mathématiques & à la recherche des secrets de la nature, qu'il se fit soupçonner de magie, par l'effet de la prévention de ce temps-là.

1350.

Il passa ensuite en France étant déjà dans la maturité de l'âge, *maturâ ætate*, & il alla étudier en Médecine à Montpellier, où il prit ses dégrés ; après quoi il fixa son établissement à Marseille, où il exerça sa Profession avec honneur & avec distinction, & où il vivoit encore en 1350.

Les (b) Anglois, comme Baleus, Pitseus & même Vossius, veulent qu'il ait eu un fils, appellé Guillaume Grisant, de même que lui, qui ait embrassé l'Etat Ecclésiastique,

---

(a) Baleus, *in Scriptorum illustrium magn. Britann. Catal. pag. 446.*
Pitseus, *in Relation. Historic. de rebus Anglicis, pag. 475.*
Vossius, *de Scientiis Mathematic. cap. 25, §. 40, pag. 182 & cap. 57, §. 4,* *pag. 333.*
(b) Freind. *Histoire de la Medecine, tom. 3 pag. 96.*
* Ce College est celui qui a donné à la Médecine, Royer Bacon & Jean Gaddesden. *Note de l'Editeur.*

qui

qui ait été Chanoine Régulier de Saint Augustin dans l'Abbaye, de S. Victor; qui soit devenu Abbé de cette Abbaye & qu'il ait enfin été élevé à la Papauté sous le nom d'Urbain V. Mais c'est une erreur visible (c), que nous avons déjà réfutée, & qui n'a d'autre fondement que la ressemblance du nom de Guillaume Grisant, que portoit ce Médecin Anglois, avec celui de Guillaume Grisac, que portoit Guillaume Grimoard, Baron de Grisac, le véritable pere d'Urbain V.

1350.

Guillaume Grisant a composé différents Ouvrages, presque tous sur les Mathématiques.

Speculum Astrologiæ, lib. I.
De qualitatibus Astrorum, lib. I.
De significationibus eorumdem, lib. I.
De magnitudine Solis, lib. I.
De Quadraturá circuli, lib. I.
De motu capitis, lib. I.
De causa ignorantiæ, lib. I.
De uriná non visá, lib. I.
De judicio patientis, lib. I.

Ces différens Ouvrages regardent l'Astrologie Judiciaire & l'Astronomie, ou la Géométrie, comme les seuls titres le font voir. Il n'y a que les derniers qui puissent appartenir à la Médecine.

(c) Ci-dessus liv. II pag. 79 & 80.

BERNARDUS DE COLONIS, Chancelier en 1360.

GUIDO DE CAULIACO, GUI DE CHAULIAC.

CE MÉDECIN étoit natif d'un Village du Gévaudan, sur les frontieres d'Auvergne, appellé *Chauliac*, dont

1360.

il prit le nom, ſuivant l'uſage de ce temps où les noms pro‑
pres n'étant pas encore communs, on avoit accoutumé de
joindre à ſon nom propre celui du lieu dont on étoit; ainſi
qu'on a pû le remarquer à l'égard de pluſieurs Médecins dont
on a déjà parlé.

Gui de Chauliac fut Médecin & Chapelain commenſal du
Pape Clément VI. en 1348, comme il le dit dans ſa grande
Chirurgie (a), en parlant de la Peſte violente de ce temps-là.
Il étoit encore en 1363, auprès du Pape Urbain V. en la
même qualité, comme il paroît par le Chapitre *ſingulier*,
qui eſt au commencement de ſa Chirurgie; ainſi l'on a raiſon
de croire qu'il eut le même emploi auprès d'Innocent VI. qui
ſiégea à Avignon, entre Clément VI. & Urbain ● Il parle
de ce Pape dans la Deſcription qu'il fait de la peſte, qui ſe
renouvella ſous ſon Pontificat en 1360. Il marque même
qu'il étoit alors à Avignon; & quoiqu'il n'y diſe pas le rang
qu'il avoit à la Cour de ce Pape, celui qu'il y avoit auprès
de Clément VI. ſon Prédéceſſeur, ſemble aſſez le faire
connoître.

Il témoigne lui-même (b) qu'il avoit pratiqué long-temps
à Lyon, apparemment avant l'an 1348; car depuis il paroît
avoir toujours reſté à Avignon auprès des Papes qui y tenoient
leur Siége. Il eſt apparent qu'il avoit voyagé auſſi en Italie,
& qu'il avoit demeuré à Bologne; il parle avec conſidé‑
ration des Médecins (c) de cette Ville, & ſur-tout de Ber‑
trucius, qu'il appelle ſon *Maître*; mais je crois par la mê‑
me raiſon que ces voyages ont précédé ſon établiſſement à
Avignon.

L'Ecole de Montpellier eſt l'Ecole de Médecine dont
il parle le plus ſouvent & le plus honnêtement. Son autorité
ſert pour lui de raiſon, il nomme (d) ſon *Maître*, Raimond
de Molieres Chancelier de la Faculté de Montpellier; il ap‑
pellé cette Faculté (e) *notre Ecole de Montpellier*; il parle

_____

(a) *Traité* 2, *Doctrine* 2, *Chapitre* 5. ══ (b) Au *Chapitre ſingulier.* ══ (c) Dans
la Préface & ailleurs. ══ (d) Chapitre ſingulier, *au commencement.* ══ (e) *Traité*
1, *Doctrine* 1, *Chapitre* 3, & *Traité* 2, *Doctrine* 1, *Chapitre* 1, & *alibi paſſim.*

souvent d'Etienne Arnaud (*f*), de Jean-Jacques, d'Anfelme de Porte, & de plusieurs autres Médecins de Montpellier,
dont on a déjà parlé, comme de ses amis particuliers; de
sorte qu'on ne peut douter qu'il n'ait étudié long-temps
en Médecine à Montpellier, & qu'il n'y ait pris ses Dégrés.

Gesner prétend que Gui de Chauliac a composé sa Chirurgie dans l'Ecole de Montpellier, en quoi il a été trompé
par les paroles qu'on lit à la premiere page du Livre, *Edit.
ann. Domini* 1363. *in præclaro studio Montispessulani ;*
mais ces mots signifient qu'elle fut publiée cette année dans
la célebre Ecole de Montpellier ; car d'ailleurs il marque (*g*)
lui-même qu'il étoit à Avignon en 1363, la premiere année
du Pontificat d'Urbain V. & que c'est-là qu'il a composé
sa Chirurgie en cette année sur ses propres expériences, &
avec le secours de ses Compagnons, en compilant ce que
les anciens Chirurgiens avoient dit : *Eram in Avenione
anno Domini*, 1363, *Pontificatûs Domini Urbani V. anno
primo, in quo, ex dictis prænominatorum, & meis experien-
tiis, cum auxilio Sociorum meorum hoc opus compilavi
jussu Dei.*

Du reste, nous ne connoissons de Gui de Chauliac, que ce
qu'il nous apprend lui-même. Ainsi, c'est par son témoignage,
que nous sçavons qu'il exerçoit la Chirurgie, qu'il (*h*) appliquoit les Cauteres, qu'il traitoit les (*i*) Hernies, qu'il faisoit
toutes les (*k*) opérations de ses mains, sans croire déroger à
sa qualité de Médecin. Cette pratique étoit commune à plusieurs Médecins célebres, qui en agissoient de même, entre
lesquels on peut nommer Arnaud de Villeneuve, & Armen-
gaud, Blaise de Montpellier, Henri de Mondeville. A cela
près nous ignorons le reste de la vie de Gui de Chauliac, &
on ne sçauroit rien dire ni de l'année de sa naissance, ni de
sa mort.

La grande Chirurgie de Gui de Chauliac, étoit un excellent Ouvrage, pour le siécle où il vivoit. Il y débrouilla avec

____

(*f*) *Traité* 2, *Doct.* 1, *Chap.* 1. ═ (*g*) *Au Chapitre singulier.* ═ (*h*) *Traité* 2,
Doct. 1, *Chap.* 2. ═ (*i*) *Traité* 2, *Doct.* 2, *Chap.* 7. *De Herniâ aquosâ.* ═
(*k*) *Traité* 5, *Doct.* 1, *Chapitre* 6 & 7.

1360.

beaucoup d'ordre les matieres obſcures & difficiles ; que la barbarie des ſiécles précédents avoit couvertes de tant de ténebres. On peut dire qu'il a plus contribué que perſonne à faire de la Chirurgie un Art régulier & méthodique. Tagault & tous les autres qui ont écrit après lui, n'ont fait que l'imiter & ſouvent que le copier. Ce Livre a été pendant long-temps le ſeul Ouvrage que les Chirurgiens luſſent & où ils puiſaſſent les préceptes de leur Art.

Pluſieurs Médecins célebres ont travaillé à expliquer & à commenter cette Chirurgie. Symphorien Champier, fameux Médecin de Lyon, dont on parlera ci-après, y avoit fait des additions & des corrections. Jean Faucon, Profeſſeur & Doyen de la Faculté de Montpellier, fit ſur le même Livre un Volume d'Annotations notables, auſſi gros que l'Ouvrage de Chauliac. Enfin Laurent Joubert, Chancelier de de la même Faculté & Médecin de réputation, prit la peine de le traduire en François, & d'y ajouter des Commentaires fort amples, qui marquent non-ſeulement le cas qu'il faiſoit lui-même de cet Auteur ; mais auſſi celui qu'en avoient fait pluſieurs autres Médecins, dont il cite ſouvent l'autorité, lorſqu'il s'agit d'expliquer quelque paſſage difficile.

On trouve dans la Chirurgie de Gui de Chauliac (*l*) une deſcription affreuſe de la peſte qui déſola l'Europe de ſon temps : « Telle, dit-il, qu'on n'a ouï parler de ſemblable » mortalité, laquelle apparut en Avignon, l'an de notre Sei- » gneur 1348, en la ſixieme année du Pontificat de Clé- » ment VI. au ſervice duquel j'étois pour lors, de ſa grace, » moi indigne.

« Ladite mortalité commença à nous au mois de Janvier, » & dura l'eſpace de ſept mois. Elle fut de deux ſortes, la » premiere dura deux mois avec fiévre continue, crache- » ment de ſang, & l'on en mouroit en trois jours.

» La ſeconde fut tout le reſte du temps, auſſi avec fiévre » continue & apoſtêmes & carboncles ès parties externes, » principalement aux aiſſelles & aînes, & on en mouroit en

____

(*l*) *Traité* 1, *Doct.* », *Chap.* 2. Je me ſers de la traduction de Joubert.

» cinq jours , & fut de fi grande contagion (principalement
» celle qu'eftoit avec crachement de fang) que non-feule-
» ment en féjournant, ains auffi en regardant , l'un la prenoit
» de l'autre ; & fut fi grande , qu'à peine elle laiffa la qua-
» trieme partie des gens.

« Pourquoi elle fut inutile & honteufe pour les Médecins ,
» d'autant qu'ils n'ofoient vifiter les malades de peur d'être
» infectés : & quand ils les vifitoient n'y faifoient gueres &
» ne gagnoient rien; car tous les malades mouroient, ex-
» cepté quelque peu fur la fin ; qui en échapperent avec des
» bubons meurs.

« Pour la Cure curative, on faifoit des faignées ou évacua-
» tions , des électuaires & fyrops cordials ; & les apoftêmes
» extérieurs étoient meuris avec des figues & oignons cuits ,
» pilés & mêlés avec du levain & du beurre ; puis étoient ou-
» verts & traités de la cure des ulcères. Les Carboncles étoient
» ventoufés, fcarifiés & cauteriés. Et moi, pour éviter infa-
» mie , n'ofai point m'abfenter ; mais avec continuelle peur
» me préfervai tant que je peus. Ce néanmoins vers la fin de
» la mortalité, je tombai en fiévre continue avec un apoftê-
» me à l'aîne , & maladiai près de fix femaines , & fus en fi
» grand dàngier, que tous mes Compagnons croyoient que
» je mouruffe ; mais l'Apoftême étant meuri , & traité comme
» j'ai dit , j'en échappai au vouloir de Dieu.

« Et après l'an foixante , & le huitieme du Pontificat du
» Pape Innocent VI. en rétrogradant d'Allemagne & des
» parties feptentrionales , la mortalité revint à nous , & com-
» mença vers la fin de Saint Michel avec boffe , fiévre &
» carboncles & anthrax , en s'augmentant petit-à-petit : &
» quelquefois fe remettant jufqu'au milieu de l'an foixante
» & unieme.

« Puis elle dura fi furieufe , jufques aux trois mois enfui-
» vants , qu'elle ne laiffa en plufieurs lieux , la moitié des
» gens. Elle différoit de la précédente , de ce qu'en la pre-
» miere mouroient plus de la populace , & en celle-ci plus de
» riches & nobles , & infinis enfants , & peu de femmes ».

La Chirurgie de Chauliac eft divifée en fept Traités , chaque Traité en Sections, qu'il appelle *Doctrines*, & chaque Doctrine en Chapitres. Le I. Traité est l'Anatomie du corps humain : le II. des Tumeurs, Apostêmes & Exitures : le III. des Plaies : le IV. des Ulcères : le V. des Fractures & Dislocations : le VI. de plusieurs Maladies, qui appartiennent à la Chirurgie, & qu'on ne sçauroit pourtant rapporter à aucun des Articles précédents : le VII. comprend une Thérapeutique générale, qui dans le style de ce siécle porte le nom d'*Antidotaire*. L'Auteur avoit donné à son Ouvrage le titre d'*Inventarium sive Collectorium partis Chirurgicalis Medicinæ*, ce qui étoit conforme aux Titres qu'on donnoit alors aux Livres. On prétend que c'est Laurent Joubert, qui l'a appellé le premier, *Grande Chirurgie*.

Josias Simler attribue à Gui de Chauliac quelques autres ouvrages, qui n'étoient point imprimés de son temps, & qui ne l'ont pas été depuis, sçavoir :

Guidonis Cauliaci Lapidarius.
De conjunctione Animalium ad se invicem.
De Physiognomiâ.
Consilia Medica.

Ce dernier étoit, à ce qu'il dit, au pouvoir de Jean Schenckius, Médecin de Fribourg dans le Brisgaw ; les autres appartenoient à Mathieu Dresserus, Médecin d'Erfort ; mais quelle preuve avoit-on que ces Ecrits fussent des ouvrages de Chauliac.

Gesner attribue à Gui de Chauliac un Traité particulier intitulé, *Formularium auxiliorum vulnerum & ulcerum :* mais il y a grande apparence que c'étoit le septiéme Traité de la Grande Chirurgie, appellé *Antidotarium*.

Outre la Grande Chirurgie, on prétend qu'il en a composé une autre, dont il reste des Manuscrits sous le titre de *Petite Chirurgie de Gui de Chauliac* ; mais Joubert assure que ce n'est qu'un Extrait de ce qu'il y a de plus considérable dans la Grande. Il y a apparence que la peine qu'il y avoit à transcrire l'Ouvrage entier, aura obligé quelqu'un à en faire cet abrégé.

Nous verrons ci-après à l'article de Jacobus Angeli, Chan-

celier de la Faculté de Montpellier en 1439, que le fameux
Gerfon blâmoit, avec raifon, un Médecin de Montpellier,
qui donnoit pour le mal des Reins un Lion où étoient gravés
un Lion & certains caractères ; mais cette prévention pour
ces Talifmans étoit fort commune dans l'Ecole de Montpellier, & plus ancienne que le Médecin qui avoit la foibleffe
d'en compofer & d'en diftribuer. On en trouve des preuves
dans Gui de Chauliac : *Hermes*, dit-il, *dixit ut Arnoldus &*
Conciliator (Platearius) teftantur quòd imago Leonis fculpta
in auro puriffimo, Sole exiftente in Leone, Luná Saturnum
non refpiciente, nec ab eo recedente, in bracali aut in zona
vituli marini aut leonis portata, præfervat à calculo. Gui de
Chauliac en citant le témoignage d'Arnaud & de Platearius
fur l'effet de ce Talifman, paroît ne l'approuver, ni l'improu-
ver ; mais Joubert fon Commentateur, qui vivoit pourtant
dans un fiécle plus éclairé que lui, n'eft pas fi circonfpect.
Après avoir dit que Platearius dit l'avoir éprouvé, il ajoute
« avoir éprouvé lui-même que la figure du Lion, impri-
» mée en or, le Soleil étant au milieu du Ciel avec le cœur
» du Lion, regardant Jupiter ou Vénus, les mauvais & in-
» fortunés fignes defcendants, ôte la douleur des Rognons ».
Il obferve qu'Arnaud traitant des Sceaux, *de Sigillis*, enfeigne d'en faire un pareil.

On peut juger, par cet exemple, combien il eft difficile de
détruire les erreurs qu'une vieille prévention entretient.

1360.

JOANNES JACOBUS, JEAN JAQUES.

Ce Docteur enfeignoit la Médecine avec réputation dans
l'Ecole de Montpellier du temps de Gui de Chauliac, qui
le cite fi fouvent dans (*a*) fa Chirurgie, & qui lui donne le
titre de fon ami & de fon compagnon.

Le Vicaire Général de l'Evêque de Maguelone l'avoit

1364.

(*a*) Pag. 84.

1364.

nommé Chancelier de la Faculté après la mort de Bernard de Colonis, fuivant le pouvoir que l'Evêque prétendoit avoir par la Bulle du Cardinal Conrard. Mais comme cette nomination s'étoit faite fans la participation du refte de la Faculté, & par conféquent contre la difpofition expreffe de cette Bulle, le Doyen & le plus grand nombre des Docteurs s'y oppoferent. Ils porterent leurs plaintes au Pape Urbain V, qui délégua le Cardinal Jean de Blandiac ou Blauzac, du titre de faint Marc, pour régler cette affaire en qualité de Commiffaire Apoftolique. Ce Cardinal, après avoir oui les parties, caffa l'élection ; mais enfuite touché des fupplications de Jean-Jacques, il le nomma Chancelier de fon autorité. Cette feconde élection étoit auffi abufive que la premiere ; mais le Cardinal de Saint-Marc crut en prévenir les conféquences, en ordonnant qu'à l'avenir l'Election fe feroit fuivant l'ancien ufage, qu'il n'avoit point prétendu infirmer.

Le détail de cette affaire eft établi par la Bulle même que ce Cardinal donna à ce fujet. Cette Bulle eft datée d'Avignon (*b*), le 7 Octobre 1394, & la feconde année du Pontificat d'Urbain V.

On a deux Traités de Jean-Jacques, l'un fur toutes les maladies en particulier, & fur toutes les efpeces de fiévres, intitulé (*c*) *Thefaurarium Medicinæ*, & l'autre (*d*) *De Pefte*. Simler lui attribue un autre Ouvrage, qu'il appelle (*e*) *Secretarium Medicinæ*, dont il dit qu'Occon Médecin avoit un Exemplaire manufcrit ; mais cet Ouvrage eft le même que le *Thefaurarium Medicinæ*. Ce Recueil ou Thréfor de Médecine, a dû avoir de la réputation, puifque Gilbert, Médecin d'Angleterre, y fit un Commentaire, à ce que (*f*) rapporte Schenckius.

<hr>

(*b*) C'eft la véritable date de la Bulle, fuivant L. Joubert fur Gui de Chauliac, *pag.* 29. Mais Courtaud à la fin de fa harangue fur la Faculté de Montpellier, dit que la Bulle eft du 17 Octobre.

(*c*) Symph. Campegius ou Champerius, apud Gefnerum in Biblioth.
(*d*) Simler, *in Gefnero contracto*.
(*e*) *Ibidem.*
(*f*) Biblia Iatrica, *in vocibus* Joannes Jacobi & Gilbertus.

RAIMUNDUS

RAIMUNDUS A VINARIO, *ou* RAIMUNDUS CHALIN DE VINARIO.

CE Médecin n'eſt guere connu que par un petit Traité *ſur la Peſte*, qui eſt eſtimé. Jacques Daléchamp, à qui un Chirurgien de Montpellier, appellé *Guillaume Lothier*, en avoit prêté un Exemplaire manuſcrit, pour avoir ſon ſentiment, avoue qu'il fut frappé de la bonté de cet Ouvrage, malgré la barbarie du ſtyle; c'eſt ce qui le détermina à le publier en 1552, à Lyon chez *Guillaume Roüillé*, après l'avoir traduit en meilleur Latin. Ce Traité eſt diviſé en trois Livres: dans le *premier*, on examine les cauſes de la Peſte, la maniere dont ces cauſes agiſſent, les ſignes qui annoncent ce mal, ou comme préſent, ou comme imminent: dans le *ſecond*, on enſeigne les moyens de s'en garantir, ſoit par un bon uſage des choſes non-naturelles, ſoit par le ſecours des remedes: enfin, dans le *troiſiéme*, on explique dans un aſſez grand détail la maniere, dont on doit traiter les Peſtiférés.

L'Auteur paroît être très-prévenu pour l'Aſtrologie Judiciaire; mais c'eſt un défaut où il étoit difficile de ne pas tomber dans le ſiécle où il vivoit; quoiqu'il admette trois cauſes de la Peſte, 1°. l'influence & les différents aſpects des aſtres; 2°. les exhalaiſons qui ſortent du ſein de la terre, ou qui s'élevent des marais que la chaleur deſſeche, des cadavres corrompus, des immondices expoſées à l'air, &c. 3°. le concours de ces deux cauſes réunies. C'eſt ſur la premiere cauſe qu'il inſiſte le plus, & c'eſt à cette cauſe qu'il rapporte toutes les peſtes dont il parle.

Comme il vivoit à Avignon en même temps que Gui de Chauliac, il décrit les mêmes peſtes que lui, & les décrit auſſi exactement. Il parle même des deux dernieres peſtes de ce ſiécle, dont Gui de Chauliac ne parle pas, & qu'il y a apparence qu'il n'a pas même vûes.

1382.

B b

La (*a*) *premiere* de ces Peſtes commença l'an 1348, la VIe. année du Pontificat de Clément VI. L'Auteur ne manque pas de l'attribuer à la conjonction de Saturne, Jupiter & Mars dans le 19. dégré du Verſeau, qui étoit arrivé trois ans auparavant, l'an 1345, dans le mois de Mars. Selon lui, cette conjonction des trois Planetes ſupérieures, affoiblit ſi fort la vigueur du corps des hommes, & altéra d'une telle maniere l'air, les élémens & les mixtes, que quoique la Peſte qu'elle cauſa fut de temps en temps ſuſpendue par différentes cauſes, la plus légere occaſion ſuffiſoit pour la renouveller, ce qui devoit durer, à ce qu'il dit, juſqu'au trois d'Avril 1385, où Mars & Jupiter, plus forts que Saturne, devoient ſe rencontrer dans les Jumeaux. Cette prédiction prouve que cet Ouvrage fut publié avant l'année 1385. Nous verrons, ci-après, qu'il y a apparence qu'il le fut en 1382, au plus tard ou au commencement de 1383.

La Peſte reparut en 1361, (ou plutôt 1360,) la huitieme année du Pontificat d'Innocent VI. L'Auteur croit qu'outre les diſpoſitions, qui avoient cauſé la Peſte précédente, & qui perſévéroient, une nouvelle influence des aſtres y contribua; en ce que Saturne ſe trouva alors dans le Signe de la Vierge, *Signe ſeptentrional*, dit cet Auteur, *où Saturne eſt ſans gloire*, que Mars ſe trouva *dans les Jumeaux*, *Signe occidental; où il n'a aucune autorité;* & que *Mars fut oppoſé à Saturne* (*b*); *Mars Saturno fuit objectus ex adverſo*.

La (*c*) Peſte ſe renouvella en 1373, la troiſiemè année du Pontificat de Grégoire XI; & cela, ſi l'on en croit l'Auteur, parce que Mars & Jupiter avoient été en conjonction l'année d'auparavant dans le ſigne du Taureau.

Enfin (*d*) la Peſte recommença pour la *quatrieme* fois en 1382, la quatrieme année du Pontificat de Clément VII. Il y avoit déjà eu l'année d'auparavant une conjonction de Jupiter & de Mars le 3 de Janvier dans le 20me. degré du Lion, & cette même année il parut pendant preſque tout le mois de Novembre, une Cométe horrible, dont la queue avoit à l'œil près de 20 aunes de long.

<hr>

(*a*) Pag. 13. === (*b*) Pag. 15. === (*c*) Ibid. === (*d*) Ibid.

Les trois premieres (*e*) Peftes ne durerent chacune, qu'environ cinq ou fix mois ;·mais la quatrieme avoit déjà duré plus long-temps, quand l'Auteur écrivoit. Il paroît que ce devoit être fur la fin de 1382, ou au commencement de 1383 ; car il annonce que la Pefte durera encore long-temps, à caufe des conjonctions fâcheufes qui devoient arriver en l'année 1383, de Mars & de Jupiter, dans le mois d'Avril ; & de Mars & de Saturne au mois de Mai fuivant, & qu'elle ne finira qu'en 1385, comme on l'a déjà remarqué.

Toutes ces quatre Peftes furent (*f*) plus violentes dans le commencement, où l'on ne paffoit guere le quatrieme jour de la maladie, & où fouvent, l'on mouroit fubitement, que fur la fin où l'on traînoit jufqu'au quatorzieme ou vingtieme jour, & même au-delà.

Comme la violence du mal alla en diminuant du commencement à la fin de chaque attaque, on obferva (*g*) auffi qu'elle diminua d'une attaque à l'autre. Dans la premiere Pefte, prefqu'aucun de ceux qui furent attaqués n'échappa, & à peine y eut-il un tiers des hommes qui en furent exempts. Dans la feconde, il en réchappa quelques-uns ; & le nombre des malades n'excéda pas celui des gens qui en furent préfervés. Dans la troifieme, beaucoup en guérirent, & le nombre des infectés n'alla pas au dixieme de ceux qui refterent fains. Pour la derniere, on guériffoit affez communément, & à peine la vingtieme partie des hommes en fut-elle attaquée (*h*). *Primâ enim duplò plures funt interempti quàm fervati, nullo penè fuperftite qui prehenfus foret : alterâ occifi tam multi, quàm qui fuperfuerunt, fanatis pauciffimis, quos malum attigiffet : tertiâ decimus quifque obiit, multis ex malo curatis : hæc verò, quæ quarta eft, vigefimum quemque interficit, quamplurimis evadentibus.*

Quelque générale que fût la mortalité, c'eft fur le peuple qu'elle tomba principalement, parce que (*i*) c'eft le peuple qui manquoit de commodités & de fecours. L'Auteur remarque qu'il mourut à Avignon un très-grand nombre de

(*e*) *Pag.* 51. == (*f*) *Pag.* 50. == (*g*) *Pag.* 53. == (*h*) *Ibid.* == (*i*) *Pag.* 38.

(*k*) Juifs, à cause de la malpropreté dans laquelle ils vivent ; beaucoup d'Espagnols, à cause de leur gourmandise & de leurs excès (*l*). *Hispanorum gulosæ & voracis gentis, ac vix unquam carnibus saturæ.* Une grande (*m*) quantité d'étrangers, que leurs affaires attiroient à la Cour de Rome (*n*), beaucoup de paîsans & de laboureurs, à cause que leur travail les obligeoit de s'exposer à l'air qui étoit infecté, & surtout presque tous ceux (*o*) qui se laissoient saisir de crainte.

Quoique cet Auteur reconnoisse d'autres causes générales de la Peste, il parle de la Contagion comme d'une chose démontrée. *Longè tamen plurimi*, dit-il, *congressu eorum qui fuerunt in locis pestilentibus periclitantur & gravissimè, quoniam è causâ duplici, nempe & aëris vitio, & ejus qui versantur nobiscum vitio. Hoc itaque modo fit, ut unius accessu in totam modò familiam, modò civitatem, modò villam, pestis invehatur.* C'est sur ce principe qu'il loue les Médecins, qui songent à se mettre à couvert du danger de la peste, ou qui ne s'y exposent qu'avec peine (*p*). *Nam, ut certum est*, dit-il, *ac præsens discrimen eorum, qui cum ægris versantur, sic ex Medicis pauci, nonnisi maximis præmiis adducti in tantum periculum sese committunt, & sapienter, ut quidem sentio, quoniam & multos incautiùs se obtrudentes, ruina cæterorum involvit & oppressit.*

Il avoue que les Chirurgiens habiles & expérimentés prennent ordinairement le même parti, & bien loin de les condamner, il trouve leur conduite très-sensée (*q*). *Qui autem ex illis doctrinâ & litteris politi sunt, usuque rerum mala hac procurari verè sciunt, maximi lucri spe nisi alliciantur, periculum horrent, ac vitæ consulere, quàm cæteris nullâ mercede inservire malunt. Nobis proximi ipsi sumus, nemoque est tantâ occæcatus amentiâ, qui de suâ salute potiùs quàm aliorum sollicitus non sit, maximè in contagione tam citâ & rapidâ.*

Il avoue (*r*) que les malades se trouvoient par-là aban-

donnés à des Chirurgiens ignorans , qui les traitoient mal ;
que cela ne contribuoit pas peu à augmenter la mortalité.
Nous avons vû la même chose de nos jours , & on la verra
toujours de même , parce que cette conduite est fondée sur
les sentimens de la nature. Il n'y a que la Religion seule ,
qui puisse les surmonter , & qui puisse engager des personnes
qui en sont pénétrées , à sacrifier généreusement leur propre
vie pour le service des pestiférés , & à devenir les martyrs de
la charité.

La description que cet Auteur fait de la Peste de son temps,
est entiérement semblable à ce qu'on a observé dans la derniere Peste de Marseille , il n'y a qu'un seul symptome qu'on
n'a point remarqué à Marseille ; & dont je ne sçache pas même qu'aucun autre Auteur ait fait mention , à moins qu'on ne
l'ait confondu avec les *Vibices* ou bandes , qu iparoissent sur
la peau, dans la Peste , lorsque les éruptions pourprées sont
abondantes. Raymundus l'appelle *Zona* ou *cinctus, Bande*
ou *ceinture* (*s*) : c'est , à ce qu'il dit , une espece de nerf dur &
solide , large de deux ou de quatre doigts, tantôt rouge ,
tantôt brun , tantôt verdâtre , tantôt de différentes couleurs ,
en forme d'arc-en-ciel , étendu en différens sens sur l'habitude
du corps , se terminant ordinairement, d'un bout par un tu-
bercule pestilentiel, & de l'autre par un charbon. *Pestilentis*
morbi gravissimum symptoma est, zonam *vulgò nuncupant...*
Ab iis , [à bubonibus & carbunculis] *tanquam solidus qui-*
dam nervus in partem vicinam distentam ac veluti con-
vulsione rigentem producitur, putà brachium , vel tibiam ,
nunc rubens , nunc fuscus , nunc obscurior , nunc virens ,
nunc iridis colore , duos vel quatuor digitos latus. Hujus
summa quæ desinit in emissarium , plerumque tuberculum
pestilens visitur ; altero verò extremo , quod in propinquum
membrum porrigitur , carbunculus.

Cet Auteur recommande l'usage de la saignée (*t*), non-
seulement pour prévenir la Peste , mais même pour la guérir , en quoi il semble s'éloigner de l'opinion commune de

___

(*s*) Pag. 198. === (*t*) Pag. 166.

son tems. Il est vrai qu'il défend de la pratiquer, si ce n'est dans des sujets vigoureux & pléthoriques. C'est à cette occasion qu'il parle assez mal des courtisans des Papes & des Ecclésiastiques d'Avignon. (*u*). *Eam*, dit-il, [venæsectionem] *postulant habitiora corpora, referta sanguine, carnosa, rubentia, huic remedio consuefacta, magnis & amplis venis conspicua, multo vini potu, multæ carnis esu pinguia & opima, otiosa & ignava ac interim valida, qualia plurimùm sunt Aulicorum Summi Pontificis.* Et dans un autre endroit (*x*) : *Si corpus abundat sanguine, si carnosum, rubrum, educto sanguine aliàs inanitum, venæ amplæ, distentæ, robur integrum, vita otio, cibo, vino, mollis, intemperans, effrænata, qualis solet esse eorum, qui sacerdotiorum & cultûs divini prætextu genio plus satis indulgent & obsequuntur ; ac Christum speciosis titulis ementientes Epicurum imitantur . . . . in his statim mittendus est sanguis.*

Raimond Chalin *de Vinario*, a vécu à Avignon dans le même temps que Gui de Chauliac. Ils ont vû les mêmes Pestes, l'un & l'autre ; ils ont fait l'un & l'autre des Traités exprès, où ils les décrivent, & cependant ils ne se citent point réciproquement. Il est difficile de dire quelle peut être la cause d'un pareil silence ; mais on a sujet de soupçonner que la jalousie qui regne ordinairement entre les personnes qui courent la même carriere, & sur-tout entre les Médecins, peut y avoir beaucoup contribué.

Raimond Chalin n'a point eu les mêmes raisons de ne point parler d'Arnaud de Villeneuve, puisque ce Médecin étoit mort, avant qu'il fût connu dans le monde, peut-être même avant qu'il fût né. Aussi voyons-nous qu'il s'empresse de le citer & de s'autoriser de son nom. Il loue l'usage du poisson dans le temps de peste, comme très-sain ; il recommande sur-tout les écrevisses, parce qu'elles ont, à ce qu'il croit, une propriété particuliere de conserver la vie & la santé, & cela à cause qu'elles changent d'écaille toutes les

années ; & fur le champ, il appuye ce qu'il avance du fentiment d'Arnaud : *Eádem in fententiâ fuit*, dit-il (*y*), *Arnaldus libro de morandâ feneĉute, cùm ad hunc modum fcriberet :
animal, ait, quòd de naturâ fuâ fe innovat, innovat etiam
nos ; quòd fe inftaurat, inftaurat etiam nos. Sic enim vi-
fum parenti omnium rerum, univerfæ naturæ, fuit, ut iis
ipfis fignis, quæ in illorum naturâ confpiciuntur, often-
dant multa, quid poffint in noftris corporibus efficere. Id
enim vitam noftram prorogat, quòd diù fuam producit. Id
vitam breviorem affert, quòd parum vivit.*

C'eft de même fur l'autorité d'Arnaud, qu'il appuie ce
qu'il dit de l'utilité de l'or, pour prévenir la pefte, foit qu'on
le faffe bouillir en maffe avec les bouillons ; foit qu'on l'étei-
gne dans l'eau dont on boit, après l'avoir fait rougir au feu ;
foit qu'on en faffe des gobelets ou des plats, dont on fe fert
à l'ordinaire ; foit principalement, fi on le prépare d'une maniere particuliere, qui n'eft connue que des Adeptes, mais qui
le rend propre à produire les plus grandes merveilles, comme
il promet de le faire voir ailleurs (*z*). *Unum quidem fupereft,*
dit-il, *& notum paucis, & quod cæteris omnibus anteponi
queat. . . . . . Arnaldo miris laudibus & eveĉum & celebratum, fed quod nonnifi divitibus ufurpetur, id eft, ufus
auri, quod nunc jufculis incoquitur, feu rude, feu percuf-
fum, in monetamque formatum ; nunc candens in eo quod
bibimus extinĉum ; nunc ad pateram vel lancem fabri-
candam elaboratum ; nunc minimè evulgandâ ratione &
ingeniofis folùm perceptâ fic paratum, ut ftupendis miracu-
lis extirpet morbos ac profliget, incurabiles alioquin, vitam
incolumem fuftineat, exitum vitæ in plurimos annos differat, ut obiter poftea demonftraturus fum.*

Ce n'eft que fur la fin de fon Ouvrage, & à la *pag.* 137,
que Raimond Chalin fe détermine à donner le remede d'Arnaud, dont nous venons de parler, mais il le donne d'une
maniere fi obfcure & fi énigmatique, qu'il n'a pas dû craindre qu'on l'entendît. Voici fes termes. *Lubet & hic Arnaldi*

_____

(*y*) P.ig. 86. ⸺ (*z*) P.ig. 87.

1382.

remedium apponere, sed orationis obscuritate eâdem cela-
tum quâ ille obstruendum jussit . . . . . . Id videlicet quinque
rebus constat. Harum prima in visceribus terræ fovetur;
altera in mari natat, tertia insidet terræ; quarta aëre vehi-
tur, quinta nobilissimum, id est, à superioribus editum, sa-
tum, genitum, procreatum animal, sempiternæ vitæ nun-
quam senescens, reparans se phœnicis more, diis amicum,
stellis familiare, humani generis columen, vitæ nostræ tute-
la, omnium rerum quas optare, cupere, votis expetere
licet, promptuarium, penus, Ταμεῖον, Θάλασσα.

Je n'entreprendrai pas de deviner le secret, que cet Auteur
n'a pas voulu dire : mais je ne crois pas devoir me taire sur
le tort qu'il a d'exposer d'une maniere si mystérieuse un
remede, qu'il annonce comme excellent. Je ne sçaurois
approuver aucune des raisons dont il tâche de justifier son
procédé. 1°. La recherche de ces secrets coûte beaucoup :
Lubet, dit-il, (a), *hîc Arnaldi remedium apponere, sed ora-*
tionis obscurritate eadem celatum, quâ ille obstruendum
jussit, vel quòd nonnisi maximâ impensâ id pervestigamus.
2°. Il est ordinaire au peuple de traiter d'absurdes les choses
inouies, ou de les mépriser comme fausses. *Vel quòd multitu-*
dini hæc inaudita videntur ut absurda, aut quasi vana despi-
ciuntur. 3°. C'est faire injure aux Dieux & violer leur Majesté,
comme Aristote l'écrivoit à Alexandre, que de profaner de
pareils secrets en les exposant au peuple. *Vel quòd Diis inju-*
riam facit, eorumque numen violat, quemadmodum Aristo-
teles ad Alexandrum epistolâ quâdam scripsit, qui hæc ar-
cana, conscius eorum, vulgò temeranda, prophanandaque
loquacitate suâ exhibet.

Je veux bien ne point exiger qu'on publie tous ses secrets,
quoique j'aye peine à comprendre sous quel titre on peut
s'en dispenser, quand ces secrets sont utiles ; mais je veux
qu'en se réservant ses secrets, on n'en fasse pas une vaine ostentation qui ne sert ordinairement qu'à exposer à mille méprises dangereuses, ceux qui entreprennent de les deviner.

(a) Pag. 137.

Dans

Dans la profeſſion de la Médecine, les honnêtes gens ne doivent pas faire des livres pour tenir lieu d'affiches, & pour annoncer ce qu'ils veulent ſçavoir; mais pour apprendre de bonne foi ce qu'ils ſçavent, lorſqu'ils ont lieu de croire que ce qu'ils ſçavent, peut ſervir au bien public.

Enfin, notre Auteur rapporte des obſervations qui feroient curieuſes, ſi elles étoient vraies. Il dit qu'Arnaud ayant mis de la Thériaque ſur un fromage, qui étoit empoiſonné, la Thériaque chaſſa le venin en avant. Il ajoûte que la Topaze a une vertu encore plus efficace, puiſqu'elle chaſſe, non-ſeulement le venin, mais qu'elle l'attire en dehors, quand on l'applique ſur la piquûre des Scorpions & ſur les Charbons, ce qu'il dit avoir éprouvé lui-même pluſieurs fois avec une bague du Pape, où une topaze étoit enchaſſée (*b*). *Nam*, dit-il, *cùm venenato caſeo Arnaldus theriacam impoſuiſſet, venenum ab eo ſolummodò propelli antrorſùm vidit; cùm topazium & antrorſum protrudat ſumptum, & ad ſe alliciat admotum. Quare ſi puncturis aut morſibus ſerpentum, ut in ictis à ſcorpione, aut carbunculis, tuberculiſque vel aſſricetur, vel illinatur, vel infricetur, foràs excitum venenum, quod nos aliquoties experti ſumus, dùm topazio ſummi Pontificis annulo incluſo his morbis auxiliaremur.*

Raimond Chalin parle des Médecins de Montpellier en deux endroits (*c*); dans l'un, il dit qu'ils ſont dans l'uſage de faire prendre la caſſe au commencement du repas, dans les gens conſtipés, & il approuve beaucoup cette pratique, comme très-propre à empêcher que la caſſe ne lâche trop le ventre: dans l'autre (*d*), il loue un électuaire ou antidote alexitere & cardiaque, qu'on attribue, à ce qu'il dit, à Arnaud, & qu'il aſſure que les Médecins de Bologne, de Montpellier & de Paris, avoient en grande recommandation. *Eſt alia quoque antidotus*, dit-il, *Medicis Bononienſibus, Monſpeſſulanis, Pariſienſibus commendata omnium magnâ conſenſione, cujus Inventorem ac Scriptorem Arnaldum ferunt.* Cette antidote eſt compoſée d'un grand nombre de

(b) Pag. 128. ═ (c) Pag. 112. ═ (d) Pag. 134.

C c

drogues ſelon la pharmacie de ce temps-là, dont pluſieurs entrent dans la compoſition de la thériaque, mais elle n'a rien d'aſſez particulier pour m'engager à la rapporter.

Outre cela, Raimond Chalin cite en particulier pluſieurs Médecins de Montpellier, qui vivoient de ſon temps, & dont il parle avec éloge (*e*). *Morbi hujus* [peſtis] *exordia,* dit-il, *nempe aëris depravationem Hippocrates, Galenus, Avicennas, Rhaſis viderunt, ſuiſque ſcriptis mandaverunt proceſſum in ſpiritus ac humores, ii qui noſtrâ memoriâ florent, Gentilis à Praſſio, Bernardus Gordonius, Joannes Jacobus, Joannes à Tornamira, Jacobus à Rotundo, famoſi Medici ac ingenii ſui monumentis illuſtres, quos, ut dignitas eorum poſtulat, honoris gratiâ nomino.*

Je n'ai point de preuve que *Joannes à Praſſio* & *Jacobus à Rotundo* fuſſent Docteurs de Montpellier, parce qu'on ne les connoît que par cette ſeule citation, & qu'aucun Bibliographe n'en a fait mention ; mais comme il eſt certain que Bernard Gordon, Jean Jacques & Jean de Tornemire étoient de cette Faculté, cela ſemble former une préſomption aſſez forte, que les deux autres en étoient auſſi.

Jean Jacques & Jean de Tornemire vivoient, comme cet Auteur le dit, en 1382, lorſqu'il compoſoit ſon ouvrage. Rien n'empêche non plus qu'on ne puiſſe établir la même choſe de *Gentilis à Praſſio* & de *Jacobus à Rotundo*, dont on ne ſçait rien ; mais j'ai peine à croire que cela puiſſe être vrai de Bernard Gordon qui, comme nous avons vû dans ſa vie, commença à profeſſer à Montpellier en 1285 ; qui en commençant avoit pour le moins 25 ans, & qui par conſéquent auroit dû avoir 122 ans en 1382, ce qu'on auroit peine à ſuppoſer : il peut ſe faire que Jacques Daléchamp, qui n'a pas ſenti cette difficulté, ait mal rendu en cet endroit le ſens de l'Auteur qu'il traduiſoit, & il ſeroit à ſouhaiter de pouvoir conſulter l'original, dont il ſubſiſtoit deux exemplaires manuſcrits (*f*) dans la bibliotheque de Schenckius en 1609, & dont il en ſubſiſte peut-être encore pluſieurs ailleurs.

(*e*) Pag. 142. === (*f*) Biblia Iatrica, in verbo *Raimundus Chalin de Vinario.*

(g) Jacques Daléchamp, & après lui (h) J. G. Schenckius
disent que Raimond Chalin fut Médecin de trois Papes, mais **1382.**
cet Auteur ne dit rien dans son ouvrage qui l'établisse. Il est
pourtant très-apparent qu'il a dû avoir du crédit & de l'emploi dans la Cour des Papes, qui siégerent alors à Avignon
dans le 14ᵉ· siecle, puisqu'il étoit alors un des principaux
Médecins de cette Ville. On ne sçauroit s'empêcher d'en
porter ce jugement sur l'ouvrage dont je viens de parler, qui
est excellent, qui devroit être plus commun, & qu'on auroit
dû réimprimer pendant la peste de Marseille, en y ajoûtant
quelques notes, principalement pour désabuser de l'Astrologie, au lieu de donner au public tant de mauvais écrits, dont
on fut alors inondé.

Comme il est certain que le lieu de la naissance de ce Médecin, s'appelloit en Latin *Vinarium*, d'où vient qu'on l'appelle *Raimundus Chalin à Vinario*, je serois porté à croire
qu'il étoit natif de *Vinas*, petit Village du Diocèse de Be-
siers, dont le nom en Latin est *Vinarium*, à moins qu'on
n'aime mieux supposer qu'il faut lire de *Vivario* au lieu de
Vinario, auquel cas ce Médecin seroit originaire de Vi-
viers.

(g) In *Epistolâ* operi *præfixâ.* === (h) Ubi *suprâ.*

JOANNES DE OLARGIS, JEAN D'OLARGUES.

IL EST certain que ce Médecin étoit (a) du Languedoc,
d'où l'on peut inférer avec raison qu'il étoit natif du lieu **1400.**
d'*Olargues*, dans le Diocèse de Saint Pons ; qu'il portoit le
nom du lieu de sa naissance, selon l'usage de ce temps-là, &
qu'il étoit Docteur de Montpellier, puisqu'Olargues où il
étoit né, n'est qu'à une journée & demie de cette Ville. On
ignore en quel temps il a vécu, mais la tournure de son nom
donne lieu de croire que ç'a dû être dans le quatorzieme ou
quinzieme siecle.

(a) Joan. Georg. Schenckius, *Biblia Iatrica.*

C c ij

1400.

Ce Médecin a composé un Traité *de urinis*, dont il y avoit un exemplaire manuscrit dans la Bibliotheque de Schenckius.

JOANNES DE SANCTO PAULO, JEAN DE SAINT PAUL.

1400.

J'avoue que je n'ai ni preuve ni conjecture pour assurer ce Médecin à la Faculté de Montpellier. Tout au plus il étoit (a) François, encore même y a-t-il des gens qui en doutent & qui veulent qu'il fût de Salerne. Quoi qu'il en soit, son nom & les titres des Ouvrages qu'on lui attribue, prouvent au moins qu'il est ancien.

Ces Ouvrages sont, selon Schenckius, deux Traités, l'un intitulé *Breviarium practicæ*, & l'autre *Medicinæ simplices*.

Symphorien Champier lui attribue deux Ouvrages qui paroissent être terminés ; l'un intitulé, selon lui, *de morbis particularibus*, & l'autre *de simplicibus*.

Mais comme ces Traités n'ont point été imprimés, il est impossible d'en juger, on peut seulement présumer qu'ils ne devoient pas être bien excellents, puisqu'on ne les a pas cru dignes de l'impression, après la découverte de l'art de l'Imprimerie.

(a) Schenckius, *Biblia Iatrica.*

JOANNES DE TORNAMIRA.

1401.

On convient (a) que c'étoit un des plus sçavants & des plus habiles Médecins de son temps. Il devint Doyen de la Faculté de Montpellier, & c'est sous cette qualité que (b)

(a) Campegius *apud Gesnerum.* Julius *in Chronolog.* Castellanus *in* *viris illustrium Medic.*

(b) Apud Gesnerum *in Bibliotheca.*

Symphorien Champier, & Pierre (c) Castellan en parlent, mais il fut élu Chancelier dans la suite, & il occupoit cette place (d) en 1401.

René Moreau (e) se trompe, à ce que je crois, lorsqu'il dit que Jean de Tornemire fleurissoit en 1450. Il y a grande apparence qu'il étoit mort alors. Mais l'erreur de Volfgang Justus est encore plus grande, d'avancer (f) qu'il vivoit en 1504. Je serois tenté de l'excuser sur la transposition des chiffres, s'il ne disoit point au même endroit, que Jean de Tornemire fut disciple d'Oronotti [Honoré] Piquet, qui, comme nous le verrons ci-après, ne vécut en effet que sur la fin du 16e. siecle.

Le principal ouvrage de Jean de Tornemire est intitulé, *Clarificatorium super 9 ad Almansorem, cum textu ipsius Rhasis.* C'est une traduction du 9e. livre de Rhasis à Almansor, d'Arabe en assez mauvais Latin, avec un Commentaire sur ce livre, car c'est là ce que signifie le mot de *Clarificatorium.* Cet Ouvrage renferme en 96 chapitres, une Pratique générale sur toutes les maladies.

Jean de Tornemire ne dicta cet Ouvrage dans les Ecoles de Montpellier, qu'après y avoir enseigné pendant 19 années. *Addam......* dit-il, *cum laude Dei, qui virtutem mihi largiri dignatus est hoc opusculum componendi anno 19 mei ordinarii.* Il n'étoit alors que Doyen de cette Faculté, & c'est le titre qu'il se donne à la tête de cet Ouvrage. *Incipit Clarificatorium Joannis de Tornamira Decani præclari studii Montispessulani.*

J'ai vû deux éditions de cet Ouvrage, toutes deux de Lyon, l'une de 1490, & l'autre de 1501. On trouve à la fin de cette derniere, un autre Ouvrage du même Auteur, intitulé *Tractatus de Febribus celeberrimi Doctoris Magistri Joannis de Tornamira, clarissimi studii Montispessulani Cancellarii.* Le titre de Chancelier qu'on donne à Jean de Tornemire, prouve qu'il composa ce Traité après le précédent.

On trouve ordinairement à la fin de la Pratique de

(c) *Vitæ illustrium Medicorum.*
(d) Ranchin, *opuscul.*

(e) *De venæsectione in pleuritide.*
(f) *In Chronologia.*

C c iij

1401. Valeſcus de Taranta, connue ſous le nom de *Philonium*, un autre Ouvrage de Jean de Tornemire, intitulé *Introductorium ad practicam Medicinæ*. On marque dans la Préface qui eſt au commencement de ce Traité, que Jean de Tornemire, Chancelier de la Faculté de Montpellier, avoit compoſé cette Introduction à la Pratique en faveur de quelques-uns de ſes Ecoliers.

On attribue (*g*) encore à cet Auteur un quatrieme Ouvrage, intitulé *Commentum ſuper Galenum de interioribus*.

Comme ce Médecin étoit François, & que le lieu de ſa naiſſance s'appelloit *Tornamira*, je ſoupçonne qu'il étoit natif de Tornemire dans le Rouergue. On donne à Jean de Tornemire le nom de *Doctor ſplendidus*, dans le catalogue des Auteurs de Médecine, qui eſt au commencement d'une vieille verſion de Meſué.

(*g*) Symphor. Campegius apud Geſnerum. J. G. Schenckius, *Biblia Iatrica.*

JOANNES PISIS, *ou* [a] DE PISIS.

1410. RANCHIN (*b*) nous apprend qu'un Jean de Piſes fut Chancelier de la Faculté de Médecine de Montpellier en 1410, mais ſuivant ſa coutume, il nous l'apprend ſans ſe mettre en peine d'en fournir aucune preuve.

On trouve que quinze ans auparavant, il y avoit dans la Faculté de Paris (*c*) un Médecin appellé de même *Joannes de Piſis*, Jean de Piſes, qui donna lieu d'expliquer un des Statuts de cette Faculté. Il étoit alors défendu aux Médecins de cette Faculté de ſe marier, & ce ne fut qu'en 1452, que le Cardinal d'Eſtouteville le leur permit. Jean de Piſes, qui n'étoit point marié quand on l'avoit admis au grade

(*a*) Ranchin l'appelle *Joannes Piſis*, mais il eſt viſible qu'il faut la prépoſition *de* avec l'ablatif, pour exprimer le lieu de ſa naiſſance. *Joannes de Piſis*, comme *Joannes de Tornamira, Raimundus* *Chalin de Vinario*, &c.

(*b*) In Catalogo, Sacro Appollin. præfixo.

(*c*) Ceſar Egaſſe du Boulay. *Hiſtoriæ Univerſ. Pariſienſis*, tom. 4 pag. 894.

de Bachelier, s'étoit marié dans la suite, & on doutoit
si cela ne suffisoit pas pour le refuser à la Licence. On décida cette question dans une assemblée solemnelle de la
Faculté de Paris, tenue aux Mathurins, le 13 Février 1395,
& on la décida en faveur de Jean de Pises, sur le fondement
qu'il avoit observé les Statuts dans le temps de son Baccalaureat, & pendant tout le temps du cours de la Licence,
qui avoit duré deux ans ; qu'il n'avoit plus de serment à prêter
pour être promu à la Licence, & qu'ainsi le réglement qui
ne devoit s'entendre que de ceux qui se présentoient pour le
Baccalaureat, ne pouvoit plus le regarder *.

Je ne sçais si dès ce temps là, les Médecins de la Faculté
de Paris ne commençoient point à chercher des moyens de
s'affranchir du joug du célibat, que les Statuts leur imposoient.

On trouve (*d*) que peu de temps après, & l'année 1398,
ils dispenserent de la sévérité de la regle un nommé Guillaume de la Chambre, *Guillelmus de Camera*, en 1415, qu'ils
reçurent Docteur Régent, quoique marié. Enfin en l'année
1453, ils demanderent & ils obtinrent l'abrogation d'un Statut, dont les infractions devenoient fréquentes.

Quoi qu'il en soit de cette conjecture, je n'ai fait cette
remarque que pour observer que le Jean de Pisis de la Faculté
de Paris, paroît être le même que Jean de Pises Chancelier
de la Faculté de Montpellier ; le nom & le temps conviennent. Si cela est, voilà un Médecin qui a quitté la Faculté de
Paris, où il étoit Docteur en 1395, pour passer dans celle de
Montpellier, où il devint Chancelier en 1410 ** ; mais j'avoue
que j'ignore les motifs qui purent l'engager à ce changement,
de même que les épreuves qu'on exigea pour le recevoir.

J'ai trouvé dans un petit in-4°, imprimé à Lyon en 1527,

1410.

---

* *Note de l'Editeur.*	** *Note de l'Editeur.*
Jean de Pisis a été Doyen de la Faculté de Paris en 1410, mais il ne fut pas admis à la Licence en 1395, quoique Bachelier de 1393, il ne fut Licentié qu'en 1408. (*d*) Du Boulay. *Ibid.*	Jean de Pisis étoit Doyen de la Faculté de Paris en 1410 & 1411, ainsi sa promotion à Montpellier doit être plus tard. Les regîtres de la Faculté & le relevé qu'en a fait M. Baron, en fournissent la preuve.

qui contient le *Trésor des Pauvres*, attribué à Arnaud de Villeneuve, & dont j'ai parlé ci-deffus à l'article d'Arnaud & de Gerard de Solo, un *Traité de Médecine, lequel a compofé Maître Girard de Solo, reformé & abbregé par Monfeigneur Maître Jean Pifcis* [Bifis] *Maître ès Arts à Paris & en Médecine à Montpellier*, ce qui prouve l'identité du Jean de Pifis de Paris, & du Jean de Pifes de Montpellier.

VALESCUS DE TARANTA, BALESCON DE TARANTE.

RANCHIN affure que ce Médecin étoit de Portugal, & qu'il avoit accoutumé d'y aller faire un voyage prefque toutes les années, dans le temps des vacations.

Il commença à pratiquer la Médecine dès l'année 1382; & ce ne fut qu'après l'avoir exercée pendant 36 années, qu'il compofa fon grand Recueil de Pratique, connu fous le titre de *Philonium*, en 1418.

Cet Ouvrage traite de toutes les maladies, en neuf livres; qui comprennent 272 chapitres. On y explique en détail les caufes, les fignes diagnoftics & prognoftics, la curation de chaque maladie particuliere. L'Ouvrage eft long & écrit d'un ftyle barbare, comme tous les Ouvrages de ce temps-là; mais il eft clair, méthodique, & un très-bon Cours de Médecine, auffi eft-il fort eftimé, comme il paroît par le nombre d'éditions qu'on en a faites, & il le mérite. Il y a de temps en temps des obfervations excellentes fur la pratique, tant de la Médecine, que de la Chirurgie; & Valefcus appuie ordinairement, ou éclaircit ce qu'il avance, par des faits dont il a été le témoin, & c'eft ce qu'il appelle *Declarationes*.

L'Auteur dans une courte Préface qui eft à la tête de l'Ouvrage, dit fon nom, *nomen autem Compofitoris eft Valefcus, Gallicè Balefcon de Tharare*; il fe donne la qualité finguliere de Difciple des Difciples de la Médecine, *Difcipulorum Medicinæ Difcipulus*. Il marque qu'il a commencé cet Ouvrage après une pratique journaliere de 36 ans, en l'année

née 1418, la veille de la Fête de St. Barnabé Apôtre. *Incep-*
tus eſt autem liber iſte cum auxilio magni & æterni Dei poſt
practicam uſualem annorum 36 per me Valeſcum, anno
Domini 1418, in vigiliâ Sancti Barnabæ Apoſtoli. Enfin il
ajoute diverſes époques qui déſignent la même année : « Le
» ſchiſme, dit-il, étant fini, & la premiere année du Ponti-
» ficat du Pape Martin. » *Remoto ſchiſmate & regnante*
Domino Papa Martino, anno primo ſui Pontificatûs. C'eſt
de Martin V qu'il entend parler, élu au Concile de Conſtan-
ce, qui fut enfin reconnu en France en 1417.

« Jean, *pourſuit-il*, étant Roi de Portugal, & continuant
» de faire la guerre aux Sarraſins. » *In Portugaliâ regnante*
Rege Joanne, conflictum Saracenis continuò inferendo.
Effectivement en 1418, le Roi de Portugal étoit Jean I, dit
le Pere de la patrie, qui avoit commencé de regner en 1385,
& qui mourut en 1433.

« Regnant Jean, *continue-t-il*, dans le Comté de Foix &
» dans le Bearn, mais ſa Mere Iſabelle étant la véritable
» Dame & Comteſſe. » *In comitatu verò Fuxi & Biarnio*
regnante Domino Joanne, Iſabellâ Matre ejuſdem Dominâ
& Comitiſſâ principali exiſtente. Et en effet l'hiſtoire apprend que la ligne maſculine de la maiſon de Foix, finit en
la perſonne de Mathieu de Foix, qui mourut en 1391 ;
qu'Iſabelle ſa fille unique porta les biens de cette maiſon à
Archambaud de Grailli ſon mari ; qu'Archambaud étant mort
en 1412, Jean ſon fils aîné lui ſuccéda ſous l'adminiſtration
d'Iſabelle ſa Mere, de qui la Comté de Foix venoit originairement, laquelle ne mourut qu'en 1426.

« En France regnant alors, *dit encore Valeſcus*, Charles
» Albric, dans des guerres & des tribulations continuelles,
» qui ne faiſoient qu'aller en augmentant dans tout le Royau-
» me. » *In Franciâ tunc regnabat Carolus Albricus fideliſſi-*
mus Rex Franciæ cum guerris & tribulationibus, quæ ferè
in toto regno Franciæ invaleſcebant.
Le Roi de France dont parle Valeſcus, eſt le Roi Charles VI, dont le regne fut continuellement troublé par la
guerre avec les Anglois ; & ce qui étoit encore plus fâcheux

D d

par des guerres civiles, mais j'ignore ce que signifie l'épithète d'*Albricus* que Valescus lui donne, & pourquoi il la lui donne.

Valescus a divisé son Ouvrage en sept livres, qu'il appelle *des Particules*, & il s'étend assez au long sur les raisons qui l'ont engagé à suivre cette division, lesquelles sont aussi risibles que celles que nous avons, ou que Gordon allegue pour avoir divisé le *Lilium* en sept livres. A ces sept particules, Valescus a ajouté un Traité *de Epidemiâ*, & un autre *de Chirurgia*, ce qui fait un Ouvrage composé de sept livres.

La premiere édition du *Philonium* de Valescus est de Venise en 1490, in-fol. Celle qui fut faite à Lyon in-fol. en 1521, est très-bonne. Mais il faut bien se garder de prendre pour l'Ouvrage de Valescus, ni l'Abrégé que Gui Didier Médecin du Monastère de St. Antoine de Vienne, en fit imprimer à Lyon in-8°. en 1560, sous le titre d'*Epitome operis perquam utilis morbis curandis Valesci de Taranta*, ni celui qu'un Médecin Allemand, appellé Jean Hartman Beyer, fit imprimer à Francfort, sous le titre trompeur de *Philonium Pharmaceuticum & Chirurgicum*. Ce sont deux Abrégés où l'Ouvrage de Valescus est tronqué & alteré, surtout dans celui de Beyer, où l'on n'a pas fait difficulté d'ajouter beaucoup d'idées de Paracelse.

Je ne mets pas au même rang un Livre que Rembert Dodonée fit imprimer à Cologne in-8°. en 1581, sous le titre de *Medicinalium observationum exempla rara*, où il a joint à ses propres observations, celles d'Antoine Benivenius, & celles qu'il a extraites de Valescus de Taranta & d'Alexandre Benoit, de même que quelques observations de Matthias Cornax, de Gilles Hartogh, & d'Achille Gasseus. C'est une collection bien faite & utile, qui tient dignement sa place entre les différentes compilations d'observations de Médecine.

Dans la Bibliotheque Bodleiene on attribue à Valescus une Chirurgie, dont l'abrégé fut imprimé in-8°, à Lyon en 1560, je n'ai point vû ce Livre, & je soupçonne que c'est le Traité *de Chirurgia*, qui est le dernier des neuf livres du *Philonium*.

Je ne dois point oublier que (*a*) Caſtellanus & (*b*) Vander- 1420.
linden donnent à Valeſcus le titre de premier Médecin de
Charles VI, Roi de France, j'ignore ſur quel fondement ;
mais ſur leur autorité j'ai cru devoir le lui donner auſſi.

(*a*) In Vitis *illuſtrium Medicorum.* == (*b*) De *ſcriptis Medicis.*

J O A N N E S   D E   C O N C O R E G I O.

FUCHSIUS (*a*) aſſure poſitivement que ce Médecin a en- 1438.
ſeigné avec éclat dans la Faculté de Montpellier. *In Monte-*
peſſulano uno ſæculo floruerunt Joannes de Tornamira
Joannes de Concoregio , Valeſius , (Valeſcus) & Bernar-
dus de Gordonio , Practici & Scriptores ſuper Nono Alman-
zoris. Schenckius (*b*) cependant, & après lui, la plûpart (*c*)
des autres Bibliographes diſent que ce Médecin étoit de Milan , ce qui ne paroît pas trop s'accorder, avec l'établiſſement
que Fuchſius lui donne à Montpellier : mais il n'eſt pas im-
poſſible qu'un Médecin originaire de Milan fût venu s'établir à Montpellier ; Valeſcus de Taranta , Louis Saporta ,
Jean-François (*d*) ne vinrent-ils pas y demeurer & y enſeigner , quoique nés en Portugal ou en Eſpagne. Ainſi ce que
dit Schenckius de la patrie de ce Médecin, ne ſçauroit détruire ce que Fuchſius avance, dont le rapport, à l'égard
de Concoregio , ſe trouve d'ailleurs appuyé par la vérité
avec laquelle il parle au même endroit , de Jean de Tornamire , de Valeſcus & de Bernard de Gordon ; comme de
Médecins célebres , qui avoient enſeigné à Montpellier, avec
diſtinction dans le même ſiécle.

Schenckius marque que Jean de Concoregio avoit été en
réputation en 1438, & cela s'accorde avec ce qu'en rapporte Fuchſius, qui dit dans ſon Livre , imprimé en 1541,
que ce Médecin avoit vécu il y avoit environ un ſiécle, & qui

(*a*) Vitæ illuſtrium Medicorum. | (*c*) Voir Vanderlinden.
(*b*) Biblia Iatrica. | (*d*) Voyez leurs-vies.

D d ij

lui donne pour Collegues, Tornamire, Valefcus & Gordon;
1438. qui avoient vécu environ dans le même temps.

Ce Médecin a laiffé deux Ouvrages, l'un intitulé (e) *Lu-
cidarium & flos florum Medicinæ*, que je crois être un
Commentaire fur le neuvieme Livre de Rhafis au Roi Al-
manfor, que Fuchfius attribue à cet Auteur.

L'autre a pour titre, *Summula de Curis Febrium fecundùm
hodiernum modum & novum compilata*.

Ces deux Traités ont été imprimés à Venife en 1501.

(e) Apud Schenckium, *Biblia Iatrica.*

JACOBUS ANGELI, JACQUES ANGEL.

C E Médecin (a) devint Chancelier de la Faculté de Mont-
1439. pellier en 1433. Gerfon en parle dans une de fes Lettres,
Jacobus Angeli, dit-il, *Medicus ftudii infignis Villæ Montifpeffulani*; & il le blâme d'être fuperftitieufement attaché à
l'obfervation de certains jours, *de obfervatione dierum quantùm ad opera*.

Cette Lettre de Gerfon n'a point de date; mais il y en a
une autre (c) écrite de Lyon, l'an 1428, contre un Médecin de Montpellier, qui donnoit pour le mal des Reins, un
Talifman où étoient gravés un Lion & certains caractères.
Comme cette pratique n'étoit pas moins fuperftitieufe que
l'obfervation des jours, & que ces fortes d'entêtements venoient, l'un & l'autre du même principe, il pourroit bien
fe faire que ces deux Lettres regardaffent Jacques Angeli.
Il faut autrement convenir qu'il y avoit alors plufieurs Médecins de Montpellier très-prévenus pour l'Aftrologie Judiciaire, & pour toutes les pratiques qui y ont rapport; mais
cela n'a rien de furprenant. Cette prévention qui régnoit depuis plufieurs fiécles, comme nous avons déjà vû, étoit

(a) Ranchin, *in Catalogo, &c.* | *pianæ.*
(b) Tom. 1. *Editionis poftremæ Antuer-* | (c) *Tom. eodem.*

la suite du commerce des Arabes & des Juifs, de qui on
tenoit les sciences naturelles, & de qui on avoit emprunté   1439.
ces erreurs en même-temps, ou pour mieux dire, c'étoit
l'effet de l'ignorance où l'on étoit encore dans ce temps-là
sur les vrais principes de la Philosophie.

J o a n n e s   B r u g u i e r e , *Catalanus.*

Ce Médecin a fondé à Montpellier un Collége de deux
bourses pour deux Etudians en Médecine, originaires de la
Ville de Girone, ou du moins de la Principauté de Catalo-   1450.
gne, ce qui persuada qu'il étoit lui-même, non-seulement
Catalan, comme on lui en donne le titre, mais qu'il étoit
même natif de Girone.

Il étoit établi & marié à Montpellier, mais n'ayant point
d'enfans, il donna par son Testament, qu'il fit en 1452, 800
écus d'or, pour acheter des biens fonds pour la fondation du
Collége qu'il vouloit établir. Il légua en même-temps à ce
Collége tous ses livres, avec quelques autres meubles &
quelque vaisselle d'argent, du poids environ de quatre marcs
& demi.

La Veuve de Jean Bruguiere, qui étoit héritiere du reste
des biens de son Mari, ne se pressa pas de satisfaire à cette
disposition testamentaire; mais elle y fut enfin forcée, & par
un acte reçu devant Notaire, en l'année 1468, elle assigna
pour la dotation de ce Collége, des biens fonds & des mai-
sons, situées au lieu de S. Martin de Londres près de Montpellier, estimés huit cens écus, & elle délivra tous les livres
de feu Jean Bruguiere avec les autres meubles & effets dési-
gnés dans le Testament.

Ce fut à la poursuite de Jean du Vergier, Seigneur d'A-
lets, & pour lors Président au Parlement séant à Montpellier, que cette affaire fut consommée. Ce Président souhaitoit d'établir, lui-même, un Collége à Montpellier en faveur
des Etudiants en Droit, & il crut pouvoir se servir des fonds

que Bruguiere avoit laissés pour augmenter l'établissement qu'il projettoit.

Dans cette vûe, il acquit en 1468, le Patronage de ce Collége, de Pierre Macé Conseiller, du Roi à qui il appartenoit ; & il fit autoriser par des Lettres-Patentes du Roi Louis XI. datées de la même année, l'union du Collége de Bruguiere, avec celui qu'il établissoit lui-même, à condition expresse que les deux Colléges n'en faisant plus qu'un, porteroient le nom de Collége de du Vergier.

Mais comme le Président du Vergier négligeoit de nommer des Etudiants en Médecine aux deux bourses, fondées par Bruguiere, & qu'il y nommoit des Etudiants en Droit, contre la disposition expresse de leur fondation, la Faculté de Médecine fut obligée de l'attaquer au Conseil du Roi, & de demander la désunion des deux Colléges.

Deodé Bassoilly fut député pour cet effet en 1479, à Tours où la Cour étoit ; le procès fut terminé par une Transaction passée entre les parties, par la médiation de Claude des Moulins, premier Médecin de Louis XI. & d'Adam Fumée, Maître des Requêtes ; & autorisée par un Arrêt du Conseil du 14 Février 1479. Cette Transaction régla la séparation des Colléges, & rendit aux Boursiers du Collége de Girone, tous les biens compris dans la fondation que Jean Bruguiere avoit faite, & tous les livres de Médecine. Ils n'y perdirent que quelques livres de Droit & quelque vaisselle d'argent, que du Vergier retint pour son Collége, en représentation des frais qu'il avoit faits, pour obliger la Veuve de Jean de Bruguiere à exécuter la fondation de son Mari.

On trouvera le reste qui regarde ce Collége, à l'article de Claude des Moulins, ou de Deodé Bassoilly.

GUILLELMUS MERUEN, GUILLAUME MERUEN.

GUILLAUME MERUEN (*a*), fut Chancelier en 1455, il succéda à Jacques Angel.

1455.

(*a*) Ranchin, in Catalogo.

MARTIALIS DE GENOILHACO, MARTIAL DE GENOUILLAC.

MARTIAL DE GENOILHAC succéda à Guillaume Meruen, & devint Chancelier (*a*) en 1470.

1470.

Ranchin, qui parle de ces deux Médecins, se contente d'en rapporter le nom & le temps, sans dire sur quels titres il établit ce qu'il avance. C'est un silence qu'on ne sçauroit justifier, & dont j'ai déja eu plus d'une occasion de me plaindre.

Pour Guillaume Meruen, j'ignore le lieu de sa naissance, à moins qu'il ne fallut lire *Guillelmus de Meruen*, & dans ce cas il pourroit être de *Merueis*, petite Ville du Diocèse d'Alais dans le Cévenes.

(*a*) Ranchin in Catalogo.

Deodatus Bassolus, Deodé *ou* Dieudonné Bassole.

1476.

Une Inscription ancienne, qui est sur la porte des Ecoles de Médecine, marque que ce Médecin fut Chancelier de la Faculté de Montpellier, & Médecin Royal de Charles VII. & de Louis XI ; qu'il fit lever la proscription que Louis XI. avoit ordonnée contre le petit Collége, & qu'il la fit rendre à la Faculté de Médecine, à qui on l'avoit ôtée.

Pour entendre ces derniers faits, il faut se rappeller ce qu'on a dit (a) du Collége de Girone, fondé pour deux Boursiers, par Jean Bruguiere ; car l'Inscription doit s'entendre de ce Collége-là, qu'on appelle *petit*, par rapport à celui de Mende, fondé par Urbain V, pour douze Etudiants. Le Patronage de ce Collége se trouva en 1468, entre les mains de Pierre Macé, Conseiller du Roi, qui choqué de ne pouvoir gratifier que des Ecoliers de Girone, demanda au Roi Louis XI. la permission d'y nommer les écoliers qu'il voudroit ; ce qui lui fut accordé par des Lettres - Patentes, avec d'autant plus de facilité, que Louis XI. étoit alors brouillé avec le Roi d'Arragon, Souverain de la Catalogne. C'est ce qu'on appelle dans l'Inscription, la *proscription du petit Collége*, & c'est cette proscription, que Deodé Bassoilly fit lever en 1479, comme on l'a dit au lieu ci-dessus cité.

Cette affaire fut consommée par une Transaction solemnelle que l'on conserve dans les Archives de la Faculté. Jean du Vergier, Président du Parlement séant à Montpellier, & Baron d'Alets, ayant acquis en 1467, le Patronage de ce Collége, l'unit avec un Collége qu'il fondoit pour la Faculté de Droit, & sans s'embarrasser des dispositions du Testament de Jean Bruguiere, non-seulement il ne nomma pas aux bourses des Ecoliers de Girone ; mais il n'y nomma pas

(a) Liv. II pag. 82.

même

même des Etudiants en Médecine. C'est ce qui donna lieu à un procès au Grand Conseil, qui fut terminé par une Transaction en 1479, par laquelle le Collége fondé par Bruguiere fut défuni de celui que du Vergier avoit établi, & fut affecté expressément aux Ecoliers natifs de Girone, qui étudieroient dans la Faculté de Médecine de Montpellier.

Bassole ne vécut pas long-temps après la fin de ce procès. l'Inscription dont on a parlé, marque qu'il mourut à Beziers, aux Ides du mois de Février, en l'an 1484.

Voici l'inscription qui est à la façade des Ecoles.

Deodatus Bassolus, Artium & Medicinæ Doctor Universitatis hujus, atque Chancellarius, Regius Caroli VII, & Ludovici XI Medicus, qui Collegium parvum ab eodem Ludovico proscriptum, ab eâ proscriptione exemit, nostræ denuò munifaciens Universitati. Biteris obiit Idibus Februarii, anno M. CCCC. LXXXIV. Nos linquens Deo datus.

Louis Saporte I.

C E Médecin étoit natif (*a*) de Catalogne, il professa la Médecine pendant neuf ans à Lerida (*b*), sa patrie. On ignore les raisons qui l'obligerent d'en sortir ; mais il est certain qu'étant passé en France, il s'établit d'abord à Arles. Il passa de-là à Avignon, où il prit de nouveaux degrés, & où il exerça la Médecine avec distinction. La réputation de la Faculté de Montpellier l'attira ensuite dans cette Ville, où il prit des dégrés pour la troisieme fois, & où il enseigna pendant quelque temps. Mais le goût qu'il avoit pour les voyages, ou l'empressement de la Ville de Marseille qui le demandoit, l'engagerent à y aller fixer son établissement. Il y pratiqua sa Profession pendant long temps, d'une maniere très-honorable & très-avantageuse. Il eut l'honneur d'être connu du Roi Charles VIII. qui le mit au nombre de ses Médecins ordinaires, & qui eut pour lui une confiance par-

(*a*) Laurentius Joubertus. *Declamatio in Inauguratione Joannis Saportæ Ant. filii.*
(*b*) *Ibidem.*

ticuliere. On a gardé long-temps dans la famille de Louis Saporte (c), de la vaiffelle de vermeil aux armes de France, que ce Prince lui avoit donnée.

Ce Médécin vécut long-temps & ne mourut qu'à l'âge de cent fix ans. On ne marque point l'année de fa mort, mais il dut mourir fur la fin du quinziéme fiécle, ou au commencement du fiécle fuivant, puifqu'il fut connu de Charles VIII.

La longue vie de Louis Saporta I. feroit honneur à la Médecine, fi elle étoit dûe à l'habileté de ce Médecin : mais il y a apparence qu'il faut l'attribuer à la bonté de fa conftitution naturelle, puifqu'il eut un frere qui vécut encore plus que lui & qui alla jufqu'à 120 années. Ce frere appellé *Guillaume-Raimond Saporta*, s'établit à Rome, où il fut Avocat Confiftorial, & où il acquit de grands biens. Il mourut dans le temps que le Connétable de Bourbon fe rendit maître de cette Ville, c'eft-à-dire, en 1527.

(c) *Ibidem.*

DRACONIS DE BEAUCAIRE.

RANCHIN (a) n'a point connu ce Médecin, puifqu'il n'en fait point mention, quoiqu'il ait été Profeffeur & Chancelier de la Faculté de Montpellier, & qu'il ait vécu dans un temps peu éloigné du fien. Mais Dom Pierre de S. Romuald, Feuillant (b), en parle fous l'année 1483, en faifant le dénombrement des premiers Médecins qu'a eu Louis XI. Il en compte jufqu'à fix, fçavoir *Maître Claude*, (c'eft Claude des Moulins, dont nous parlerons ailleurs.) *Angelo Catto* (c'eft le Néapolitain, qui étoit Aumônier du Roi, qui devint Archevêque de Vienne, & à qui Philippe de Comines a dédié fes Memoires.) *Draconis de Beaucaire*, *Profeffeur*

(a) In Catalogo.
(b) Thréfor Chronol. & Hiftorique, à *l'année* 1483.

& Chancelier en l'Université de Montpellier; (c'eſt le Médecin dont nous parlons.) *L'Ecoſſois* , (j'ignore le nom de
celui-là) : *Adrian Fumée* , (il falloit dire Adam ; voyez ſa
vie ;) *& Jacques Coctier* (pour celui-ci, il eſt connu dans
l'hiſtoire par l'empire qu'il prit ſur l'eſprit de Louis XI. affoibli par la maladie, & par l'avidité & l'inſolence avec leſquelles il l'exerça).

C'eſt à l'occaſion des menées que ce Jacques Coctier
commençoit à mettre en uſage pour s'emparer de toute la
confiance du Roi , que Louis Guyon d'Olois , ſieur de la
Nanche, parle du même Draconis (c). Voici ſes termes : « Jac-
» ques Coctier, pour de-là en avant mieux s'inſinuer aux
» bonnes graces du Roi, s'accoſta de Maître Olivier le Daim ,
» Barbier , homme ignare , qui ſervoit de conſeil au Roi ,
» comme d'autres qui ne valoient gueres plus que lui : le-
» quel confirma au Roi ce que le Médecin lui avoit dit , &
» par même moyen mit en male grace l'Apoticaire ordi-
» naire, ayant rapporté au Roi qu'il n'avoit jamais de bonnes
» drogues , dont il fut caſſé avec beaucoup de diſgraces.
» Ces choſes , *continue-t-il* , furent reconnues par deux au-
» tres Médecins du Roi, l'un nommé Draconis de Beau-
» caire , Profeſſeur & Chancelier de l'Univerſité de Mont-
» pellier ; l'autre étoit nommé l'Ecoſſois , qui avoit été pris à
» la bataille de Nanci. »

Il y a apparence , que Jacques Coctier , dont le crédit
augmenta à l'excès la derniere année de la vie du Roi , réuſſit à faire chaſſer les autres Médecins , comme il avoit fait
chaſſer l'Apoticaire. Au moins eſt-il certain que (d) Philippe
de Comines, qui entre dans un grand détail de la derniere maladie , & de la mort de Lous XI. ne parle que du ſeul Coctier.

Il faut placer Draconis de Beaucaire dans l'ordre chronologique des Chanceliers de la Faculté de Montpellier ,
entre (e) Martial de Genoilhac qui étoit Chancelier en 1470,
& Déodé Baſſoily, qui le devint en 1476, & à qui Jean Troſſellier ſuccéda en 1484.

(c) Leçons diverſes, *liv.* 1 *chap.* 8. | (e) Voyez Ranchin , *in Catalogo.*
(d) Liv. 6 chap. 10, 11 , 12.

E e ij

JOANNES TROSSELLERI, JEAN TROSSELLIER.

1484. Il étoit (*a*) originaire du Gévaudan, & je soupçonne qu'il avoit été élevé au Collége de Mende, que le Pape Urbain V. avoit fondé en faveur des Etudiants en Médecine du Gévaudan, & qui étoit alors en grande réputation. Il devint Chancelier de la Faculté de Montpellier en 1484, & il succéda dans cette place à Deodé Bassoily. Il parvint ensuite à la qualité de premier Médecin de Charles VIII, qu'il suivoit dans l'expédition de Naples. Il mourut à Sienne en Italie au retour, l'an 1495.

Inscription en l'honneur de Jean Trossellier à la façade des Ecoles.

Joannes Trosselleri, Gabalitanus, Doctor & Cancellarius Universitatis, suâ tempestate illustris ac celebris, fuit quidem magnis extollendis laudibus, qui cùm Caroli VIII Francorum Regis primus Medicus atque Consiliarius extitit, dùm Neapoli unâ cum Rege remearet, boni Medici officio functus, Senis diem clausit extremum. M. CCCC. LXXXXV.

(*a*) Voyez l'inscription.

JOANNES MARTINI, JEAN MARTINI.

1490. Ce Médecin étoit originaire du (*a*) Gévaudan, & suivant les apparences, il avoit été élevé dans le Collége de Mende, qui a été long-temps une pépiniere d'excellens sujets. Il étoit devenu premier Médecin du Roi Charles VII. en 1484, lorsque ce Prince accorda à la Faculté de Médecine de Montpellier une confirmation très-glorieuse de tous ses priviléges & franchises, expédiés à Montargis, le mois de Janvier 1484, la seconde année de son Regne. Le Roi dit expressément qu'il en avoit été vivement supplié par son bien aimé & fidele Conseiller & premier Médecin Jean Martini, *in favorem dilecti & fidelis Conciliarii & primi Medici nostri, Magistri*

(*a*) Voyez *l'inscription.*

Joannis Martini, qui super hoc instantissimè nos requisivit.
Un peu plus bas, le Roi ajoute ; que c'est en faveur de son 1490.
Conseiller & premier Médecin, qu'il a accordé cette confirmation , & principalement en considération des grands services qu'il lui a rendus depuis sa naissance , & qu'il ne cesse
de lui rendre. *Concedentes favore & contemplatione dicti
Consiliarii & primi Medici nostri, necnon maximorum ser-
vitiorum per ipsum nobis à nativitate nostra impensorum, &
quæ impendere non desinit* ; ce qui prouve que Martini avoit
été fidelement attaché à ce Prince dès sa première jeunesse
dans le temps.

En reconnoissance des obligations qu'elle lui avoit, la
Faculté fit mettre à la façade des Ecoles une Inscription en
l'honneur de ce Médecin, qui outre les louanges qu'on lui
donne, nous apprend deux faits, l'un qu'il devint Maître
des Comptes, apparemment de Paris ; c'étoit alors le but de
l'ambition des premiers Médecins, comme le prouve l'exemple de Coctier, premier Médecin de Louis XI ; l'autre que
Martini mourut à Blois en 1491.

J'ai trouvé, comme par hazard, qu'un Jurisconsulte de Carpentras (*a*) dans le Tome I. d'un de ses Ouvrages *consilio*
201, parle de Jean Martini, premier Médecin du Roi, à qui il
donne le titre de *Nobilis & scientifici viri.* Il s'agit dans
ce conseil de la validité du Testament du premier Médecin,
attaqué par une de ses filles, qui se plaignoit de n'avoir pas
eu sa légitime, & le Jurisconsulte décide que le Testament
est en effet *inofficieux.*

Voici l'inscription mise en l'honneur de J. Martini.

*Joannes Martini, patriâ Gabalitanus, sua tempestate Medicinæ Princeps,
Doctor summus, ac egregius, hujusque Universitatis Montispessulani Decanus, Caroli VIII Consiliarius, Cameræ Computorum Magister ordinarius,
ac primus Medicus suâ eximiâ virtute habitus est. Obiit Blasii M. CCCC.
LXXXXI.*

(*b*) Stephanus Bertrandus Carpentoracensis, *Tom.* 1 *Consil.* 201.

GABRIEL MIRO, GABRIEL MIRON.

1490.

CE Médecin étoit de (*a*) Perpignan dans le Roussillon, d'où il vint à Montpellier étudier en Médecine, & prendre ses degrés. Il y acquit beaucoup de réputation, & ce fut à son seul mérite qu'il dut la Charge (*b*) de premier Médecin du Roi Charles VIII. Il mourut à Nevers (*d*), en allant à la Cour pour remplir sa Place.

L'Inscription en l'honneur de Gabriel Miron, qu'on lit à la façade des Ecoles, est ainsi conçue :

Gabriel Miro, Perpinianensis, Medicinæ divinum Oraculum, Consiliarius & Medicus fuit meritissimus Christianissimi Regis Caroli VIII, cujus servitio dùm vocaretur, obiit in civitate Nivernensi.

On voit au haut de cette Inscription les armes de Miron, qui sont sur un champ de gueules, un Miroir à l'antique, glacé d'argent, & pommelé d'or. Au demeurant, *ce divin oracle de la Médecine*, car c'est le titre qu'on lui donne dans l'Inscription, n'a point parlé, car il n'a point laissé d'ouvrage.

(*a*) Voyez l'inscription ci-dessus.　　*infimæ Latinitatis, in voce* Archiatros.
(*b*) Ducange, *in Glossario mediæ &*　　(*c*) Voyez *l'inscription ci-dessus.*

JOANNES CORANDUS *seu* CABRIDE, JEAN CORANDI *ou* CABRIDE.

1496.

RANCHIN (*a*) marque que ce Docteur fut Chancelier de la Faculté de Montpellier en 1496. Il y a apparence qu'il étoit le Pere d'un Etienne Corandi, ou Cabride, qui devint Doyen de la Faculté de Montpellier en 1540, & qui succéda dans cette place à Jean Faucon. On trouve dans les

(*a*) In Catalogo.

Regiſtres de cette Faculté un autre Jean Cabride, qui étoit
fils du Doyen Etienne Cabride, & qui fut promu au Bacca-   **1496.**
laureat en 1531, ſous la Préſidence de ſon Pere.

J'ignore pourquoi deux noms donnés à la même perſonne.

JACQUES PONCEAU.

UNE vieille Inſcription qui eſt ſur la façade des Ecoles de
Médecine, & qui y a été miſe du vivant de Ponceau, l'ap-   **1496.**
pelle *Primarius Aurelianenſis*; ce qui ſignifie qu'il étoit d'Orléans, & d'une famille diſtinguée. On y marque qu'il prit
le grade de Doĉteur en Médecine dans la Faculté de Montpellier; qu'il fut fait enſuite Maître des Comptes, Conſeiller
& premier (*a*) Médecin du Roi Charles VIII, qu'il fut très-
reconnoiſſant envers la Faculté, où il avoit étudié; qu'il en
défendit les priviléges & les immunités avec zele, & qu'il
tâcha de lui procurer tous les avantages qui dependirent
de lui.

L'Inſcription ne dit rien en cela qui ne ſoit prouvé par
un Diplome, où Charles VIII. confirma en détail tous les
priviléges de la Faculté de Montpellier, donné à Lyon le
mois de Mai 1496, & *vidimé* dans une Déclaration de Louis
XII. qui le confirme. Dans ce Diplome, le Roi dit qu'il l'a
donné « à la ſupplication qui lui a été faite par ſes amés &
» fideles Conſeillers, Maîtres Jacques Ponceau, ſon premier
» Médecin, & Jean Garcin ſon Médecin ordinaire ». *Sup-
plicationi nobis ſuper hoc oblatæ per dileĉtos & fideles Con-
ſiliarios noſtros, Magiſtros Jacobum Ponceau, primum
Medicum noſtrum, & Joannem Garcin, etiam Medicum
noſtrum ordinarium, benigné annuentes.*

Après des preuves ſi évidentes, comment (*b*) Riolan a-t-il
oſé avancer que Ponceau n'étoit pas Doĉteur en Médecine

____

(*a*) Ducange, in *Lexico infimæ Latinitatis*, in voce *Archiatros.*
(*b*) Recherches curieuſes.

224

1496.

de la Faculté de Montpellier ; ne pouvant rapporter, pour appuyer ce qu'il avance que des preuves si foibles, pour ne pas dire si futiles, qu'elles ne méritent pas d'être rapportées. Comment a-t-il ofé avancer qu'il étoit Docteur de la Faculté de Paris, contre le vœu de cette Faculté qui ne le réclame pas, parce qu'elle ne trouve pas son nom dans ses Regiftres, comme il paroît par le curieux Extrait, que M. Baron en a donné fous le titre de *Compendiaria Medicorum Parifienfium notitia.*

Voici l'Infcription, dont on parle dans cet Article.

Jacobus Ponceau, Primarius Aurelianenfis, tempore hoc præfenti floret, qui præter Medicinæ Doctoratum ibi adeptum, apud Carolum VIII Francorum Regem tanto honore habetur, ut ejufdem Confiliarius, Computorumque Magifter & Medicus primus exiftat, beneficiique in Montifpelii Univerfitate accepti memor, libertates & privilegia femper tutatus eft, ut clarifimus & hujus villæ præcipuus benefactor.

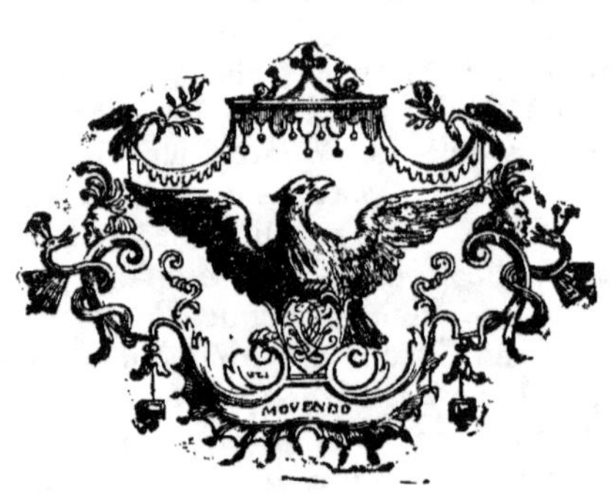

MÉMOIRES

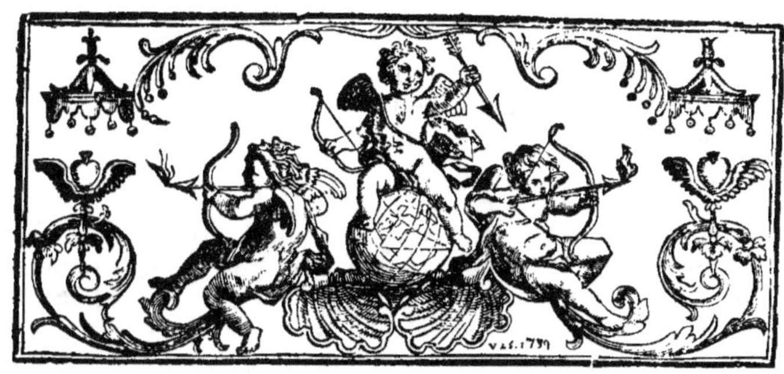

MÉMOIRES

SUR L'HISTOIRE

D E

LA FACULTÉ DE MÉDECINE

DE MONTPELLIER.

LIVRE QUATRIEME.

Des Vies & des Ouvrages des Profeſſeurs Royaux , qui y ont enſeigné depuis leur établiſſement juſqu'à préſent.

'ETABLISSEMENT de gages par Louis XII. en faveur de quatre Docteurs, ne changea rien d'abord dans la diſcipline de la Faculté : les Docteurs Stipendiés continuerent de vivre avec leurs Collégues, comme ils avoient toujours vécu ; ne prirent dans les aſſemblées, que le rang que leur Doctorat leur donnoit, firent leurs leçons, aſſiſterent aux examens, préſiderent aux

F f

actes concurremment avec eux, & les dignités de la Faculté; celle de Chancelier & celle de Doyen étoient conférées indifféremment aux Docteurs Stipendiés & aux autres Docteurs, suivant le choix de la Faculté, ou l'ancienneté de la réception.

Mais comme les Docteurs Stipendiés étoient particuliérement chargés de remplir les fonctions des Ecoles, & qu'ils y étoient plus assidus que les simples Docteurs, les Etudiants s'attacherent bientôt à ces Docteurs comme leurs véritables Maîtres, ce qui leur donna bientôt dans la Faculté, un crédit qui éloigna un grand nombre des autres Docteurs. Ceux-ci, en se retirant, servirent à augmenter encore l'autorité des Docteurs Stipendiés, qui commencerent à prendre alors le titre de Professeurs Royaux.

Il resta pourtant dans les Ecoles, un grand nombre de simples Docteurs, qui prenoient le nom de Docteurs ordinaires, ou Docteurs lisants, comme il paroît par les signatures apposées aux anciennes Congrégations *per fidem*, (supple *juramenti*), c'est-à-dire, aux assemblées solemnelles qu'on a tenues, de leur temps, dans la Faculté de Montpellier tous les six mois, pour régler la discipline du grand Ordinaire d'hiver & du petit Ordinaire d'été. Ces Docteurs assistoient à tous les examens, présidoient aux actes à leur tour, avoient voix dans toutes les délibérations, & droit de suffrage dans la réception des Candidats; & comme ils étoient en plus grand nombre que les Professeurs, & toujours unis contre eux par jalousie, ils les traversoient toujours, & rompoient toutes les mesures que les Professeurs vouloient prendre pour l'avantage ou pour l'honneur de la Faculté.

Pour se tirer de cette dépendance, les Professeurs avec les Docteurs qui leur étoient attachés, firent un Réglement ou Statut solemnel, qui privoit les simples Docteurs de leurs prérogatives; en demanderent l'autorisation au Roi Henri II. & l'obtinrent. Ce Prince leur donna des Lettres-Patentes en 1554, qui fixoit le nombre de Docteurs qui auroient droit de suffrage dans la Faculté, & en privoient tous les autres. Mais par une négligence qu'il est difficile de justifier, la Faculté n'eut point attention de faire enregiſtrer ces Lettres, qui reſterent ſans exécution & comme non avenues; de telle maniere, que le déſordre continua, & augmenta, même à un tel point, que le Roi Henri IV. en ayant été informé, crut devoir y remédier.

Il donna donc de nouvelles Patentes, le 6 Avril 1610; où après avoir renouvellé celles de Henri II. il veut & ordonne qu'il n'y ait dans la Faculté que huit Docteurs, compris dans ce nombre les Profeſſeurs ou Docteurs Stipendiés, *leſquels ſeuls participeront aux profits, émoluments, droit de chappe, des promus aux degrés, & autres privileges à eux concédés*, ſans que les autres Docteurs . . . . . . puiſſent prétendre qu'aux menus droits, de dragées & gants. Ces Lettres furent duëment enregiſtrées, & elles ont fait la loi dans la Faculté.

Comme il y avoit alors ſix Profeſſeurs dans la Faculté, elle ne retint que deux Docteurs ordinaires, pour participer conjointement avec eux à leurs fonctions, à leurs émolumens & à leurs priviléges, ſous le nom de *Docteurs Aggrégés.* Comme ces Charges ont ſubſiſté depuis ce temps-là, & que ceux qui les ont occupées, ont été membres de la Faculté, il faut en préſenter la ſucceſſion chronologique dans une Table ſommaire.

TABLE

CHRONOLOGIQUE ET SUCCESSIVE

De Docteurs Aggrégés de la Faculté de Médecine de Montpellier.

JACQUES LE TELLIER, d'Amiens, Docteur Aggrégé en 1605, confirmé le 8 Novembre 1608.

Pierre SANCHE, de Montpellier, ſuccede à le Tellier en 1623, devient Profeſſeur en 1642.

François NISSOLE, de Montpellier, ſuccede à Sanche en 1642, meurt en 1647.

François AUZIERE, de Montpellier, ſuccede à Niſſole en 1647, meurt en 1659.

Edmond MORPHÉE, de Limeric en Irlande, ſuccede à Auziere en 1659.

Jean-Henri HAGUENOT, de Montpellier, ſuccede à Morphée; ſa place eſt érigée en Régence en 1715.

Henri HAGUENOT, fils du précédent, ſurvivancier de ſon Pere en 1709; devient Profeſſeur en 1715, par l'érection de sa place en Régence.

Michel Morel, de Montpellier, Docteur Aggrégé en 1608, meurt en 1622.

Rodolphe Ranchin, d'Uzès, succede à Morel en 1623.

Jacques Durand, de Montpellier, remplit la place de Ranchin pendant son absence, devient Professeur en 1639.

Antoine Ribot, de Boine en Provence, succede à Durand, & remplit l'aggrégature de Ranchin pendant son absence.

Thibault Gente, de Bagnols, Docteur Aggrégé en 1649, remplit la place de Ranchin vacante par son décès ; meurt en 1659.

Gaspard Fesquet, de Montpellier, succede à Thibault Gente en 1659, devient Professeur en 1665.

Arnaud Fonsorbe, de Montpellier, succede à Fesquet en 1665, devient Professeur de Chymie, & par ce moyen, il ne reste plus qu'une place d'Aggrégé, qui est supprimée par la promotion de M. Haguenot.

Il ne reste plus d'aggrégatures.

JEAN GARCIN, *ou* GRASSIN.

1502. UNE Inscription en lettres Gothiques, qui est à la façade des Ecoles de Médecine, nous apprend que ce Médecin étoit de Mende ; qu'il enseigna avec réputation la Médecine à Montpellier ; qu'il devint Conseiller & Médecin ordinaire du Roi Charles VIII. qu'il eut un attachement constant pour cette Faculté, & qu'il contribua de tout son pouvoir à l'illustrer.

Il étoit à la Cour de Charles VIII. en 1496, & il obtint par ses sollicitations (a) & par le crédit de Jacques Ponceau, premier Médecin du Roi, une Confirmation très-étendue de tous les priviléges de la Faculté de Montpellier, dont on a parlé à l'article de Ponceau. Il y a apparence que c'est sur ses représentations que ce Roi s'étoit déterminé à établir des gages fixes pour un certain nombre de Docteurs, ce que la mort l'empêcha d'exécuter ; mais ce qui fut exécuté par le Roi Louis XII, dès la premiere année de son regne, par une Déclaration du mois de Mai 1498.

Dans cette Déclaration, non-seulement Garcin fut un des quatre à qui le Roi assigna des gages, mais il fut nommé le premier ; & il fut honoré du titre de Chancelier. Il (b) mourut en 1502.

(a) Voyez les termes de la confirmation.
(b) Ranchin, *in Catalogo præfixo sacro Apollinari.*

L'Infcription qu'on a citée eft conçue en ces termes :

Joannes G*rassini* *, patriâ Mimatenfis , cùm fuerit hujus Univerfitatis*   **1502.**
eximius Medicinæ interpres , fcientiâque & doctrinâ auctiffimus , Chriftia-
niffimi Francorum Regis Medicus ordinarius , Cancellariufque ejufdem ,
non injuriâ effe promeruit , gratufque & munificus hujus villæ & Univerfi-
tatis adeo extitit , ut fua intereffe videretur quidquid utilitati , decori aut
gloriæ ipfius conducere arbitraretur.

R o b e r t P i e r r e.

Ce Médecin fut un des quatre Docteurs nommés après les   **1502.**
Profeffeurs dans les Déclarations de Louis XII. dont on a
fouvent parlé, mais il n'eft nommé que le huitiéme. Il mourut
en 1502.

H o n o r é P i q u e t , *de Provence.*

S'il faut en croire l'Infcription , qu'on a mife en fon hon-   **1513.**
neur fur la façade des Ecoles de Médecine , le Pere de Piquet étoit un Gentilhomme de la Ville de Boulogne , & fa
Mere une femme de bonne Maifon , qui en accoucha à *Ber-*
tas (a) en Provence. Il étudia en Médecine , & je crois qu'il
prit fes degrés dans la Faculté de Montpellier ; mais le mauvais état de fes affaires l'obligea de retourner en Provence ,
où il tenoit Ecole de Grammaire. Rebuté d'un emploi fi dé-
fagréable , il entreprit de rétablir l'Univerfité d'Orange , qui
étoit depuis long-temps oubliée ; & à la faveur de plufieurs
(b) *Ecoliers vagabonds , ribleurs , mal profitants & non*
fçavants , qui par défaut de fcience & bonnes mœurs , &
d'avoir fait des actes à ce requis & néceffaires , & comme

(a) S'il n'y a point de faute dans   (b) C'étoit les termes de l'ordon-
l'infcription , Bertas doit être un fort   nance.
petit lieu , que j'ignore.

F f iij

non *fuffifants avoient été refufés d'être reçus* ; il crut être en droit de leur faire *bailler le degré de Maîtres & Licentiés en Théologie & Droit Canon & Civil*, & lui-même donna le titre *de Docteur en Médecine* à ceux qui le demandoient.

Une pareille entreprife étoit trop contraire au bien public pour être tolérée. Le Procureur Général du Parlement de Dauphiné, porta fes plaintes au Roi Charles VIII. lequel, l'affaire mûrement délibérée, fit une Ordonnance datée de Melun, le penultiéme de Novembre 1485, adreffée au Parlement de Dauphiné, par laquelle il leur enjoignit de *faire très-expreffes inhibitions & défenfes, audit Maître Honorat Piquet, de bailler en ladite Ville d'Orange, Maîtrife, Licence, Bachelerie, ne autres degrés en quelque Faculté que ce foit, fous certaines & grandes peines, & défendre aux Ecoliers de fe dire ne porter Maîtres ni Gradués, au moyen & par vertu defdits prétendus dégrés, qui ainfi leur feront baillés en ladite Ville d'Orange.*

Une Ordonnance fi précife termina cette affaire & renverfa les projets de Piquet ; mais l'Infcription qu'on rapportera ci-après, marque que c'eft à lui que la Faculté de Montpellier due l'établiffement de quatre Profeffeurs Stipendiés. Il obtint d'abord cette grace de Charles VIII ; mais ce Prince étant mort fubitement, avant que la Déclaration fût expédiée, il eut le bonheur de la faire confirmer par Louis XII. dès le commencement de fon regne, & en obtint le Diplome, donné à Paris le 29 Août 1498. On (*a*) prétend même qu'il devint fon Médecin.

Entre les quatre Docteurs, nommés dans ce Diplome, à qui Louis XII. affigne des gages, Piquet eft nommé le fecond, & on lui donne la qualité de Doyen. Il devint Chancelier en 1502, à la mort de Garcin, & je crois qu'il garda cette place jufqu'en 1513.

Voici l'Infcription mife en fon honneur fur la façade des Ecoles.

Honoratus Piquetus, Philofophorum & Medicorum fuâ tempeftate facile

(*a*) Dans l'infcription.

Princeps, quem Mater ingenua è Patre Bononiensi nobili, apud Bertasium Pro- **1513.**
vinciæ edidit. Primus quingentas libras pro hac Universitate à Carolo VIII
impetravit, subinde Christianissimi Francorum Regis Ludovici XII Medi-
cus cum apice honoris effectus est. Semper honor nomenque tuum laudesque
manebunt.

PIERRE TREMOLET.

ON trouve dans les Regiſtres qu'un Pierre Tremolet, qui **1520.**
fut immatriculé le 27 Octobre 1503, choiſit pour Parrein,
eligit in Patrem, Pierre Tremolet, Profeſſeur Royal. Il y
a apparence qu'il ſuccéda à Robert Pierre, qui mourut en
1502.

LOUIS SAPORTA.

IL eſt certain (*a*) qu'il étoit fils de Louis Saporta I. dont **1530.**
on a parlé ci-deſſus ; mais les fréquents changements de domicile du Pere, rendent incertain le lieu de ſa naiſſance. Il
fit ſes études en Médecine dans l'Ecole de Montpellier, ſur
la fin du xv.ᵉ ſiécle. Il n'eut point rang entre les Docteurs
Stipendiés ; j'ai cru pourtant devoir le placer ici, parce
qu'il fréquenta long-temps les Ecoles avec diſtinction ; qu'Antoine Saporta, ſon fils, le choiſit pour Parrein, quand il s'infcrivit en 1526, & que (*b*) ce fut de ſes mains qu'il reçut le
Bonnet en 1531. Il quitta peu de temps après Montpellier
pour aller s'établir à Touloufe, où il s'acquit de la réputation, & où après avoir exercé long-temps la Médecine, il
mourut vers le milieu du xvii ſiécle (*c*), âgé de 90 ans.
    Ce Louis ſe maria, dit-on, avec (*d*) une Eſpagnole de

(*a*) Joubertus, *in Inauguratione Joannis* | Saportæ.
Saportæ. | (*c*) Ilidem.
    (*b*) Joubertus, *in promotione Joannis* | (*d*) Ibidem.

1530.

très-bonne maison, appellée Bardicin. Il vint de ce mariage, deux fils pour le moins ; l'aîné appellé *Antoine*, fut Médecin, & demeura à Montpellier : on en parlera dans la suite ; l'autre nommé *Jean*, s'établit à Toulouse, & s'appliqua à l'étude de la Jurisprudence.

DENYS FONTANON.

1538.

Ce Médecin étoit de Montpellier ; il fit ses études dans la Faculté de la Ville de sa naissance ; & à la mort de Jean Garcin, arrivée en 1502, il fut pourvû de sa Place, qu'il occupa avec honneur jusqu'à sa mort en 1538.

Il avoit dicté & expliqué dans les Ecoles, un Traité qu'un Médecin, nommé *Jean Reinier*, fit imprimer à Lyon en 1550, après la mort de l'Auteur, sous le titre de

Practica Medica, sive de morborum internorum curatione, Libri IV. Lugduni, *apud Frellonium*, in-8°, 1550.

Cet Ouvrage a été imprimé plusieurs fois en différents endroits ; il a eu de la réputation, & il la méritoit, car il valoit mieux que ce qui avoit paru jusqu'alors.

Aloisius Luisini en a pris un Chapitre, intitulé *Cephalalgiæ à Gallico morbo Curatio*, qu'il a inséré dans la Compilation qu'il publia à Venise *in-fol.* dans le *Tome I. pag. 94.*

JOANNES FALCO.

1538.

Jean Faucon étoit d'un (a) Bourg du Royaume d'Arragon, appellé *Sarinena* ; il vint étudier en Médecine à Montpellier sur la fin du XV°. siécle, y prit ses degrés, s'y établit & s'y maria. Il fut (b) nommé Professeur en 1502, &

(a) Nicol. Antonio, in *Bibliothecâ Hispanâ*, Tom. 1 *pag.* 469. C'est par erreur que l'Auteur Espagnol appelle Faucon, *Jaimes*, c'est-à-dire, *Jacques*, il s'appelloit *Jean*.

(b) Registres de la Faculté.

fut

fut Doyen en 1529, lorfque Gilbert Griffy fut choifi Chancelier. Il mourut en 1532.

Il a laiffé deux Ouvrages, l'un qui fut imprimé de fon vivant; fous ce titre, *Additiones ad Practicam Antonii Guainerii*. Papiæ, *apud Bernardinum de Geraldis*, 1518 *in-4°*. & Lugduni, *apud Jacobum Myt*. 1525, *in-4°*.

Cet Antoine Guainerius que Faucon a augmenté, & éclairci par un Commentaire, a été un célebre Profeffeur de Pavie en 1430.

L'autre Ouvrage de Falcon, qu'il avoit voulu faire imprimer lui-même, mais où il trouva différents obftacles (c), qu'il ne pouvoit pas prévoir, le fut après fa mort par les foins de fa Veuve, à Lyon, en 1559, chez *Jean de Tournes*, *in-4°*. fous le titre de

Notabilia fupra Guidonem Scripta, aucta, recognita ab excellenti Medicinæ Dilucidatore Joanne Falcone, Montifpeffulanæ Academiæ Decano, &c.

Ce Commentaire eft écrit moitié en Latin, & moitié en François. Il forme un volume auffi gros que l'Ouvrage de Gui de Chauliac, & à mon jugement plus obfcur.

Faucon eut deux fils de beaucoup de mérite, qui firent fortune tous les deux, l'un dans la Robe, & l'autre dans l'Eglife, par la protection de la Maifon de Joyeufe, à laquelle ils s'étoient attachés.

J. J. Manget parle deux fois de Faucon dans fa *Bibliotheca Scriptorum Medicorum*, en deux articles différents, mais qui fe fuivent immédiatement; c'eft une faute affez commune dans les Bibliographes.

____

(c) On détaille ces obftacles dans la Préface de l'Editeur de Lyon.

____

G i l b e r t G r i f f i t *ou* G r i p h i.

J e crois que ce Médecin étoit de Vabres dans le Rouergue, parce qu'on trouve dans les Regiftres un Antoine Griffi de Vabres, *Vabrenfis*, qui fut fait Bachelier en 1530, fous la Présidence de Gilbert Griffi son Oncle. Gilbert Griffi n'eut que la quatriéme place, entre les quatre Professeurs que le Roi Louis XII. choisit ; mais il devint Chancelier en 1514, par la mort d'Honoré Piquet. Ranchin (a) place sa mort en 1524 ; mais le passage des Registres, qu'on vient de citer, prouve qu'il vivoit en 1530. Il y a apparence qu'il vécut jusqu'en 1539, auquel temps Ranchin dit que Jean Schyron fut Chancelier.

(a) In Catalogo qui præfigitur *Sacro Apollinari.*

PIERRE LAURENT.

FUT Professeur en 1538, & succéda à Jean Faucon ; il mourut en 1545, & eut pour successeur Guillaume Rondelet.

JEAN SCHYRON.

JEAN SCHYRON, ou comme on prononçoit *Scutron*, & comme il signoit souvent lui-même, étoit d'Andule dans le Diocèse de Nîmes. Il fut (a) reçu Docteur dans la Faculté de Montpellier en 1520, & nommé Professeur tout de suite ; car il succéda à Pierre Tremolet. Ce qui donne lieu de croire qu'il avoit long-tems fréquenté les Ecoles, & qu'il devoit être déjà vieux, s'il est vrai qu'il fut dans une extrême vieillesse en 1556, quand il mourut, *ad extremam usque canitiem*, comme le dit (b) Strobelberger.

Il eut de la réputation & fit figure entre les Scavans Médecins de son temps. Il fut choisi Chancelier de la Faculté en 1539, à la mort de Gilbert Griffi. Il avoit présidé au Baccalaureat de Rabelais (c) au mois de Novembre 1530 ; aussi en parle-t-il d'une maniere honorable dans (d) son Pantagruel, quoiqu'en badinant selon sa coutume.

On n'a qu'un Ouvrage de ce Professeur, intitulé *Me-*

(a) Registres de la Faculté.
(b) In Historia Monspeliensi.

(c) Registres de la Faculté.
(d) Liv. IV. Chap. XLIII.

thodi Medendi , seu Institutionis Medicinæ faciendæ unà — 1586.
cum Tractatu de curatione febrium putridarum Libri qua-
tuor , in-16.

C'est un Livre *in-16.* que Jean Blezin, Docteur de Montpellier , & neveu de Schyron fit imprimer à Montpellier en 1609 , soixante-cinq ans après la mort de l'Auteur , chez François Chouet.

Il est divisé en IV. Livres, qui suivant l'usage des livres de Médecine de ce temps-là , ne contient guere que des Recettes, mais un peu moins chargées de remedes bizarres , que celles des Médecins du siécle précédent.

A la fin de ce Traité, on trouve une espece de Matiere Médicinale , sous le titre de *Tractatus de Medicamentis tum simplicibus , tum compositis, in plures classes digestis.*

Schyron vivoit encore lors de la construction de l'Amphitéâtre que Henri II. fit construire aux Ecoles de Médecine en 1556. On avoit marqué au bas de l'Inscription qu'on y apposa , que cette construction avoit été faite par les soins de Jean Schyron , d'Antoine Saporta, de Guillaume Rondelet , & de Jean Bocaud. *Curantibus Joanne Schyronio , Antonio Saporta, Guillelmo Rondeletio , & Joanne Bocatio.* C'étoient les quatre Professeurs Royaux actuels.

Jean Schyron fut appelé en 1540, auprès de Henri d'Albret , second du nom, Roi de Navarre , & de Marguerite d'Angoulême , sœur de François I, sa femme , qui l'honorerent du titre de leur Médecin.

JEAN BOCAUD.

ETOIT du Diocèse de Maguelone , aujourd'hui Montpellier ; il obtint le Baccalaureat en 1534, sous la Présidence — de Gilbert Griffi , & il fut fait Docteur (a) en 1540, sous 1558. Jean Schyron. Il fut nommé en 1544, à la Régence, que

(a) Registres de la Faculté.

1558. la mort de Denys Fontanon faisoit vacquer. Il la remplit avec honneur jusqu'à sa mort, arrivée en 1558.

Il n'a laissé qu'un Ouvrage très-peu connu aujourd'hui, imprimé à Lyon *in-fol.* chez Frellon, sous le titre :

Tabulæ curationum & indicationum; *ex prolixá Galeni methodo in summa rerum capita contractæ.*

GUILLAUME RONDELET, *de Montpellier.*

1556. LAURENT JOUBERT a fait la vie de ce Médecin dans un grand détail. On la trouve au second Tome de la Collection de ses Ouvrages. Il ne convient pas au plan de cet Ouvrage, d'être aussi long. Ainsi je me contenterai d'en extraire ce qu'il y a d'essentiel, sur l'Histoire de la vie de Rondelet, sur son génie & son caractere, & l'analyse des Ouvrages qu'il a laissés.

Rondelet naquit à Montpellier en 1507, de Jean Rondelet, Marchand Epicier, qu'il perdit étant encore enfant. Il fut très-valétudinaire dans sa jeunesse, ce qui retarda beaucoup ses études. Il alla à Paris en 1525, âgé de 18 ans. Comme sa légitime étoit fort modique, il faut que son frere aîné, qui l'aimoit, l'ait aidé.

Il resta à Paris plus de quatre ans. A son retour, il se fit immatriculer le 2 de Juin de l'année 1529, & suivant l'usage de ce temps-là, choisit pour son Parrein, en s'inscrivant, Gilbert Griffi. Après son Baccalaureat, il alla en Provence pour y exercer la Médecine, suivant l'usage de ce temps-là, & il s'arrêta à Pertuis, où il fut réduit à enseigner des enfans. Il retourna de-là à Paris, pour apprendre, dit-on, le Grec. La situation où il se trouva, l'obligea d'entrer chez le Vicomte de Turenne; (c'est ainsi qu'on doit entendre le *Vicecomitis Turonensis*,) pour l'éducation de son fils. Il vécut dans cette Maison avec Jean Gunthier d'Andernac, Docteur de Paris, avec qui il s'appliqua avec ardeur à l'étude de l'Anatomie. Je traduis littéralement les paroles de Joubert, *quocum*

Anatomiæ studiosiùs incubuit; ce qui ne signifie pas qu'Andernac fût en cela le Maître de Rondelet, comme on l'a dit, **1566.**
mais qu'ils s'y appliquerent ensemble tous les deux, avec
ardeur.

En revenant de Paris, il s'arrêta quelque temps en Auvergne, où il fit la Médecine avec succès ; mais étant enfin arrivé à Montpellier, il fut, quelque temps après, reçu Docteur en 1537, sous Jean Faucon Doyen de la Faculté.

Il fut choisi peu de temps après, pour Médecin par le
Cardinal de Tournon, à la recommandation de Jean Schyron, & il le suivit dans les différents voyages que ce Cardinal fit dans les Ambaffades dont il fut chargé par le Roi
sur-tout en Italie. C'est dans ces voyages que Rondelet acquit beaucoup de connoiffances sur les Poiffons, lesquelles
lui servirent à composer l'Ouvrage dont on parlera.

En 1545, Rondelet fut nommé pour remplir la place de
Pierre Laurent, ce qui ne l'empêcha pas de suivre encore
long-temps le Cardinal de Tournon, & de ramaffer toujours
de nouveaux Mémoires pour son Traité sur les Poiffons, qui
parut en 1554, & qui fut très-bien reçu du Public. Quoiqu'on ait fait sur cette matiere, beaucoup de découvertes
depuis Rondelet, son Ouvrage est toujours estimé, & regardé comme un Livre claffique pour tous ceux qui veulent
s'inftruire dans l'Ichtyologie.

Rondelet eut beaucoup de part à la conftruction de l'ancien Amphiteâtre, que le Roi fit bâtir dans les Ecoles de
Montpellier en 1556; comme c'étoit le plus nftruit dans
l'Anatomie, des quatre Profefleurs, & celui qui en connoiffoit le mieux l'utilité, ce fut auffi celui qui follicita le plus
fortement cette grace auprès du Roi: & qui veilla avec le
plus de foin à la conftruction de cet Edifice.

Jean Schyron Chancelier de la Faculté, étant mort cette
année, Rondelet fut choisi pour remplir cette Place, prefque d'une voix unanime, & il s'en acquitta avec beaucoup
d'attention jufqu'à fa mort, qui arriva en 1566. Il étoit allé
à Touloufe le 22 du mois de Mai de cette année à la priere
de fes beaux-freres, qui avoient un procès au Parlement, où

G g iij

ils étoient bien aifes d'être appuyés de fon crédit. La peine
que cette affaire lui donna ; la fatigue où il fe livra à voir des
malades ; mais fur-tout, la quantité de fruits qu'il mangea,
lui donnerent un dévoiement qui tourna bientôt en Dyffen-
terie. Il fe détermina à retourner chez lui ; mais M. Coras,
Confeiller au Parlement, avec qui il étoit lié d'une étroite
amitié, l'ayant prié de paffer à Realmont, pour voir fa femme
qui étoit malade, il ne put pas le lui refufer.

Ils (a) partirent enfemble le 20 de Juillet, & n'arriverent
que le 21. La fatigue du voyage & la chaleur de la faifon,
augmenterent le mal de Rondelet. Malgré tous les foins
qu'on y apporta, le mal empira tous les jours, & Rondelet
mourut le 30. Juillet à (b) Realmont, dans le Diocèfe d'Al-
bi, & non à (c) Montreal, comme plufieurs l'ont cru, en
expliquant le nom de *Regalis Mons*, que (d) Laurent Joubert donne au Bourg où Rondelet mourut, fur quoi il faut
remarquer qu'il ne fut point faigné, quoiqu'il eût une Dyf-
enterie violente, avec tenfion & douleur dans les entrailles,
qu'on lui laiffa manger beaucoup de mauvais aliments,
malgré la fiévre qu'il avoit.

Rondelet étoit d'une taille au-deffous de la médiocre, &
en même-temps fort gros fans être ventru ; ce qui, autant que
le nom de Rondelet, donna lieu à Rabelais de lui donner,
en badinant le nom de *Rondibilis* dans les Chapitres xxx,
xxxi & xxxii du *Livre III* de fon *Pantagruel*.

Il fut très-affidu aux fonctions de fa Chaire, tant qu'il n'é-
toit pas détourné par le fervice qu'il devoit au Cardinal de
Tournon, de qui il recevoit une penfion. Il s'occupa long-
temps de fon Hiftoire générale des Poiffons ; mais il ne laiffa
pas de compofer plufieurs Traités de Médecine, qu'il dicta
dans les Ecoles, & qu'on imprima à fon infçu, dont il fut
très fâché, parce qu'ils n'avoient pas reçu la perfection qu'il
vouloit leur donner, & qu'il tâcha de leur donner fans avoir

(a) Claudius Formius, *de morte Ron-*
deletii, apud Joubertum.
(b) Pierre Borel, *antiquités de Caſtres.*
Livre 2 chap. 21.

(c) Ant. Teiffier, additions aux éloges de M. de Thou.
(d) In *vitâ Rondeletii.*

eu le temps de les faire imprimer avant fa mort. Il laiffa par
fon Teftament à Laurent Joubert, pour qui il avoit toujours eu une amitié & une confiance particuliere, tous les
ouvrages qu'il avoit imparfaits, le priant de les corriger, &
de les faire imprimer ; mais Joubert, quelque foin qu'il fe
donnât ne put exécuter la volonté de Rondelet.

Les Ouvrages de Médecine de Rondelet, qui ont vu le
jour, ont été imprimés féparément & en différents lieux.
Mais Jean Croquerus, Médecin Polonois, qui avoit étudié
à Montpellier, en fit une Collection qui fut imprimée à Genêve, *in*-8°. en 1628, chez *Pierre* & *Jacques* Chouet. Cette
Collection contient les Traités fuivants.

I. *Methodus curandorum omnium morborum corporis hu-*
mani, in tres libros diftincta.

II. *De dignofcendis morbis.*

III. *De Febribus.*

IV. *De morbo Italico.*

V. *De Medicamentis internis & externis.*

VI. *De Pharmacopolum officinâ.*

VII. *De Fucis.*

Tractatus primùm excufi.

VIII. *Introductio ad Praxim.*

IX. *De Urinis.*

X. *Confilia Medica.*

Ces Ouvrages, malgré la célébrité de l'Auteur, n'ont pas
répondu à la réputation, qu'il s'étoit faite par fon Hiftoire
des Poiffons, & il n'en faut pas être furpris. Rondelet com-
pofoit avec beaucoup de précipitation fans avoir réfléchi fur
ce qu'il vouloit dire, & fans avoir penfé à mettre en ordre
fa matiere. De pareilles compofitions avoient grand befoin
d'une révifion exacte, & Rondelet n'avoit pas le temps de
relire ce qu'il faifoit ; & ce qui étoit encore pire, ne pouvoit
pas fe déterminer à en prendre la peine (e) *Scripta relegendi*
nec dabatur otium ; nec voluptas erat. *

____

(e) Joubertus *in vitâ Rondeletii*, pag.
m. 155.

* *Note de l'Editeur.*
On ne doit pas oublier que beau-

coup de Sçavans ont attribué l'Histoire des Poissons de Rondelet, à Guillaume Pelissier, premier Evêque de Montpellier, duquel on a des Commentaires manuscrits sur Pline. Ce Prélat étoit sçavant, Rondelet lui a dédié son Ouvrage, auquel il avoit pû concourir : mais aucun de ses contemporains ne lui a reproché ce plagiat.

HONORÉ CASTELLANUS, *en François* DU CHASTEL.

1569.

IL se dit du Diocèse de Riez en Provence, en prenant sa matricule dans les Regiftres ; mais dans l'Inscription qu'on rapportera on le dit de Barbentane, ce qui revient au même. Après avoir étudié long-temps à Montpellier, il y fut admis au Doctorat (*a*) en 1544, sous Denys Fontanon, lequel étant mort la même année, Castellan fut pourvû de sa Régence. J'ignore par quels moyens, il put obtenir une promotion si prompte ; il est certain qu'il trouva beaucoup d'opposition de la part de plusieurs membres de la Faculté, mais cela se calma bientôt par le mérite de Castellan, & par les places distinguées où il parvint. Après avoir régenté quelque temps avec honneur, il fut appellé à la Cour pour être premier Médecin de la Reine Catherine de Medicis, femme de Henri II. En partant (*b*) il chargea Laurent Joubert, jeune Docteur, de remplir pour lui les fonctions dont il étoit chargé. Il passa le reste de sa vie à la Cour, où il fut considéré ; pourvû, outre la qualité de premier Médecin de la Reine, du titre de Conseiller & Médecin ordinaire de trois Rois ; Henri II. & ses deux fils ; François II. & Charles IX. Il mourut en 1569, au mois de Novembre, dans l'armée du Roi, devant S. Jean d'Angeli.

De Thou fait l'éloge de Castellanus, premier Médecin de la Reine, & de Jean Chapelain, qu'il appelle *Joannes Capella*, dans son 46 Livre, à l'occasion de ce siége, où il dit que ces deux Médecins, unis d'une amitié étroite, périrent tous les deux dans la même maison & du même mal.

(*a*) Regiftre de la Faculté.
(*b*) Strobelberger, in *Historia urbis Monspeliensis.*

II

Il ne reste d'Honoré Castellan qu'un Discours imprimé
à Paris chez *Michel Vascosan* en 1555, *in-8°.* sous ce
Titre :

Oratio, quâ summo Medico necessaria explicantur, Lu-
tetiæ habita.

J'ignore à quel Collége & à quelle occasion, Castellan prononça ce Discours à Paris.

C'est au crédit de Castellan auprès du Roi Charles IX.
que la Faculté de Montpellier dut une augmentation des
gages des Professeurs, de douze cent livres par an, que ce
Prince lui accorda par ses Lettres du mois de Décembre
1564, ce qui mit les Chaires à quatre cent livres par an, pour
chaque Professeur. Laurent Joubert, qui avoit été fort attaché à Castellan, eut soin de marquer la reconnoissance de
la Faculté, dans l'Inscription suivante, qu'il fit mettre à la
façade des Ecoles.

Honoratus **Castellanus**, *Barbantanensis, Henrici II, Francisci II*
& Caroli IX Galliæ Regum Consiliarius, & Medicus ordinarius, necnon
Catharinæ de Medicis illius Conjugis, & horum Matris, Archiatros
longè gratissimus, Monspeliensis Academiæ Professor clarissimus, præ-
ter infinita in hanc beneficia, Regiorum Professorum stipendia mille
ducentis libris augenda curavit. Obiit in regiis castris ad Sanctum Joannem
Angeli ann. D. M. D. LXIX. die iv Novembris. L. Joubertus Cancel-
larius privatorum ejus beneficiorum memor, illius sacræ & immortali memo-
riæ M. V. P. finiente anno M. D. LXXIV.

FRANCISCUS FEYNEUS.

François Feynes de Beziers fut promu au grade de Docteur, sous Jean Schyron Chancelier en 1556. Il fut nommé
Professeur en 1557 ou 1558, & il remplit la Place que Schyron laissa vacante par sa mort. Il a régenté avec honneur
jusqu'à sa mort, arrivée en 1573.

Il avoit composé une espece de Cours de Médecine qui a
demeuré long-temps manuscrit; mais qui fut imprimé enfin

H h

à Lyon en 1650, par les soins de René Moreau, Docteur en Médecine de la Faculté de Paris.

Medicina Practica , in quatuor libros digesta..... nunc primùm è Bibliotheca Cl. V. Renati Moræi *studioforum ufibus benignè conceffa.* Lugduni *apud Jo. Ant. Uguetant,* 1650, *in-*4°.

1570.

ANTOINE SAPORTA, *de Montpellier.*

1573.

Étoit fils de Louis Saporta II ; il s'infcrivit dans le Regiftre des Matricules , le 12 Octobre 1521 , & ne fut reçu Docteur qu'en 1531 ; car alors le temps d'étude étoit long. Il devint Profeffeur Royal en 1540 , & fuccéda à Gilbert Griffi. Il fut dans la fuite , fucceffivement Doyen en 1551 , & Chancelier en 1560 , après la mort de Rondelet. Il mourut lui-même en 1573.

Il eut foin de la conftruction de l'ancien Amphithéâtre Anatomique , conjointement avec fes trois autres Confreres ; J. Schyron, G. Rondelet & J. Bocaud , comme il paroiffoit par l'Infcription qu'on y lifoit , & dont on a déjà parlé dans l'Article de Schyron.

Antoine Saporta avoit compofé un Traité des Tumeurs , que Henri Gras , Médecin de Lyon , tira de la Bibliotheque de F. Ranchin , long-temps après la mort de Saporta , & le publia fous le Titre fuivant :

De Tumoribus præter naturam Libri V. ex inftructiffimâ Bibliothecâ Ranchinianâ eruti & publici juris facti , curâ & ftudio *Henrici Gras.* Lugduni, *apud Petrum Ravaud.* 1624 , *in-*12.

Laurent Joubert, *de Valence en Dauphiné.*

Il étoit d'une bonne famille & naquit en 1529. Ayant fini ses Etudes chez lui, il alla à Montpellier pour étudier en Médecine, & se fit inscrire dans le Registre des Matricules, le 1ᵣ Mars 1550 : un an après il passa Bachelier en 1551, sous la Présidence d'Antoine Saporta, Doyen. Après quoi il alla passer le temps, qui étoit alors destiné pour s'exercer à la pratique après le Baccalaureat, partie à Aubenas dans le Vivarès, & partie dans le Forès.

Il logea chez Rondelet les trois années qu'il passa à Montpellier, avant ou après son Baccalaureat, pour être plus à portée de profiter de ses instructions ; & il gagna si bien son amitié, que ce Professeur, lui proposa successivement le mariage de l'une ou de l'autre de ses deux filles, avec un empressement qui embarrassa Joubert. Mais ces mariages ne réussirent pas, parce que l'aînée ne plaisoit point à Joubert, & que Joubert comprit qu'il ne plairoit pas à la cadette.

Quand le temps marqué pour la pratique, fut expiré, Joubert revint à Montpellier en 1557, pour y finir ses exercices, & prendre les derniers degrés, & il fut en effet promû au Doctorat en 1558. La maniere dont il fit ces actes, lui acquit l'estime & la confiance d'Honoré Castellan, & ce Professeur ayant été appellé à la Cour, l'année d'après, pour être premier Médecin de la Reine Catherine de Médicis, Femme de Henri II, il chargea Joubert de faire pour lui les leçons dans les Ecoles, pendant son absence ; & ce choix fut approuvé par la Faculté.

Joubert s'acquitta de cet emploi d'une maniere distinguée, & la Chaire de Rondelet étant venue à vaquer par sa mort, il y fut nommé, à quoi il y a apparence que le crédit d'Honoré Castellan eut beaucoup de part.

Il est mort à Lombez en 1582, le 21 Octobre. Ses principaux Ouvrages sont :

Paradoxa *Medica* 1578.
De Riſu, Paris 1579.
Pharmacopæa, ibid.

De Vulgi erroribus ; dont il y a pluſieurs éditions & pluſieurs traductions, dont une de ſon fils. La premiere Edition eſt en Latin. Paris 1579.

Cet Ouvrage, fameux encore aujourd'hui, a donné une place à Laurent Joubert entre les grands Hommes de l'Univerſité de Montpellier ; mais il penſa lui occaſionner des perſécutions, parce qu'il y a parlé légerement du mariage. Il eſſuya auſſi pluſieurs critiques de ſes Paradoxes, auxquelles il a répondu.

Il a de plus laiſſé une Pratique de Médecine, qui paroît avoir été dictée à Montpellier, & qui n'a été imprimée qu'après ſa mort.

La derniere & la plus complette Edition de ſes Ouvrages eſt de 1599, à Francfort ; *in-fol.* Joubert, à la tête de ſes Paradoxes, dédie cet Ouvrage à tous ſes parens & à tous ſes alliés, qu'il nomme, & qui font connoître parfaitement ſa famille.

NICOLAS DORTOMAN.

Il étoit d'Arnheim, Diocèſe d'Utrecht, vint étudier en Médecine à Montpellier, ſe fit inſcrire dans le Regiſtre des Matricules en 1566, & reçut le Bonnet de Docteur 1572. Il ſuccéda à Antoine Saporta en 1574. Il fut nommé par Henri IV, pour ſon premier Médecin en 1589, & mourut dans cette Place en 1596.

Rondelet avoit obſervé la vertu d'une ſource d'eaux chaudes, qui étoit près d'un Village appellé Balaruc, à quatre lieues de Montpellier, & s'en étoit ſervi avec ſuccès dans la guériſon de pluſieurs maladies. A ſon exemple, les Médecins de Montpellier continuerent de s'en ſervir ; & dès le temps de Nicolas Dortoman, ces eaux eurent une aſſez grande vogue, pour déterminer ce Médecin à en fixer la qualité &

les vertus, à marquer la maniere de sen servir, & les pré-
cautions que l'on devoit obferver en les prenant, & à compofer un Traité pour remplir ces différents objets, qu'il fit
imprimer à Lyon en 1579, *in-8°.* intitulé, *De caufis & ef-
fectibus Termarum Bellilucanarum parvo intervallo à Monfpelienfi urbe diftantium.*

1596.

Jean Hucher.

Il étoit originaire de Beauvais, né d'une famille très-no-
ble, fils d'un Capitaine illuftre dans fon temps, nommé Hucher d'Aulneuil, & d'Ancêtres qui avoient tous porté les armes avec honneur : fon pere fut tué à la bataille de S. Quentin en 1557 ; il perdit à la mort de ce pere & fes biens, &
même les preuves da fa nobleffe, qu'il conftata par une En-
quête faite en 1570, à la tête de laquelle on voit le Maréchal
de Damville, comme témoin. Ce Médecin fut reçu Bachelier dans la Faculté de Montpellier en 1566, fous la Préfidence de Laurent Joubert ; & Docteur en 1567, fous la
Préfidence de François Feynes. Il fut pourvû de la Régence
d'Honoré Caftellan en 1570. Il parvint à tous les honneurs
de la Faculté, ayant été Doyen en 1578, & Chancelier en
1583. Il mourut en 1603.

1603.

Ce Médecin a eu beaucoup de réputation, & il a laiffé plufieurs Traités qu'on lit encore avec fruit. Je me contenterai
d'indiquer les premieres éditions.

De Prognofi Medicá Libri duo. Lugd. *apud Ant. de Har-
fy.* 1602, *in-8°.*
De fterilitate utriufque fexûs. Opus in IV. libros diftribu-
tum.... cui annexus eft *Liber de Dietâ & Terapeiâ Pue-
rorum.* Genevæ, *apud Gabr. Cartier* 1609, *in-8°.*
De Febrium differentiis, caufis, fignis & curatione, Libri
IV. Lugduni, *apud Ant. de Harfy,* 1601, *in-8°.*
Oratio habita in promotionis & actûs fine, An cibi magis

coctiles, fint quoque magis falubres? Extat pag. 276. *Lau-*
reæ Apollineæ Monfpelienfis Andreæ Krogii.

Oratio pro Philofophica Monfpelienfis Academiæ liberta-
te, . . . habita x. Cal. Martii anno 1567. Extat Tom. 1. operum Laurentii Jouberti.

Thefes Medicæ triduum difputandæ, in Gymnafio regio pro-
pofitæ , inter opera Laurentii Jouberti.

Sa poftérité fubfifte encore aujourd'hui à Montpellier , où
elle a rempli les premieres places de la Magiftrature. Le chef
en eft M. Duché ou Ducher , Procureur Général de la Chambre des Comptes Aydes & Finances de Languedoc.

François Ranchin a fait mettre (*a*) une Infcription fur la
façade des Ecoles , en l'honneur d'Hucher.

D. M.

Joannis H***ucherii*** *Bellovaci, falutis publicæ Confervatoris,* **Profefforis**
regii & Cancellarii , qui poftquam cœlum noftrum Medicum digniffimè,
diù fuftentavit Atlas, defunctus eft in hoc Montepelio. Ann. D. M. DC. III.

(*a*) On la trouve dans le *Sacrum Apollinare de* Ranchin.

J E A N   S A P O R T A , *de Montpellier.*

E***toit*** fils d'Antoine Saporta , reçut le Bonnet de Docteur en Médecine en 1572 , des mains de Laurent Joubert ,
& ne tarda pas à devenir Profeffeur , puifqu'il le fut en 1577,
par la mort de François Feynes. Comme André du Laurens avoit été choifi Chancelier en 1603 , après le décès
de Jean Hucher , & qu'il étoit retenu à la Cour , par un
emploi , il nomma Jean Saporta pour faire les fonctions de
cette Place , fous le nom de Vice-Chancelier. Cette nomination fouffrit quelque difficulté dans la Faculté ; mais elle
fut confirmée par la décifion des Arbitres qu'on avoit choifis
pour en décider.

Jean Saporta mourut en 1605. Il avoit compofé un petit

Traité de *Lue venereâ*, qui fut imprimé, après fa mort en
1620, par les foins de Henri Gras, qui le mit à la fuite du **1605.**
Traité, *de Tumoribus*, d'Antoine Saporta, fon pere.

ANDRÉ DU LAURENS, *d'Arles.*

IL étoit (*a*) neveu d'Honoré Caftellan par fa mere. Il alla
étudier en Médecine à Montpellier en 1583, où il prit fes   **1609.**
degrés dans les intervalles ordinaires. Il y a apparence qu'il
fréquenta les Exercices des Ecoles les années fuivantes jufqu'en 1586. qu'il fut pourvû de la Chaire vacante par le décès de Laurent Joubert, où il fut inftallé fans aucune oppofition. Dans les deux années qui fuivirent fon inftallation, du
Laurens fit en François des leçons publiques, où il dicta aux
Chirurgiens trois Traités en François, l'un *de la Goutte*, l'autre *de la Lepre*, & le troifieme *de la Vérole*; que nous devons à Théophile Gelée, lequel les a publiés en 1613, dans
l'Edition qu'il donna des œuvres Latines de du Laurens, qu'il
avoit traduites.

Ce qu'on vient de dire de la vie de du Laurens, jufqu'au
temps qu'il occupa une Chaire à Montpellier, eft établi par
des Titres authentiques, qui détruifent tous les faits qu'on a
allégués dans le (*b*) Moreri. Point de féjour de du Laurens
à Paris pendant fa jeuneffe; point d'étude fous Duret pendant fept ans; point de Doctorat pris dans la Faculté d'Avignon; point de réfidence à Carcaffonne pour y exercer la
Médecine; point de néceffité de prendre de nouveau le Doctorat à Montpellier, puifqu'il l'y avoit déjà pris; point d'oppofition à fes provifions, & par conféquent, point d'Arrêt du
Confeil d'Etat, pour en ordonner l'exécution, & point de

(*a*) Riolan, *Recherches curieufes fur les Ecoles en Médecine*, pag. 226.
 (*b*) Au nom *Du Laurens.*
 On trouve dans Moreri un précis de la vie de Du Laurens, que Moreri avoit copié de Gui Patin, & que plu-fieurs ont copié après lui, où l'on trouve le Roman de la vie de Du Laurens qu'on réfute. On ne fçauroit fui-vre de guide plus infidele que Gui Patin, fur-tout quand il s'agit de Mé-decins de la Faculté de Montpellier.

difficulté à faire enregiftrer au Parlement de Touloufe un Arrêt qui n'a jamais exifté. Je regarde tous ces faits, comme le fruit de l'imagination vive de Gui Patin.

Du Laurens fut appellé à la Cour en 1600, mais je ne fçai pas à qui il en eut l'obligation. On créa pour lui la Charge de Médecin ordinaire, dont les fonctions font d'être toujours auprès du Roi, & de remplir la place de premier Médecin, quand il eft malade. Cette Charge étoit honorable, & du Laurens la garda jufqu'en 1606, qu'il fut fait premier Médecin ; en 1603, il fut nommé premier Médecin de Marie de Médicis, femme de Henri IV. & en 1606, il fut choifi par le Roi pour fon premier Médecin après la mort de Ribbits de la Riviere, qui avoit été fon intime ami, & il remplit cet emploi avec l'eftime du Roi & l'amitié de toute la Cour.

La Faculté de Montpellier joignit à l'eftime qu'elle avoit pour du Laurens la confiance la plus entiere. La place de Chancelier étant venue à vacquer en 1603, par la mort de Jean Hucher, on nomma à cette Place du Laurens, quoique abfent, lequel nomma Jean Saporta pour remplir fes fonctions, avec le titre de Vice-Chancelier, & Saporta étant mort en 1604, du Laurens nomma Varandé à cette Place, avec le même titre, ce cui fut agréé par la Faculté.

En 1605, la Faculté ayant été obligée d'envoyer Jacques Pradilles à la fuite de la Cour, pour demander au Roi différentes graces, & obtenir des ordres pour obliger Richer de Belleval de fe défifter de plufieurs prétentions mal fondées, & de fe déterminer à remplir les devoirs de fa Chaire, elle lui donna des lettres pour du Laurens, où elle le prioit d'appuyer de tout fon crédit les demandes de Pradilles. Il s'y employa de tout fon pouvoir, mais il ne put pas obtenir grand chofe, comme il paroît par la réponfe qu'il fit, en date du 22 Avril 1605, laquelle a été inférée dans les Regiftres de la Faculté.

Il y marque, 1°. qu'il a parlé plufieurs fois au Roi, de l'augmentation des gages, & que le Roi y étoit porté, mais que M. de Rofni a refufé. Qu'il efpere pourtant d'y réuffir

enfin,

enfin, & qu'il ne négligera rien pour cela.

2°. Que le fieur Pradilles n'a pû obtenir, pour les répa- 1609. rations du Collége, (qui tomboit en ruine de vétufté) qu'une ordonnance fur les lods & ventes.

3°. Que pour les autres affaires concernant le fieur de Belleval, il falloit tâcher de s'accommoder.

La Faculté continua de confulter avec la même confiance du Laurens, fur les affaires qui regardoient fa difcipline, jufqu'à ce qu'elle eut le chagrin de le perdre en 1609, le 16 du mois d'Août. Ce Médecin a compofé un affez grand nombre d'ouvrages, dont on trouve les titres dans tous les Bibliographes.

PIERRE DORTOMAN.

Ce Médecin étoit de Montpellier, & neveu de Nicolas Dortoman, dont on a parlé ci-devant. Ainfi il falloit que 1612. Nicolas eut appellé à Montpellier un frere, qui s'y fût marié. Ce Pierre Dortoman s'infcrivit dans le Regiftre, des Matricules en 1591, fut reçu Bachelier en 1593; Licentié en 1595, & Docteur en 1596.

Henri IV. ayant créé en 1598, une fixieme Chaire, pour enfeigner la Chirurgie & la Pharmacie; cette Place fut conférée à Pierre Dortoman, qui la remplit jufqu'à fa mort, arrivée en 1612. L'exécution des fonctions attachées à cette Chaire, excita d'abord quelque trouble dans la Faculté. Dortoman étoit chargé par l'Edit d'érection d'expliquer tous les ans, dans les Ecoles, un Traité de Médecine, comme les autres Profeffeurs, ce qui ne fouffrit point de difficulté; mais il étoit chargé, outre cela, d'expliquer dans l'été, la Chirurgie aux garçons Chirurgiens, & la Pharmacie aux garçons Pharmaciens, & il trouva en cela des obftacles auxquels il ne s'attendoit pas.

Il avoit compté faire ces dernieres explications dans les Ecoles; mais les Etudiants en Médecine crurent que c'étoit les confondre avec des *fraters* ; & en furent choqués. Ils inſulterent ceux qui venoient à ces leçons, & les choſes en vinrent aux mains plus d'une fois. En même-temps ils interrompirent le Profeſſeur par leurs cris ; ce qui vint à un tel point, que la Faculté ne put pas ſe diſpenſer d'y mettre ordre.

Il fut donc convenu entre la Faculté & Dortoman, le 27 Septembre 1599 ; 1°. que Dortoman n'auroit pas ſon Auditoire pour la Chirurgie & la Pharmacie dans les Ecoles ; mais dans une maiſon, qui étoit plus bas, laquelle il promet d'acheter.

2°. Que les Ecoliers en Pharmacie & en Chirurgie, ne paſſeroient point en y allant, devant la porte des Ecoles de Médecine, mais par la rue de Campnau.

3°. Que les Thèſes, que les Ecoliers en Pharmacie & en Chirurgie ſoutiendroient, ſeroient en François.

4°. Que les Etudiants en Médecine ne feroient point de bruit devant ledit Auditoire.

5°. Que Dortoman enſeigneroit, outre cela en Latin dans les Ecoles, le Traité de Médecine, qu'on lui donneroit au commencement de chaque année.

Ce Traité fut aſſez mal exécuté, ou ne le fut pas long-temps. On trouve dans les Regiſtres une Délibération du 25 Novembre 1600, qui porte que Dortoman fera ſes leçons de Pharmacie & Chirurgie au Collége du Pape, & que les Collégiants ſeront tenus d'obéir.

Enfin, pour terminer des diſputes qui ſe renouvelloient tous les jours, la Faculté réſolut dans une aſſemblée ſolemnelle, qui ſe tint le 20 Août 1605, de ſupplier le Roi de rendre la Régence de Dortoman ſemblable aux cinq autres, & chargée d'inſtruire ſeulement les Etudiants en Médecine ; & d'obliger les deux Profeſſeurs derniers à perpétuité, d'enſeigner les Chirurgiens & les Pharmaciens, ce qui fut effectivement fait & s'exécute depuis ce temps.

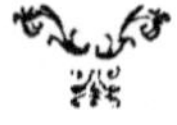

Joannes Varandæus, Jean Varandal.

Il étoit de Nîmes ; après avoir étudié en Médecine le temps convenable, il passa Bachelier dans la Faculté, sous la Présidence de Jean Saporta, le 3 Juin 1585, & Docteur sous le même, le 11 Avril 1587. Il y a apparence qu'il fréquenta les exercices de la Faculté, en qualité de Docteur ordinaire, & que son assiduité lui procura l'avantage d'être nommé en 1590, à la Chaire que Nicolas Dortoman laissa vacante par sa mort. Après le décès de Jean Saporta, qui avoit le titre de Vice-Chancelier, à la place d'André du Laurens, Chancelier ; mais que sa Place de premier Médecin du Roi retenoit à la Cour ; Varandé fut nommé à cette Place ; & quelque temps après il devint Doyen en 1609, par la mort de Jean Blesin ; & il mourut lui-même le dernier du mois d'Août 1617, après avoir servi 16 ans.

Varandé fut un Professeur sçavant, qui fit honneur à la Faculté. Il composa plusieurs Traités méthodiques, mieux écrits qu'on n'écrivoit encore de son temps, & débarrassé de ce tas de recettes frivoles, & de cette quantité de remedes de nulle valeur, dont les écrits des Sectateurs des Arabes avoient été jusqu'alors surchargés. Aussi s'empressa-t-on de les imprimer en plusieurs endroits à la fois ; quelques-uns pendant sa vie, & le plus grand nombre d'abord après sa mort. Il sembloit que ses Ecoliers s'étoient donné le mot pour publier, chacun de son côté, les cayers qu'il leur avoit dictés.

On imprima *in-*8°. à Hanovre en 1619, & à Montpellier en 1620, le Traité intitulé *Physiologia & Pathologia, quibus accesserunt Tractatus prognosticus,* item *Tractatus de indicationibus curativis.*

Pierre Myteau (*Petrus Mitæus*) fit imprimer à Lyon *in-*8°. en 1619, le Traité des Maladies des Femmes ; *De morbis & affectibus Mulierum Libri III*; & le même Livre fut imprimé par les soins de Romain de la Coste, (*Romani à*

1617.

Costâ) à Hanovre en 1619, & à Montpellier en 1620.

Le même Romain de la Coste publia, *in-8°.* en 1620, à Montpellier, le Livre intitulé *Tractatus Therapeuticus primus de morbis ventriculi*; & Claude de Bosts, Médecin du Forès, publia la même année le même Livre à Lyon, en la même forme.

Pierre Janichius de Dantsik, fit imprimer à Hanovre en 1617 in-8°. un Ouvrage de Varandé, qui a pour titre, *Formulæ remediorum internorum & externorum ante annos aliquot Medicinæ Studiosis traditæ & ab illis ut secretum habitæ.* Et le même Ouvrage fut réimprimé à Montpellier en 1620.

Enfin le Traité *de Elephantiasi* seu *Leprâ* : Item *de Lue venereâ* & *Hepatitide* seu *Hepatis à τονία*, fut imprimé à Genéve en 1620.

Comme différents Traités étoient devenus rares, Henri Gros Médecin de Lyon, prit le parti de les rassembler, & de les faire imprimer in-fol. à Lyon en 1658, sous ce titre, *Joannis Varandæi Opera omnia ad fidem codicum ipsius autoris manuscriptorum recognita & emendata, postremâ hac editione multis tractatibus numquam antea editis auctiora.* Malgré toute la diligence de l'Editeur, il manque dans cette collection, le Traité *de Elephantiasi seu Leprâ* : *Item de lue venereâ, & Hepatitide seu Hepatis à τονία.* Cependant c'est la meilleure édition des Œuvres de Varandé, & celle qu'il faut se procurer.

Entre les Œuvres de Varandé publiées par Henri Gros, il y en a deux qui méritent quelque attention par rapport à des faits historiques qu'ils apprennent. Le premier est le Traité *de Morbis genitalium in viris*, que Varandé dictoit en 1616, lorsqu'il mourut, & qui est resté imparfait ; le second est l'interprétation du Livre d'Hippocrate, *de naturâ hominis*, lequel lui fut donné pour la matiere de ses cours, c'est-à-dire, des leçons qu'il faut faire après le Baccalaureat dans la Faculté de Montpellier. L'Editeur marque qu'il la fit en 1586, & il a raison ; car nous avons vû qu'il fut reçu

Bachelier en 1585. On voit par les leçons qu'il nous a
confervées, au nombre de 16, que l'ufage étoit alors d'en
faire davantage qu'à préfent.

    Je crois devoir obferver en finiffant, que Varandé eft un
des Auteurs que Gui Patin faifoit profeffion d'eftimer, lui
qui n'en eftimoit gueres, *imprimis colo* (*a*), dit-il, *Jouber-*
tum, Varandæum & Ranchinum.

    (*a*) Lettre X à M. Falconnet.

1617.

JACQUES PRADILLES.

IL étoit de Montpellier, & il y prit fes degrés fous André
Du Laurens en 1590 : après avoir fréquenté les Ecoles pendant quelques années, il fut nommé en 1603 à la Régence
que Jean Hucher laiffa vacante par fa mort. Il fuccéda à
Jean Varandé dans la place de Doyen en 1617, & il mourut
deux ans après, le dernier d'Avril 1619.

1619.

LAURENT COUDIN, *de Carcaffonne.*

IL commença d'étudier en Médecine à Montpellier en
1604, & fuccéda à la Régence de Pierre Dortoman en 1612,
& mourut en 1620.

1620.

PETRUS RICHERUS DE BELLEVAL, *Catalaunenfis.*

J'IGNORE en quel temps Pierre Richer de Belleval, de
Châlons fur Marne, vint en Languedoc. Il y a apparence
qu'il étudia en Médecine à Montpellier ; mais il y a une délibération dans les Regiftres, qui marque qu'il alla prendre
les degrés à Avignon, ce qui n'étoit pas honorable.

1632.

Quoi qu'il en foit, il eut le crédit d'obtenir du Roi Henri IV, par la (*a*) faveur d'André du Laurens, premier Médecin, la création d'une cinquieme Régence dans la Faculté de Montpellier, pour démontrer l'Anatomie en hyver, & la Botanique dans le printemps & dans l'été, & de s'en faire pourvoir fur la recommandation du Duc de Montmorenci, Marechal de France, Gouverneur de Languedoc, & en confidération du fervice par lui rendu dans la derniere contagion de Pezenas. Cet Edit fut donné à Vernon au mois de Décembre 1593, mais il ne fut enregiftré au Parlement de Languedoc, féant alors à Beziers, qu'en 1595, fans que je fçache la caufe de ce retardement.

Après l'enregiftrement, Belleval fe préfenta à la Faculté en 1596, & il y fut reçu Docteur le 20 Avril de la même année. Sa réception eft infcritte dans les regiftres, de fa main, en ces termes : *Ego Richerius Catalaunenfis, Medicus & Profeffor regius accepi infignia Doctoratûs in hac Univerfitate Monfpelienfi, anno 1596 die 20 Aprilis, fub R. D. P. Joanne Huchero, Cancellario.*

L'inftallation de Belleval fuivit de près fa réception au Doctorat, mais il ne fut pas plutôt inftallé, qu'il fut une fource perpétuelle de procès dans la Faculté. Il étoit expreffément chargé par fes provifions de démontrer l'Anatomie, & il ne voulut jamais s'acquitter de cette fonction. (*b*) La Faculté lui fit les plus fortes remontrances, le priva de fa part aux émolumens, & du droit de préfider aux actes à fon tour: la Chambre des Comtes ordonna la fufpenfion de fes gages; on obtint un Arrêt du Parlement qui lui enjoignoit de faire les Démonftrations Anatomiques; André du Laurens, Chancelier de la Faculté & premier Médecin du Roi, lui écrivit la lettre la plus forte. Tout fut également inutile, & le Cours d'Anatomie manquoit tous les hyvers, à moins que la Faculté n'engageât quelque Profeffeur à vouloir bien y fuppléer.

De fon côté Belleval pour recriminer, formoit des demandes injuftes. Il vouloit être tenu pour préfent, fans affifter aux

(*a*) De Tuffien, *Difcours fur le pro-grés de la Botanique*, pag. 7, imprimé à Paris en 1718. (*b*) Voyez les regiftres.

actes ; il prétendoit qu'on ne fît point d'actes pendant l'été , parce qu'il étoit alors occupé à faire des herborisations ; il disoit (c) qu'il étoit Docteur d'Avignon , & il exhortoit les Etudiants à quitter Montpellier pour aller à Avignon prendre des dégrés , comme il avoit fait. Ainsi la division augmentoit tous les jours , & elle ne finit que par la mort de Belleval , qui arriva en 1623.

1632.

(c) Délibération du dernier de Février 1605.

JEAN DELORT.

CE Médecin étoit originaire d'Auvergne ; il vint étudier en Médecine à Montpellier , y prit ses degrés , & suivit pendant plusieurs années les exercices de la Faculté. Enfin il obtint le 2 Décembre 1610 , des provisions en commandement de la Régence de Chirurgie & de Pharmacie , qu'avoit occupée Pierre Dortoman ; ayant essuyé de vives oppositions à son installation , il fut obligé de se pourvoir au Conseil du Roi , où il obtint un Arrêt contradictoire le 31 Décembre 1611 , qui le maintint dans la jouissance de la chaire ; mais il ne put y être installé qu'en 1612. Il devint ensuite Doyen en 1632 , par la Mort de Martin Richer de Belleval ; il mourut lui-même en 1637.

1637.

GEORGE SCHARPE, *Ecossois.*

IL vint étudier en Médecine à Montpellier , & y obtint le Doctorat sous Pierre Dortoman en 1607. Il succéda à Jean Varandé en 1619 , & fut nommé Vice-Chancelier de la Faculté en 1632, pendant l'absence de François Ranchin. Etant appellé à Boulogne en Italie , pour y remplir une chaire de Médecine avec des appointements considérables , il quitta la Faculté de Montpellier en 1634.

1638.

Après son départ, la Faculté voulut faire courir le *Notum* pour le concours de sa chaire, comme devenue vacante par sa retraite ; mais M. de Fenouillet, Evêque de Montpellier & Protecteur de Scharpe, refusa de s'y prêter, soutenant que Scharpe n'avoit été à Boulogne qu'avec la permission du Roi, & *animo redeundi*, & qu'il avoit nommé Jacques Durant pour faire sa leçon jusqu'à son retour.

Une pareille opposition qui n'étoit pas fondée, fit croire à la Faculté que Durant avoit acheté la place de Scharpe, & que les délais qu'on employoit pour empêcher le concours, n'avoient d'autre objet que de donner le temps d'obtenir des provisions. Elle porta la contestation au Parlement de Toulouse, où la chaire fut déclarée vacante. Je ne sçais quels moyens on trouva pour différer, mais la chaire ne fut remplie qu'en 1639, par des provisions en commandement en faveur de Jacques Durant, qui avoit effectivement acheté la place, & ne fut remplie que comme vacante par le décès de George Scharpe, qui étoit mort à Bologne en 1638, pendant ces contestations.

Ce qui paroît indiquer cette datte, c'est que Claude Scharpe, fils de George, fit imprimer à Boulogne en 1638, un Traité de Médecine de son Pere, intitulé *Georgii Scharpii institutiones Medicinæ à Claudio filio in lucem editæ, Bononiæ, apud Jacobum Montium, in-4°.* ce qui marque que le Pere étoit mort ; je n'ai pas vû ce livre, mais il y a apparence que c'étoient des cayers que le Pere avoit dictés à Montpellier.

Ce Claude Scharpe vint de Boulogne à Montpellier après la mort de son Pere, pour y prendre ses degrés. Il y avoit été reçu Bachelier six ans auparavant, & il continua ses examens, jusqu'au Doctorat, qui lui fut conféré le 9 Septembre 1638. On le dispensa de faire ses triduanes par une grace spéciale qu'on lui accorda.

FRANÇOIS

FRANÇOIS RANCHIN, *de Montpellier.*

IL commença d'étudier en Médecine en 1587, & obtint le
Bonnet de Docteur en 1592. Il fuccéda à Jean Saporta en
1605, la charge de Chancelier ayant été vacante pendant
trois ans après la mort d'André du Laurens, depuis 1609,
qu'il mourut, jufqu'en 1612, pendant lequel temps on étoit
obligé de mettre, *vacante Cancellariatu*, au bas des lettres
qu'on expédioit aux Docteurs, & où le Chancelier avoit
droit de figner, Ranchin réuffit à réunir les fuffrages des
Profeffeurs en fa faveur, en promettant de donner un tapis
pour la grande table du conclave, & de faire faire une robe
de Rabelais neuve, à la place de celle dont on fe fervoit, ce
qu'il exécuta.

Ranchin aimoit la Faculté, & ne négligea rien pour embellir les Ecoles. Il fit conftruire un nouvel amphithéâtre à
la place de l'ancien, bâti du temps de Rondelet, qui tomboit
en ruine, & il y plaça plufieurs anciens marbres, qu'il fe
procura des anciens édifices de Nifmes. Il orna la grande falle
des actes, des portraits des Profeffeurs qui y avoient enfeigné
la Médecine; & pour fuivre cet exemple, on y a placé
depuis les portraits de tous les Profeffeurs. Il ajouta aux infcriptions anciennes, qui étoient fur la façade des Ecoles,
deux infcriptions en l'honneur de Jean Hucher, & d'André
du Laurens. Il répara le Collége de Mende, fondé pour
douze Ecoliers en Médecine du Diocèfe de Mende, qui me-
naçoit de tomber en ruine. Ce qu'il y a de plus louable, c'eft
qu'il fit ces établiffements & ces réparations à fes dépens,
mais il s'en payoit en quelque maniere, par les infcriptions
(*a*) qu'il y mettoit, pour apprendre que c'eft à lui qu'on en
avoit l'obligation.

Voici l'infcription qu'on lit fur l'Amphithéâtre:

Q. F. F. S.

Theatrum hocce anatomicum olim à Majoribus conftructum, injuriâ

_____

(*a*) Il les a fait imprimer dans le *Sacrum Apollinare.*

K k

temporum collapfum, FRANCISCUS RANCHINUS, *Cancellarius & Judex*
Univerfitatis, *in gratiam patriæ*, *& pofteritatis gloriam*, *ornamentumque*
Academiæ, *perpetuamque memoriam*, *propriis fumptibus reftauravit*, *& ·*
magnificè exornavit, anno M. DC. XX.

L'infcription qui eft fur le Collége de Mende, eft à peu
près du même goût :

Collegium hocce duodecim Medicorum, *ab Urbano V. Pontifice maximo*
fundatum, *vetuftate corruptum*, *& ruinam minitans ; reparavit & ad*
melior.m faciem, *formamque reduxit F. RANCHINUS Cancellarius Uni-*
verfitatis Medicinæ Monfpelienfis, anno M. DC. XX.

Enfin il fit mettre en broderie fur la robe de Rabelais qu'il
donna, ces trois lettres F. R. C. qui fignifioient, à ce qu'il
difoit, *Francifcus Rabelæfus Chinonenfis*, mais qui, à ce qu'on
prétendoit, fignifioient *Francifcus Ranchinus Cancellarius*.

Ranchin pouvoit fournir à ces dépenfes fans peine, outre
qu'il étoit riche & qu'il n'avoit point d'enfans, il avoit été
pourvû dans fa jeuneffe de trois bénéfices, dont il jouit
toute fa vie, même étant marié, par un abus qui étoit affez
commun dans ce temps-là. Par ces manieres généreufes, il
s'attira l'amitié & la confiance de fes Collegues, qui confentirent qu'il eût la préféance dans toutes les affemblées en
qualité de Chancelier. Ils croyoient que cette complaifance ne
tireroit pas à confequence, en quoi ils fe font abufés, car les
Chanceliers fuivants s'en font fait un titre, pour jouir de cette
préféance, au grand préjudice de la Faculté.

JACQUES DURANT, *de Montpellier.*

IL fut immatriculé en 1601, admis au Point rigoureux le
17 Novembre 1608, mais avec une queue honoraire, c'eft-
à-dire, avec un délai pour paffer aux autres actes, qui à la
vérité ne l'obligeoit pas de répéter le Point rigoureux, mais
qui recula fon Doctorat jufqu'au 12 Novembre 1609. Il

fuivit enfuite conftamment les exercices des Ecoles, & devint
Docteur Aggrégé en 1623. Enfin George Scharpe ayant 1652.
quitté Montpellier en 1634, & fa chaire ayant été déclarée
vacante en 1639, Durant entra dans le concours qui fut
ouvert pour la remplir, & en conféquence il obtint des provifions en date du 15 Mars 1639. Il mourut le 28 Septembre
1652.

LAZARE RIVIERE.

IL naquit à Montpellier en 1589, après avoir étudié en
Médecine le temps reglé, il fut admis au Point rigoureux le 6 1655.
Décembre 1610, & n'ayant pas été trouvé affez inftruit,
eut une queue honoraire jufqu'à Pâques de l'année fuivante,
c'eft-à-dire, qu'il ne put continuer qu'après Pâques de 1611,
les autres actes fubféquents pour parvenir au Doctorat. Quoique ce fait ne foit pas honorable, Riviere s'étant mieux ap-
pliqué à l'étude, ne laiffa pas de devenir un habile Profeffeur
& un Médecin de réputation, & j'ai cru devoir rapporter cet
exemple, pour encourager ceux à qui pareil malheur pourroit arriver.

Enfin Riviere fut reçu Docteur fous Varandé le 9 Mai
1611; & en 1622 il fuccéda à la place de Laurent Coudin,
mort en 1620; & il la remplit avec honneur jufqu'en 1655,
où il mourut âgé de 66 ans.

Ce Profeffeur a compofé en Latin des Inftitutions de Médecine en cinq Livres, imprimées à Leipfic in-8°. en 1655,
& depuis réimprimées plufieurs fois en plufieurs endroits.
C'étoit un fort bon Traité en fon temps, mais fon principal
ouvrage & celui qui lui a fait le plus d'honneur, eft un Cours
de Médecine, intitulé *Praxis Medica*. Ce n'étoit d'abord
qu'une (a) fimple pratique, dénuée de toute théorie, qu'il avoit
dictée dans les Ecoles, & dont on fit plufieurs éditions en

(a) In Præfat. editioni anni 1651 præfixâ.

France & en Hollande. Voyant le fuccèsde cet ouvrage, il y joignit une Théorie fuivant les principes de fon temps, & le Traité fut imprimé dans cet état à Paris in-8°. en 1640, & depuis réimprimé plufieurs fois.

On traite dans cet ouvrage de toutes les maladies du corps en XVII Livres. Le ftyle en eft clair, les maladies y font bien décrites, & la curation qu'on y propofe pour chacune, fenfée & judicieufe, & peu différente de celle qui eft en ufage aujourd'hui, de forte qu'un Médecin pourroit avec ce feul fecours faire la Médecine avec fuccès. Il ne faut pourtant pas diffimuler que Riviere fuit ordinairement Sennert pas à pas fur l'article de la théorie, & que fouvent il en tranfcrit des pages entieres fans le citer, ce qui reffemble affez à un plagiat.

Outre ces deux Oùvrages, Riviere a publié des obfervations de Médecine, fous le titre de *Obfervationes Medicæ & curationes infignes, quibus accefferunt obfervationes ab aliis communicatæ. Parifiis* 1646 *in-4°.* En lifant ces obfervations on n'a pas de peine à juger qu'elles viennent d'un Médecin fage & fenfé.

On raffemblé les Œuvres de Riviere en un volume in-fol. à Lyon en 1663, & enfuite en plufieurs endroits.

Je ne parle pas des *Arcana Riverii nunquam in lucem edita,* publiés à Venife en 1676, par un certain Bernardin Chriftin de l'Ifle de Corfe, qui après avoir étudié à Montpellier, s'étoit fait Cordelier. J'ai déja averti (*b*) ailleurs que Riviere n'y avoit point de part, ou y en avoit peu.

(*b*) Maladies des Femmes, *Tom. IV pag.* 262.

MATHIEU CHASTELAIN, *d'Agde.*

Il fut admis au grade de Docteur en 1652, & il fut reçu furvivancier de Siméon Courtaud, fon Beau-Pere, en 1658; mais comme il mourut l'année d'après en 1659 avant Courtaud, il n'a été que simple survivancier, & ne doit pas être compté dans le nombre des Professeurs.

1659.

MARTIN RICHER DE BELLEVAL , *de Blois.*

Il étoit neveu de Pierre Richer de Belleval, & de Châlons. J'ignore d'où venoit cette différence de domicile. Il vint à Montpellier auprès de son Oncle, étudia en Médecine, & fut reçu Docteur en 1621.

1664.

On prétend (a) que Pierre Richer de Belleval avoit obtenu du Roi Henri IV, des Lettres-Patentes du 9 Août 1604, qui lui permettoient de se choisir un Successeur pour sa chaire Anatomique & Botanique. Il usa de ce droit & nomma son Neveu pour son Survivancier, lequel ayant obtenu des provisions en commandement sur cette nomination, fut installé le 11 Janvier 1623, peu de temps avant la mort de son Oncle.

Ce nouveau Professeur fut un peu plus tranquille que son Oncle, mais ne fut pas trop exact à faire les démonstrations dont il étoit chargé ; cependant le Chancelier Ranchin étant mort en 1641, il fut nommé Chancelier, & occupa cette Dignité jusqu'en 1664, qu'il mourut.

(a) Dans un Arrêt du Conseil du 13 Janvier 1665, rendu en faveur de Michel Chicoineau.

SIMÉON COURTAUD.

Il étoit de Montpellier, neveu de Jean Hervard, premier Médecin de Louis XIII. Il fut reçu Docteur en Médecine, le 21 Novembre 1611, & on lui permit de prendre le Bonnet avant deux Licentiés plus anciens que lui, parce qu'il assura que son oncle l'appelloit à la Cour. Il y alla en

1665.

effet, & son oncle le fit pourvoir d'une charge de Médecin par quartier, & lui procura un Brevet de Médecin du Dauphin, qui n'étoit pas encore né.

Je ne sçais si Hervard se dégoûta de son neveu, ou s'il changea de vûes sur son établissement, mais il est certain qu'il lui procura en 1620, des Provisions en commandement pour la Chaire qui vaquoit depuis la mort de Jacques Pradilles, arrivée en 1619. Il y fut reçu, & parvint à la place de Doyen en 1637, sans faire parler de lui jusqu'à l'année 1644, où il s'attira une vive querelle avec la Faculté de Médecine de Paris, qui ne l'a rendu que trop célebre.

Théophraste Renaudot de Loudun, Docteur de Montpellier depuis l'année 1606, avoit long-temps exercé la Médecine à Paris, sans qu'on l'inquiétât, lorsque pour se donner plus de réputation, il s'avisa d'établir chez lui un Bureau public de consultations gratuites pour les pauvres, & qu'il obtint des Lettres-Patentes qui l'y autorisoient, & qu'il s'associa, pour remplir ce dessein, plusieurs Docteurs en Médecine de la Faculté de Montpellier ou d'autres Universités provinciales.

Cet établissement choquoit trop visiblement les droits & les priviléges de la Faculté de Paris, pour qu'elle pût se taire; aussi ne se tût-elle pas. Elle s'opposa à l'enregistrement des Lettres obtenues par Renaudot, & l'affaire portée au Parlement devint une affaire majeure, rapportée au long dans le Journal des Audiences, Tom. I.

Renaudot qui craignoit pour le succès de sa cause, eut le secret de faire intervenir la Faculté de Montpellier en sa faveur. J'ignore comment il s'y prit, mais il est certain qu'il y a dans les Regiftres de cette Faculté une Délibération du 4 Juin 1646, où les Professeurs déclarent qu'ils n'ont aucune connoissance de cette intervention. Qui que ce soit qui l'ait faite en leur nom, compromit visiblement cette Faculté; car puisqu'elle prétendoit en vertu de plusieurs priviléges anciens, & sur-tout de celui que Louis XII. leur avoit accordé le mois de Mai 1496, empêcher les Médecins étrangers de pratiquer la Médecine à Montpellier, elle ne devoit pas

disputer à la Faculté de Paris, le même droit dans la Ville de
Paris.

La caufe fut folemnellement jugée le 1ʳ de Mars 1644,
& le Parlement frappé des raifons de la Faculté de Paris,
condamna les prétentions de Renaudot & de la Faculté de
Montpellier, & déclara qu'il falloit être Doſteur de la Faculté de Médecine de Paris, pour exercer la Médecine dans
cette Ville.

Courtaud n'avoit d'autre parti à prendre que de garder le
filence, mais il préfumoit trop de fes forces. Il étoit chargé
cette année de faire à l'ouverture des Etudes, le Difcours
folemnel, qu'on prononce tous les ans à cette occafion. Il
prit pour fujet, la matiére même du procès perdu. Il étala à
fa maniere les raifons & les prérogatives de fa Faculté, &
déprécia autant qu'il put celles de la Faculté de Paris. Je n'ai
guere vû de Difcours plus mal fait; il n'y a ni ſtyle, ni Latin, ni ordre, ni méthode. Tout y fourmille de fautes groffieres d'Hiſtoire, de Chronologie, de Médecine; après l'a-
voir entendu, la Faculté auroit bien fait de l'engager à le
fupprimer.

C'eſt ce qu'on ne fit pas. Le Difcours fut imprimé à Montpellier, & il ne fut pas plutôt parvenu à Paris, qu'il enflamma
la colere de plufieurs Médecins de Paris, qui ne garderent
pas la modération qui convient à des gens de Lettres dans
leurs difputes. On vit paroître, prefque en même-temps,
deux Ecrits violens, *l'un* intitulé, *Navicula Solis, Cento
extemporalis fartus ex elegantiis grammaticalibus orationis Simeonis Curtaudi, & Decani Medicinæ Montif-
peſſulanæ, pronunciatæ die* 21. *menfis Octobris ann.* 1644.
pro ſtudiorum renovatione, où Gui Patin, à qui on l'attribue, fe mocque de la Latinité de Courtaud avec affez de
raifon.

L'autre portoit le titre de *Centonis* Κακογραφίας *Diffibula-
tiones in quâ pleraque Diplomata Pontificia & Regia Academiæ Monfpelienfis falfi convincuntur,* où René Moreau,
qui en étoit l'Auteur, attaquoit avec avantage les Anachronif-

1665. mes groſſiers de Courtaud , & où il ajouta un *Appendix* quelque temps après.

Quelques années après , il parut un troiſieme Ouvrage ; plus modéré , intitulé *Recherches curieuſes ſur les Univer-ſités de Paris & de Montpellier* , où Jean Riolan , qui en eſt l'Auteur , s'eſt ſouvent abandonné à la paſſion qui l'a égaré.

Rien ne put engager Courtaud , ni les autres Profeſſeurs de Montpellier à entrer dans la lice. Mais de jeunes Docteurs ſe chargerent avec plaiſir de leur défenſe , & s'en acquitte-rent avec auſſi peu de décence & de modération. Entre au-tres écrits de cette eſpece, on en vit paroître un attribué à An-toine Magdelain, intitulé *Centonis* Χακορράφια & Μωρολογία , où il prétend répondre à Gui Patin , & un autre intitulé *Olim & nunc* , qui venoit de Iſaac Carquet. Pour l'Ouvrage de Riolan il fut réfuté par Iſaac Carquet , ſous le titre de *ſeconde Apologie de l'Univerſité de Médecine de Montpellier*.

Je n'ai garde de faire l'analyſe de pareils libelles, dont il m'a beaucoup coûté de rapporter les titres , que j'ai même abré-gés. Mais on peut comprendre que dans le courant de cet Ouvrage , j'ai eu occaſion d'examiner les prétentions , les allégations , les reproches qu'on s'eſt mutuellement faits. Je puis me rendre cette juſtice , que j'ai fait cet examen ſans au-cune prévention , & que j'eſpere avoir réuſſi à ramener à la vérité , les faits qu'on avoit manifeſtement altérés.

PIERRE BENOIT , *de Carcaſſonne.*

1667. IL fut Docteur en 1658 , & il fut un des Candidats dans le concours qu'on ouvrit en 1659 , pour la vacance des Chaires de Jacques Durant & Lazare Riviere. Quand Michel Chi-coineau voulut paſſer à la Chaire de Martin Richer de Bel-leval , il vendit à Benoît celle qu'il avoit , & lui en procura des Proviſions en commandement , le 29 Décembre 1664 , par la recommandation de M. Valot. On s'oppoſa en vain à

ſon

ſon inſtallation ; le même Valot fit rendre un Arrêt du Conſeil d'Etat le 17 Avril 1665, qui ordonna qu'il jouiroit de l'effet de ſes Proviſions. C'eſt le même Arrêt qui maintint Amé Durant, ſurvivancier de Louis de Soliniac & Gaſpard Feſquet, pourvu de la Régence de Siméon Courtaud.

1667.

Benoît ne jouit pas long-temps d'une Chaire qu'il avoit achetée. Il mourut en 1667.

PIERRE SANCHE, *le Pere.*

IL étoit de Montpellier, & fut promu au Doctorat en 1616. Il remplit long-temps une place d'Aggrégé, & enfin il obtint le 10 Mai 1641, des Proviſions pour la Chaire vacante par la mort de François Ranchin, *ſans aucune diſpute*, eſt-il dit dans les Proviſions, *à moins qu'il ne ſe préſente de nouveaux Concurrents, autres que ceux qui ont diſputé avec ledit Sanche, dans la Diſpute des deux dernieres Régences conferées à Durant & à Soliniac*; ce qui prouve que ces deux Chaires avoient été miſes au concours. Il mourut en 1667.

1667.

PIERRE SANCHE, *le Fils.*

IL étoit fils de Pierre Sanche, dont on vient de parler. Il prit ſes Degrés en 1650; il fut élu le 9 Octobre 1659, Profeſſeur à la place de feu Lazare Riviere, de même que Michel Chicoyneau, à la place de feu Jacques Durant. George Scharpe & Pierre Benoit, s'étant pourvus contre cette Election, ſoutenue par Courtaud & Soliniac, ils furent déboutés par un Arrêt du Conſeil. Sanche fils, mourut en 1668, peu de temps après ſon Pere ; l'un & l'autre avoient été des eſprits chauds & turbulents, qui exciterent dans la Faculté, pluſieurs conteſtations.

1668.

GASPARD FESQUET, *de Montpellier.*

1672. Il prit ses Degrés en 1654. Il entra dans le concours ouvert en 1659, pour remplir les Chaires vacantes de Jacques Durant & Lazare Riviere, fut pendant quelque temps Docteur Aggrégé, & obtint enfin le 9 Janvier 1665, des Provisions en commandement pour la Chaire vacante par le décès de Siméon Courtaud, par la recommandation de Valot, premier Médecin ; & comme on s'opposa à son installation, il obtint le 17 Avril de la même année, un Arrêt du Conseil qui ordonna qu'il jouiroit de l'effet de ses Provisions. Il mourut en 1672.

ANDRÉ BRUNEL DE SAINT PONS, *de las Masques,* *lieu de sa naissance.*

1674. Il fut promu au Doctorat en 1652, se présenta au Concours ouvert en 1668, pour remplir la Chaire vacante par le décès de Pierre Benoît, & ne l'ayant pas obtenue, il fut plus heureux dans le Concours qu'on ouvrit dans la même année, pour la vacance de la Chaire de Pierre Sanche le pere, à laquelle il fut nommé en 1663. Ses Provisions sont datées de S. Germain-en-Laye, & elles furent expédiées le 3 d'Août 1668. Dans ce Concours entre les quatre Sujets que la Faculté proposa au Roi, elle avoit nommé André Brunel, que le Roi choisit. Ce Professeur mourut en 1674.

LOUIS SOLINIAC.

1675. Il étoit de Bourdeaux, il fut admis au Doctorat en 1631, sous la présidence de Jean Delort, fut pourvu en 1639, de la

Chaire de Jean Delort, fon beau-pere ; après avoir difputé
au Concours qu'il y eut en 1639 , pour remplir les Chaires de
Jean Delort & de George Scharpe , & en 1665 , devint
Doyen, par la mort de Siméon Courtaud; & mourut en 1675.

   1675.

Il avoit obtenu , je ne fçais par quel moyen , un Brevet,
en date du 21 Janvier 1665 , qui lui permettoit de fe choifir
un Survivancier , à caufe , eſt-il dit, de fes infirmités ; à caufe
de fes fréquents voyages , pour voir des malades ; & à caufe
qu'il avoit befoin de tout fon temps pour finir un Ouvrage
qu'il avoit commencé, & qu'on n'a pourtant point vû. Profitant de cette permiffion , il nomma pour fon Survivancier
Amé Durant, fils de Jacques Durant.

Nous avons vû ci-deffus , qu'on avoit donné une pareille
permiffion à Richer de Belleval. Si ces exemples devenoient communs , le plus court feroit de fupprimer les Univerfités.

Jerosme Tenques , *du Martegues en Provence.*

Il étoit Doƈteur d'Aix , quand il vint à Montpellier, où il prit
de nouveaux degrés en 1662. Il fe préfenta au Concours qu'il
y eut après la mort de Pierre Benoît , pour remplir la Place
qu'il laiffoit vacante. Il fut un des quatre Sujets que la Faculté propofa au Roi, & le Roi le nomma. Ses Provifions font
du 3 Août 1668. Il eſt mort en 1687.

   1687.

Ce Profeffeur a laiffé un Ouvrage intitulé *Hieronymi Tenc-
que Inſtrumenta curationis morborum* , &c. La feule Edition
que j'aye vûe , eſt de Lyon 1713.

Guillaume Rideux.

Il étoit Doƈteur en Médecine, fut pourvû de la Régence
vacante par le décès de Gafpar Fefquet; fes Provifions

   1690.

1690. furent expédiées à S. Germain-en-Laye, le 21 Avril 1673. Il paroît par les Provisions mêmes, que cette Régence avoit été mise au concours ; que la Faculté avoit proposé au Roi trois Sujets, & que le Roi avoit choisi Rideux.

J'ai oui dire, à ceux qui l'ont connu, que ce Médecin avoit du sçavoir & du génie, & qu'il auroit réussi dans les fonctions de sa Chaire, & dans l'exercice de la Médecine, s'il avoit voulu s'appliquer, mais il n'aimoit pas le travail, & il se contenta de s'attacher au Cardinal de Bonzi, dont le service lui laissoit un grand loisir.

Il obtint pour son fils, sur sa démission, des Provisions à sa Chaire en 1698, & mourut peu de temps après.

AIMÉ DURANT, *de Montpellier.*

1694. IL étoit fils de Jacques Durant ; il passa Docteur en 1660, sous la Présidence de Louis Soliniac ; & cinq ans après, Louis Soliniac, l'ayant nommé son Survivancier, il obtint en conséquence des Provisions en commandement, datées du 6 Février 1665, auxquelles on s'opposa ; mais il fut maintenu par Arrêt du Conseil. Tout ce qu'on sçait de ce Professeur, c'est qu'il a vécu jusqu'en 1694. & il devint Professeur titulaire & Doyen en 1676, par la mort de Soliniac.

ARNALDUS FONSORBE, *de Montpellier.*

1696. IL prit ses Degrés dans la Faculté, environ l'an 1660, & fut choisi Docteur Aggrégé en 1665, à la place de Gaspard Fesquet, quand il fut nommé Professeur. Il devint lui-même Professeur de Chymie dans les circonstances suivantes.

Sébastien Matte, dit la Faveur, avoit obtenu du Roi, j'ignore par quelle protection, des Lettres-Patentes de 1675, qui lui permettoient de faire un cours public de Chymie tous les ans dans la Faculté de Montpellier, & qui lui attribuoient

pour cela 600 livres de gages, avec toutes les exemptions, droits, prérogatives & immunités, dont les Profeſſeurs jouiſ- **1696.**
ſent. La Faculté juſtement ſurpriſe de voir que par la teneur de ces Lettres un Artiſte illitéré (car la Faveur n'étoit pas autre choſe) auroit le droit d'enſeigner en Maître, avec une autorité égale à celle des Profeſſeurs, prit le parti de repré-ſenter au Roi le tort que cet établiſſement leur faiſoit, & de ſupplier Sa Majeſté de vouloir bien y remédier en érigeant l'Aggrégature de Fonſorbe en ſeptieme Chaire, deſtinée à enſeigner la Chymie; que Matte la Faveur démontreroit ſous ſa préſidence, comme cela ſe pratiquoit de tout temps, à l'é-gard du Profeſſeur & du Démonſtrateur d'Anatomie. Le Roi touché de la force de ces réprésentations, créa une ſeptieme Chaire dans la Faculté pour enſeigner la Chymie, & nomma pour la remplir, Arnaud Fonſorbe.

Il y a apparence que ce nouveau Profeſſeur vécut en bonne intelligence avec Matte la Faveur; du moins les Regiſtres de la Faculté ne renferment point de preuves d'aucune con-teſtation; mais il n'en fut pas de même quand Matte le pere eut demandé des Proviſions en ſurvivance de ſa Charge, en faveur de Jean Matte ſon fils. On les obtint en 1681; mais par une négligence, dont j'ignore la cauſe, on ne les mit en exécution qu'en 1683 : alors la diviſion ne tarda pas à ſe met-tre entre le Profeſſeur & le Démonſtrateur; & l'affaire fut portée au Conſeil d'Etat, qui la renvoya à M. Dagueſſeau, Intendant de la Province, pour accorder les parties, ou donner ſon avis.

On plaida donc devant lui, & après avoir entendu les par-ties, M. Dagueſſeau décida, 1°. que Matte dreſſeroit une Liſte des opérations Chymiques qu'il voudroit faire chaque année, & qu'il les montreroit à Fonſorbe pour en convenir avec lui.

2°. Que Matte conviendroit avec Fonſorbe de l'heure convenable pour la démonſtration, à laquelle ledit Fonſorbe ſe rendroit au laboratoire de Matte.

3°. Que Matte choiſiroit le temps qu'il voudroit pour le Cours, depuis Pâque juſqu'à la S. Luc.

4°. Que Matte, comme Maître ès Arts, pourroit faire les démonftrations avec la Robe & le Bonnet quarré.

Sur ces avis il intervint Arrêt du Confeil le 27 Décembre 1683, qui termina toutes ces difcuffions. Fonforbe mourut en 1695, & fa Chaire fut mife au concours.

MICHEL CHICOYNEAU, *de Blois.*

IL étoit parent de Martin Richer de Belleval. Il vint étudier en Médecine à Montpellier, & fut immatriculé le 6 Octobre 1646, & reçu Docteur en 1652. Il fuccéda en 1659 à la Chaire que Jacques Durant laiffa vacante par fa mort ; comme Sanche le pere, avoit fuccédé à celle de Ranchin, tous les deux par des Provifions de mouvement, contre lefquelles George Scharpe, & Pierre Benoît fe font pourvus au Confeil du Roi ; ils furent déboutés de leur oppofition par un Arrêt, qui maintint Sanche & Chicoyneau.

En 1664, Martin Richer de Belleval, étant mort, Chicoyneau forma le projet de fuccéder à toutes fes Places, & en vint à bout par des voies peu ufitées jufqu'alors. Le 30 Mars 1664, il obtint des Provifions en commandement pour la Chaire Anatomique & de Botanique, avec l'intendance du Jardin Royal. Le 3 Juillet 1664, il obtint des Provifions en commandement pour la Place de Chancelier. Le 7 Janvier 1665, on lui accorda un Brevet, portant nomination à la Charge de Concierge de la maifon & Jardin des Ecoles de Médecine, ci-devant occupée par Belleval.

La Faculté confternée, s'oppofa à ces Provifions, & fe hâta de nommer un Chancelier, felon l'ufage immémorial. Mais Chicoyneau ne s'en embarraffa gueres. Il obtint le 9 Août 1664, un Arrêt du Confeil, qui lui donne la Provifion de la Charge de Chancelier ; le même jour un autre qui ordonne qu'on lui payera par provifion les gages du Jardin Royal : le 30 Septembre 1664, un Arrêt qui décrete d'ajournement perfonnel Pierre Sanche ; le 3 Janvier 1665, un

autre Arrêt qui maintient définitivement Chicoyneau dans
la Charge de Chancelier, & caſſe l'élection faite par l'Univerſité ; le 13 Janvier un autre Arrêt qui maintient définitivement Chicoyneau dans la Chaire de Profeſſeur Anatomique
& Botanique, & dans l'Intendance du Jardin du Roi. Ce
n'eſt pas encore tout, Chicoyneau, comme on a vû, avoit
une Régence, qu'il laiſſoit vacante par les nouvelles places
qu'on lui donnoit ; il obtint des Proviſions en commandement pour cette Chaire.

Tous ces Arrêts ſont inſérés dans les Regiſtres de la Faculté, & j'en ſuis fâché, car cela n'étoit pas fait pour ſe tranſ-
mettre à la poſtérité ; mais peut-être que l'impreſſion que cela
fera ſur les gens raiſonnables empêchera qu'on n'y revienne ;
& c'eſt dans ce deſſein que j'ai cru devoir le rapporter. La Faculté en inférant ces Arrêts, dit qu'ils étoient dûs à la faveur
de Valot, premier Médecin du Roi ; & en même-temps elle
fait entendre que cette faveur n'étoit pas gratuite. Je ne décide rien là-deſſus, mais je ſçais bien qu'une pareille conduite, en mettant ſur la tête d'un jeune Docteur, toutes les
places & toutes les dignités qui avoient été juſqu'alors la récompenſe du ſçavoir, de l'aſſiduité, de l'âge, a porté une fâ-
cheuſe atteinte à la Faculté, dont elle ſe reſſent encore, &
dont elle ſe reſſentira long-temps, ſi on ne ſe hâte pas d'y
remédier.

Michel Chicoyneau étoit naturellement haut & impé-
rieux, & on juge bien, qu'étant à la tête de la Faculté, &
ſoutenu, comme il l'étoit, il s'abandonnoit quelquefois à ſon
caractère ; ce qui lui attira des querelles très-vives avec différents Profeſſeurs, & ſur-tout avec les Sanche, le pere & le
fils, qui n'étoient pas endurants, mais heureuſement les Regiſtres de la Faculté n'en ſont point chargés.

J'ai ſçu de vieux Profeſſeurs, que Chicoyneau s'acquittoit
de ſes fonctions avec aſſez d'exactitude, mais ſans aucun ta-
lent ſupérieur. Il eut le crédit de pourvoir de ſes Charges,
trois de ſes enfans ſucceſſivement, parce qu'il en perdit deux
fort vîte. Celui qui en fut pourvu le dernier, les a remplies
long-temps, comme on le verra : mais étant devenu aveugle

dans sa vieillesse, il ne se mêla plus des Ecoles, & mourut en 1701.

MICHEL-AIMÉ CHICOYNEAU, *de Montpellier.*

Il étoit le fils aîné de Michel Chicoyneau. Son Pere se hâta de lui procurer la survivance de ses charges, & il y réussit. Il fut reçu Docteur en 1687, & il eut la survivance de son pere en 1689, à l'âge de 20 ans, & il mourut en 1690.

GASPARD CHICOYNEAU, *de Montpellier.*

Apre's la mort de son fils aîné, Michel Chicoyneau fit recevoir Docteur en 1691, son troisieme fils, nommé *Gaspard*, & il obtint pour lui la survivance de ses Charges la même année, n'étant âgé que de 18 ans; il mourut l'année suivante 1692.

PIERRE RIDEUX.

Il étoit fils de Guillaume, il devint Professeur en 1698, sur la démission de son Pere, qui lui obtint des provisions de sa chaire. Je l'ai connu particuliérement, & sa mémoire m'est chere; il a été Président à mes deux actes magistraux, le Baccalaureat & le Doctorat, c'est-à-dire, pour parler comme on parle dans cette Faculté, il a été deux fois mon *Parens*, au Baccalaureat & au Doctorat.

Il avoit certainement beaucoup d'esprit, & beaucoup plus de sçavoir en Médecine qu'on ne croyoit, & qu'il ne se souciât qu'on crût; mais la nonchalance, où si l'on veut la

par esse

pareſſe de ſon ame, lui faiſoit haïr touteſorte d'application
& de contrainte.

   Il avoit un eſprit doux, aiſé, liant, s'accommodant à tous
les caracteres, ne conteſtant jamais, ou conteſtant avec une
politeſſe & une douceur qui le faiſoient aimer de tous ceux
qui le connoiſſoient. Il eſt mort en 1707; ſon fils Pierre
Rideux eut ſa ſurvivance.

1707.

JEAN CHASTELAIN *d'Agde*, Frere de Mathieu Chaſtelain.

IL reçut le Bonnet de Docteur en 1656; il obtint le 26
Avril 1669, des Proviſions, à la Chaire vacante par le décès
de Pierre Saꝛche le fils, & devint Doyen de la Faculté en
1694. Il eſt mort en 1715.

1715.

   Jean Chaſtelain avoit un fils aîné, appellé Pierre Chaſtelain, qui avoit été reçu Docteur en 1693, qui avoit paru avec
honneur dans le Concours qu'il y eut à la vacance de la Chaire
de Fonſorbe; mais qui s'étant un peu dérangé, & ayant de-
plû à ſon Pere, étoit paſſé dans nos Colonies de l'Amérique.
Le Pere ſe ſentant vieux & perſuadé que l'âge l'avoit mûri,
le fit revenir & lui procura des Proviſions à ſa Chaire en 1708;
mais il mourut en 1711, avant ſon Pere, & par conſéquent il
n'a été que ſurvivancier.

   M. Chaſtelain fit alors venir d'Agde, ſon ſecond fils, Jacques Chaſtelain, qui étoit Chanoine dans la Cathédrale, mais
ſans être dans les Ordres, le mit ſur les bancs, & le fit paſſer
Docteur en 1716, & lui procura la ſurvivance de ſa Place,
où il le fit recevoir. Il a ſurvécu à ſon pere de quelques années, & il eſt mort en 1725.

   Jean Chaſtelain, dont il eſt queſtion dans cet Article, avoit
beaucoup d'eſprit, beaucoup de ſçavoir & écrivoit bien. Son
Emploi lui plaiſoit, il aimoit les Ecoliers, & ne s'ennuyoit
pas avec eux. Plein de zele pour la Faculté, il étoit occupé
de tout ce qui pouvoit ſervir à lui faire honneur. Il avoit com-

mencé à étudier en Médecine dans le conflict des anciennes
& des nouvelles opinions, & il n'avoit pas bien réglé le rang
qu'il leur falloit affigner. D'ailleurs la vivacité de fon efprit
& la multiplicité de fes lectures, faifoient qu'il n'étoit pas fixé
dans fes fentimens, & qu'il en changeoit fouvent. Il m'a pourtant dit qu'il étoit le premier qui eût foutenu la circulation
du fang dans les Ecoles, malgré l'éloignement que Michel Chicoyneau marquoit pour toutes les nouvelles découvertes.

Je ne connois point d'ouvrage imprimé de ce Profeffeur,
qu'un petit *Traité des Convulfions* ou Vapeurs Hyftériques,
qu'il n'a jamais avoué, & qui étoit un ouvrage de fa jeuneffe &
peu digne de lui; mais il avoit des Cayers fur toute la Médecine, bien écrits, pleins de fçavoir, & qui auroient été très-
dignes de voir le jour, s'ils ne s'étoient pas un peu trop fentis
de la vivacité du génie de l'Auteur, de fon incertitude dans fes
opinions & de la *verfatilité* de fon efprit.

PIERRE MAGNOL, *de Montpellier.*

1715.   I**l** étoit de Montpellier, & il s'attacha à l'étude de la Médecine dans la Faculté de cette Ville, où il fe fit infcrire en
1655, où il fit fon Point rigoureux le 24 Juillet 1658, &
où il obtint le bonnet de Docteur le 11 Janvier 1659.

Il ne paroît pas qu'après fon Doctorat, il ait fréquenté les
exercices des Ecoles, ni qu'il fe foit occupé de la pratique de
la Médecine, mais il s'attacha à l'étude des Plantes, où il
devint très-habile, & où il acquit une réputation qui lui
mérita les louanges de Tournefort.

C'eft à la réputation de ce grand Botanifte qu'il dut la chaire
qu'Amé Durant laiffa vacante en 1694, parce que cette
réputation lui donna accès auprès de Crefcent Fagon, qui
étoit alors premier Médecin du Roi. On fçait la paffion que
ce Médecin avoit pour la Botanique, & pour ceux qui la
fçavoient. Il fut charmé de faire plaifir à une perfonne auffi

habile que Magnol , & lui procura la chaire qu'il fouhaitoit.

Il lui procura une autre grace plus finguliere , que Magnol **1715.**
n'auroit pas dû ni demander , ni accepter. François Chicoyneau , qui avoit été nommé Profeffeur de Botanique en 1693,
étoit fort jeune, &, fuivant les apparences, peu habile encore
en Botanique. Fagon obtint pour Magnol un Brevet du Roi ,
qui le chargeoit des fonctions de Profeffeur de Botanique
pendant trois ans , fous prétexte de la jeuneffe de Chicoyneau ; qui lui donnoit l'Intendance du Jardin Royal , avec
les gages de cette chaire, & les fonds deftinés à l'entretien du
Jardin ; enfin qui lui donnoit la jouiffance de la maifon qui eft
dans ce Jardin. Force fut à Chicoyneau d'obéïr , & il obéït,
mais avec un dépit qui eut des fuites fâcheufes, lefquelles ne
font pas de mon fujet. Enfin Magnol fut nommé Membre de
l'Académie des Sciences, à la place de M. De Tournefort.

Magnol procura des Provifions en furvivance à fon fils en
1706 , & mourut en 1715.

Il a laiffé trois Ouvrages de Botanique , qu'il fit imprimer
lui-même.

Le premier eft le *Botanicum Monfpelienfe* , où il explique
la nature & les propriétés des Plantes qui croiffent près de
Montpellier. Il fut imprimé à Montpellier en 1686 , in-8°. &
peu de temps après à Lyon ; c'eft le plus eftimé des trois.

Le fecond, *Prodromus Hiftoriæ generalis Plantarum , in
quo familiæ plantarum per tabulas difponuntur* : à Montpellier en 1689, in-8°.

Le troifieme , *Hortus regius Monfpelienfis,* où il donne le
catalogue & la defcription des Plantes du Jardin Royal ; à
Montpellier , en 1697 , in-12.

Après la mort de Pierre Magnol , Antoine Magnol fon
fils, fit imprimer en 1720 à Montpellier un quatrieme Ouvrage de fon Pere , intitulé *Novus Caracter Plantarum* ,
in-8°. qu'il feroit à fouhaiter qu'il n'eût pas publié.

PIERRE CHIRAC.

1732.

COMME M. Chirac a été Aſſocié Libre de l'Académie Royale des Sciences , on trouve dans l'Hiſtoire de cette Académie , année 1732, ſon éloge fait , ſelon la coutume , par le Secrétaire ; mais cet éloge eſt fort long , & on y a omis quelques faits importants. On ne trouvera pas dans ce que je vais dire de la vie de ce Médecin , la même éloquence , mais j'eſpere qu'on y trouvera de la préciſion & de l'exactitude.

Pierre Chirac naquit en 1650 à Conqueſt , petite ville du Royaume , connue par une ancienne Abbaye qui a été ſécularifée. Ses parents n'étoient pas riches , & quoiqu'ils n'euſſent que ce fils , ils le deſtinerent à l'Egliſe , où ils eſpéroient de lui procurer quelque établiſſement. Il fut mis dans ſa jeuneſſe entre les mains de quelques Maîtres, deſtinés à élever les Enfants de Chœur , & les bas Eccléſiaſtiques de ce Chapitre. Dans la ſuite , il fut envoyé à Rhodez , où il fit ſes Humanités un peu plus régulierement dans le Collége des Jéſuites , mais aſſez imparfaitement, & ſon ſtyle s'en eſt reſſenti.

Ses études finies , Chirac vint en 1678 à Montpellier , étudier en Théologie. Il avoit alors 28 ans, ce qui prouve qu'il avoit été fort retardé dans ſes études. Il entra en qualité de Précepteur chez M. Carquet , Maître Apoticaire de Montpellier , & il fut chargé de l'éducation d'Iſaac Carquet ſon fils aîné, qui prit le Bonnet de Docteur en Médecine en 1684. C'eſt dans cette maiſon qu'il commença à prendre du goût pour la Médecine , & qu'il renonça à l'état Eccléſiaſtique , pour lequel il n'avoit jamais eu beaucoup de vocation. Il ſe fit immatriculer en 1680.

A peine eut-il commencé à ſe faire connoître entre les Ecoliers , qu'il fut choiſi par Michel Chicoyneau , Chancelier de la Faculté de Médecine, pour Précepteur de ſes Enfans. Dans l'état où ſe trouvoit Chirac, il dut regarder cette

place comme très-avantageufe, & par l'évenement elle a été
le premier pas de fa fortune.

En commençant à étudier en Médecine, il s'appliqua avec
ardeur à l'Anatomie. Cette fcience a toujours été cultivée
avec foin dans l'Ecole de Montpellier depuis l'an 1490, où
l'on commença d'y en faire des démonftrations publiques ;
mais elle y a particuliérement fleuri depuis l'établiffement
que Henri IV y fit à la fin du xvie fiécle, d'un Profeffeur
& d'un Démonftrateur d'Anatomie. Outre les Cours publics
qui fe faifoient tous les ans dans l'amphithéâtre des Ecoles, il y avoit des Médecins & des Chirurgiens qui faifoient des démonftrations en particulier. Chirac profita des
fecours que ces différents exercices lui offroient ; & en y
joignant ce qu'il apprenoit par lui-même dans les diffections
qu'il faifoit, & dans les livres qu'il lifoit, il fe mit bientôt en
état de faire lui-même de pareilles leçons aux autres.

Il commença donc à faire des Cours particuliers d'Anatomie, avant que d'être Docteur, & le profit qu'il en retiroit,
fervit non-feulement pour l'entretenir, mais le mit en état
de faire les dépenfes néceffaires pour obtenir le dégré de
Docteur, qu'il reçut en 1683.

Après fon Doctorat, il continua les mêmes exercices
qu'il faifoit en particulier, & dont il retiroit quelque rétribution : car il ne faut pas croire, quoiqu'on le dife dans l'éloge
qui eft dans les Mémoires de l'Académie, que la qualité de
Docteur lui donnoit droit de faire des leçons publiques dans
les Ecoles.

Après trois ans paffés dans ces occupations, la fortune
fembla fe déclarer avantageufement en fa faveur. Le Syndic
de la Faculté de Théologie de Montpellier, obtint en 1686
des Lettres-Patentes, pour la réunion des quatre Facultés,
en Corps d'Univerfité. Rien n'étoit plus avantageux pour
le bien public, & même pour la Faculté de Médecine. Le
Chancelier feul y perdoit quelque chofe, & fon intérêt engagea la Faculté à s'oppofer à l'exécution de ces Patentes.
Chicoyneau fut député à Paris le 21 Avril 1686, pour en

M m iij

obtenir la révocation ; & il fut député en partie aux frais de la Faculté.

Dans ce temps Jerôme Tenque, Professeur en Médecine, dont la santé étoit languissante, cherchoit à vendre la survivance de sa Régence ; Chirac autorisé par Chicoyneau se présenta, & il fut accepté. Les provisions de cette place furent demandées & obtenues par Chicoyneau, qui étoit à Paris. Il comprit bien que cette démarche déplairoit à la Faculté ; mais l'intérêt du Précepteur de ses Enfans l'emporta sur les égards qu'il devoit avoir pour sa compagnie.

Dès que la Faculté fut instruite des démarches de Chicoyneau, elle révoqua sa députation, & protesta contre les provisions que Chirac demandoit, en quoi elle fut soutenue par le Corps des Docteurs, qui prirent feu dans cette affaire ; mais leurs mouvements furent inutiles, Chirac obtint des provisions en commandement par le crédit d'Antoine d'Acquin, premier Médecin du Roi, & il fut en conséquence installé dans la chaire de Tenque en 1687.

Quelque vivacité que la Faculté eut mise dans cette affaire, elle ne tarda pas de rendre justice au nouveau Professeur. Lui de son côté, travailla à mériter leur estime ; il remplit ses fonctions avec exactitude, & il ne les a jamais si bien remplies, que les quatre ou cinq premieres années.

Il falloit qu'il commençât à s'en lasser en 1692, lorsqu'il employa le crédit de M. Barbeïrac auprès du Maréchal de Noailles, (Anne-Jules de Noailles) qui alloit commander en Catalogne les Armées du Roi, pour obtenir l'emploi de Médecin de cette Armée, qu'il occupa pendant deux ou trois ans ; & lorsqu'il accepta ensuite la place de Médecin du port de Rochefort, où il resta encore deux ans. Comment ne comprenoit-il pas que ces emplois étoient au-dessous de sa place, & que de si longues absences mettoient un grand obstacle à sa réputation.

Il s'acquit pourtant après son retour beaucoup de considération dans la Faculté, non-seulement à l'égard des Ecoliers qui l'écoutoient comme un Oracle ; mais à l'égard même des

Profeſſeurs, qui, quoique moins prévenus, ne laiſſoient pas
de reconnoître ſon mérite. Il ſçavoit mieux l'Anatomie **1732.**
qu'eux, il connoiſſoit mieux l'œconomie du Corps humain,
il étoit mieux inſtruit des nouvelles opinions, il avoit ſur pluſieurs parties de la Médecine des vûes nouvelles, & un eſprit
de ſyſtême qui éblouiſſoit; il joignoit à ces qualités un air
d'autorité qu'il a conſervé toute ſa vie, & qui lui faiſoit dire
les choſes même triviales, du ton dont on a coutume de dire
les découvertes les plus ſingulieres, & les plus importantes.

Mais il n'étoit pas ſans défaut, il n'avoit dans ſes leçons &
dans ſes écrits, ni méthode, ni ordre, & par conſéquent, ni
clarté, ni juſteſſe; ſon ſtyle étoit mauvais, dur, obſcur, difficile; il avoit adopté les Hypothèſes Williſiennes qui étoient à
la mode de ſon temps, mais dont l'abſurdité ſautoit aux
yeux, & il les propoſoit avec une ſi grande confiance, &
d'un air ſi perſuadé, qu'il faiſoit illuſion à des Ecoliers, qui
croyoient trouver dans ſes explications le développement des
myſtères de la nature.

Il eut alors trois conteſtations très-vives; mais ſur des ſujets ſi legers, qu'à peine méritent-elles qu'on s'y arrête.

En entrant dans la Faculté, il avoit publié un petit Traité
ſur la *Nature & l'origine des Cheveux*, & c'eſt peut-être le
meilleur de ſes Ouvrages, c'eſt du moins le plus clair. Un
jeune Doƈteur nommé Placide Soracy, de Meſſine en Sicile,
prétendit que la découverte que Chirac s'attribuoit, lui appartenoit, & fit une brochure pour le prouver. Comme le
Doƈteur étoit ſoutenu par Jean Chaſtelain Doyen de la Faculté, qui n'aimoit pas Chirac, la diſpute s'échauffa; mais
elle ne méritoit pas le feu qu'on y mit; tout ce qu'il y avoit
de nouveau & d'eſſentiel dans cette prétendue découverte,
avoit été dit & démontré par Malpighi, dans ſon Traité *de
externo taƈtûs organo.*

L'autre conteſtation fut plus vive. Elle n'étoit guere mieux
fondée. Jean Beſſe Etudiant en Médecine, prêt à prendre
ſes degrés, entreprit de faire imprimer à Montpellier un
Traité, qui étoit dans le fonds une eſpece de Phyſiologie
raiſonnée. Dès que Chirac en eut vû les premieres feuilles,

il prétendit que c'étoit l'extrait de ſes Leçons , & il n'avoit pas tout-à-fait tort. Il ne ſe contenta pas de s'en plaindre au public , il attaqua Beſſe en Juſtice , pour le faire condamner à déclarer que Chirac étoit l'Auteur de cet Ouvrage , & en conſéquence lui faire défendre d'en continuer l'impreſſion. Beſſe ne fit aucun cas de ſes pourſuites ; il partit pour Paris , où il fit imprimer ſon Traité , qui parut avec privilége. On s'empreſſa de le lire , & dès qu'on l'eut lû , tout le monde convint qu'il n'étoit propre qu'à deshonorer , & celui qui diſoit l'avoir fait , & celui qui prétendoit en être le véritable Auteur.

La troiſieme conteſtation fit plus de bruit par le nom du Médecin qui y étoit intéreſſé ; mais elle étoit dans le fond tout auſſi frivole.

Raimond Vieuſſens, Docteur de la Faculté de Montpellier, dont nous aurons occaſion de parler ailleurs , joignoit beaucoup de vanité à beaucoup d'ardeur pour les découvertes. Il crut en avoir fait une fort importante , & il pria la Faculté de permettre qu'il en fît la démonſtration en leur préſence dans l'amphithéâtre des Ecoles. On y conſentit ſans peine ; l'aſſemblée fut très-nombreuſe , Vieuſſens expoſa ſa découverte ; il s'agiſſoit de tirer un acide du ſang , ce qu'on avoit juſqu'alors tenté inutilement. Il s'étendoit avec complaiſance ſur l'importance de cette opération ; lorſque Chirac qui étoit dans l'aſſemblée avec la Faculté , ſe leva & annonça que la découverte qu'on propoſoit , & dont on ſe glorifioit , lui appartenoit , & qu'il l'avoit communiquée à deux Etudiants en Médecine , de qui Vieuſſens l'avoit appriſe.

On juge aiſément des ſuites d'un pareil éclat. L'aſſemblée ſe ſépara tumultueuſement , & l'on attendit des éclairciſſemens pour ſe décider. On n'attendit pas long-temps ; les écrits volerent de toute part , les uns pour ſoutenir la prétention de Chirac , & les autres pour défendre les droits de Vieuſſens. On ne ſe contenta pas d'examiner le fait en queſtion , on en vint aux injures , qui divertirent le public. Pour les gens ſages , après avoir examiné le ſujet de la querelle , ils convinrent qu'on ſe diſputoit une découverte qui n'étoit

d'aucune

d'aucune importance, parce que l'extraction de l'acide du
fang, fuppofé qu'elle fût réelle, ne fervoit en rien, ni à la
théorie, ni à la pratique de la Médecine.

Jufqu'alors Chirac ne s'étoit occupé que de tracafferies
Académiques. Il s'ouvrit pour lui en 1706, une nouvelle carriere, qui l'a élevé aux poftes les plus brillants.

M. le Comte de Nocé, attaché à M. le Duc d'Orléans,
vint paffer quelque temps à Montpellier en 1705. Il connut
& goûta Chirac, & étant de retour à Paris, il confeilla au
Prince, qui alloit commander l'Armée du Roi en Italie en
1706, de prendre Chirac pour fon Médecin. Le Duc d'Orléans le crut, Chirac fut mandé; il fuivit le Prince dans fes
campagnes en Italie & en Efpagne, & il lui fut très-utile
pour le traitement de la bleffure qu'il reçut au poignet à la
bataille de Turin, dont il le guérit promptement en lui faifant tremper la main dans de l'eau tiede de Balaruc, qu'on
avoit envoyé querir.

Le Duc d'Orléans revint à Paris après fes campagnes,
Chirac le fuivit & n'ayant plus d'emploi auprès du Prince,
qui avoit Homberg pour fon premier Médecin, il s'y arrêta
pour y pratiquer la Médecine, comme un fimple particulier;
en quoi il réuffit, & eut pendant quelques années une très-
grande vogue, jufqu'à ce que Homberg étant mort en 1715,
le Duc d'Orléans nomma Chirac pour lui fuccéder, lequel
remplit cette place, non-feulement pendant la vie du Duc
d'Orléans qui l'avoit choifi, mais même pendant une partie
de la vie du Duc d'Orléans fon fils, jufqu'à ce qu'en 1731,
le Roi l'appella pour être fon premier Médecin.

Chirac s'étoit toujours occupé du défir de dominer en
Médecine; ce goût ne fit qu'augmenter dans ces places, qui
fembloient l'affurer du fuccès. En 1720 la ville de Marfeille
fut expofée à une pefte violente, qui avoit été apportée des
Echelles du Levant. Le mal ne fut pas plutôt déclaré, que
cette Ville tomba dans la plus grande difette, perfonne n'o-
fant y aborder pour y apporter des denrées. Le Prince Régent pourvut aux befoins urgents de cette Ville, & Chirac fe
conformant à fes vûes, y envoya M.rs Chicoyneau, Verny &

N n

Deidier, qui comme on le remarquera dans l'article de Chicoyneau, s'y comporterent très-bien, & firent honneur à la
Faculté de Montpellier. En même temps le Régent prit le
parti d'établir des lignes bien gardées autour de la Ville,
pour empêcher toute communication au dehors, ce qui pré-
serva de la peste non-seulement le reste de la Provence ; mais
peut-être même tout le Royaume. Chirac fut le seul, qui
n'osant pas blâmer ces soins, prétendit qu'ils étoient superflus.

Pour autoriser une opinion si paradoxe, il soutint qu'on
pouvoit communiquer sûrement avec les Pestiférés, parce
que ce mal n'étoit point contagieux. Conformément à ces
principes paradoxes, il avança qu'il n'y avoit point de maladies contagieuses, & il refusa cette qualité à la petite vérole,
à la phtisie, à la galle même. On crut d'abord qu'il parloit
ainsi par politique, pour diminuer l'allarme publique ; mais
on fut bientôt convaincu qu'il pensoit comme il disoit, il y
eut même des Médecins assez complaisants, pour faire sem-
blant de le croire ; mais il ne fit aucun vrai prosélyte, & son
opinion mourut avec lui.

Un projet qu'il eut fort à cœur, & qui sembloit raisonna-
ble, fut d'établir à Paris, une Académie de Médecine, qui
devoit avoir correspondance avec les Médecins de tous les
hôpitaux du Royaume, & même des hôpitaux étrangers,
pour leur proposer des remedes à éprouver dans les différentes maladies, pour recueillir les succès des épreuves qu'ils
auroient faites, de même que les observations que les ouver-
tures des cadavres pourroient leur donner lieu de faire, &
pour rassembler ces observations, & former par ce moyen,
un corps de Médecine, fondé sur des faits avérés.

Cette Académie devoit être composée de 30 ou 40 Médecins, entre lesquels il devoit y en avoir plusieurs, pris dans
la Faculté de Paris ; mais où il devoit y en avoir plusieurs
aussi des Universités provinciales, & c'est ce qui fit échouer
ce projet. La Faculté de Paris regarda cet établissement
comme tendant à détruire ses droits & ses priviléges, en
donnant dans Paris, des fonctions publiques à des Médecins
étrangers, & à rétablir la Chambre Royale, qui lui avoit

autrefois tant déplû, & dont la fuppreffion lui avoit tant donné de peine.

Chirac travailloit à vaincre ces difficultés, lorfque le Régent, fur l'autorité de qui il comptoit, mourut en 1723. Privé de cet appui, il fallut renoncer à fon projet, mais il le reprit vivement, dès qu'il eut été nommé premier Médecin du Roi, & il eut le malheur d'y trouver de nouveaux obftacles.

Chirac vouloit, que lui & après lui, les premiers Médecins du Roi, en fuffent les Préfidents perpétuels. La Faculté craignit, avec raifon, que cette prérogative ne donnât aux premiers Médecins, un pied dans les affaires de leur Compagnie, ce qu'elle a toujours évité avec grand foin. Pour prévenir le mal qu'elle craignoit, elle déclara qu'on exclueroit tous ceux de fon Corps, qui s'aviferoient d'entrer dans cette Académie, & qu'on ne les admettroit jamais à la confultation. En même-temps on réfolut de prendre tous les moyens poffibles pour faire échouer le deffein de Chirac. Cette oppofition l'irrita ; il fit exiler deux des Docteurs *, qu'il regardoit comme les auteurs de la chaleur qu'il y avoit dans la Faculté. Les Docteurs partirent pour leur exil, fans peine, & la Faculté n'en fut que plus ferme dans fon oppofition, qui fe foutint jufqu'à la mort de Chirac, & qui fit évanouir fon Académie.

La Faculté de Montpellier fut plus docile pour un autre de fes projets. Chirac vouloit réunir les deux Profeffions, & faire des Médecins-Chirurgiens, ce qui eft une chimere, qui ne fçauroit fe foutenir dans l'état où les chofes font. Il exigea pour cela, que la Faculté de Montpellier montrât l'exemple, & qu'elle reçût des Docteurs de cette efpece, en réformant fes anciens Statuts, qui y étoient· formellement oppofés. La Faculté les réforma, & reçut quelques Docteurs dans cette forme. Pour maintenir cet établiffement, Chirac donna à la Faculté, par fon Teftament 30 mille livres qu'on devoit placer, & dont la rente devoit fervir à recevoir gratuitement, tous les ans, trois Docteurs de cette ef-

* M^{rs}. Martinenq & de Laleu qui étoient alors Profeffeurs, circonftance qui fit révoquer par le Miniftre la lettre de cachet prefque auffi-tôt qu'il en fut réformé par la Faculté.

N n ij

pece : mais les héritiers de Chirac ont fait caffer ce Teftament, & comme les 30 mille livres n'ont point été comptées,
on ne fongea plus à recevoir des Médecins-Chirurgiens, &
ceux qu'on avoit reçus en cette qualité, ont bien-tôt répudié
le titre de Chirurgien.

On n'a point d'ouvrage de Chirac qui réponde à la réputation qu'il avoit. Le meilleur eft peut-être la Brochure fur la
Structure des Cheveux, dont on a parlé. Il publia enfuite deux
Thèfes ; l'une *fur la Paffion Iliaque* ou *le Miferere*, où il explique affez bien le mouvement Périftaltique des inteftins, &
l'autre fur l'*Incube*, où il tâche de prouver que c'eft une maladie, contre Jean Chaftelain, Doyen de la Faculté, qui
foutenoit, peut-être avec raifon, que ce n'étoit qu'un rêve.

Chirac s'engoua dans la fuite d'une maniere de raifonner,
qu'il appella *méthodique-analytique* ; mais qui dans le fond
étoit une méthode de parler tant qu'on vouloit, fur un fujet
qu'on n'entendoit pas, fans y apporter le moindre éclairciffe-
ment. Il compofa dans ce goût, un Traité *De motu cordis* ;
qu'il fit imprimer à Montpellier, qui eft, pour dire le vrai,
l'ouvrage le plus fingulier & le plus mauvais qui ait paru en
Médecine.

Les fuccès qu'avoient eu les eaux de Balaruc, dans la guérifon de la bleffure de M. le Duc d'Orléans, employées en
forme de douches, engagea Chirac à compofer une Thèfe
de Vulneribus, pour raconter & vanter cette cure. Il y a,
pour le fonds, de bonnes chofes dans cette Differtation, mais
la forme en eft infoutenable, par l'ennui que caufe l'affectation que l'Auteur a eue, de commencer tous les articles, par
la prépofition *Quoniam*.

En général, il y a peu d'ouvrages plus mal écrits que les
fiens, & il n'y a pas lieu d'en être furpris. Il n'a jamais pu fe
réfoudre à les relire & à les retoucher ; & il n'y en avoit point
qui en euffent plus de befoin. Nous avons déjà vû, qu'Arnaud
de Villeneuve & Guillaume Rondelet, avoient eu le même
défaut ; & nous avons obfervé que cette négligence leur
avoit auffi mal tourné qu'à Chirac.

On a publié depuis fa mort un Traité des Fiévres, en Franço¨s, imprimé à Paris & composé sur les idées de Chirac, mais par des personnes qui avoient plus de méthode que lui. Les Editeurs ont fort vanté cet Ouvrage, parce qu'ils ignoroient que ce qui regarde les fiévres inflammatoires, & surtout la fiévre maligne, avoit déjà été publié.

Chirac mourut à Versailles en 1732, âgé de 82 ans.

1732.

Jean Bezac, *de Montpellier.*

Il reçut le degré de Docteur en 1668, & il obtint en 1674, des provisions pour la chaire vacante par la mort d'André Brunel. Il devint Doyen en 1715, par le decès de Jean Chastelain. Il s'accommoda en 1720 de sa survivance avec Jacques Lazerme, parce qu'il commençoit à perdre la vûe, ce qui ne fit qu'augmenter jusqu'à sa mort. Libre de tout soin, il ne s'occupa plus que d'actes de piété & de Religion. Il est mort en 1738 âgé de 76 ans, généralement regretté, quoique de la vieillesse la plus décrépite.

1738.

Bezac fut un bon & sage Praticien, qui faisoit la Médecine avec une noblesse & un désintéressement peu commun, & par conséquent très-éloigné de cette avidité, qui court à tout, qui embrasse tout, qui forme rarement de bons Médecins, mais le plus souvent de mauvais routiniers.

Je ne crois pas qu'on doive regarder ce Professeur, comme un grand Théoricien. Il avoit fait ses études dans le temps que le systême Galenique regnoit dans les Ecoles. Le temps que Bezac mit à le bien étudier fut dans la suite non-seulement perdu pour lui, mais devint même un obstacle pour apprendre les nouvelles opinions : mais cependant il en sçavoit beaucoup plus qu'il n'en falloit pour instruire des Ecoliers, d'autant plus que ce qu'il sçavoit, il le sçavoit bien, qu'il le rendoit très-clairement, & qu'il remplissoit les fonctions de sa charge avec une ponctualité très-louable.

Il étoit le Pere de tous les Ecoliers, & conciliateur de tous ses Collegues dans les querelles qui arrivent souvent

1738. dans les difputes Académiques. Il conduifoit toutes les affaires de la Faculté. On n'auroit rien reglé fans avoir pris fon avis, & fon avis étoit prefque toujours fuivi. De pareils Profeffeurs font très-rares dans les Univerfités, & ils y feroient très-né-ceffaires.

ANTOINE DEIDIER, *de Montpellier, Fils d'un Chirurgien de cette Ville, & Gendre du célebre Vieuffens.*

1746. IL obtint le degré de Docteur en 1691, il fe préfenta en 1696, à la difpute qui fut ouverte pour remplir la chaire de Chymie, vacante par le decès d'Arnaud Fonforbe. Il fut choifi par le Roi, & en conféquence il obtint les provifions de cette charge, & y fut inftallé en 1697. Entre autres graces qu'il avoit obtenu du Roi, pour avoir été à Mar-feille pour fecourir les Peftiférés en 1720, il a eu le Cordon de l'Ordre de St. Michel. Enfin las de fa place de Profeffeur, il s'eft retiré à Marfeille en 1732, pour y remplir la place de Médecin des Galeres, à laquelle le Roi l'avoit nommé; & où il eft mort le 30 Avril 1746.

Deidier a donné quelques Traités de Médecine, qu'on va expofer par ordre des dates.

1°. *Chymie raifonnée*, imprimée à Lyon, in-12 en 1715.

2°. *Inftitutiones Medicinæ Theoricæ, Phyfiologicæ* & *Pathologicæ*, à Montpellier, in-12 en 1716.

3°. Deux Differtations Médicinales & Chirurgicales en Latin, l'une fous le titre de *Differtatio de morbis venereis*, imprimée à Montpellier, in-8°. en 1722, & réimprimée à Londres en 1724, & l'autre intitulée *de Tumoribus*, jointe à la précédente.

Ce Profeffeur avoit de l'efprit & du fçavoir, mais pour ne rien diffimuler, il paroît qu'il couroit après la nouveauté, beaucoup plus qu'après la vérité. C'eft ainfi qu'il foutenoit, parce qu'il croyoit cette opinion nouvelle, quoiqu'elle ne le fût pas, que l'accroiſſement des animaux & des arbres, ne ſe faiſoit que par l'expanſion & le développement de la matiere contenue dans leur germe primitif, ſans aucune formation nouvelle de ſubſtance ſolide : que dans un chêne de 100 ans, il n'y avoit pas plus de ſubſtance ſolide, que dans le germe du gland d'où il étoit venu. C'eſt par le même eſprit qu'il enſeigne dans le Traité *de morbis venereis*, dont on vient de faire mention, que les maladies vénériennes reconnoiſſent pour cauſe, des petits vers imperceptibles très-rongeants & très-féconds, qui ſe tranſmettent d'un ſujet à l'autre, quoique cette hypothèſe ne fût pas nouvelle, comme il le croyoit, & qu'elle eût été déja pluſieurs fois propoſée & réfutée.

Sa Chaire a été donnée à M. Fizes, qui avoit diſputé celle de M. Aſtruc, que M. Marcot avoit emportée. M. Fizes, fils d'un Profeſſeur de Mathématiques dans l'Univerſité de Montpellier, a joui de la réputation d'un grand Praticien. Il a été appellé à Paris par Mgr. le Duc d'Orléans ; mais le climat ne lui ayant pas convenu, & ſa ſanté ayant toujours été chancelante, il a demandé à ce Prince la permiſſion de ſe retirer, & à retourner à Montpellier, où il eſt mort célibataire, le 14 Août 1765.

On a de lui *des Opuſcules* in-4°. un Traité *des fievres*, in-12, *une Phyſiologie* & *une Pathologie* : tous Ouvrages très-médiocres. Il eut pour Concurrent dans ſes diſputes, le célebre M. Ferrein, aujourd'hui Docteur Régent de la Faculté de Paris, de l'Académie des Sciences, Profeſſeur Royal de Médecine & d'Anatomie au Jardin du Roi. Ses découvertes importantes, ſes excellents Mémoires feront voir à jamais, que ſes Juges eurent raiſon de le préférer, car il avoit eu toutes leurs voix, & que la Cour eût mieux fait de s'en rapporter au jugement de la Faculté de Montpellier.

Gerard Fitzgerald, *de Limeric en Irlande.*

1748.

Il étoit Docteur en Médecine en 1719 , fut reçu Professeur en survivance de Jean Chirac en 1726 , & mourut en 1748 , après Chirac , & par conséquent il a été Professeur en titre.

On a imprimé , après sa mort , un Traité sous le titre suivant :

Traité des Maladies des Femmes , traduit du Latin de M. Fitz-Gerald , Professeur en Médecine , dans l'Université de Montpellier. A Paris , (à Avignon) *in-12* , 1758.

Je ne connois pas l'édition de ce Traité en Latin , qu'on annonce ; mais comme ce Traité a été dicté dans les Ecoles, il est apparent qu'il a été composé en Latin. J'ai dit mon jugement sur cet Ouvrage , dans le *Traité des Maladies des Femmes* , Tom. IV.

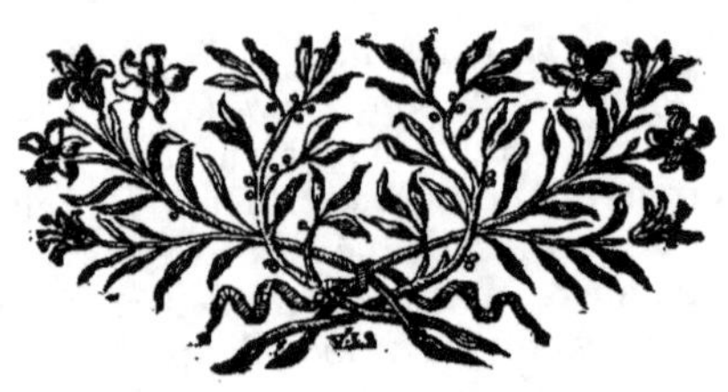

François

FRANÇOIS CHICOYNEAU.

FRANÇOIS CHICOYNEAU nâquit à Montpellier en 1672. Il étoit le second fils de Michel Chicoyneau, & son pere l'avoit destiné au service de mer, mais la mort précipitée de ses deux autres enfans, lui fit changer de dessein, & le détermina à le faire étudier en Médecine, dans la Faculté de Montpellier, où il fut reçu Docteur, le 10 Mars 1693, âgé de 21 ans; le 23 Juin de la même année, il obtint des Provisions en commandement pour la survivance des charges que ses freres avoient occupées. Michel Chicoyneau sçavoit, comme on voit, les moyens d'obtenir ces graces; & Antoine d'Aquin, qui étoit encore premier Médecin du Roi, n'étoit pas moins obligeant que Valot.

Le jeune Chicoyneau n'avoit que 21 ans, mais il étoit bien fait, avoit un air noble & prévenant, étoit doué d'une mémoire très-heureuse, récitoit de bonne grace ses leçons, qu'il apprenoit par cœur, jusqu'à ce qu'un plus grand fonds d'étude eût mûri ses connoissances; & quoiqu'il ne fût ni un Anatomiste, ni un Botaniste du premier ordre, il charmoit tout le monde, & il en sçavoit assez pour des écoliers, qu'il étoit chargé d'instruire.

Il étoit exact à remplir ses fonctions, d'un accès facile pour les écoliers, très honnête pour les Professeurs, avec qui il vivoit dans la plus grande amitié & la plus parfaite union, & il étoit généralement aimé. Il continua à vivre de cette maniere près de 20 ans, lorsqu'il commença à s'attacher à la Pratique, où il tint bien-tôt le premier rang. Tout le monde s'empressoit à avoir pour Médecin un homme qui étoit Conseiller de la Cour des Aides, Chancelier de la Faculté, très-assidu auprès de ses malades, & qui ne vouloit point d'honoraires.

François Chicoyneau uniquement occupé des emplois que ses Places lui imposoient, ou de ceux que son goût lui avoit fait embrasser, vivoit content à Montpellier, lorsque M. Chirac, son beau-pere, qui étoit alors premier Médecin du Régent, le proposa à ce Prince, pour l'envoyer à Marseille, où la Peste faisoit de grands ravages. On lui donna pour adjoints M. Verny, habile Praticien de Montpellier, & M. Déidier Professeur de la Faculté. On ne pouvoit pas choisir des Médecins plus capables de remplir l'emploi qu'on leur confioit ; ils s'y rendirent avec courage, rassurerent par leur présence, les habitants allarmés, leur procurerent tous les secours qui dépendoient d'eux ; & si leurs remedes n'eurent pas un plus grand succès, c'est que la Médecine n'en a guere contre la Peste.

Après un an de séjour dans cette malheureuse Ville, la Peste étant cessée, ou du moins diminuée en Provence, ils revinrent à Montpellier, où ils furent reçus avec une grande joie, & où ils reprirent leurs fonctions ordinaires. Mais M. Chirac étant devenu premier Médecin du Roi, il appella Chicoyncau son gendre à la Cour, pour être Médecin des Enfans de France. Il n'occupa ce poste qu'environ neuf mois, car alors la place de premier Médecin étant venue à vacquer, par la mort de Chirac, le Roi l'y nomma, & il l'a remplie près de vingt ans avec la confiance du Roi & l'estime de la Cour, jusqu'à l'âge de 80 ans, où il succomba sous le poids de la vieillesse le 13 Avril 1752.

Ce Médecin n'a point laissé d'ouvrage, qui mérite d'être annoncé, car les Thèses de Médecine qu'il a publiées lorsqu'il a présidé des actes, étoient des Thèses très-communes, qui certainement ne passeront pas à la postérité. Il me paroît pourtant qu'on en distingue deux comme dignes d'attention & de louanges, & il est juste de les examiner.

La premiere, est une Dissertation qu'il publia à son retour de Marseille, où il tâchoit de prouver que la Peste n'étoit pas contagieuse. En soutenant cette opinion, il travailloit contre sa propre gloire ; car quel mérite y avoit-il d'avoir été à Marseille traiter des Pestiférés, si ce mal ne se prend pas. On n'a jamais bien sçu si M. Chicoyneau croyoit ce qu'il disoit sur la non-contagion de la Peste, ou s'il paroissoit sou-

tenir cette opinion pour plaire à son beau-pere, qui, comme
on a vû , en étoit fortement persuadé.

1752.

Mais quel qu'ait été le sentiment de Chicoyneau sur cette
matiere , je crois pouvoir me flatter de l'avoir solidement
réfuté dans une Dissertation imprimée , où je prouve que la
Peste est contagieuse , & où je réfute très-solidement les raisons qu'on alléguoit contre.

L'autre Dissertation, « a fait , *dit-on* , une révolution dans
» la pratique de la Médecine , & on aura toujours , à M.
» Chicoyneau , *ajoute-t-on* , l'obligation d'avoir presque en-
» tierement réformé le traitement de cette fàcheuse Mala-
» die , qui bien que si capable de servir de frein au vice & à
» la débauche , ne leur sert, le plus souvent , que de puni-
» tion ». Cela veut dire qu'on attribue à M. Chicoyneau d'a-
voir , dans cette Thèse ou Dissertation , l'honneur d'avoir
appris à diminuer les doses des frictions mercurielles , & à
écarter même les frictions , pour éviter la salivation , qui n'est
pas nécessaire pour la guérison des maladies Vénériennes.

Mais j'ai renversé l'honneur qu'on veut faire mal à propos
à M. Chicoyneau , en lui attribuant une Méthode qui étoit
connue & pratiquée deux cent cinquante ans avant que M.
Chicoyneau composât sa Thèse. On n'a qu'à consulter le
Traité des Maladies Vénériennes sur cet article. Ainsi je ne
m'étendrai pas sur une matiere que j'ai traitée ailleurs.

J a c q u e s L a z e r m e , *du Pouguet , Diocèse de Beziers.*

I l fut promu au Doctorat en 1703 , parvint à la régence
de Bezac en 1720 , mourut en 1756 , agé de 80 ans.

1756.

Il fit imprimer à Montpellier , en 1750 , un Abrégé de
Médecine sous le titre qui suit:

Curationes morborum ex Scriptis Jacobi Lazerme, Re-
gis Consiliarii , Professoris Medici Monspeliensis excerptæ.
Monspelii 1750 , *in*-12. 2 vol.

Ce Livre a été traduit en François, & imprimé à Paris en 1753, en un volume *in-12*, ſous ce titre:

Méthode pour guérir les maladies, traduite du Latin de M. Lazerme.

Il n'eſt pas beſoin de répéter ſur ce Livre, ni ſur le ſuivant, ce que j'en ai dit dans le *Traité des Maladies des Femmes. Tom.* iv. Ce Profeſſeur a été un Praticien laborieux. Nous avons encore de lui un Traité ſur les *Maladies de la Tête.*

1756.

ANTOINE MAGNOL.

Il étoit fils de Pierre Magnol; il fut reçu Docteur en Médecine, dans la Faculté de Montpellier en 1696. Il parut dans la ſuite négliger abſolument ce titre; il avoit embraſſé l'état militaire, mais quand il vit ſon pere vieux, l'envie lui vint de lui ſuccéder, & ſon pere eut le crédit de lui procurer ſa ſurvivance, par le crédit de *M. Fagon* en 1707. Il a occupé cette Place juſqu'à ſa mort, arrivée en 1759, le 10 Mars, à l'âge de 83 ans.

1759.

AIMÉ-FRANÇOIS CHICOYNEAU.

Il étoit Fils de François Chicoyneau d'un premier mariage; fut Docteur en 1722, & l'année d'après on lui obtint des proviſions en ſurvivance pour les places de ſon Grand-Pere. Il mourut long-temps avant ſon Pere, en 1740, âgé de 41 ans. Son fils Jean-François en bas âge, eut la ſurvivance de ſon Pere. Il fut inſtallé après la mort de ce premier Médecin, le 21 Octobre 1758, & mourut le 15 Octobre 1759, âgé de 22 ans. Cette place eſt remplie aujourd'hui par M. Imbert, ci-devant Profeſſeur à la place de M. Lazerme.

1759.

JEAN ASTRUC, *de Sauve, dans le Diocèse d'Alais.*

IL étudia en Médecine dans la Faculté de Montpellier, & parvint au Doctorat, dont il reçut les marques au commencement de l'an 1703. Il fréquenta ensuite les exercices des écoles, & fit des cours particuliers d'Anatomie. Quand Chirac fut appellé par le Duc d'Orléans pour le suivre à l'armée, il le chargea de faire ses leçons en son absence, en qualité de Substitut, ce qui fut agréé par la Faculté. Il remplit le même Emploi les trois années suivantes 1707, 1708 & 1709. Ayant appris qu'on alloit ouvrir un Concours dans l'Université de Toulouse en 1710, pour remplir trois Chaires de Médecine, qui étoient vacantes, il y alla, fut admis au Concours, & choisi pour la Chaire d'Anatomie qu'il souhaitoit ; & sur les Provisions qu'il obtint, il en prit possession en 1711.

Quoique cet établissement fût avantageux, l'amour pour la Faculté de Montpellier, dont Astruc étoit occupé, l'engagea à faire solliciter Chirac, qui étoit alors premier Médécin du Prince Régent, à lui donner sa survivance, à quoi il consentit ; & sur les Provisions qu'il lui envoya, Astruc fut reçu dans la Faculté en 1715.

Astruc en qualité de Survivancier, ne jouissoit pas des émolumens de la Place : mais la Chaire dont jouissoit Jacques Chastelain, second fils de Jean Chastelain, ayant vacqué par sa mort, Astruc la sollicita, l'obtint, & en prit possession en 1716. Il devint par-là Professeur en titre. Enfin étant allé à Paris pour affaires, on lui proposa, après quelques mois de séjour, un établissement qui lui parut convenable, & qu'il accepta. Il se démit de la Chaire de Montpellier, & on le nomma Professeur en Médecine au Collége Royal de France, Emploi *qu'il a occupé jusqu'à sa mort.* Sa Chaire fut remplie par Eustache Marcot. *

---

* *Note de l'Editeur.*
Nous n'avons rien ajouté à la notice que M. Astruc donne ici de lui-même ; sa rare modestie ne lui a pas permis de laisser d'autres mémoires sur la vie : ses écrits font connoître la grandeur de ses connoissances, nous n'ajouterons rien au tribut d'éloges que nous lui avons rendu ailleurs.

Nous avons donné la notice de ses Ouvrages à la suite de son éloge.

TABLE

DE L'ORDRE CHRONOLOGIQUE ET SUCCESSIF

Des Profeſſeurs qui ont rempli les deux premieres Chaires des quatre créées en 1498.

Jean GARCIN, P. R. à la création, en 1498, m. en 1502.

Jean FAUCON, P. R. en 1502, m. en 1538.

Pierre LAURENT, P. R. en 1638, m. en 1645.

Guillaume RONDELET, P. R. en 1645, m. en 1666.

Laurent JOUBERT, P. R. en 1566, m. en 1584.

André DU LAURENT, P. R. en 1584, m. en 1609.

Jean DELORT, P. R. en 1612, (*on fut trois ans à nommer aux charges de Du Laurent.*) m. en 1639.

Louis DE SOLIGNAC, P. R. en 1639, m. en 1665.

Aimé DURANT, P. R. en 1665, m. en 1694.

Pierre MAGNOL, P. R. en 1694, m. en 1715.

Antoine MAGNOL, ſurvivancier de ſon Pere en 1706.

Honoré PIQUET, P. R. à la création en 1498, m. en 1513.

Louis SAPORTA, D. P. R. en 1513, ſe retire à Toulouſe en 1532.

Denys FONTANON, P. R. en 1532, m. en 1544.

Jean BOCAUD, P. R. en 1544, m. en 1554.

Honoré CASTELLAN, P. R. en 1556, m. en 1569.

Jean HUCHER, P. R. en 1570, m. en 1603.

Jacques PRADILLES, P. R. en 1603, m. en 1619.

Siméon COURTAUD, P. R. en 1620, m. en 1665.

Gaſpar FESQUET, P. R. en 1665, m. en 1673.

Guillaume RIDEUX, P. R. en 1673, m. vers 1699.

Pierre RIDEUX, ſurvivancier de ſon Pere, en 1698.

TABLEAU

DE L'ORDRE CHRONOLOGIQUE ET SUCCESSIF

Des Profeſſeurs qui ont rempli les deux dernieres des quatre Chaires créées en 1498.

Gilbert GRIFFY, P. R. de la création en 1498, m. en 1539.

Antoine SAPORTA, P. R. en 1539, m. en 1573.

Nicolas DORTOMAN, P. R. en 1574, m. en 1590.

Jean VARANDAL, P. R. en 1590, m. en 1617.

George SCHARPE, P. R. en 1619, à Bologne en Italie en 1634, m. en 1638.

Jacques DURANT, P. R. en 1639, m. en 1652.

Michel CHYCOINEAU, P. R. en 1659, paſſe à la Chaire d'Anatomie & de Botanique, & vend ſa place à Benoit.

Pierre BENOIT, P. R. en 1664, m. en 1668.

Jerôme TENQUE, P. R. en 1668, m. en 1687.

Pierre CHIRAC, P. R. en 1687, m. en 1732.

Jean ASTRUC, ſurvivancier en 1715, paſſe en 1716, à la Chaire vacante par le décès de Jacques Chaſtelain.

Gerard FITZGERAL, autre ſurvivancier de Chirac en 1726, m. en 1748.

Robert PIERRE, P. R. de la création en 1498, m. en 1502.

Pierre TREMOLET, P. R. en 1502, m. en 1520.

Jean SCHYRON, P. R. en 1520, m. en 1566.

François FEYNES, P. R. en 1568, m. en 1576.

Jean SAPORTA, P. R. en 1577, m. en 1605.

François RANCHIN, P. R. en 1605, m. en 1641.

Pierre SANCHE, le Pere, P. R. en 1641, m. en 1668.

André BRUNEL, P. R. en 1668, m. en 1674.

Jean BEZAC, P. R. en 1674, m. en 1738.

Jacques LAZERME, ſurvivancier de M. Bezac en 1720, m. en 1756.

TABLEAU

DE L'ORDRE SUCCESSIF ET CHRONOLOGIQUE

Des Professeurs qui ont rempli les deux Chaires, créées par Henri IV.

Chaire d'Anatomie & de Botanique créée en 1596.

Pierre-Richer DE BELLEVAL, P. R. de la création, m. en 1623.

Martin Richer DE BELLEVAL, son Neveu, son survivancier en 1623, m. en 1661.

Michel CHICOYNEAU, P. R. en 1659, & remplissant la troisieme Chaire créée en 1498, passa en 1664 à la Chaire d'Anatomie & de Botanique, vacante par la mort de Martin Richer De Belleval, m. en 1701.

Michel-Aimé CHICOYNEAU, fils aîné de Michel son survivancier, reçu en 1689, m. en 1690.

Gaspar CHICOYNEAU, troisieme fils de Michel, son survivancier en 1691, m. en 1692.

François CHICOYNEAU, second fils de Michel, son survivancier en 1693, m. en 1752.

Chaire de Chirurgie & de Pharmacie, créée en 1582.

Pierre DORTOMAN, P. R. de la création, m. en 1612.

Laurent COUDIN, P. R. en 1612, m. en 1620.

Lazare RIVIERE, P. R. en 1622, m. en 1655.

Pierre SANCHE, le fils, P. R. en 1659, m. en 1669.

Jean CHASTELAIN, P. R. en 1669, m. en 1715.

Pierre CHASTELAIN, survivancier de son Pere, reçu en 1708, m. en 1711.

Jacques CHASTELAIN, survivancier de son Pere, reçu en 1716, m. en 1725.

Jean ASTRUC, obtint en 1716 des provisions pour cette Chaire, vacante par le décès de Chastelain le Pere, & de ses deux Fils, & les ayant obtenus, il fut installé.

Mais s'étant établi à Paris, il donna la démission de sa charge, laquelle a été remplie par M. Marcot.

Ordre *succeſſif & chronologique* des Doyens.	Ordre *succeſſif & chronologique* des Chanceliers.
Honoré PIQUET, Doyen en 1498, devint Chancelier en 1513, par la mort de Jean Garcin, m. en 1529.	Jean GARCIN, Ch. en 1498, m. en 1513.
Gilbert GRIFFI, Doyen en 1502, quand Piquet paſſa à la charge de Chancelier, m. en 1539.	Honoré PIQUET, Ch. en 1513, m. en 1529.
Jean FAUCON, Doyen en 1529, m. en 1539.	Gilbert GRIFFI, Ch. en 1529, m. en 1556.
Etienne CORANDUS ou CABRIDE, ſimple Docteur, Doyen en 1539, m. en 1552.	Jean SCHYRON, Ch. en 1556, m. en 1566.
Antoine SAPORTA, Doyen en 1552, devint Chancelier en 1588.	Guillaume RONDELET, Ch. en 1566, m. en 1566.
Antoine GRIFFI, ſimple Docteur, Doyen en 1566, m. en 1576.	Antoine SAPORTA, Ch. en 1566, m. en 1573.
Jean HUCHER, Doyen en 1577, Chancelier en 1583.	Laurent JOUBERT, Ch. en 1573, m. en 1583.
Jean-Bleſin SCHYRON, ſimple Docteur, Doyen en 1584, m. en 1609.	Jean HUCHER, Ch. en 1583, m. en 1602.
Jean VARANDA, Doyen en 1609, m. en 1617.	André DU LAURENT, Ch. en 1603, m. en 1609.
Jacques PRADILLES, Doyen en 1617, m. en 1619.	François RANCHIN, Ch. en 1612, m. en 1641.
Richer DE BELLEVAL, Doyen en 1619, m. en 1632.	Martin-Richer DE BELLEVAL, Ch. en 1641, m. en 1664.
Jean DELORT, Doyen en 1632, m. en 1637.	Michel CHICOYNEAU, Ch. en 1667, m. en 1701.
Siméon COURTAUD, Doyen en 1637, m. en 1665.	Michel-Amé CHICOYNEAU, ſurvivancier en 1689. m. en 1690.
Louis SOLINIAC, Doyen en 1665, m. en 1676.	Gaſpar CHICOYNEAU, ſurvivancier en 1691, m. en 1692.
Aimé DURANT, Doyen en 1676, m. en 1694.	François CHICOYNEAU, ſurvivancier en 1692, m. en 1752.
Jean CHASTELAIN, Doyen en 1694, m. en 1715.	François AIMÉ, ſurvivancier de François ſon Pere, n'a jamais été Chancelier. Son petit-fils l'a été un an.
Jean BEZAC, Doyen en 1715.	

MÉMOIRES
SUR L'HISTOIRE
DE
LA FACULTÉ DE MÉDECINE
DE MONTPELLIER.

LIVRE CINQUIEME.

Les Vies & les Ouvrages de Médecins, qui après avoir étudié en Médecine à Montpellier, & y avoir pris leurs degrés, sont parvenus à occuper des places distinguées.

'O N se propose de comprendre dans ce Livre tous les Docteurs en Médecine de la Faculté de Montpellier, qui ont été Médecins de Papes, d'Empereurs, de Rois, de Princes Souverains, de Princes, ou d'autres Personnages éminents par leurs dignités. On y ajoutera ceux qui ont rempli des Régences dans quelque Université célebre. On comprend bien qu'on trouvera dans ces Vies courtes plusieurs des Médecins qui ont été Professeurs à Montpellier, & dont on a déjà parlé. A leur égard on ne répétera pas ce qu'on a déjà dit, mais on se contentera de les placer à leur rang, & de renvoyer aux Livres précédents, où l'on a fait le précis de leur vie.

P p ij

*Noms des Docteurs de la Faculté de Médecine de Mont-
pellier, qui se sont rendus recommandables par leurs
Ouvrages, rangés par ordre alphabetique.*

A.

ABRENETHÉE (Adam) d'Edimbourg.
AKAKIA (Martin) de Paris, m. le 5
　Février 1593.
ARGENTIER (Jean) de Piemont, Pro-
　fesseur à Turin.

B.

BAGELLARDUS (Paul).
BARBEIRAC (Charles).
BAUHIN (Jean) de Bas...
BAUHIN (Caspar) d...lle.
BEDA (Samuel) de...
BERNIER (Jean) de Blois.
BERNIER (François) d'Angers.
BOMPART (Marcellin) *Riol. pag.* 227.
BONET (Jean) de Geneve.
BOREL (Pierre) de Castres.
BORGESIUS (Jean).
BOUGUIER. *Riol. pag.* 273.
BRIGGS (Guillaume) Anglois.
BURNET (Thomas) Schoto-britannus.

C.

CARTIER (Melchior) de Toulouse.
CARVIN (Jean) de Montauban.
CATTIER (Isaac) de Paris.
CHAMPIER (Jacques) de Lyon.
CHASSIGNON (Jean) de Tournon.
CITOYS (François) de Poitiers.
CLUSIUS (Charles) du Diocèse d'Arras.
CONSTANTIN (Antoine) *Riol. Recherches
　curieuses, pag.* 249.
CROQUERUS (Jean).
CUREAU de la Chambre (François) du
　Mans.

D.

DALECHAMP (Jacques) de Bayeux.
DELORME (Charles) de Moulins.
DEMAASE (Jacques) de Montpellier.

DRELINCOURT (Charles) de Paris, Pro-
　fesseur en Médecine à Leide.
DUNCAN (Marc) Ecossois de la Province
　de Tindall.

E.

ECLUSE (Charles de l').
ESTANOVE (Pierre) de Montpellier.

F.

FABRE (Pierre-Jean) de Castelnaudarry.
FALCONET (André) de Roanne.
FALCONET (Antoine).
FALCONET (Noel) de Lyon.
FAUCON (Guillaume) de Rouen 1597.
FERRAND (François) de Castelnaudarry
　1640.
FERRIS (François) de Toulouse.
FILHOLT (Raimond) de Rodez.
FINOT (Raimond) de Beziers, célebre
　Médecin de Paris.
FOEZ (François) de Metz.
FOREST (Pierre de la).
FRANCISCIS (Franciscus DE).

G.

GESNER (Conrard) de Zurich.
GORRIS (Leonard de) de Paris.
GOTHFRIED (Ernest).
GRAINDORGE (André) de Caen.
GRAS (Henri) de Lyon.
GRYLLUS (Laurent) *Riol. pag.* 217.
GUILLEMINET (Joseph).
GUILLIEN (Philippe).

H.

HEBERT (Philippe).
HECQUET (Clement) de Picardie.
HELLWIGIUS (Jean) de Nuremberg.
HEYZE, de Danzic.
HOFFMAN (Michel) de Hall en Souabe.

HOUPPEVILLE (Guillaume) de Rouen.
HUMEAU (François).

I.

JACOZ (Siméon) de la Coste en Dauphiné.
JANICHIUS (Pierre) de Colberg en Pomeranie.
IMBERT (Jean).
JODON (Edmon) d'Auxerre.
JOUBERT (Isaac) de Montpellier.

K.

KRAGIUS (André) de Riper en Danemarc.

L.

LAGNEAU (David) du Diocèse d'Aix.
LASSUS (Raimond de).
LAVATERUS (Jean-Gaspar) de Zurich.
LAVAU, dit de S. Verunian (François) de Poitiers.
LOBEL (Mathias de) de Lille en Flandre.
LOTICHIUS (Pierre) du Diocèse de Wirtsbourg.
LYONNET (Robertus) du Puy.

M.

MAGDELAIN (Antoine) de Tours.
MAINARD (Étienne) Professeur à Bordeaux.
MANDUCA (Antoine) de Malte, Mathématicien du Roi de Navarre en 1584.
MARFAING (Jean) de Pamiers.
MEIER (Jacques) de Strasbourg.
MEISSONNIER (Lazare) de Mâcon.
MENGOT (Antoine) de Paris.
MESTREZAT (Pierre) de Geneve.
MONGINOT (François) du Diocèse de Langres.
MOREL (Pierre) de Vitry en Champagne.
MORIN (Nicolas) de Tours.
MORIN (Luc) de Blois.
MULLER (Philippe) de Fribourg.

N.

NOSTRADAMUS ou de Notre Dame (Michel) de Saint Remy en Provence.
NOYER (Balthasar) d'Avignon.

O.

OLHAFIUS (Joachimus) de Dantzic.

P.

PACHEQ (Pierre) de Lunel.
PECQUET (Jean) de Dieppe.
PENA (Petrus).
PERDRIER (Jean) de Paris.
PETIT (Jean) de Paris.
PETIT (Pierre) de Paris 1656.
PETIT (François) de Paris 1654.
PFIFFER (Rudolphe) de Lucerne en Suisse.
PILLETERIUS (Gaspar).
PISTORIS (Jean) de Nismes.
PITTON de Tournefort (Pierre) d'Aix.
PLATERUS (Thomas) de Basle.
PLATERUS (Felix) le Pere, de Basle.
PONS (Jacques) de Lyon.
POSTHIUS (Joannes) de Gemersheim dans le bas Palatinat.
PRIMEROSE (Jacques) de Bourdeaux.
PURPAN (Pons-François) de Toulouse.

Q.

QUEYRATS (Jean) du Diocèse de Carpentras, Professeur à Toulouse.

R.

RAINSSANT (Nicolas) de Reims.
RENAUDOT (Théophraste) de Loudun.
RENEAUME (Paul) de Blois.
RENEAUME (Michel) de Blois.
RESTAURAND (Raimond) du Saint-Esprit.
ROBIN (Nicolas) de Paris.

S.

SANCHEZ (François) de Braga en Portugal, Professeur à Toulouse.
SANCHEZ (François) de Valence en Espagne.
SARACENUS (Philibert) de Geneve.
SARRAZIN, *vulgò* SARACENUS (Jean-Antoine) de Lyon.
SCHMIEDT (Jean) de Dantzick.
SEBIZIUS (Melchior) le Pere, de Falkembourg en Silesie, Professeur en

Médecine à Strasbourg.
SEIGNETTE (Jean) de la Rochelle.
SIMLER (Rodolphe) de Zurich.
SOLAS (Michel) du Diocèse de Montpellier.
SOLENANDER (Reinerus) Allemand.
SORBIN (Arnaud) de Toulouse.
SOVIROL (Guillaume) de Montpellier.
SPON (Charles) de Lyon.
SPON (Jacob) de Lyon.
STROBERBERGER (Jean - Etienne) de Grets en Styrie.
SYLVIUS (Jacques).

T.

TOLET (Pierre-Jacques).
TORINUS (Albanus) de Winterthurn dans le Canton de Zurich.
TOUSSANT (Hierosme) du Diocèse de Comminge, Professeur d'Anatomie à Toulouse.

V.

VALLERIOLE (François) du Diocèse de Narbonne.
VASSEUR (Louis le) de Paris.
VEIRATS (Jacques) du Diocèse d'Uses.
VEIRATS (Pierre) de Nismes.
VERZASCHA (Bernard) de Basle.

W.

WOLPHIUS (Gaspar) du Diocèse de Constance.
WORMIUS (Olaus) Danois, d'Athusen en Danemarc.

Z.

ZANGMAISTER (Jean-Paul) d'Augsbourg.
ZOLLIKOFFER (Hector) de Saint Gal.

LES VIES ET LES OUVRAGES
DE MÉDECINS,

Qui après avoir étudié à Montpellier, & y avoir pris leurs degrés, font parvenus à occuper des places diftinguées.

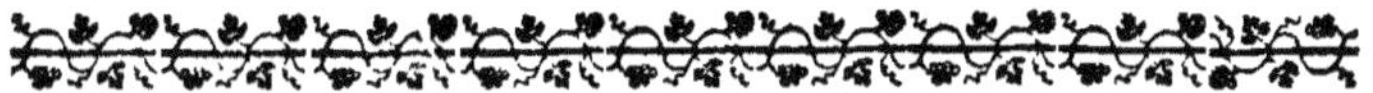

JOANNES PETRUS LUSITANUS.

JOANNES (*a*) PETRUS LUSITANUS, ou OLYSSIPONENSIS, Jean Pierre de Portugal ou de Lifbonne, *Joannes Petrus Hifpanus*, Jean Pierre d'Efpagne, *Petrus Juliani*, Pierre de Julien, ou fils de Julien, marquent une même perfonne, qui vivoit dans le XIIIe. fiécle, & au nom de baptême de qui on ajoûta, felon l'ufage de fon temps, le nom de fon pays; de Portugal, de Lifbonne, d'Efpagne; ou celui de fon Pere, fils de Jean.

Le détail des (*b*) commencements de Jean Pierre de Lifbonne eft difficile à débrouiller. Il nâquit à Lifbonne, à la fin du XIIe. fiécle, ou au commencement du XIIIe, d'une famille obfcure; quelques-uns croyent que fon Pere étoit Médecin; pour lui il eft certain qu'il fe deftina à l'étude de la Médecine; mais, fuivant l'ufage de fon fiécle, il s'attacha à toutes les fciences que l'on commençoit à enfeigner de fon temps, la Médecine, le Décret, la Théologie, la Philofophie, les Mathématiques. Comme les études étoient plus floriffantes en France qu'en Portugal, il y paffa, & s'appliqua avec ardeur à Paris & à Montpellier, à l'étude de la Philofophie & de la Médecine. (*c*) *In Galliis, five Parifiis,*

1270.

Le Pape
Jean XX,
ou XXI.

(*a*) Ciaconius de *Vitis Pontificum, in Joanne XX.*

(*b*) Nicolas Antoine, *Biblioth. veteris*

Hifpan. Lib. VIII. Cap. V.

(*c*) Nicolas Antoine, *In Bibliotheca vetere Hifpana*, ubi de *Petro Hifpano.*

 sive Monspelii, sive utrobique, Philosophiæ ac Medicæ arti egregiam navavit operam. Nous verrons à la fin de l'article, comment il faut entendre ce passage.

Les connoissances que Pierre de Lisbonne acquit en Médecine, lui firent honneur. Nous avons encore un Ouvrage de lui, qui a été imprimé sous le titre de *Thesaurus Pauperum*; ce n'est, dans le fond, qu'un recueil de recettes, pour les différentes maladies du corps humain. Nicolas Antonio & Ciaconius, assurent qu'il y a plusieurs autres Traités manuscrits du même Auteur, sur la Médecine, qu'on trouve dans les Bibliothéques qu'il indique : mais la Médecine est aujourd'hui si différente de ce qu'elle étoit du temps de cet Auteur, qu'il y a lieu d'espérer, que personne n'aura le courage de tirer ces Manuscrits de ces Bibliothéques pour les publier.

Quelque honneur que la Médecine fît à Jean Pierre de Lisbonne, ce n'est pas par-là qu'il fit fortune, mais par la Cléricature, où il étoit entré, & dont il s'occupa toute sa vie. Il obtint l'Archevêché de Brague en Portugal; il fut fait Cardinal, Evêque de Tivoli en 1273, par le Pape Grégoire X. Le Pape Adrien V. étant mort à Viterbe, il fut élu Pape à sa place, le 13 Septembre 1276. Il ne changea point de nom à son installation, mais il conserva le nom de Jean. C'étoit le XXe. Pape de ce nom (*d*). Ceux qui le comptent le XXIe. ne le font que parce qu'ils adoptent la Fable de la Papesse. Il ne siégea guére que 8 mois 8 jours, car le 2 du mois de Mai de l'année suivante, étant couché dans une chambre qu'il avoit fait bâtir au Palais de Viterbe, le plancher s'enfonça, on tira le Pape du milieu des décombres fort blessé, & il mourut peu de jours après.

Il y a quelques Historiens qui se plaignent de la rusticité de ce Pape, & du peu de connoissances qu'il avoit des affaires de l'Eglise; mais on convient assez unanimement qu'il étoit sçavant, qu'il aimoit les gens de Lettres, & qu'il leur faisoit du bien; qu'il avoit de grandes vûes pour le bien de la Reli-

____

(*d*) Ciaconius, *ubi suprà.*

gion;

gion, & qu'on pouvoit attendre de son zele, beaucoup d'avantage pour la Religion, s'il avoit vécu. Pour nous, nous bornant au sujet qui nous occupe, contentons-nous de remarquer que c'est, de tous les Médecins, celui qui a porté sa fortune le plus loin.

Il reste à éclaircir la chronologie de ce Pape, sur laquelle on n'a que deux points certains, *l'un* qu'il fut fait Cardinal en 1273 ; par Grégoire X, & *l'autre* qu'il fut élu Pape en 1276. Un homme d'une naissance obscure, comme Jean Pierre de Portugal, ne dut pas arriver aux grandes dignités de l'Eglise de bonne heure ; ainsi on a raison de présumer qu'il avoit 73 ans, quand Grégoire X. le nomma Cardinal ; & qu'il en avoit 76 quand il fut nommé Pape. Sur ce pied-là, il devoit être né sur la fin du xiie. siécle, ou au commencement du xiiie. Ses études devoient donc tomber à la 30 ou 35 année de son âge, ce qui s'accordoit avec la 30 ou 35 année du xiiie. siécle. Il pouvoit alors trouver à Montpellier à s'instruire dans la Médecine, puisqu'il y avoit une Ecole célebre de Médecine. Il pouvoit même y prendre le degré de Docteur ; car cette Ecole érigée en Faculté en 1220, par la Bulle de Conrard, étoit fondée à le donner ; mais il ne pouvoit alors étudier à Paris, qu'en Philosophie ; car il n'y avoit encore ni Ecole de Médecine, ni apparence de Faculté ; & si l'on pése sur l'expression d'Anatomie, on conviendra que c'est ce qu'il a voulu dire, *Parisiis Philosophiæ, Monspelii Medicæ arti egregiam navavit opéram.*

Note de l'Editeur.	noit pas le titre de Docteur à Montpellier : cette expression ayant été formée depuis pour le dernier degré de doctrine, à Boulogne en Italie par les seuls Jurisconsultes, & adoptée depuis ailleurs.
Il est plus simple de laisser le texte d'Antonio comme il est, & de convenir, ce qui est incontestablement prouvé, qu'on étudioit dans ce temps-là en Médecine à Paris, & qu'on ne don-	

Franciscus Connillius.

Franciscus Connillius, *François Connil.* Il étoit Médecin de Charles, Roi de Navarre, Comte d'Evreux, &

Seigneur de Montpellier. Il en est fait mention honorable dans un Privilége, accordé par ce Roi à la Faculté de Montpellier, l'an 1377, daté de Pampelune, de pouvoir prendre tous les ans le cadavre d'une personne justiciée, de quelque sexe qu'elle soit, pour servir aux démonstrations publiques ; & ordonne aux Magistrats de le délivrer aux Professeurs, à leur premiere réquisition. Ce Prince dit qu'il a accordé cette grace, par considération pour son amé, & fidele François Connil. *Quæ supplicantibus, intuitu ac contemplatione dilecti & fidelis nostri Physici, Francisci Connillii, Magistri in Medinâ & artibus, concessimus.*

On n'a point de preuves que ce Médecin fût Docteur de la Faculté de Montpellier. Les Registres de ce temps-là ne subsistent pas, mais on a cru devoir en faire mention, du moins comme d'un bienfaicteur de la Faculté.

CLAUDE DE MOULINS.

CLAUDE DE MOULINS, étoit de (*a*) Narbonne, on n'a point de preuve positive qu'il ait pris ses degrés dans la Faculté de Montpellier, parce que les Registres qu'on y conserve, ne commencent qu'après l'érection des Chaires Royales sous Louis XII ; & que ce Médecin vivoit avant ce temps-là ; mais on a lieu de le présumer, tant par rapport au lieu de sa naissance, que par rapport au zéle qu'il eut pour le bien & pour l'illustration de cette Faculté.

Il devint premier (*b*) Médecin de Louis XI. C'est de lui que Philippe de Comines entend parler, sous le nom de Maitre (*c*) Claude. M. Naudé qui en (*d*) parle aussi dans ses additions aux *Mémoires de Comines*, n'en a point sçû le surnom. Nous en devons la connoissance à une Transaction passée le 14 Février 1479, dont il fut le médiateur, conjoin-

---

(*a*) Prouvé par son testament, reçu par Vernier, Notaire en 1484, tiré des papiers du Collége de Girone.

(*b*) Prouvé par la transaction passée entre Deodé Bassoilly Chancelier, &

Du Verger, en 1479, du 14 Février.

(*c*) Liv. 6 cap. 7.

(*d* Pag. 52 de l'édition de Bruxelles, chez François Foppens 1706.

tement avec Adam Fumée, Médecin de la Faculté de Montpellier, & alors Maître des Requêtes, laquelle termina, **1480.**
comme nous avons vû ailleurs, le Procès que cette Faculté avoit au Grand Conseil, avec le Préfident du Vergier,
fur la fondation que Jean Bruguiere avoit faite, en faveur
de deux Ecoliers en Médecine, natifs de Girone, & étudiants
dans la Faculté de Montpellier.

· Cette Tranfaction procura à de Moulins le Patronage du
Collége de Girone, pour lequel il s'intéreffoit. Ce Patronage avoit été cédé par les héritiers de Bruguiere, Fondateur,
à Pierre Macé Sécretaire du Roi ; & par Macé au Préfident du Vergier. Par cette Tranfaction, du Vergier le céda
à de Moulins, qui travailla depuis avec ardeur au rétabliffe-
ment de ce Collége, & qui lui laiffa (*e*), par fon Teftament,
en 1484, tous fes livres de Médecine, pour augmenter la
Bibliothéque que Bruguiere lui avoit léguée.

Ce même Teftament contient une donation de ce droit de
Patronage, en faveur de Guillaume & Etienne de Neveu,
d'où il a paffé, fucceffivement, à Marguerite de Neveu,
& par elle aux Gazons, Seigneurs de Boutonet, dans la
maifon defquels elle fe maria, & enfin au Comte d'Ornaifon,
qui en jouit préfentement.

Claude de Moulins étoit auprès de Louis XI. (*f*) en 1480,
lors de l'accident que ce Roi eut aux Forges, près Chinon.
Il étoit accompagné d'Angelo Catto, Néapolitain, Médecin & Aumônier du Roi, fameux Aftrologue, & enfuite
Archevêque de Vienne ; & d'Adam Fumée, Médecin &
Maître des Requêtes. C'eft aux foins de ces Médecins, que
Louis XI. dut fa convalefcence, qui pourtant, ne fut pas
parfaite, puifque ce Prince ne fit que languir delà en avant,
jufqu'à fa mort, qui arriva en 1483.

Philippe de Comines qui a décrit la (*g*) derniere maladie
& la mort de Louis XI, n'y parle pas de de Moulins. Il y a
apparence que ce Médecin étoit mort, ou qu'il fut obligé de

(*e*) Reçu par Vernier, Notaire en | mines, *liv. 6 cap.* 7.
1484. | (*g*) Liv. 6 cap. 10, 11, 12.
(*f*) Mémoires de Philippe de Co-

1480. céder sa Place à l'avare Jacques Coëtier, qui ayant gagné l'entiere confiance du Roi, sçut se la conserver (*h*) par des duretés qu'il lui disoit en face, & par des fréquentes menaces de l'abandonner à sa mauvaise constitution, ce qui le faisoit trembler.

(*h*) Ibid. chap. 12.

GABRIEL MIRON.

1490. GABRIEL MIRON, originaire de Tortose en Catalogne, vint étudier en Médecine à Montpellier, où il prit ses degrés. Il fut appellé au service de Charles VIII, & en allant à la Cour, pour remplir la place qu'on lui destinoit, il mourut à Nevers.

Nous sçavons ces faits par une inscription, qui est sur la façade des Ecoles de Médecine, conçue en ces termes:

GABRIEL MIRO Perpinianensis, Medicinæ divinum oraculum, Consiliarius & Medicus fuit meritissimus Christianissimi Regis Caroli VIII. cujus servitio dùm vocaretur, in civitate Nivernensi obiit.

On donne dans cette Inscription à Gabriel Miron, le titre de *Perpinianensis*, c'est-à-dire de *Perpignan*.

ADAM FUMÉE.

1494. ADAM FUMÉE, étoit (*a*) natif de Tours, il alla faire ses études en Médecine, dans la Faculté de Montpellier, où il prit ses degrés. Je ne sçais par où il eut le bonheur d'être connu du Roi Charles VII; mais ce Prince le choisit pour son premier Médecin, & lui fit payer (*b*) une somme d'argent pour faire venir ses meubles de Languedoc, où il semble qu'il avoit formé déjà un établissement, & deux ans après (*c*) il lui donna une gratification de 3500 livres, en considération de ses services.

(*a*) Inscription qui est sur la façade des Ecoles.
(*b*) Ibid.

(*c*) P. Anselme, Histoire Génealogique & Chronologique, & dans la vie d'*Adam Fumée.*

Ces bienfaits durent l'attacher à ce Roi ; il eut cependant
le malheur d'être (*d*) foupçonné d'avoir voulu l'empoifonner　**1494.**
à l'inftigation du Dauphin fon fils , & il fut mis en prifon par
ordre du Roi. Une accufation fi grave , feroit une tache éter-
nelle à la réputation de ce Médecin , fi l'on ne faifoit pas attention à la fituation d'efprit, où étoit ce Roi fur la fin de fes
jours. Tous nos Hiftoriens (*e*) conviennent qu'il devint foup-
çonneux & défiant au dernier point ; qu'ayant été averti que
fes domeftiques avoient complotté de le faire mourir , il ne
crut plus voir que des poignards & des poifons ; que fon ap-
préhenfion fut fi grande que ne fçachant plus de quelle main
prendre les aliments avec fureté , il s'abftint de manger pendant plufieurs jours , au bout defquels il ne fut plus en fon
pouvoir de rien avaler, quand il le voulut, & qu'ainfi il exécuta, fur lui-même , le mauvais deffein , dont il accufoit fes
domeftiques, & que pour ne pas mourir de poifon , il mourut
de faim.

Mais fi Fumée, comme il eft apparent, n'eut jamais le deffein d'empoifonner le Roi, il faut du moins convenir qu'il
ne négligea point de ménager le fils fugitif, & d'entretenir
avec lui des liaifons , & c'eft à quoi l'on doit attribuer le crédit qu'il eut auprès de lui, après la mort de fon pere. Sans
cela Louis XI. avoit trop de haine (*f*) pour tous les cour-
tifans & les domeftiques de fon pere , pour avoir voulu avancer & faire du bien à Fumée : cependant il le tira d'abord de
prifon ; le retint auprès de fa perfonne , en qualité de premier Médecin ; le pourvut enfuite (*g*) de l'Office de Maître
des Requêtes, par Lettres données (*h*) à Sauve, le 12 Août
1464 ; voulant qu'il fût payé de fes gages du jour du décès
de Jean de Longueil fon prédéceffeur ; l'envoya la même année , en Bretagne , pour traiter certaines affaires , dont il l'a-
voit chargé ; enfin il le nomma l'un des Commiffaires, qui
commencerent le procès , au mois de Juillet 1477, à ceux

(*d*) Belleforeft, *Annales de France,*
Tom. 2 liv. 5.

(*e*) Mezerai , *Abregé Chronologique,*
Tom. 4 pag. 54.

(*f*) Belleforeft, *ubi fuprà.*
Mezerai, *ubi fuprà, pag.* 548.
(*g*) Le P. Anfelme, *ubi fuprà.*
(*h*) C'eft Sauves en Poitou.

1494.

qui étoient accusés d'avoir conspiré de faire évader le Comte de Roucy, prisonnier au Château de Loches.

Les graces de Louis XI. s'étendirent jusqu'au pere de Fumée. Quoiqu'il ne fût (*i*) qu'un simple Receveur des deniers communs de la Ville de Tours, il le nomma à l'Ambassade de Rome ; & à son retour, il lui donna le Gouvernement de Nantes, qui étoit alors très-important, parce qu'il tenoit en bride la Bretagne, avec laquelle la France étoit presque toujours en guerre. Des faveurs si singulieres étoient une suite (*k*) de l'humeur bizarre & capricieuse de ce Roi, qui se plaisoit à élever aux plus grands emplois des gens de bas lieu, & qui tinssent de lui toute leur fortune.

Adam Fumée conserva son crédit, sous Charles VIII, avec la qualité de (*l*) premier Médecin. Guillaume de Rochefort, Chancelier de France, étant mort en 1492, & cette Charge ayant été vacante pendant quelque temps, Fumée (*m*) fut commis à la garde des Sceaux, en qualité de Doyen des Maîtres des Requêtes ; c'est ce qui a donné lieu de le mettre au nombre des (*n*) Chanceliers de France, mais à tort, ainsi que Naudé le prouve dans la Préface de ses Additions aux Mémoires de Comines.

Adam Fumée mourut à Lyon, fort avancé en âge (*o*), le mois de Novembre 1494. Il avoit été marié deux fois, & il a laissé une nombreuse postérité, qui a rempli avec distinction plusieurs grandes places dans l'Eglise & dans la Robe.

Il y a sur la façade des Ecoles de Médecine, en l'honneur de ce premier Médecin, une Inscription, que je crois devoir rapporter.

Adam Fumée, patriâ Turonensis, tàm gravitatis quàm nobilitatis gloriâ inclytum & clarum Medicinæ Doctorem

---

(*i*) Le P. Anselme, *ubi suprà.*
(*k*) Belleforest & Mezerai, *ubi suprà.*
(*l*) Voyez l'inscription ; & Du Cange *in Glossario infimæ Latinitatis.*
(*m*) Le P. Anselme, *ubi suprà.*
Naudé, *dans sa Préface*, où il s'est retracté.

(*n*) Comme a fait Naudé lui-même dans le corps de ses additions à Comines.
L'Auteur de l'inscription, qui est sur la façade du Collége Royal de Montpellier, & tant d'autres.
(*o*) Le P. Anselme, *ubi suprà.*

Universitas Montiſpeſſulani aluit, qui cùm primò Conſilia- 1494.
rius Magiſterque Requæſtarum ordinarius, ac Medicus pri-
mus Caroli VII. Ludovici XI. atque Caroli VIII. Franco-
rum Regum fuit, tantâ probitate effulſit, quòd Franciæ Con-
cellarius meritò tandem effectus ſit, dùmque dierum matu-
rus eſſet, Lugduni animam exhalavit, MCCCC.

C'eſt ainſi que Ranchin rapporte cette Inſcription dans
ſon *Sacrum Apollinare*; mais il a eu tort de ne pas comprendre qu'un Médecin, qui avoit été, ſelon l'Inſcription même, premier Médecin des Rois Charles VII, Louis XI &
Charles VIII, ne pouvoit pas être mort en 1400, auquel
temps aucun de ces Rois n'étoit encore au monde. Comment n'a-t-il pas vû, ſur la pierre même, que l'Inſcription
étoit mutilée, & que la pierre s'étant cariée, les derniers
caractères de l'Inſcription s'étoient perdus, leſquels devoient être XCIV., ce qui faiſoit enſemble 1494, & étoit
par-là conforme au témoignage des Hiſtoriens.

MICHEL NOSTRADAMUS.

MICHEL NOSTRADAMUS, nâquit à Saint-Remy, petite 1529.
Ville de Provence, le 14 du mois de Décembre de l'année
1503; il étoit fils de Jacques de Notre - Dame, Notaire
Royal, & de Renée de Saint-Remy.

Sa famille étoit d'origine Juive, & elle fut compriſe en
cette qualité, dans la célebre taxe, qui fut faite en 1512, ſur
les familles Juives de Provence, qui s'étoient nouvellement
converties à la Religion Chretienne : Michel Noſtradamus n'i-
gnoroit pas cette extraction, il prétendoit être de le Tribu
d'Iſſachar, & il s'en glorifioit, parce qu'il eſt dit dans le premier Livre des Paralipomenes, que ceux de la Tribu d'Iſſachar étoient des gens ſages & éclairés, capables de connoître tous les temps.

La Charge de Notaire étoit alors d'une plus grande conſidération qu'elle n'eſt à préſent. Jacques de Notre-Dame,
pere de Michel, qui en rempliſſoit une, occupoit un rang

considérable dans la Ville de Saint-Remy, il étoit petit-fils
de Pierre de Notre-Dame, qui avoit été Conseiller & Médecin du Duc de Calabre, fils de René le Bon, Roi de Naples & Comte de Provence. Par-là Michel Nostradamus étoit
l'arriere-petit-fils d'un Médecin, qui avoit eu de la réputation; son origine n'étoit pas moins bonne du chef de sa
mere, puisqu'il descendoit par elle de Jean de Saint Remy,
qui avoit été de même, Conseiller, & Médecin du même
Roi René, & qui étoit l'ayeul de Renée, mere de Michel.
Ces exemples domestiques, & plus encore, les exhortations
que son bisayeul maternel, qui eut le plaisir de prendre les
premiers soins de son éducation, l'engagerent à suivre le
parti des Lettres, dans la vûe de se destiner à la Médecine;
mais il n'eut pas le bonheur de profiter long-temps des instructions de son bisayeul, parce que la mort l'enleva bientôt;
son pere prit alors le parti de l'envoyer à Avignon, pour y
continuer ses études, & y faire sa Philosophie. Il passa de-là à
Montpellier, dans la vûe d'y étudier en Médecine; & il commençoit d'y faire de grands progrès, lorsque la peste, qui
survint dans cette Ville, l'obligea d'en sortir.

Il n'étoit alors âgé que de 22 ans; mais il se crut déjà en
état d'exercer la Médecine; c'est dans cette vûe qu'il séjour-
na, près de quatre ans dans le haut-Languedoc, à Toulouse,
à Bordeaux, ou dans la plûpart des Villes qui sont sur la Ga-
ronne; il revint ensuite prendre ses degrés dans l'Université
de Médecine de Montpellier, où il avoit déjà fait ses premieres études; on trouve dans les Registres de cette Université,
sa matricule, en date du 23 Octobre 1529, il y prit, peu de
temps après, les grades de Docteur, sous la présidence d'Antoine Romier; il y fut même Professeur, s'il en faut croire
certaines relations.

Cependant il est certain qu'il ne resta pas long-temps dans
cette Ville après son Doctorat; il avoit pris du goût pour
Toulouse, & y avoit fait beaucoup de connoissances; ce
goût & ces connoissances l'y rappellerent bientôt; on montre dans cette Ville la maison où il habitoit, qui est remarquable encore pas quelques Ecussons, & quelques emblêmes
gravés

gravés. La confidération & l'eftime qu'il avoit pour Jules Cé-
far Scaliger, qui étoit établi à Agen, l'engagerent à aller
dans cette Ville, où il s'arrêta, il s'y maria même, avec une
Demoifelle des meilleures familles du lieu, dont il eut un
garçon & une fille ; mais ayant eu le malheur de perdre la
mere & les enfans, dans l'efpace de quatre ans, il réfolut de
quitter Agen, & de fatisfaire la paffion qu'il avoit toujours
eu de voyager.

Dans cette vûe, il parcourut, pendant dix ou douze ans,
l'Italie & la France ; il ne fe contenta pas d'examiner les pays
& les lieux par où il paffoit ; mais avoit foin fur-tout de
faire connoiffance avec ceux de fa Profeffion, & de profiter
de leurs lumieres ; on remarque cet efprit, & ce goût dans
les obfervations qu'il a faites dans les deux livres des Fards,
& des Confitures ; fur les diverfes façons de pratiquer la Médecine, qu'il avoit vûes dans fes voyages ; & dans les jugemens qu'il porte du mérite de la plûpart des Médecins
qu'il avoit fréquentés.

C'eft dans le cours de fes voyages, qu'on prétend qu'il
s'arrêta quelque temps en Lorraine, & c'eft-là qu'il commença à donner des marques de fon habileté à prédire l'avenir,
dans une aventure finguliere, où l'on tendoit des piéges à
fon habileté.

Il revint enfin dans fa Patrie, environ l'année 1543 ou
1544, à l'âge de 40 ou 41 ans ; il alla d'abord à Marfeille,
où il avoit réfolu de s'établir, comme dans une Ville riche
& peuplée, & par conféquent, propre pour exercer utilement les talents qu'il avoit acquis ; mais quelque temps après,
fes amis lui ayant moyenné un mariage avantageux à Salon,
avec une Demoifelle de bonne maifon, nommée Anne Pon-
fare, cette alliance le détermina à aller s'y établir ; ce lieu
qui eft à une diftance à peu-près égale de Marfeille, Aix, Avignon, & Arles, lui parut propre à fe faire connoître dans ces
Villes, & à s'y faire rechercher. Ses vûes eurent le fuccès qu'il
en avoit attendu. La Communauté d'Aix le pria, par une
Délibération folemnelle en 1546, de venir arrêter les progrès
de la contagion, qui régnoit dans leur Ville ; il accepta cet

R r

emploi, quoique dangereux ; & tant que la contagion dura
il ne négligea rien pour le ſoulagement de ceux qui en étoient
atteints. C'eſt dans cette occaſion, qu'il ſe ſervit utilement
d'une poudre excellente pour chaſſer les odeurs peſtilentiel-
les , de laquelle il a donné la compoſition dans ſon Traité des
Fards.

La réputation qu'il s'acquit à Aix, le fit appeller à Lyon
l'année d'après , à l'occaſion de la maladie contagieuſe qui
s'y répandit ; c'eſt apparemment pendant le ſéjour qu'il y fit
qu'il eut quelques conteſtations avec Jean-Antoine Sarazin ,
un des Médecins des plus accrédités de cette Ville.

Au retour de ce voyage, Noſtradamus ſe retira à Salon ;
où il avoit fixé ſa demeure. On ne ſçait point les raiſons qui
l'y retenoient ; mais il ne paroît pas qu'il y fût fort content ;
il ſe plaint, en plus d'un endroit, de l'ignorance, de la barbarie & de la brutalité de la plûpart de ſes concitoyens ; quelque zele qu'il eût pour la Religion Catholique , on le ſoup-
çonnoit de donner dans les nouvelles opinions, qui étoient
alors à la mode , & dont la plûpart des Gens de Lettres ſe
laiſſoient infecter ; ces ſoupçons, quoique mal fondés, l'expoſerent plus d'une fois aux avanies des Catholiques zélés ,
qu'on appelloit Cabans en Provence, & qui y exciterent pluſieurs émotions populaires. Malgré ce dégoût , il continua de
s'appliquer avec ſoin à l'étude de la Médecine , comme il
paroît par les Ouvrages , qu'il publia ſur cette Science, en
différents temps ; le premier eſt intitulé *des Fardements & des
Senteurs* , qu'il donna en 1552 , & qui 20 ans après fut réimprimé à Lyon par Benoît Rigaud ; le ſecond , eſt un Traité
des *ſingulieres Recettes pour entretenir la ſanté du corps* ,
imprimé à Poitiers en 1556; le troiſieme, ayant pour titre *des
Confitures* , il fut imprimé d'abord , chez Plantin en 1557 ;
mais Benoît Rigaud en fit une ſeconde Edition à Lyon en
1572; le dernier enfin ; eſt une traduction Françoiſe de la
Paraphraſe de Galien , ſur l'exhortation de Menodote à l'é-
tude, & ſur-tout à celle de la Médecine: cet Ouvrage fut imprimé à Lyon en 1557, chez Antoine Baore. L'étude de
l'Aſtrologie qu'il joignit à celle de la Médecine , rendit la ſi-

'de ſa vie ridicule aux yeux des ſçavans ; mais des travaux utiles & ſenſés ne lui euſſent jamais acquis la gloire & la fortune qu'elle lui acquit auprès des Grands & des Rois. Ses premieres Centuries imprimées à Lyon en 1556, chez Pierre Rigaud, le firent appeller avec pompe, auprès de Henry ſecond, & de Catherine de Médicis, qui le renvoyerent avec un préſent de deux cent écus d'or. Il eut la viſite, à Salon, d'Emmanuel Duc de Savoye, & de la Ducheſſe ſa femme. Charles IX, voyageant en Provence, l'alla voir à Salon, & le fit venir, dans un ſecond voyage à Arles, pour conférer avec lui ; il lui donna deux cent écus d'or, une Charge de Médecin du Roi, avec des appointements. Un ſçavant du premier ordre, mais modeſte & ſage, eût été négligé. Que les vrais ſçavans à leur tour, apprennent donc à négliger la faveur des Rois. Noſtradamus eſt mort à Salon au mois de Juillet 1566. Ses enfans ſe ſont fait honneur, & ont racheté le ridicule de leur Pere, par des ouvrages eſtimables, tels que l'Hiſtoire & Chronique de Provence de Michel, ſon fils aîné.

1529.

Jean-Chapellain.

Jean Chapellain (*a*) fut Docteur de la Faculté de Médecine de Montpellier, & il floriſſoit (*b*) en 1504. Etant allé à Paris, il ſe fit (*c*) aggréger dans la Faculté de cette Ville en 1509. Il devint premier Médecin (*d*) de Louiſe de Savoye, Ducheſſe d'Angoulême, Mere du Roi François I. Il eſt l'Auteur d'une petite Conſultation ſur la Peſte, qu'on trouve entre les Conſultations imprimées de Fernel en 1585. On l'appelle *le Vieux*, *Senior*, dans le titre de cette Conſultation, apparemment pour le diſtinguer de Chapellain ſon fils. Il y a apparence qu'il étoit de Rouen, comme ſon fils (*e*), qui en prend le titre dans les Regiſtres de la Faculté.

1530.

(a) Journal des Audiences, *Tom. I. Plaidoyer contre la Faculté de Montpellier.*

(b) Wolfgangus Juſtus, *in Chronologia Medicor.*

(c) Baron, *in notitiâ Medicorum Pariſienſium.*

(d) *Voyez* le titre d'une Conſultation qu'on va citer.

(e) Voyez ci-après, pag. 332.

R r ij

FRANÇOIS RABELAIS.

1537. FRANÇOIS RABELAIS, étoit de Chinon sur la Vienne, Ville de Touraine, & fils d'un Cabaretier, qui avoit une Lamproie pour enseigne. Il fut mis dans sa jeunesse (*a*), sous la discipline des Moines de l'Abbaye de Sevillé près Chinon ; mais comme il y faisoit peu de progrés, son pere l'envoya à Angers, faire ses Humanités, au (*b*) Couvent de la Basmette, où l'on prétend qu'il ne fit pas grand chose. Cependant la Lettre dédicatoire, que Rabelais adressa à M. l'Evêque de Maillesais, en lui dédiant quelques Traités d'Hippocrate & de Galien en 1532, est en très-bon Latin, de sorte que Rabelais dût remédier par son application, à ce que ses Humanités pouvoient avoir eu de défectueux. Le séjour que Rabelais fit à ce Couvent de la Basmette, lui fut du moins très-avantageux (*c*), en ce qu'il y connut les trois freres du Bellay, Guillaume, Jean & Martin, d'une naissance distinguée, qu'on y élevoit ; le second nommé Jean, devint un grand homme, fut fait Cardinal par le Pape Paul III. en 1535, & fut dans la suite le Protecteur de Rabelais.

On ignore le motif qui engagea Rabelais à entrer dans l'Ordre des Franciscains ; mais il est certain qu'il fit profession dans le Monastère des Cordeliers de Fontenai-le-Comte, dans le bas-Poitou. On prétend que pendant le temps qu'il y demeura, il s'appliqua à l'étude des Belles-Lettres, & surtout de la Langue Grecque ; & pour le prouver, on apporte (*d*) une Lettre du scavant Budé, qui le dit ; mais enfin Rabelais se lassa d'être Cordelier, & il sortit de leur Couvent, avec l'aide de quelques personnes qui l'aimoient & qui lui procurerent un Bref du Pape Clément VII. pour passer de l'Ordre de Saint François en celui de Saint Benoît, dans l'Abbaye de Maillesais en Poitou. Les Apologistes, qui ont écrit la vie de Rabelais, pour embellir cette conduite, qui étoit

(*a*) Vie de Rabelais, qui est à la tête du premier Volume, de l'édition de Le Duchat.

(*b*) Le Couvent de la Basmette, est à un demi-quart de lieue au-dessous d'Angers.

(*c*) Ibidem.

(*d*) In Epistolis Græcis.

assez irréguliere, disent qu'il y fut porté par l'instigation de *plusieurs grands de la Cour, qui se plaisoient à ses boufon- neries ;* mais le P. de S. Romuald plus sincere, dit que Ra- belais ne fut aidé que par (e) des parents de la famille du Pré- sident Brisson, qui demeuroient à Fontenai, d'où ce Président étoit lui-même originaire.

Rabelais employa utilement le temps qu'il demeura à l'Ab- baye de Maillesais, à se procurer la connoissance & l'estime de Geoffroi d'Estissac, Evêque de Maillesais, & il y réussit. Ce Prélat eut pour lui de la confiance & de l'amitié, & lui en donna des preuves réelles, par des secours, ou comme Ra- belais parle (f) dans les Lettres qu'il lui écrivoit, *des Aumô- nes.* Mais rien ne put arrêter long-temps l'humeur libertine de Rabelais ; il se dégoûta bientôt de l'Ordre de Saint Be- noît, comme il s'étoit dégoûté de celui de Saint François ; & s'étant sauvé de l'Abbaye, il resta quelque temps vaga- bond sans prendre aucun parti.

Les faiseurs d'Eloges ne font pas dans l'usage de marquer les dates, ainsi on ne sçait, ni le temps de la naissance de Rabelais, ni celui où il entra chez les Cordeliers, non plus que celui où il en sortit. L'ignorance est la même à l'égard de son entrée dans l'Abbaye de Maillesais, & de sa sortie. On ne commence à trouver des dates certaines sur la vie de Rabelais, qu'à son voyage à Montpellier.

Il y arriva en 1530, & le 16 Septembre il s'inscrivit dans le Registre des Matricules, où son Inscription est couchée en ces termes, & signée de lui :

Ego Franciscus Rabelæsus, Chinonensis, Diœcesis Turo- nensis, huc adpuli studiorum Medicinæ gratiâ, delegique mihi in patrem egregium Dominum Joannem Scurronum, Doctorem Regentemque in hac almâ Universitate. Polliceor autem me omnia observaturum quæ in prædicta Medicinæ Facultate statuuntur & observari solent ab iis, qui nomen bonâ fide dedere, juramento, ut moris est, præstito ; adscrip-

(e) Thresor Chronologique, *Tom.* 3 *année* 1513, *pag.* 591.
(f) *Lettre* I & XII, & *alibi.*

1537.

ſique nomen meum manu propriâ. Die 16 *menſis Septembris*
1537. *an. Domini* 1530. RABELÆSUS.

Comme Rabelais étoit âgé, quand il ſe préſenta à la Faculté, on crut pouvoir lui faire la grace de l'admettre bientôt au Baccalaureat, dans la réſolution de différer ſon Doctorat pendant un temps convenable. Il fut donc reçu Bachelier, peu de mois après, le premier Novembre de la même année, ſous la Préſidence de Jean Scurron, qu'il avoit choiſi. Voici comme le fait eſt expoſé dans les Regiſtres:

Ego Franciſcus Rabelæſus, Diæceſis Turonenſis, promotus fui ad gradum Baccalaureatûs, die 1. *menſis Novembris, anno Domini* 1530, *ſub reverendo Artium & Mediçinæ Profeſſore Magiſtro Joanne Scurrono.* RABELÆSUS.

Rabelais ſuivit les exercices des Ecoles pendant toute l'année 1531, & il y expliqua (g), *dit-il*, devant un Auditoire nombreux, *frequenti Auditorio*, les Aphoriſmes d'Hippocrate, & l'Abrégé de Médecine de Galien, connu ſous le nom d'*Ars Parva*. Comme Rabelais fit ces Leçons après ſon Baccalaureat, il eſt apparent que c'étoient les Leçons, que les nouveaux Bacheliers ont toujours été obligés de faire, dans cette Faculté, pendant trois mois, & qu'on appelle les Leçons *du Cours.*

On a vû ci-deſſus, Livre ſecond, que les Ecoliers jouoient autrefois des Comédies devant les Docteurs Régents : Rabelais en a décrit une (h), qui fut jouée en 1531, avec « *ſes* » *antiques amis*, Antoine Saporta, Gui Bourguier, Balthazar Noyer, Tolet, Jean Quentin, François Robinet, Jean » Perdrier, & François Rabelais, qu'il appelle *la Morale* » *Comédie de celui qui avoit eſpouſé une femme muette.* Le » bon mari vouloit qu'elle parlaſt. Elle parla par l'art du » Médecin & du Chirurgien, qui lui couperent ung encyli- » glotte, qu'elle avoit ſoubs la langue. La parole recouvrée, » elle parla tant & tant, que ſon mari retourna au Médecin » pour remede de la faire taire. Le Médecin reſpondit, en » ſon Art bien avoir remedes propres pour faire parler les

(g) In Epiſtola dedicatoriâ præfixâ Libris à Gryphio editis.
(h) Pantagruel, *Livre* 3 *Chap.* 38.

» femmes; n'en avoir pour les faire taire. Remede unique eftre
» furdité du mary contre ceftui interminable parlement de
» femme ; le paillard devint fourd , par je ne fçais quels char-
» mes qu'ils firent. Puis le Médecin demandant fon falaire,
» le mary refpondit qu'il étoit vrayement fourd, & qu'il n'en-
» tendoit fa demande ».

Je ne ris jamais oncques tant que je fis à ce Patelinage ,
ajoute Rabelais , & il a raifon de lui donner ce nom ; car cette
Farce étoit copiée de la fameufe farce du Patelin , comme
Moliere a copié une partie de celle-ci dans fa Comédie du
Medecin malgré lui. Les Regiftres de la Faculté font chargés des noms des Acteurs de cette Piéce , nommés par Rabelais ; ils étoient prefque tous , de même que lui , Bacheliers
en 1532. Antoine Saporta devint un homme célebre, & on
en a parlé ci-deffus, *Livre IV*, & nous aurons occafion de
parler de la plûpart des autres dans la fuite.

Rabelais partit de Montpellier à la fin de l'année 1531, ou
au commencement de 1532 , pour aller à Lyon , où il étoit
au mois de Juillet 1532 , comme le marque l'Epître dédicatoire adreffée à Geoffroi d'Eftiffac , Evêque de Maillefais.
Cette Epître eft à la tête d'un Livre *in-16*, qu'il fit imprimer
cette année chez Sébaftien Griffy, à Lyon , lequel contenoit
les Aphorifmes d'Hippocrate ; le premier Livre des Préfa-
ges. ou Prognoftics. Le Traité d'Hippocrate *de Naturâ
hominis* ; le premier Livre du Traité d'Hippocrate *De
ratione victûs in acutis* ; enfin l'*Ars Medicinalis* de Galien.
Rabelais n'a donné ces Ouvrages qu'en Latin, il a fuivi pour
chacun les traductions , publiées de fon temps , & s'eft con-
tenté d'ajouter à la marge quelques corrections peu importantes.

On ne peut pas douter que Rabelais n'ait demeuré à Lyon
les années fuivantes jufqu'à la fin de 1535 ou au commencement de 1536, par la date des Livres qu'il y publia fucceffivement. Il y fit imprimer en 1532 chez Griffy un petit Traité,
*Teftamentum Luçii Cupidii ; item Contractus venditionis
antiquis Romanorum temporibus initus , cum Præfatione
Francifci Rabelæfi.* Lugduni 1532 , *apud Gryphium*, qu'il

adreſſa à M. Almeric Bouchard Conſeiller du Roi, & Maître des Requêtes. Rabelais croyoit que ces deux piéces n'a-
voient jamais paru, & qu'elles étoient anciennes, & il ſe
trompoit ſur l'un & ſur l'autre article ; ce Teſtament & ce
Contrat de vente avoient été imprimés, & c'étoient deux piéces nouvelles, fabriquées par quelqu'un qui avoit pris plaiſir
à ſe divertir pour tendre un panneau à la crédulité des Anti-
quaires.

Il y publia en 1534, une partie de ſon Hiſtoire de Pantagruel, ſous le titre de *Traité* (i) *des horribles & épouventa-*
bles proneſſes de Pantagruel, Roi des Dypſodes, compoſé
par M. Alcofribas, Abſtracteur de quinteſſence, in-12. en
Gothique. Il faut même que ce Livre ait été mis en vente
en 1533, quoiqu'on ait mis au frontiſpice 1534, pour le faire
paroître plus long-temps nouveau, par une ruſe familiere aux
Libraires (k), puiſque par la premiere Epître de Calvin, datée de 1533, il paroît que le Pantagruel, c'eſt-à-dire, le ſecond Livre de Rabelais avoit déjà paru.

L'année d'après 1535, Rabelais fit paroître dans la même
Ville un autre Livre du Pantagruel, intitulé *la Vie ineſtima-*
ble du grand Gargantua, Pere de Pantagruel, jadis compoſée
par l'Abſtracteur de quinteſſence, avec la (l) *prognoſtica-*
tion. Livre plein de Pantagrueliſme, à Lyon 1535. Enfin il
donna dans la même Ville & la même année, la *Pantagrue-*
line Prognoſtication certaine, véritable & infaillible pour
l'an perpetuel . . . . par Maître Alcofribas, Architriclin
dudit Pantagruel ; imprimée chez François Juſte, *in-12*, en
caractère Gothique.

Après ces impreſſions, Rabelais dût aller à Paris à la fin
de 1535, ou au commencement de 1536 ; car il eſt certain
qu'il étoit dans cette Ville cette année-là. Il tâcha de profiter du bonheur qu'il avoit eu d'être connu de Jean du Bellay
dans ſa jeuneſſe. Ce Prélat étoit alors Evêque de Paris, &

(i) C'eſt le ſecond Livre de l'Hiſtoire
de Gargantua & Pantagruel.
  (k) Note de Le Duchat, *Tom. V pag.* 1,
de la *Pantagrueline prognoſtication*.

(l) Je crois qu'on entend par cette
prognoſtication, le dernier chapitre de
ce Livre, qui eſt intitulé *Enigme ou*
prophétie.

le

le Pape Jules III. venoit de le nommer Cardinal en 1535,
à la recommandation du Roi François I. Il se présenta donc,
le Cardinal le reconnut, lui fit un très-bon accueil, & ayant
goûté son esprit & son caractère, lui donna entrée dans sa
maison, & ensuite une place honorable parmi ses domestiques, où il étoit Médecin, Lecteur, Œconome, Bibliothé-
caire. François I. qui avoit une grande confiance dans les lumieres & les connoissances du Cardinal du Bellay, l'avoit
nommé son Ambassadeur à la Cour de Rome, où il se rendit
effectivement en 1536. Rabelais l'y suivit avec joie, parce
que cela lui fournissoit une occasion favorable d'obtenir du
Pape un Bref d'absolution des censures, qu'il avoit encou-
rues par son évasion du Cloître.

Pendant son séjour à Rome, Rabelais écrivoit réguliérement à Geoffroi d'Estissac, Evêque de Maillesais, son
autre patron. Dans ces Lettres, il lui rend compte de quelques commissions qu'il lui avoit données, & lui mande les
nouvelles politiques qu'on débitoit à Rome. Ces Lettres
sont au nombre de XVI, dont la derniere ne paroît pas être
adressée à l'Evêque de Maillesais. Elles sont judicieusement
écrites, & elles ont mérité que MM. de Sainte Marthe les
ayent données au public, avec des observations sçavantes,
qui les éclaircissent.

Il paroît par la premiere de ces Lettres, que Rabelais étoit
à Rome le 29 Novembre 1536; les Lettres suivantes n'ont
point de dates, mais la sixieme est datée du 30 Décembre
1536; la IX, qui vient de suite, est datée du 28 Janvier
1536, ce qui auroit sujet de surprendre, si l'on ne sçavoit pas
qu'en France jusqu'au regne de Charles IX, & par conséquent dans le temps de Rabelais, l'année ne commençoit qu'à
Pâques; qu'ainsi les mois de Janvier, Fevrier & Mars, appartenoient à l'année précédente, & que par conséquent la
Lettre de Rabelais, datée du 28 Janvier 1536, doit être
comptée de 1537, suivant la maniere dont on compte aujourd'hui. MM. de Sainte Marthe ont fait la même remarque; car dans la lettre VI, datée du 30 Décembre 1536,
où Rabelais mande à M. de Maillesais, *qu'il lui envoie un*

 Almanach pour l'an qui vient 1536. Ils ont eu foin de mettre à la marge , *ou* 1537. Sur ce pied-là, la derniere de ces
Lettres, datée du 15 Février 1536 , doit être regardée ,
comme datée du 15 Février 1537.

Rabelais obtint du Pape pendant fon féjour à Rome , une
pleine & entiere abfolution de toutes fes apoftafies monaca-
les , & la compofition lui en fut faite *gratis* , par une grace
fpéciale , en quoi il marque à l'Evéque de Maillefais (*m*) , qu'il
a été très-utilement aidé par plufieurs Cardinaux & plufieurs
Prélats.

Après la Lettre écrite le 15 Février 1536 , ou plutôt 1537,
Rabelais ne dut pas tarder à partir de Rome pour revenir en
France ; car il eft certain qu'il étoit à Montpellier dans le
mois de Mai 1537, puifqu'il fut promu au Doctorat le 22 de
Mai de cette année , fous la Préfidence d'Antoine Griphy ,
comme il l'attefte lui même dans la note fuivante , écrite
dans les Regiftres de fa propre main.

*Ego Francifcus Rabelæfus , Diœcefis Turonenfis , fufcepi
gradum Doctoratûs fub R. Antonio Griphyo in præclarâ
Medicinæ Facultate. Die 22 menfis Maii , anno Domini
1537. RABELÆSUS.*

Rabelais refta à Montpellier le refte de cette année , &
les Regiftres en fourniffent la preuve. L'ufage étoit alors que
les Docteurs, qui vouloient s'attacher à la Faculté en qualité
de *Docteurs ordinaires* , devoient y faire des Leçons publiques , & choifir la matiere qui leur convenoit. On trouve
dans le Regiftre des Procureurs des Ecoliers , que Rabelais
qui paroît avoir eu ce deffein , choifit en 1537, le Traité
d'Hippocrate , *Des Prognoftiques* , qu'il interpréta en Grec.
*D. Francifcus Rabelæfus pro fuo ordinario elegit Librum
Prognofticorum Hippocratis , quem Græcè interpretatus eft.*

Il paffa même dans la même Faculté une partie de l'année
1538 , puifqu'on trouve fous cette année , dans le Livre des
Procureurs , que le Procureur en charge reçut de Schyron

______

(*m*) Lettre I.

Profeſſeur, un écu d'or pour l'honoraire de l'Anatomie que
François Rabelais avoit expliquée. *Accepi præterea à D.*
Schyronio aureum unum, pro anatome, quam interpretatus
eſt D. Frncifcus Rabelaſus.

C'eſt la derniere fois que ſon nom paroît dans les Regiſtres, & l'on n'a plus de dates certaines ſur le reſte de ſa vie.
Il quitta le deſſein qu'il paroît avoir eu de s'établir à Montpellier, & partit pour Paris, pour ſe rendre auprès du Cardinal du Bellay, Evêque de Paris. Il en fut bien reçu ; mais ce
Prélat le détermina à ſe fixer à l'état Eccléſiaſtique ; il le
pourvut, *dit-on*, d'une Prébende dans le Chapitre de Saint
Maur ; qu'on avoit fait par la ſécularifation de l'Abbaye. Il
lui conféra quelque temps après la Cure de Saint Fleury de
Meudon, à deux lieues de Paris ; & il paroît que Rabelais
vécut tranquillement dans ces Places, & qu'il y mourut.

Rien de plus incertain que tout ce qui regarde, le lieu &
l'année de ſa mort, & l'âge qu'il avoit quand il mourut. Gui
Patin aſſure (*n*) qu'il mourut à Paris, dans la rue des Jardins,
Paroiſſe de Saint Paul, & qu'il fut enterré dans le Cimetiere
de cette Egliſe ; & il prétend l'avoir ſçu de M. d'Eſpeſſe,
Conſeiller d'Etat, & Ambaſſadeur en Hollande, qui l'avoit
appris de M. le Préſident d'Eſpeſſe ſon pere, & il me paroît
que cette opinion eſt aſſez généralement reçue.

Le même Patin dit au même endroit, que Rabelais mourut dans l'année 1553, ce que le P. de Saint Romuald a ſuivi
dans ſon Thréſor Chronologique (*o*). Patin ajoûte qu'il étoit
à ſa mort, âgé de 63 ans, en quoi il differe de MM. de Sainte
Marthe, qui autour du portrait de Rabelais, qu'ils ont mis
à la tête de l'Edition de ſes Lettres, conviennent bien qu'il
mourut en 1553 ; mais lui donnent LXX ans à ſa mort. Ces
deux dates ſont ſujettes à un grand inconvénient ; ſi Rabelais
avoit 63 ans à ſa mort en 1553, il étoit donc né en 1490,
& il auroit eu 40 ans en 1530, quand il alla étudier en
Médecine à Montpellier. C'eſt avoir pris ſon parti bien tard.
Il étoit ſorti des Cordeliers & des Bénédictins, au plus tard,

(*n*) Lettre.
(*o*) *Ubi ſuprà.*

1537.

à ſa 25 ou 28 année. Qu'a-t-il fait pendant les 14 ou 15 ans d'intervalle ? La difficulté eſt encore plus grande, ſi l'on ſuppoſe que Rabelais eût 70 ans à ſa mort ; car alors il ſeroit né en 1483, & il auroit eu 47 ans quand il alla étudier en Médecine. Mais je ne puis que faire ſentir cette difficulté, ſans avoir aucun moyen de la réſoudre. J'ai fait conſulter les Regiſtres mortuaires de la Paroiſſe de Saint Paul ; mais la recherche a été inutile ; on n'en tenoit point alors, ou ils ſont égarés.

On a vû ci-deſſus, qu'il fut avantageux à Rabelais d'avoir été envoyé à Angers, dans le Couvent de la Baſmette, parce qu'il y fut connu des trois freres du Bellay, Guillaume, Jean & Martin, qui y étoient élevés, & qui prirent de l'amitié pour lui ; Jean le ſecond, qui parvint aux premieres dignités de l'Egliſe, lui en donna pluſieurs preuves ; Guillaume l'aîné, Seigneur de Langey, qui fut un homme d'Etat habile, & un grand Capitaine, l'aima auſſi ; & lui donna en 1543, par ſon Teſtament (*p*), une rente annuelle de 50 livres tournois, juſqu'à ce qu'il eût un bénéfice, au moins de 300 livres de revenu. Rabelais fait un grand éloge de ce Seigneur, qui le méritoit bien, au *Livre* IV du Pantagruel, *Chapitre 36 & 37.*

On a indiqué dans le détail de la vie de Rabelais quelques-uns de ſes ouvrages, à meſure que l'occaſion s'en eſt préſentée. Mais il convient d'en donner ici une notice plus exacte, ſur-tout de ceux dont on n'a point parlé.

I. Il fit imprimer à Lyon, chez Gryphe, en 1532, *in-16.* un Recueil de quelques Traités d'Hippocrate & de Galien, ſous le titre de *Hippocratis, ac Galeni Libri aliquot ex recognitione Franciſci Rabelaſi, Medici, omnibus numeris abſolutiſſimi.*

II. Il publia à Lyon, la même année, *Teſtamentum Lucii Cupidii, item Contractum venditionis, antiquis Romanorum temporibus initum.*

III. Il publia à Lyon dans les années 1534 & 1535, deux

____

(*p*) Le Duchat, *Tom. IV chap.* 37 *pag.* 119 à la note 13.

Livres de son Gargantua & Pantagruel, dont on a rapporté
les titres ci-deſſus ; de même que ſa Prognoſtication Panta- **1537.**
grueline qui parut en 1535.

On lui attribue, outre cela, une *Epître en vers d'un Limo-
ſin, grand excoriateur de la langue Latiale.* Deux Epîtres
auſſi en vers *à deux Vieilles de différentes mœurs ;* la *Chrê-
me Philoſophale des queſtions Encyclopédiques de Pantagruel ;* mais j'ignore en quel temps & en quel lieu elles
ont été imprimées, ſuppoſé que ces Piéces lui appartiennent.

IV. Le Livre qui a le plus contribué à la réputation de
Rabelais, eſt l'Hiſtoire de Gargantua & de Pantagruel, que
je crois néceſſaire de faire mieux connoître. L'Ouvrage tel
qu'on l'a aujourd'hui, eſt compoſé de cinq livres, qui ont
été compoſés & publiés en différents temps. On a vû ci-devant que le I. & le II Livres *(q)* ont été imprimés la pre-
mіere fois à Lyon, chez Gryphe en 1534 & 1535, ſous des
titres qui ont été changés dans la ſuite. Il eſt apparent que
Rabelais avoit compoſé ces deux Livres, après être ſorti du
Cloître, & avant d'aller à Montpellier.

Le III. Livre parut en 1547, ou au plus tard en 1548,
c'eſt-à-dire, que les ſoins de ſa Cure, n'ont point empêché
Rabelais d'y travailler. Il eſt vrai qu'il fut un peu étonné,
quand il vit *(r)* que la Sorbonne cenſura ſon Ouvrage ; que
Gilles Bourdin, Procureur Général, requit que la venté
en fût défendue ; & que le Parlement, par ſon Arrêt du 1r.
Mars 1551, qui ſubſiſte dans ſes Regiſtres, défendit de le
débiter.

Rabelais n'oſa pas publier le IV. Livre qui étoit fait, dès
1548 ; mais il reprit courage, quand il vit que l'Arrêt du
Parlement ne s'exécutoit pas, & que ſon Livre ſe vendoit publiquement. Il écrivit au Cardinal Odet de Chaſtillon, Evêque de Beauvais, une Epître datée de Paris, le 28 de Janvier
1552., où il tâche de ſe juſtifier. Après quoi il publia le IV.
Livre en 1552. *(ſ)*

(q) Le Duchat a ignoré ces éditions. | Préface, notes 2 & 3.
(r) Le Duchat, *Tom. I page* 103 de la | (ſ) Le Catalogue des Ouvrages de

1537.

Le V. Livre ne parut qu'en 1562, long-temps après la mort de Rabelais, que l'on croit être mort en 1553 ; ce qui a fait douter qu'il fût de lui. M. le Duchat soutient que si, & il tâche de répondre à des difficultés très-fortes, qui semblent prouver le contraire ; pour moi j'avouerai que j'en doute. Ce Livre est mieux écrit que les autres, on entend tout ce qu'il contient ; il regne de l'ordre dans le plan, & ce qui acheve de me décider, est le témoignage formel de Louis Guyon, qui dans ses Leçons diverses (t) assure, que l'Isle Sonante, c'est-à-dire, le Livre V, « n'est point de Rabelais ; » que Rabelais ne vivoit plus, lorsqu'elle parut ; & qu'il con- » noissoit l'Auteur de cette Piéce, lequel, *dit-il*, vivoit en- » core, & qui même n'étoit pas Médecin ». Mais cette question est trop étrangere au sujet que je traite, & je laisse le soin de la décider à ceux qui auront le loisir de s'en occuper.

Cet Ouvrage de Rabelais a été admiré pendant plus de deux siécles, & rendit très-célebre le nom de l'Auteur. Tout le monde le lisoit, tout le monde l'apprenoit par cœur, & il ne falloit pas prétendre au titre d'homme d'esprit, si l'on n'en sçavoit pas les plus beaux endroits. Cette prévention a duré long-temps, & elle a tenu bon contre les censures & les condamnations dont on a tâché de le flétrir. Cependant, cet Ouvrage tant estimé n'est, dans le vrai, qu'un amas de contes sans ordre ni liaison, où l'on ne connoît point d'objet ni de plan, où les obscurités les plus grossieres sont multipliées, entassées à chaque page, où tout est plein d'allusions impies aux paroles des Livres saints, & de profanations de ce qu'il y a de plus respectable dans la Religion.

Je ne sçaurois donc approuver en entier le jugement que la Bruyere a porté de cet Ouvrage. Je pense bien comme lui que, *personne n'est plus mauvais que lui aux endroits où il est mauvais*, & ces endroits sont très-fréquents ; mais je ne sçaurois convenir que, *personne ne soit meilleur aux endroits*

Rabelais, que nous ont donné le P. Niceron, *Tom.* 22, & l'Editeur du Rabelais moderne, *pag.* 93 *Tom. I*,

est plus exact & plus étendu, que celui que nous donne ici M. Astruc.

(t) *Livre* 2 *chap.* 50.

où il eſt bon , parce que je crois que la lecture de ces endroits prétendus bons , n'eſt jamais ſans danger. Je m'accommoderai plus aiſément du jugement que M. de Thou (*u*) en a porté , lorſqu'il a dit que Rabelais *ingenioſâ magis quàm omninò irreprehenſibili jocandi libertate ſcripſit.*

Comme Rabelais étoit facétieux & qu'il aimoit à rire , on crut pouvoir lui attribuer pluſieurs plaiſanteries , ou plutôt pluſieurs bouffonneries indécentes , groſſieres , dont il convient de le diſculper. Je veux bien qu'il ait été un bouffon , mais je ne ſçaurois me perſuader qu'il ait été un fou.

1°. On prétend que le Chancelier Du Prat , ayant caſſé les Priviléges de la Faculté de Médecine , par quelque mauvaiſe volonté , qu'il avoit , dit-on , contre la Ville de Montpellier , Rabelais fut député pour en aller obtenir le rétabliſſement. On dit que pour parvenir à parler au Chancelier il fit une maſcarade ridicule , & tint des propos extravagants. Cependant il parvint par ces moyens à ſe faire introduire , & il parla ſi bien au Chancelier , qu'il en obtint tout ce qu'il demandoit.

Mais les Priviléges de la Faculté n'ont jamais reçu aucune atteinte. Si M. Du Prat avoit fait caſſer ces Priviléges dans un temps où la Faculté pût lui député Rabelais , il faudroit que ce fût depuis 1530 , que Rabelais entra dans la Faculté , juſqu'en 1536 , que ce Chancelier mourut. Enfin la Faculté auroit-elle député , pour une affaire auſſi grave , un ſimple Bachelier , qui dans le fond étoit un Moine défroqué , tandis qu'elle avoit tant de gens de mérite à y envoyer (*x*).

2°. On prétend que Rabelais voulant aller de Lyon à Paris en 1536 , & n'ayant point d'argent , s'aviſa de faire pluſieurs paquets cachetés , & pleins de cendre , & qu'il envoya querir un jeune garçon , à qui il fit mettre ſur chacun , des inſcriptions différentes , *Poiſon pour le Roi ; Poiſon pour M. le Dauphin* , lui recommandant bien de garder le ſecret. Il le fut très-mal , & Rabelais s'y attendoit bien. Le Pre-

---

(*u*) Hiſtoriar. *Libro* 38 *ad annum* 1560.
(*x*) L'Editeur du Rabelais moderne , prétend que ce fut les priviléges du Collége de Gironne , que Rabelais fit rétablir. *Vie de Rabelais* , pag. 43.

1537. vôt des Marchands qui en fut informé, l'envoya prendre par le Prévôt, & le fit conduire à Paris, bien gardé, mais bien traité. Quand on fut arrivé à Paris, on interrogea Rabelais, on examina la poudre renfermée dans les paquets, & tout confidéré, le fait parut affez plaifant, pour ne faire qu'en rire.

Mais je ne crois pas qu'il y ait de conte plus mal imaginé. C'eft un crime de badiner fur la vie des Souverains, & Rabelais auroit eu fujet de fe repentir de l'avoir entrepris, fur-tout, dans un temps, où l'on venoit de perdre le Dauphin François, fils ainé du Roi, qui avoit été, difoit-on, empoifonné par *Montecuculli*.

3°. On ne conçoit pas comment on a pu imaginer que Rabelais ait tenu au Pape Paul III, les difcours qu'on lui fait tenir en deux occafions. Cependant ce conte a été adopté (*y*) par Scevole de Sainte Marthe. Mais il eft incroyable que Rabelais, âgé alors de 46 ans, & connoiffant la valeur des termes, ait tenu à un Pape toujours refpectable par lui-même, & fur-tout à un Pape, qu'il avoit befoin de ménager pour en obtenir un Bref d'abfolution, des propos auffi groffiers, auffi indécents, difons mieux, auffi infolents.

4°. On doit porter le même jugement des autres bouffonneries qu'on lui attribue, d'avoir dit à un Page que le Cardinal du Bellay lui envoyoit, *Tire le rideau, la farce eft jouée*; d'avoir dit à un autre qui lui parloit de fonger à fon falut, *Beati qui moriuntur in Domino*, ce qu'il entendoit d'une efpece de chape, appellée *Domino*, qu'il avoit autour de la tête; d'avoir répondu à une perfonne qui lui demandoit ce qu'il laiffoit aux pauvres; *Je n'ai rien, je dois beaucoup, je donne le refte aux pauvres*. Tous ces quolibets font plus anciens que Rabelais; & on a tort de les lui attribuer, fur-tout à l'article de la mort.

L'enthoufiafme où l'on a été pour Rabelais, s'eft étendu jufqu'à la Faculté de Montpellier, où il avoit pris fes degrés, & l'on a regardé comme des gens de mérite, ceux qui avoient

(*y*) Libro I, *Elogiorum Gallorum doctrinâ illuftrium.*

porté

porté la même robe que lui. La prévention a été jufqu'à lui attribuer l'établiffement de quelques ufages finguliers, qui font particuliers à cette Faculté.

1537.

Le Candidat foutient l'Acte du Baccalaureat, avec une Robe noire ordinaire, mais quand il eft admis à ce grade, le Bedeau lui met une Robe rouge, qu'il doit porter pendant tous les actes probatoires, jufqu'à ce qu'il ait fait le *Point* ou l'Acte rigoureux, & qu'il ait été admis. Cette Robe n'a rien de fingulier, c'eft une Tunique, qui va jufqu'aux talons, avec des manches affez larges pour pouvoir la mettre fur fes habits, & une efpece de large Collier ou Rochet, elle eft de drap rouge. Je crois que c'étoit la Robe commune à tous les Clercs, quand la Faculté fut établie; on la faifoit porter à tous les Candidats dès qu'ils étoient fur les bancs, parce qu'ils devenoient Clercs; mais pour fe diftinguer des Clercs ordinaires, on la fit de couleur rouge, parce que c'eft la couleur des Facultés de Médecine.

Rabelais a porté cette Robe comme ceux qui l'avoient précédé & ceux qui font venus depuis, mais il ne l'a pas établie, & n'avoit aucun droit de l'établir; & le nom de Robe de Rabelais, que les Etudiants lui ont donné, ne fignifie rien. On doit feulement être étonné de l'entêtement de ces Etudiants, qui coupent furtivement quelques lambeaux de cette robe, pour l'emporter chez eux, ce qui oblige à faire une Robe de temps en temps, à quoi on ne gagne rien; car les Etudiants confervent pour la robe qu'on vient de faire, la même prévention qu'ils avoient pour l'autre.

L'autre ufage établi dans la Faculté, eft plus fingulier encore. L'Acte du Baccalaureat fini, tous les Profeffeurs paffent dans le conclave qui eft à côté de la falle des Actes. Le Chancelier, ou en fon abfence, le Doyen, fait approcher le Candidat, lui annonce qu'il a été admis au Baccalaureat, & ajoute, *Indue purpuram*, (c'eft-à-dire, la Robe Rouge) *confcende cathedram & grates age quibus debes.* Cela fait, le Bachelier defcend & s'arrête au bas de la Chaire, où les Profeffeurs s'affemblent & reçoivent les remerciments du Profeffeur qui a préfidé à l'Acte pour la réception de fon Candidat,

T t

après quoi le nouveau Bachelier part pour entrer dans le Conclave. C'est dans cet espace qu'il est exposé aux coups de poing de tous ses condisciples, & ses amis sont les plus empressés à se bien placer, pour lui donner un bon coup de poing.

On prétend que Rabelais a établi cet usage, comme une marque de réjouissance & de félicitation. C'étoit la mode de son temps, dit-on, de se donner des coups de poing aux fiançailles, après en avoir donné aux fiancés. On allegue, pour le prouver, la description qu'il fait des nôces de Basché dans (z) son Pantagruel.

Mais je crois que cet usage a une origine plus ancienne & plus noble. L'Ordre de Chevalerie étoit dans son plus grand lustre, quand on établit les plus anciennes Facultés. Il y avoit deux Ordres dans la Chevalerie ; celui des Bacheliers, où l'on initioit ceux qui étoient d'une naissance & d'un mérite à aspirer à l'honneur d'être Chevalier ; & celui de Chevalier, qui étoit alors un état très-distingué, & qui faisoit aller du pair avec les Princes.

Quand les Facultés furent autorisées à donner des Licences aux gens de Lettres, elles se rapprocherent, autant qu'elles purent, de ce qu'on pratiquoit dans l'Ordre de Chevalerie. Il est certain du moins, que les cérémonies qui sont en usage, quand on fait un Maître ou un Docteur, sont copiées sur celles qu'on faisoit en armant un Chevalier, *mutatis mutandis*, c'est-à-dire, avec les différences que l'objet auquel on se destine a dû y mettre. On a donc dû de même, dans les Facultés fort anciennes, y imiter en donnant le Baccalaureat, ce qu'on faisoit quand on recevoit Bachelier une personne qui aspiroit à devenir Chevalier. Or il est certain qu'on donnoit à ce Bachelier, qui étoit à genoux, deux coups de plat d'épée sur l'épaule, comme pour lui apprendre qu'il devenoit un nouvel homme, & que (*a*) c'étoit la derniere insulte qu'il eût à souffrir. Sur ces exemples, la Faculté de Montpellier laissa donner des coups de poing aux

---

(z) *Livre* 4 *chap.* 12, 14 & 15.

(*a*) Ce que Moliere semble avoir imité dans la Comédie du Bourgeois Gentilhomme, quand on fait M. Jourdain *Mamamouchi.*

Bacheliers, pour les avertir que c'étoit la derniere marque de
mépris qu'ils duffent effuyer. Cette conjecture peut être con-   1537.
firmée par l'attention que les Profeffeurs de la Faculté de
Montpellier ont toujours eue, de participer, autant qu'ils
ont pu, aux honneurs de la Chevalerie, & de fe faire enterrer
avec l'épée & les éperons fur la biere. Sur ce pied-là, la Faculté a intérêt de conferver cette coutume, toute finguliere qu'elle foit, comme une preuve de fon ancienneté.

SYMPHORIEN CHAMPIER.

SYMPHORIEN CHAMPIER ; en Latin *Symphorianus Cam-*
pægius, Médecin de Lyon, avec qui Jacques Sylvius fe lia   1540.
d'amitié en 1530, à fon retour de Montpellier. Il fut appellé par le Duc de Lorraine, pour être fon premier Médecin, & il paffa dans cette Cour, où il fut bien traité.

Ce Médecin a laiffé un grand nombre de petits Traités de
Médecine, dont on trouve le Catalogue dans tous les Bibliographes. Ils font tous très-médiocres. Il y a quelques
Differtations Hiftoriques fur la Médecine & fur les Médecins, dont on pourroit faire quelque ufage, mais on doit fe
tenir pour averti de ne point compter fur l'autorité de Champier, & de ne point faire ufage des faits qu'il rapporte, qu'a-
près les avoir vérifiés, car cet Auteur n'eft point exact.

GABRIEL MIRON. II.

GABRIEL MIRON II. Premier Médecin des Reines de
France, Anne & Claude. Ce Médecin n'eft connu que par   1544.
une Livre qu'il fit imprimer à Tours, lequel eft devenu lui-
même fi rare, que je n'ai pas pu le trouver encore, mais
dont j'ai trouvé une notice affez exacte.

Cet Ouvrage a pour titre :

De regimine infantum Tractatus tres ampliffimi, Turo-
ni, in-fol. per Joannem Rouffet, 1544. L'Ouvrage contient
746 pages, & un indice des Chapitres.

T t ij

Il dit au Livre I, Chapitre 7 de cet Ouvrage, qu'il étoit neveu d'un autre Gabriel Miron, qu'il appelle *probatiſſimum Virum & famoſiſſimum in arte*. C'eſt Gabriel Miron, connu par une Inſcription en ſon honneur, qui eſt ſur la façade des Ecoles de Médecine, & dont on a parlé ci-deſſus.

Le Gabriel Miron, dont on parle, fut pere de François Miron, qui prit ſes degrés dans la Faculté de Montpellier, en 1509, qui en prit encore en 1514, dans la Faculté de Paris, & qui fut premier Médecin de pluſieurs de nos Rois.

La diverſité des patries, qu'on a données à ces premiers Mirons, ou qu'ils ſe ſont données eux-mêmes, pourroit jetter quelque confuſion, ſi l'on n'en avertiſſoit pas. On dit dans l'Inſcription, qui eſt ſur la façade des Ecoles à Montpellier, que Gabriel Miron I. étoit de Perpignan, *Perpinianenſis*, apparemment parce qu'il y avoit demeuré quelque temps, en venant en France. Gabriel Miron II. ſe dit de Tours, à la tête de ſon Livre, parce qu'il y demeuroit ; mais ils étoient tous originaires de Tortoſe en Catalogne, ce qui paroît par le titre de *Demeſienſis*, que François Miron, fils de Gabriel Miron II, prend dans le Regiſtre de la Faculté de Montpellier, en s'immatriculant.

Gabriel Miron II, ſe donne dans le Frontiſpice du Livre qu'il fit imprimer à Tours, les qualités de *primarius Medicus & Cancellarius Annæ Britannicæ Reginæ, & Claudiæ Reginæ, Uxoris Franciſci primi*, c'eſt-à-dire, de premier Médecin & de Chancelier d'Anne de Bretagne, femme de Louis XII, Roi de France, & de ſa fille Claude, femme de François I, & Reine de France ; & dans le cours de l'Ouvrage, Livre II. pag. 50 *verſo*, il dit qu'il a ſoin des Enfans de la Reine Claude, *cujus filiorum & filiarum curam ſe gerere dicit.*

JEAN CHAPELLAIN.

JEAN CHAPELLAIN fils, ſe dit *(a)* du Diocèſe de Rouen.

(a) En s'inſcrivant dans le Regiſtre des matricules.

Il prit le Baccalaureat & le Doctorat fous Denis Fontanon, le premier (*b*) en 1533, & le fecond (*c*) en 1536. Mais étant venu s'établir à Paris, il prit de nouveaux degrés, dans la Faculté de cette Ville (*d*) en 1541.

1550.

Il fut dabord Médecin du Roi Henri II, & par la mortde Fernel, il remplit la place de premier (*e*) Médecin en 1558, qu'il occupa pendant le refte de la vie de ce Prince. On ne fçait point comment il la perdit (*f*), fous François II ; mais il y rentra fous (*g*) Charles IX, fon fuccesseur ; & s'y maintint avec diftinction jufqu'à fa mort.

Il mourut en (*h*) 1569, d'une fiévre peftilentielle, qu'il contracta au Siége de Saint Jean d'Angeli, où le Roi étoit en perfonne. Il y mourut de la même maladie & dans la même maifon, que Honoré Caftellan, premier Médecin de la Reine Mere, Catherine de Médicis, avec qui il avoit vécu dans une étroite union de profeffion & d'amitié.

Chapellain avoit joint aux biens qu'il tenoit de la libéralité des Princes qu'il avoit fervis, un patrimoine affez confidérable, auffi exerçoit-il la Médecine avec un noble défintéreffement, très-éloigné de l'avidité, qui deshonore fi fouvent céux de fa Profeffion.

Comme Chapellain avoit toujours eu beaucoup de goût pour l'étude, il avoit fait un amas confidérable d'excellens livres manufcrits, dont il avoit chargé les marges de fçavantes notes, & de corrections judicieufes. Cette Bibliothéque fut diffipée lors des troubles de Paris, & la plûpart des livres furent entiérement perdus.

C'eft le fort qu'eut entre-autres, un bel Exemplaire Grec d'Hippocrate, copié, ou peut-être feulement corrigé fur le Manufcrit de Florence, de la Bibliothéque des Médicis. Il eft difficile de fçavoir au jufte ce que Foëfius entendoit par les mots d'*Exemplar Medicum*, dont il fe fert, lorfqu'il

(*b*) & (*c*) Les regiftres de la Faculté.
(*d*) Baron, *in notitiâ Medicorum Parifienfium.*
(*e*) Vanderlinden, *in Præfat. edito Cefio præfixâ.*
(*f*) Les premiers Médecins de Fran-
çois II, furent Jerôme Montuus & Jean Milet.
(*g*) Du Cange in Gloffario, in verbo *Archiatros.*
(*h*) De Thou. *Hiftor. Libr.* 46.

T t iij

parle de ce Livre ; mais je ne sçaurois me perfuader, que le propre Manufcrit de Florence eut paffé au pouvoir de Chapellain.

C'eft cet Exemplaire, que Foëfius (*i*) regrettoit fi fort, & qu'il avoit tant fouhaité de pouvoir confulter, quoiqu'il eût d'ailleurs le fecours des variantes de tous les manufcrits du Roi, lefquélles étoient aux marges de l'Exemplaire imprimé, qui avoit appartenu à Louis Servin, Avocat Général au Parlement de Paris.

Le Celfe qui avoit appartenu à Chapellain, & qui étoit chargé de même de fes corrections, tomba en de meilleures mains. Gui Patin (*k*) qui en étoit le maître, le prêta à Vanderlinden, Profeffeur de Leyde, qui s'en fervit utilement (*l*) pour la belle Edition de Celfe, qu'il a donnée au Public.

(*i*) In Epiftolâ ad Lectorem edito fuo Hippocrati præfixâ.
(*k*) *Voyez fa Lettre* 125, *Tom. I.*

(*l*) *Voyez* la Préface de cette édition de Celfe.

François Miron.

FRANÇOIS MIRON de Tortofe, fils de Gabriel Miron II ; prit fes degrés en Médecine dans la Faculté de Montpellier, où on le trouve infcrit dans les Regiftres le 27 Janvier 1509. Il prit dans la fuite de nouveaux degrés dans la Faculté de Paris en 1514, où il eut (*a*) le premier rang de fa Licence. Il parvint à la place de premier Médecin des Rois Henri II. & Charles IX. Il laiffa un fils qui eut une poftérité nombreufe, & qui a rempli avec honneur dans la Robe, des places importantes. Papyre Maffon qui a fait l'éloge de François Miron, Prévôt des Marchands, n'a point connu les deux Médecins, Gabriel & François, d'où ils defcendoient, ou peut-être n'a-t-il point voulu les connoître, pour pouvoir vanter avec plus de confiance l'ancienne nobleffe des Mirons ; mais fi cela eft, ce ménagement n'étoit guere néceffaire pour une

(*a*) Gui Patin, *Tom.* 3, *Lettre* 515.

1550.

famille, que la vertu feule rendoit recommandable, & qui ne
devoit point craindre de fe faire tort en avouant de tirer fon
origine de deux premiers Médecins de nos Rois.

La Famille des Mirons portoit pour armes de gueule au
miroir à l'antique, & glacé d'argent & pometté d'or, telles
qu'on les voit fur la façade du Collége Royal de Médecine, au haut de l'infcription qui y eft à l'honneur de Gabriel
Miron I.

JACOBUS SYLVIUS.

JACOBUS SYLVIUS, en François, *Jacques Du Bois*, nâquit
dans un Village du Diocèfe d'Amiens, appellé *Louvilly*,
dans (*a*) une Famille peu riche, & chargée de beaucoup
d'Enfants. Heureufement pour lui, il avoit un Frere appellé
François Sylvius, ou *François Du Bois*, plus âgé que lui,
& qui s'étoit procuré par fon travail & fon application, un
établiffement honnête dans l'Univerfité de Paris, où il étoit
principal du Collége de Tournai. Ce Sylvius étoit très-habile
dans la Grammaire Latine, & dans les Belles-Lettres, & il
a contribué plus que perfonne à rétablir dans l'Univerfité de
Paris, le bon ufage du Latin.

Ce François Sylvius appella fon frere Jacques auprès de
lui, dès qu'il fut en âge de profiter de fes leçons. Il l'inftruifit
avec zele & attention, & quand il fut en état d'enfeigner les
autres, il le chargea d'inftruire une partie des Ecoliers de fon
Collége, ce qui lui rendit familier l'ufage des bons Auteurs,
tant Latins que Grecs.

Mais comprenant bientôt que ce travail ne le meneroit pas
à grand'chofe, il fongea à étudier en Médecine, & commença à s'appliquer férieufement à la lecture des Auteurs qui en
avoient traité, tant anciens que modernes. Il s'appliqua fur-
tout à l'Anatomie, & fit un grand nombre de diffections de
cadavres humains. René Moreau prétend qu'il fut en cela
difciple de Tagault. Mais fi cela eft, il furpaffa bientôt fon
Maître, car il devint un des premiers Anatomiftes de fon

____

(*a* René Moreau, *in vitâ Sylvii.*

1550. ſiecle, & celui qui le premier (*b*) a rangé tous les muſcles du corps en ordre, qui a marqué les uſages de chacun, & qui a donné à une partie de ces organes, les noms qu'ils portent encore.

Moreau prétend qu'il prit le même ſoin de s'inſtruire de la Matiere Médicinale & de la Pharmacie, & que pour cela il fit différents voyages, pour aller ſur les lieux d'où les drogues les plus communes venoient; mais ces voyages ne durent pas être fort loin.

Quand Sylvius ſe fut ſuffiſamment inſtruit, il entreprit de faire des leçons de Médecine aux autres, & s'engagea d'expliquer un Cours entier de Médecine dans deux ans, lequel ſur ce pied-là, ne devoit être qu'un abregé aſſez court.

Ses leçons attirerent un grand nombre d'Etudiants, qui payoient pour y être reçus. La Faculté de Paris en prit de la jalouſie, & trouva mauvais qu'une perſonne qui n'avoit pris des grades dans aucune Faculté, fît des leçons de Médecine dans une Ville, où il y avoit une Faculté publique. Les démarches que la Faculté de Paris fit pour arrêter la continuation de ſes leçons, obligerent Sylvius à aller à Montpellier, où la Faculté étoit en réputation, pour y prendre des degrés en Médecine. Il y arriva en 1529, & fut immatriculé le 21 Novembre de cette année. Voici ce qu'on trouve dans les regiſtres de cette Faculté:

Viceſimá primá Novembris receptus eſt Dominus Magiſter Jacobus Sylvius, Diœceſis Ambianenſis, à quo recepi libras duas. C'étoit le droit de la matricule.

On verra par le calcul, qui ſera à la fin de cet article, que Sylvius devoit avoir alors 51 ans. Cet âge & la réputation que Sylvius s'étoit acquiſe, déterminerent ſans doute la Faculté à lui abréger ce temps d'étude, & à le recevoir Bachelier à la fin du même mois, comme les regiſtres en font foi.

Factus eſt Baccalaureus Dominus Magiſter Jacobus Syl-

______

(*b*) Laurentius, *Libr.* 1 *cap.* 14. *Hiſtor. Anatom.* Riolanus, *Anthropograph. Lib.* 1 *capp.* 5 & 29.

vius

*vius die penultimá menfis Novembris , Præfide aut Patrono
reverento Medicinæ Doctore Domino Joanne Schyronio.*

1550.

Nous pourrions fournir de même la preuve, que Jacques
Sylvius fut promu au Doctorat l'année fuivante, fi les regiftres de la Faculté, contenant les noms des Docteurs pendant
les fix années de fuite, n'étoient pas perdus depuis long-
temps ; mais ce que les regiftres de la Faculté de Montpellier
ne peuvent pas prouver, fe trouve formellement établi par
les regiftres de la Faculté de Paris.

Sylvius de retour de Montpellier, & fuivant les apparences
inquiété encore par la Faculté de Paris, fe détermina à prendre le premier degré dans cette Faculté ; & pour cet effet, il
fe préfenta pour être promu au Baccalaureat, ce qu'il obtint
le 28 Juin 1531 (c), fous le décanat d'Hubert Cocquiel. Il
n'alla pas plus loin dans cette Faculté, & cela fuffit pour
prouver qu'on a eu tort de le compter au nombre de fes
Docteurs.

Mais les regiftres de la Faculté de Paris, fourniffent une
preuve encore plus décifive. En 1535, & le 27 de Janvier,
les Docteurs affemblés, il fut ftatué que ceux qui profeffoient
la Médecine hors des Ecoles, pourroient la profeffer dans
les Ecoles de l'Univerfité, & recevoir l'honoraire de leurs
leçons. On ajoute que ce Décret étoit fait pour Jean Fernel,
qui enfeignoit dans le Collége de Cornouaille, & pour Jacques Sylvius, Bachelier de l'Ecole de Paris, & Docteur de
Montpellier, qui profeffoit la Médecine au Collége de Tricquet, c'eft-à-dire, à ce que je crois, de Treguier. Voici les
termes de ce Décret, qui eft important :

*Die 27 menfis Januarii anni 1535 , Magiftro Tagaultio ,
Facultatis Decano , ftatutum fuit congregatis Doctoribus ,
ut qui extra Scholas Medicinæ profitebantur, poffent dein-
ceps legere in Scholis, & mercedem fuorum laborum ibidem ,
ut & alibi , à fcholafticis accipere. Hoc autem ftatutum eft
propter Joannem Fernel, qui legebat in Collegio Cornuale ,*

(c) Baron, *in Notitiâ Doctorum Parifienfium.*

V v

338 *Hiſtoire de la Faculté de Médecine*
& *Jacobum Sylvium , Baccalaureum Scholæ Pariſienſis ,*
1550. & Doctorem Montispessulani *qui Medicinam profiteba-*
tur in Collegio Tricquet.

Les faits qu'on vient de rapporter, donnent lieu à pluſieurs réflexions importantes.

I. Si Bayle avoit ſçu la teneur du Décret dont on vient de parler , il n'auroit pas dit (*d*) que *les regiſtres de la Fa-culté de Paris , qui prouvent que Sylvius fut reçu Bachelier dans cette Faculté en* 1531, *après ſon retour de Montpellier, réfutent invinciblement ceux qui voudroient ſoutenir après Ranchin , que Sylvius a été Médecin de Montpellier ,* puiſqu'il eſt évident par les regiſtres même de la Faculté de Paris, qu'il étoit Docteur de Montpellier. Il faut même convenir , que le jugement que Bayle a porté ſur cette affaire , eſt trop précipité , puiſqu'on peut paſſer Docteur dans une Faculté , & à plus forte raiſon Bachelier , quoiqu'on ſoit Docteur dans une autre. Les exemples en ſont familiers ; & ſans ſortir de notre ſujet, nous pouvons citer l'exemple de Jean Chapellain le fils , qui paſſa Docteur à Montpellier en 1536, & qui ſe fit promouvoir au même grade à Paris en 1541 : & celui de François Miron , qui ayant pris le Doctorat à Montpellier en 1509, le prit une ſeconde fois à Paris en 1514. Mais ſans chercher des exemples anciens , n'y a-t-il pas actuellement dans la Faculté de Paris , pluſieurs Docteurs, qui ayant pris leurs degrés à Montpellier, en ont pris de nouveaux à Paris?

II. L'Auteur qui ajoute quelques notes critiques à la fin de chaque volume du Dictionnaire de Bayle , de l'édition de Trévoux de 1734, avoit inſinué dans une note qu'il a miſe ſur le mot *Sylvius* à la fin du 5ᵉ volume, que je prouverois en faiſant l'Hiſtoire de la Faculté de Montpellier, ce que j'a-vois avancé dans un petit plan de cette Hiſtoire, que j'avois envoyé au Journal de Trévoux , & qui y a été inſéré dans le mois d'Août 1731 : ſçavoir, que Sylvius étoit Médecin de Montpellier ; je crois avoir ſatisfait à ſes inſinuations dans le Traité des Maladies Vénériennes, Tom. 2 pag. 684 & 685,

____

(*d*) Dictionaire critique , *au mot Jacques Sylvius , note* r.

en parlant de Sylvius ; mais comme l'occaſion d'en parler ſe
préſente de nouveau, j'ai été bien aiſe de mettre cette queſtion hors de tout doute.   **1550.**

III. Il eſt donc inconteſtable que Sylvius étoit Docteur
de Montpellier, comme Ranchin (*e*) l'a dit, & après lui (*f*),
Strobelberger & (*g*) Courtaud ; & que tous ceux qui ont prétendu qu'il étoit Docteur de la Faculté de Paris (*h*) quoiqu'en
grand nombre, ſe ſont manifeſtement trompés.

IV. Mais leur erreur peut être excuſée ; celle de Moreau
ne ſçauroit l'être, parce qu'elle eſt de mauvaiſe foi : il connoiſſoit le paſſage des regiſtres de la Faculté de Paris, que
nous avons cité ; il le cite lui-même, mais en le citant, il re-
tranche les deux mots, *Doctorem Montiſpeſſulani*, que nous
avons fait mettre en petites majuſcules, & qui, comme on
voit, décident la queſtion.

A la faveur de ce retranchement, il nie hardiment que
Sylvius ait pris des degrés à Montpellier, & il en prend occaſion de déclamer contre cette Faculté. « Il dédaigna, dit-il,
» d'être le Collegue de Médecins, Sectateurs des Arabes & des
» Barbares, pour leſquels il avoit tant d'éloignement, qui ne
» s'occupoient guere, ni d'Hippocrate, ni de Galien, tout-à-
» fait ignorants du Grec, & peu accoutumés à l'uſage de la
» bonne Latinité. » *Dedignatus eſt Collegam eſſe eorum ho-*
minum, quos videbat Arabum & Barbarorum, (quorum
maximus oſor erat) conſectarios, Galeni & Hippocratis
parùm ſtudioſos, ſermonis Græci penitùs ignaros, latini
purioris & elegantioris negligentes.

Je ne crois pas qu'on puiſſe trouver de prévention moins
raiſonnable que celle de René Moreau. Je ne m'arrêterai pas
au reproche qu'il fait à la Faculté de Montpellier, de ſon
goût pour la Médecine des Arabes ; il eſt certain qu'elle l'a
enſeignée long-temps, & elle ne pouvoit point en enſeigner

(*e*) *In Sacro Apollinari.*
(*f*) In Hiſtor. *Univerſitatis Monſpe-*
lienſis.
(*g*) In oratione inaugurali, quæ inſ-
cribitur *Monſpelienſis Medicorum Uni-*
verſitas, pag. 39.

(*h*) Riolanus, *Anthropograph. Lib.* 1
cap. 19.
Guillelmus Duval, *Hiſt. du Collége*
Royal.
Robert Lyonnet, *de morbis hæredita-*
riis.

d'autre. Cet attachement étoit commun à toutes les Facultés, mais il n'a été, ni plus long, ni plus grand, dans la Faculté de Montpellier, que dans les autres, comme on l'a
prouvé (*i*) ailleurs, & il n'a mérité d'être blâmé dans aucune ; car la Médecine des Arabes est dans le fond la même
que celle des Grecs.

Je crois devoir me contenter d'examiner si Sylvius avoit
pour les Médecins Arabes, l'aversion que Moreau lui attribue, *quorum maximus osor erat.* Cet examen qui ne sera
pas long, suffira pour juger du peu de réflexion avec lequel
Moreau écrivoit. Il nous apprend lui-même que Sylvius fit
imprimer la Pratique de Marc Gatinaria, pour l'avantage de
ses Ecoliers, parce que ce Livre servoit de texte aux explications qu'il leur faisoit, & il ajoute que dans peu de jours
on en vendit 900 exemplaires, & que l'édition fut bientôt
épuisée. Or qu'étoit-ce Gatinaria ? un Médecin de la Faculté
de Paris, dont l'Ouvrage est plein de Médecine Arabe la plus
pure. Voilà donc la Médecine que Sylvius expliquoit à ses
Ecoliers ; il devoit donc y être familiarisé quand il alla à
Montpellier, & il est évident que Moreau lui attribue pour
cette Médecine une aversion qu'il n'avoit pas.

Mais pourquoi chercher des preuves détournées, quand
Sylvius fournit lui-même les preuves les plus claires de ce
que nous prétendons. Dans un excellent Traité, sur-tout
pour ce temps-là, intitulé *Ordo & ordinis ratio in legendis
Hippocratis & Galeni Libris,* que Moreau a fait imprimer
à la suite de la vie de Sylvius ; Sylvius après avoir recom-
mandé page 9, ainsi que de raison, la lecture d'Hippocrate
& de Galien, remarque que comme ils n'ont pas tout sçu,
n'ont pas tout expliqué, & n'ont pas écrit de tout, ajoute
qu'il faut éclaircir ce qu'il y a d'obscur dans leurs Ouvrages,
& suppléer ce qui y manque, par la lecture des Auteurs qui
ont vécu depuis, entre lesquels il nomme *Avicenne, Avenzoar, Haly Abbas, Rasis, Mesue,* tous Arabes, & à leur
suite *Arnaud de Villeneuve, Bernard Gordon, Alexander.*

(*i*) Maladies des Femmes, *Tom. 5.*

Benoit, *Varignanus*, *Savonarola*, *Valefcus de Taranta*,
Gerard de Solo, *Arculanus*, *Tornamira*, *Gatinaria*, tous,
comme on fçait, fectateurs des Arabes ; ce qui fait voir que
Sylvius n'étoit pas leur grand ennemi, *maximus ofor*, comme Moreau l'avoit prétendu. Mais finiffons cette digreffion,
qui n'eft déja que trop longue, & revenons à notre fujet.

Conformément au Décret de la Faculté, Fernel & Sylvius faifoient donc en même-temps, des Leçons fur la Médecine dans des Colléges de l'Univerfité, mais avec un fuccès
bien différent. L'Auditoire de Sylvius étoit toujours plein,
& il n'en étoit pas de même de celui de Fernel ; Moreau qui
en convient, dit que cela venoit de ce que Sylvius faifoit des
diffections, & montroit la ftructure des parties dont il expliquoit les maladies, & des démonftrations en drogues, dont
il expliquoit la maniere de compofer les remedes qu'on employoit pour les guérir ; au lieu que Fernel ne faifoit que dif-
courir fur ces matieres. On a vanté la Latinité de Fernel, &
on a raifon, mais le ftyle en eft lâche, prolixe, plein de
gallicifmes, plus propre à des difcours oratoires qu'à des difcours didactiques ; au lieu que celui de Sylvius eft pur, clair,
précis, très-châtié, où l'on n'employe les mots que dans
leur propriété naturelle, & où la fyntaxe Latine eft fcru-
puleufement obfervée, & en un mot meilleur que celui de
Fernel.

Les chofes refterent dans cet état jufqu'en 1548 ; alors
Vidus Vidius, célebre Médecin de Florence, que François I.
avoit fait venir pour enfeigner dans le Collége Royal,
qu'il avoit fondé, la Chirurgie prefque oubliée en France,
s'étant retiré dans fa patrie, il fallut fonger à remplir fa place.
Henri II. après y avoir bien réfléchi, fe détermina pour Sylvius, qui héfita long-temps à fe prêter à ce choix, & qui ne
fut inftallé dans cette place qu'en 1550, mais qui la remplit
avec honneur jufqu'à fa mort, qui arriva le 13 Janvier 1555,
âgé de 77 ans ; ce qui fait voir qu'il avoit 51 ans quand il
alla à Montpellier en 1529, pour y prendre fes degrés, comme on l'a dit ci-deffus, *page 338.*

V v iij

Je ſçais que (*a*) Geſner & (*b*) Sainte Marthe, ont écrit que Sylvius n'avoit que 63 ans à ſa mort, & qu'il mourut au mois de Février 1554. Cette derniere date de la mort de Sylvius pourroit être excuſée, en ſuppoſant qu'ils ont ſuivi l'ancien ſtyle, ſelon lequel on donnoit alors à l'année précédente les trois premiers mois de la ſuivante. Mais je crois qu'on doit préférer le ſentiment que Moreau a ſuivi, tant ſur l'année de la mort de Sylvius, que ſur ſon âge, pour lequel il cite pluſieurs Auteurs, auxquels je puis ajouter une autorité déciſive, qui eſt celle d'un Médecin, nommé Alexandre Arnaud, qui a publié d'abord après la mort de Sylvius quelques-uns de ſes Ouvrages avec des Préfaces. Or on lit dans la Préface qu'il a miſe à la tête du Traité de Sylvius, intitulé *Iſagoge in Anatomicam partem Phyſiologiæ Hippocratis & Galeni*, qu'il fit imprimer à Baſle en 1556, *in-*16. que Sylvius étoit d'une vieilleſſe déjà décrépite, *jam decrepitæ ſeneɑutis*, ce qui peut bien convenir à un homme de 77 ans, qui avoit beaucoup travaillé, mais ne ſçauroit ſe dire d'un homme qui ſeroit mort à l'âge de 63 ans.

Sylvius a compoſé pluſieurs ouvrages, & quelque changement qui ſoit arrivé dans la théorie de la Médecine, ces Ouvrages ſont encore utiles, & méritent d'être lus. Je ne crois pas devoir en faire ici une longue énumération, que l'on peut trouver dans les Bibliographes. Il ſuffira de remarquer que Moreau en a fait une Collection aſſez exaɑe, imprimée à Genêve en 1630, en un Volume *in-fol.* diviſé en ſix parties; & que c'eſt l'édition qu'il faut ſe procurer.

Je ne crois pas qu'on puiſſe juſtifier Sylvius de l'emportement avec lequel il a écrit contre Véſale, ni des noms qu'il lui donne. Quelque zele qu'il eût pour la défenſe de Galien, qu'il croyoit que Véſale condamnoit à tort, il ne devoit point ſe porter à ces excès. Mais s'il eſt en cela blâmable, il mérite du moins d'être loué d'avoir ſçu ſe déſabuſer de la

---

(*k*) In 2 Catalog. *Libror. Galeni.*
(*l*) Libri I. *Elogiorum.*

crédulité de l'Aftrologie, dont on étoit, de fon temps, fi
infatué. Cela fait qu'il étoit au-deffus de fon fiécle, du moins
à cet égard. **1550.**

On a reproché à Sylvius une avarice fordide, & on en a
rapporté plufieurs exemples, où je crois qu'il y a beaucoup
d'exagération. Cependant il ne feroit pas impoffible, que la
pauvreté dans laquelle Sylvius étoit né & avoit été élevé,
l'eût accoutumé à une trop grande économie. Mais je ne
fçaurois le blâmer d'avoir exigé un honoraire modique de
ceux qui vouloient être admis à fes Leçons domeftiques.
Les Médecins qui pratiquent la Médecine, les Avocats qui
plaident pour leurs parties, ne reçoivent-ils pas une récompenfe de leurs peines? C'eft-là pourtant ce qui donna
lieu au dyftique fuivant, qu'on répandit à fon enterrement.

Sylvius hic fitus eft, gratis qui nil dedit unquam,
   Mortuus, & gratis quod legis ifta, dolet.

Un accident qui arriva à Sylvius dans fa derniere maladie,
a fervi de prétexte à Henri Etienne, naturellement fatyri-
que, de compofer un Dialogue fous le nom de *Ludovicus
Arrivabenus, Mantuanus*, intitulé *Sylvius ocreatus*. Dans
le délire où Sylvius tomba à fa mort, il fe fit mettre fes bot-
tes: tous ceux qui alloient à pied comme lui, en étoient
alors pourvus, car on n'alloit pas autrement dans les rues de
Paris, à caufe de la boue. Henri Etienne, après avoir rapporté tous les contes qu'on faifoit fur l'avarice de Sylvius,
foutient qu'il ne s'eft fait botter à fa mort, que pour paffer
à gué le Styx par leur moyen, & épargner le tribut qu'il
auroit fallu donner à Caron, s'il entroit dans fa barque.

FELIX PLATERUS.

1560. FELIX PLATERUS naquit à Baſle en 1536. Après avoir fait ſes Humanités ſous les yeux de ſon pere, qui étoit Principal du Collége de Baſle ; il alla à Montpellier pour étudier en Médecine ; il y fut immatriculé le 4 de Novembre dans ſa 17 année. Mais comme il étoit jeune, & qu'il n'avoit pas encore étudié en Médecine, il ne fut admis au Doctorat que le 28 Mai 1556. Il retourna dans ſa Patrie, où l'on prétend qu'il prit de nouveaux degrés en 1557. Il fut nommé Profeſſeur en 1560 ; il remplit cet emploi avec honneur, ſoutenant en même temps une pratique très-étendue. Il étoit conſulté par tous les Seigneurs & les Princes de Haut Rhin ; il fut ſurtout (a) appellé très-ſouvent à la Cour des Princes de Montbeillard, dans tous les cas de quelque importance, & il y étoit très-conſidéré.

Platerus mourut en 1614, âgé de 78 ans. Il a compoſé pluſieurs ouvrages, dont une partie fut imprimée pendant ſa vie, il en publia lui - même une Collection en trois Tomes *in*-8. à Baſle en 1602. Elle fut augmentée & publiée à Baſle en 1625 par les ſoins de Thomas Platerus ſon frere ; & Felix Platerus, fils de Thomas, & neveu de Felix I. en donna encore une édition, augmentée à Baſle en 1656, en trois Tomes *in*-4°. qui a été réimprimée pluſieurs fois, & notamment en 1736, à Baſle pour la quatrieme fois.

On trouve dans les Regiſtres de la Faculté de Montpellier un Thomas Platerus de Baſle, qui y prit ſes degrés en 1597. Ce ne ſçauroit être le Thomas Platerus, frere de Felix, dont on vient de parler. Il y a apparence que cela regarde un fils aîné de ce Thomas ; auquel cas le Felix Platerus qui donna une Edition des Ouvrages de ſon oncle en 1656, n'étoit que le puiſné de Thomas Platerus I.

(a) Pris des Epîtres dédicatoires de Felix Platerus, au Prince Frederic, Prince de Montbelliard.

❀

JACQUES

JACQUES TROUILLARD,

JACQUES TROUILLARD, du Mans, que la (a) Croix du Maine, dit Docteur de Montpellier, fut Médecin d'Antoine de Bourbon, Duc de Vendôme, qui devint Roi de Navarre en 1555, par la mort de Henri II, son beau-pere. Il mourut lui-même en 1562, d'une blessure qu'il avoit reçue à l'épaule au siége de Rouen. Après sa mort, Trouillard se retira en Anjou, sa patrie, où la Croix du Maine marque, qu'il fleurissoit en 1584.

1560.

Selon la Croix du Maine, de qui j'emprunte ce détail, Trouillard étoit *un homme docte ès langues, grand Philosophe naturel, & bien versé en la Médecine.* Il marque qu'il avoit traduit en François un *Dialogue de Théophraste Paracelse, contenant la défense de la Chrysopée, ou maniere de faire de l'or, & au contraire l'accsuation de l'Alchymie sophistique;* mais il ajoûte que ce Livre n'étoit point encore imprimé, & je crois qu'il ne l'a point été.

(a) Bibliotheque Françoise.

GASPAR WOLPHIUS.

GASPAR WOLPHIUS, Docteur dans la Faculté de Montpellier en 1558, donna à Basle en 1566, *in-4.* la premiere édition de la Collection des *Gynæciorum, seu de mulierum gravidarum, parturientium, & aliarum naturá, morbis,* &c. lequel fut réimprimé & augmenté de quelques autres Traités, par Israel Spachius, en 1597, à Strasbourg, *in-fol.*

1566.

Pour les autres ouvrages de Gaspar Wolphius moins importants & moins utiles, je crois devoir renvoyer aux Bibliographes, où l'on en trouve un Catalogue détaillé.

JEAN-GEORGE BLANDRATA.

JEAN-GEORGE (a) BLANDRATA, du Marquisat de Salusses,

1570.

(a) Les Auteurs ne lui donnent que le nom de *George.*

commença à étudier en Médecine à Montpellier, le 21 Novembre 1530, & il parvint au Doctorat en 1533. Il y a apparence qu'il voyagea enſuite, & ſi l'on s'en rapportoit à (*b*) Beze il auroit pratiqué la Médecine en Pologne, où il eut du ſuccès, mais ce fait n'eſt appuyé que du témoignage de Beze, & il me paroît très-douteux, quoique adopté par (*c*) Bayle.

On le retrouve à Pavie, où il paroît avoir embraſſé les nouvelles opinions, qui ſe répandoient alors en Italie, & il faut qu'il en ait fait profeſſion aſſez publiquement pour craindre d'être mis en priſon, ce qui l'obligea de ſe retirer à Genêve. Il y embraſſa la Communion établie par Calvin, & ſe joignit à l'Egliſe Italienne, qui s'étoit formée dans cette Ville. Mais ſa réforme lui parut bien-tôt imparfaite, il attaqua le Myſtere de la Trinité & la divinité de Jeſus-Chriſt; & voyant que ſa croyance devenoit ſuſpecte par ſes imprudences, il craignit la colere de Calvin, qui traitoit ſéverement ceux qui donnoient dans ces opinions, & il prit le parti de ſe ſauver de Genêve (*d*) en 1558.

Il alla en Pologne, où il ſçavoit, ſans doute, qu'il y avoit des gens qui penſoient comme lui, mais diſſimulant ſes vrais ſentiments, il s'y préſenta comme un Calviniſte, & ſe joignit aux égliſes de cette Communion, qui y étoient déjà nombreuſes, & qui le reçurent avec diſtinction. Mais le zele, ou plutôt la colere (*e*) de Calvin le pourſuivit juſque dans ſa retraite, & à force d'écrire aux Egliſes de ſa Communion, & de leur décrier Blandrata, comme un hérétique très-dangereux, il les détermina à le chaſſer; ce qui l'obligea de ſe retirer en 1563, en Tranſylvanie, où le Prince Jean Sigiſmond le demandoit, & où il eſpéroit d'être plus tranquille.

Il y avoit dans cette Province pluſieurs Sectaires, qui penſoient comme lui, il y avoit ſur-tout, un grand nombre d'Anabaptiſtes, qui s'occupoient peu des dogmes qu'il combattoit, & qui n'avoient aucune peine de l'admettre dans leur

---

(*b*) Epiſtolâ 81.
(*c*) Diction. Critiq. au mot *Blandrata.*
(*d*) Biblioth. Anti-Trinitariorum,   in voce. *Blandrata.*
(*e*) *Ibid.*

Communion. Il fit donc une profeſſion publique de ſes ſentimens, ce qui ne l'empêcha pas de parvenir à être le Médecin du Prince Jean Sigiſmond Zapol, Comte de Scepus,
& Souverain de Tranſylvanie, qui l'avoit demandé, & à
gagner ſi bien ſa confiance, qu'il le pervertit, & en fit un
zélé Unitaire. C'eſt dans ces ſentimens que ce Prince mourut entre ſes bras en 1570.

La mort de ce Souverain ne changea rien à la fortune de
Blandrata ; il occupa auprès d'Etienne Battori, qui fut élu
Prince de Tranſylvanie, la place de Médecin qu'il avoit eue
auprès de ſon Prédéceſſeur ; & quand ce Prince fut élu Roi
de Pologne, après le départ de Henri III, qui devint Roi
de France, il conſerva la même place ; ſa faveur même,
augmenta, & ce Roi le fit (*f*) Conſeiller d'Etat.

Au milieu de la faveur, Blandrata conſerva long-temps un
grand zele pour la propagation des ſentimens qu'il avoit em-
braſſés, il favoriſa, autant qu'il put, ceux qui les ſoutenoient
comme lui ; il tâcha de leur procurer de nouveaux établiſſe-
ments, il les aidoit de ſon propre bien ; il compoſoit des livres
pour défendre leur croyance, & il aidoit à en compoſer. Auſſi
les livres des Sociniens étoient-ils alors pleins de ſes louanges.

Mais il changea de conduite ſur la fin de ſa vie, ſoit que
l'âge lui inſpirât des ſentiments plus raiſonnables, ſoit que
l'envie de plaire au Roi, qui étoit Catholique, l'obligeât à
plus de circonſpection ; il s'éloigna inſenſiblement des Uni-
taires, & n'eut plus de commerce avec eux ; au contraire, il
ſe rapprocha des Jeſuites qui s'étoient établis en Pologne ;
qui étoient favoriſés & aimés par le Roi, & qui y jouiſſoient
de l'eſtime publique.

C'eſt dans ce temps qu'il fut aſſaſſiné (*g*) par le fils de ſon
frere, qu'il avoit nommé ſon héritier, lequel l'étouffa dans
le lit. Socin qui raconte cette mort tragique, la regarde (*h*)
comme un jugement de Dieu, en punition de ce qu'il avoit
abandonné la vérité ; ce qui ſemble dire que Blandrata s'étoit

---

(*f*) Socin dans l'Epître dédicatoire
de ſa réponſe à Volanus, l'appelle *Ar-*
chiatrum & Conſiliarium intimum.

(*g*) Hornebeeck *in apparatu*, *pag.* 264
(*h*) Dans ſa réponſe au P. Wuiakus.

1570.

converti. *Illud certissimum est*, dit Socin, *cùm cœpisset quos-
dam ex nostris hominibus, quos carissimos priùs habebat,
& suis opibus juvabat, spernere ac deserere etiam contra
promissa, & obligationem suam, & tandem illos penitùs
deseruisse, atque omni veræ & sinceræ pietatis studio vale-
dixisse, & solis pecuniis congerendis intentum fuisse, quæ
fortasse, justissimo Dei judicio, quod gravissimum exerere
solet contra tales desertores, ei necem ab eo, quem suum
hæredem fecerat conciliarunt.*

On ignore l'année de la mort de Blandrata, mais (*i*) on sçait
qu'il vivoit encore en 1585, & il devoit être fort vieux. Il n'a
rien écrit sur la Médecine, mais il a composé plusieurs ouvrages pour défendre les opinions Sociniennes, & il a aidé
à en composer plusieurs autres, sur quoi, si l'on en est curieux, on peut consulter Sandius, dans la Bibliotheque des
Anti-Trinitaires.

(*i*) In Bibliothecâ Anti-Trinitariorum, *ubi suprà.*

GUILLAUME SOVIROLS.

1571.

GUILLAUME SOVIROLS de Montpellier, Docteur en Médecine dans la Faculté de cette Ville.

Brevis & accurata de Peste Disputatio, Parisiis 151,
in·4°.

JEHAN BAUHIN.

JEHAN BAUHIN d'Amiens, exerça la Chirurgie dans sa
Patrie avec succès dans le XVIe. siécle, mais comme il avoit
embrassé les nouvelles opinions, les troubles de Religion
qui arriverent dans le Royaume, vers le milieu de ce siécle,
l'obligerent à se retirer en Suisse. Il s'établit à Basle, où il
pratiqua la Chirurgie avec honneur, jusqu'à l'année 1582,
qu'il mourut âgé de 71 ans. Il eut deux fils, qui tous deux
prirent le parti de la Médecine, allerent étudier à Montpellier, y prirent leurs degrés & se rendirent célebres.

JEAN BAUHIN.

JEAN BAUHIN l'aîné, étudioit en Médecine à Montpellier en 1561, & suivant l'usage de ce temps-là, il avoit choisi, en s'immatriculant, Rondelet pour son Parrein. Il prit ses degrés les années suivantes, & étant retourné dans son Pays, il devint Médecin du Duc de Virtemberg. Il a composé différens ouvrages sur l'Histoire Naturelle & sur la Botanique, qu'on trouvera dans les Bibliographes.

GASPAR BAUHIN.

GASPAR BAUHIN étoit le Cadet, il n'alla à Montpellier qu'en 1579, & en s'immatriculant, il choisit pour Parrein Dortoman. Après avoir fini son cours & reçu ses degrés, il retourna à Basle, où il ne tarda pas d'être nommé Professeur d'Anatomie & de Botanique. Il remplit d'une maniere distinguée ces deux Emplois, & il a laissé sur l'Anatomie & sur la Botanique, des livres qu'on lit encore avec utilité. Il mourut en 1623, n'étant âgé que de 63 ans. Le Πίναξ *Theatri Botanici, sive Index in Theophrasti, Dioscoridis, Plinii, & Botanicorum, qui à sæculo scripserunt, Opera.* est extrêmement estimé par les Botanistes, & ils le regardent comme un Livre classique. Gaspar étoit souvent appellé chez le Duc de Virtemberg, le Prince de Montbelliard, & les autres Princes qui sont près de Basle ; mais son séjour ordinaire étoit à Basle même, où il s'occupoit des fonctions de ses Charges.

HIERONYNUS MONTUUS.

HIERONYMUS MONTUUS, Médecin de Lyon, Docteur de Montpellier, a composé quelques petits Traités de Médecine, qu'on ne lit plus depuis long-temps. Ducange dit qu'il fut premier Médecin du Roi François II. & c'est tout ce que j'en sçais.

AUGER FERRIER.

1570. AUGER FERRIER, du Diocèse de Toulouse, prit ses degrés à Montpellier en 1540, sous Jean Schyron; après son Doctorat, il alla à Paris, où il eut le bonheur de s'introduire auprès de Jean Bertrand, Garde des Sceaux de France, & ensuite Cardinal, qui le présenta à la Reine Catherine de Médicis, laquelle ne le fit pas, comme on dit, son Médecin ordinaire; mais lui donna un Brevet de son Médecin ordinaire. Il accompagna à Rome son protecteur Jean Bertrand, & à son retour, il fit la Médecine à Toulouse, où il mourut en 1588.

Il a laissé quelques ouvrages, dont les Bibliographes ont conservé les titres, mais qui ne font gueres lus, & où l'Auteur est trop prévenu pour l'Astrologie Judiciaire qui étoit encore à la mode de son temps.

JEAN-PAUL ZANGMAISTER.

1572. JEAN-PAUL ZANGMAISTER, en s'inscrivant dans les Registres de la Faculté en 1573, prend la qualité de *Patricius Augustanus*, *Patricien d'Augsbourg*. Il obtint le Baccalaureat sous Joubert en 1575, & le Doctorat l'année d'après.

Ce Médecin n'est connu que parce que Joubert a publié quelques-uns de ses ouvrages sous son nom, ce qui étoit assez sa coutume.

JEAN MAZILES.

1574. JEAN MAZILES natif de Beauvais en Picardie, étudia en Médecine dans la Faculté de Montpellier en 1537 & 1538, & fut reçu Docteur en 1539. Il se retira peu de temps après à Beauvais, où il exerça la Médecine avec succès, ce qui le fit connoître du Cardinal Odet de Châtillon, Evêque de Beauvais (a), qui ayant conçu de l'estime pour lui, le pro-

(a) Mémoires de Beauvais & Beauvaisis, par Antoine Laitel, *Chap.* 7 *art.* 29.

poſa au Roi Henri II, pour Médecin des Enfans de France.
Après avoir été attaché pendant quelque temps au Duc d'A- **1574.**
lençon, il devint premier Médecin de Catherine de Médicis,
& enfin du Roi Charles IX, ſon ſecond fils; auprès de qui il
fut juſqu'à ſa mort, qui arriva le 30 Mai, jour de la Pente-
côte en 1574.

Ce Prince mourut d'une maladie de langueur, qui avoit
altéré ſa poitrine, comme il parut par l'ouverture qu'on fit
de ſon corps après ſa mort. On crut avec aſſez d'apparence,
que ce mal avoit été cauſé, ou du moins beaucoup augmenté
par l'habitude (*b*) *de ſonner du cor, comme il faiſoit ſans
ceſſe à la Chaſſe où il alloit ſouvent.*

Pendant le maladie du Roi, Maziles ne négligea rien de
tout ce qui pouvoit contribuer à ſa guériſon, ou à ſon ſoulagement; mais ſur la fin de ſa vie, il lui parla avec un courage & une vérité dignes de louange, ſuivant de l'Etoile (*c*):
« Le Vendredi, *dit cet Auteur*, dont le Roi Charles mourut
» le Dimanche en ſuivant, ſur les deux heures après midi,
» ayant fait appeller Maziles ſon premier Médecin, & ſe
» plaignant de grandes douleurs qu'il ſouffroit, lui demanda
» s'il n'étoit pas poſſible, que lui & tant d'autres Médecins
» qu'il y avoit dans ſon Royaume, lui puſſent donner quel-
» qu'allégement en ſon mal, *car je ſuis*, dit-il, *horrible-*
» *ment & cruellement tourmenté*; à quoi Maziles répondit,
» que tout ce qui dépendoit de leur Art, ils l'avoient fait, &
» que même le jour de devant, tous (*d*) ceux de la Faculté
» s'étoient aſſemblés pour y donner remede; mais que pour
» en parler à la vérité, Dieu étoit le grand & ſouverain Mé-
» decin en telles maladies, auquel il falloit recourir. *Je crois,*
» dit le Roi, *que ce que vous me dites eſt vrai, & n'y ſça-*
» *vez autre choſe. Tirez-moi* (*e*) *ma cuſtode, que j'eſſaye*
» *à repoſer* ».

(*b*) Hiſtoire de France par le P. Daniel, *premiere édition.* Tom. VIII *pag.* 782.
(*c*) Journal de Henri IV. Tom. I *page*
32.
(*d*) M. Chomel, *Eſſai ſur la Médecine*
de France, *page* 276, dit que les Médecins appellés dans la maladie de Charles IX, furent Simon Pierre & Nicolas
le Grand, Médecins de la Faculté de
Paris.
(*e*) mon Rideau.

1574.

Ce difcours de Maziles détruit abfolument , ce que Patin a avancé fur fon compte, fçavoir, que Catherine de Médicis vouloit le faire pendre, pour n'avoir fait voir le Roi malade par fameux Médecins de Paris. Mais on vient de voir par le difcours que Maziles tint au Roi, que *tous ceux de la Faculté s'étoient affemblés pour donner remede au mal du Roi* ; ce qui juftifie pleinement ce Médecin de la négligence que Patin lui impute.

Après la mort de Charles IX, Maziles fe retira à Beauvais, pour finir fes jours, & y mourut en 1578 (*f*). A peine avoit-il fermé les yeux, que les mignons du Roi Henri III, fur l'avis qu'on leur donna que Maziles avoit vingt mille écus, firent députer un Maître des Requêtes pour fouiller en fa maifon, ce qu'on fit en leur préfence; mais on n'y trouva rien, ou au moins fi peu, que le Roi l'ayant entendu, dit : *Je fuis bien aife qu'on foit éclairci, car j'ai tenu Maziles, pour homme de bien , encore qu'il fût un peu huguenot.*

(*f*) *Ibidem.* Pag. 101, 102.

FRANÇOIS DE SAINT VERTUNIEN.

1578.

FRANÇOIS DE SAINT VERTUNIEN, de Poitiers, prit fes degrés à Montpellier en 1567 & 1568. il étoit ami de Jofeph Scaliger ; il a publié l'Ouvrage fuivant.

Hippocratis Coi de Capitis vulneribus Liber Latinitate donatus & commentariis illuftratus ; addito græco textu, à Jofepho Scaligero caftigato , cum ipfius Scaligeri caftigationum fuarum explicatione. Lutetiæ 1578. *in-8°.*

FRANÇOIS ROUSSET.

1581.

FRANÇOIS ROUSSET, Docteur en Médecine de la Faculté de Montpellier, & Médecin du Roi, fit imprimer à Paris en 1581, un Traité fur l'opération Céfarienne, intitulé :

Traité nouveau de l'Hifterotomotokie , ou enfantement Céfarien , qui eft extraction de l'enfant par incifion latérale

du

du ventre & de la matrice de la femme groffe, ne pouvant autrement accoucher ; & ce fans préjudicier à la vie de l'un & de l'autre, ni empêcher la fécondité naturelle par après.

1581.

Cet Ouvrage fit du bruit & méritoit d'en faire. Rouffet doit être regardé comme l'Auteur de cette Opération, du moins dans les femmes vivantes, laquelle après avoir effuyé beaucoup de contradictions, eft aujourd'hui admife dans des cas où elle eft abfolument néceffaire. *Voyez l'Art d'accoucher réduit à fes principes, Livre V. Chap. VI. art. II.*

JACQUES DALECHAMPS.

JACQUES DALECHAMPS, du Diocèfe de Bayeux, immatriculé dans la Faculté de Montpellier en 1545, Bachelier fous Rondelet en 1546, & Docteur l'année fuivante, célebre Botanifte, qui a donné en XXVIII. Livres la defcription générale des Plantes, imprimée à Lyon en 1585, *in-fol.* Il a publié quelques autres ouvrages, & donné des éditions de quelques Auteurs, fur quoi on peut confulter les Bibliographes.

1585.

CHARLES DE L'ECLUSE.

CHARLES DE L'ECLUSE, en Latin *Carolus Clufius*, étoit d'Arras & d'une bonne famille. Il étudia à Gand & à Louvain, où il apprit les Langues & la Jurifprudence. Il voyagea enfuite en Allemagne, & s'arrêta dans les Univerfités de Marpurg, de Vittemberg & de Straſbourg. De-là étant paffé en France, il étudia trois ans en Médecine à Montpellier, fous le célebre Rondelet, & y paffa Docteur. Il revint l'an 1550, dans les Pays-Bas, & en étant forti en 1569 ; il voyagea en Allemagne, France, en Efpagne, en Portugal, & en Angleterre, pour fatisfaire la paffion qu'il avoit pour la Botanique. Etant revenu chez lui en 1571, il n'y refta pas long-temps, ayant été appellé en Allemagne à la follicitation de l'Empereur Maximilien, pour prendre foin du Jardin des Simples de ce

1591.

1591. Prince, ce qu'il fit auffi fous Rodolfe II. Mais comme il avoit de la peine à s'accoutumer à la vie de la Cour, il en fortit ; & fe retira à Francfort, d'où il fut appellé pour être Profeffeur en Botanique en l'Univerfité de Leyden, avec de gros appointements. Il remplit cet emploi pendant 16 années, & mourut le 4 Avril 1609, âgé de 84 ans.

Clufius a compofé plufieurs Ouvrages de Botanique, dont on trouvera le Catalogue dans les Bibliographes. Celui qui porte le titre d'*Exoticorum*, *Libri X*, imprimé *in-fol.* eft un des plus eftimés & un des plus recherchés.

JEAN-ANTOINE SARRASIN.

1598. JEAN-ANTOINE SARRASIN, de Lyon, s'infcrivit dans le Regiftre des Matricules de la Faculté de Montpellier, en 1665, & ne fut promu au Baccalaureat qu'en 1572, & au Doctorat en 1573. Il faut qu'il ait été abfent dans l'entre-deux.

Il a publié un Ouvrage fur la Pefte, qu'on ne lit plus. Mais l'Edition des Œuvres de Diofcoride, imprimé à Francfort en 1598, *in-fol.* lui fit beaucoup d'honneur & lui en fait encore.

PHILIBERT SARRASIN.

1600. PHILIBERT SARRASIN, de Genêve, fut promu au Doctorat dans la Faculté de Montpellier en 1595. Il a fait trois Obfervations de Médecine curieufes, qu'on trouve dans les Œuvres de Guillaume Fabrice de Hilden.

JEAN PISTORIS.

1600. JEAN PISTORIS, de Nîmes, Docteur en 1605.
Microcofmus, feu Liber Cephale Anatomicus, de proportione utriufque mundi, in cujus calce vivifcit Pelops. Lugduni, 1612, *in-8°.*

FRAÇOIS SANCHEZ.

FRANÇOIS SANCHEZ, Efpagnol, vint à Montpellier étudier en Médecine, & s'infcrivit dans les Regiftres des Matricules en 1573. Il prit fes dégrés les années fuivantes. Il fe
retira enfuite à Touloufe ; où il obtint une Régence dans
l'Univerfité, dont il s'acquitta avec beaucoup d'honneur.

On a fait après fa mort un recueil de fes Ouvrages, imprimé à Tolofe, fous le titre fuivant :

*Opera Medica. His junĉti funt Traĉlatus quidam Philofo-
phici, Tolofæ* 1636, *in-*4°.

On ne lit guere les Traités de Médecine, mais on lit les
Traités Philofophiques, où Sanchez a porté bien loin les
idées fur le Scepticifme, comme il paroît par fon petit Traité,
quòd nihil fcitur.

1600.

MATTHIAS LOBEL.

MATTHIAS LOBEL, nâquit à Lille en Flandre en 1538.
Il alla en 1565, étudier en Médecine à Montpellier, & y
prit fes dégrés trois ans après. De retour dans fa Patrie, il
s'attacha à Guillaume, Prince d'Orange, & au Roi Jacques I.
en qualité de Médecin & de Botanifte. Il mourut à Londres
en 1616, âgé de 78 ans.

On trouve dans tous les Bibliographes, le détail de fes
Œuvres, qui font un Volume *in-fol.* contenant l'Hiftoire
des Plantes ; un autre Volume *in-fol.* contenant des remarques fur la Pharmaceutique de Rondelet ; & un Volume
*in-*4°. fur différentes fortes de Baumes, le tout écrit en
Latin.

1600.

PIERRE MILON.

PIERRE MILON, de Tours. Après la mort d'André du Laurens arrivée en 1609, le 16 Août, le Roi Henri IV choifit
pour premier Médecin de la Riviere. Après de la Riviere, d'A-

1600.

1610. libout occupa cette Place ; mais son grand âge & ses infirmités ne lui permirent pas de la garder. Le Roi y nomma Pierre Milon, qui ne la remplit que six mois, jusqu'à la mort funeste du Roi. Je n'ai point de preuves que Pierre Milon fût Docteur de la Faculté de Montpellier.

GASPARD PILLETERIUS.

GASPARD PILLETERIUS, de Montpellier.

1610. *Plantarum tum patriarum, tum exoticarum, in Walachiâ, Zelandiæ Insulâ nascentium Syntagma. Middelburgi, apud Richardum Schilderi, 1610, in-8°.*

PIERRE JANICHIUS.

1610. PIERRE JANICHIUS, de Colberg en Poméranie, ayant pris le degré de Docteur en Médecine à Montpellier, fit imprimer, quand il fut de retour chez lui, *Johannis Varandæi Tractatum de affectibus Renum & Vesicæ. Item ejusdem formulas remediorum internorum & externorum.*

DAVID LAGNEAU.

1610. DAVID LAGNEAU, du Diocèse d'Aix, inscrit dans le Registre des Matricules de la Faculté de Montpellier, y prit ses degrés dans les années suivantes.

Harmonia seu consensus Philosophorum Chimicorum, maximo cum labore & diligentiâ in ordinem digestus, & à nemine alio hac methodo distributus. Parisiis 1611, in-16.

Ce Traité est dédié à Jean Hervard, premier Médecin de Louis XIII. qui y est loué comme approuvant les remedes Chimiques. On a inséré cet Ouvrage dans le Tome IV. du Théâtre Chimique.

THEODORE TURQUET.

THEODORE TURQUET de Mayerne, étoit fils de Louis
Turquet de Mayerne, Auteur d'une *Hiftoire générale d'Ef-*
pagne; en deux tomes *in-fol.* dédiée à Henri III, Roi de
France, & de la *Monarchie Arifto-Démocratique*, dédiée
aux Etats Généraux, qui fut faifie & défendue en France (*a*).
Il nâquit près de Genêve le 28 Septembre 1573, & eut pour
Parrein Théodore de Beze. Il fut élevé en fa Patrie aux Humanités, & de-là envoyé à Heidelberg, où il demeura quelques années; après quoi s'étant deftiné à la Médecine, il
alla à Montpellier, où après avoir étudié le temps convenable, il fut reçu Bachelier en 1596, & Docteur le 20 Février 1597.

Il vint enfuite à Paris, & s'étant introduit auprès de M.
Ribbitz Sieur de la Riviere, fon compatriote, premier Médecin du Roi Henri IV; celui-ci lui procura l'agrément d'a-
cheter une Charge de Médecin par quartier, dans laquelle il
fut inftallé en 1600.

Décoré de cette Place, & protégé par le premier Médecin,
Mayerne crut pouvoir ouvrir un Cours de leçons publiques
pour les jeunes Chirurgiens & les jeunes Apoticaires, ce qui
déplut & avec raifon, à la Faculté. A ce premier tort, il s'en
joignit un autre, qui n'affecta pas moins la Faculté, quoique
moins réel, c'eft que Mayerne approuvoit, louoit & employoit dans la pratique, les remedes Chimiques, pour lefquels la Faculté avoit alors une averfion marquée. On fit
paroître contre lui, un Livre anonyme, où il étoit très-mal
traité, auquel il répondit par un Ouvrage, où il ménageoit
peu la Faculté, imprimé à Paris, mais fous le nom de la Rochelle, intitulé :

Apologia in quâ videre eft, inviolatis Hippocratis &
Galeni legibus, remedia Chymicè præparata tutò ufurpari

___

(*a*) Pris d'un Mémoire de M. Minutoli, communiqué à M. Bayle & inféré
dans fon Dictionnaire, au mot *Mayerne*, *note c.*

poſſe. *Ad cujuſdam anonymi calumnias reſponſio.* Rupellæ ; ſine nomine ejus apud quem proſtet 1603, *in-*8°.

Ce Livre attira à Mayerne deux chagrins, l'un de ſe voir réfuté (*b*) par Jean Riolan le pere, & l'autre de ſe voir condamné lui-même (*c*) par un Décret violent, que la Faculté publia le 5 Octobre 1603.

Il paroît que Mayerne mépriſa ces deux attaques. Il renonça aux Cours de Pharmacie & de Chirurgie ; mais il continua d'exercer la Médecine dans Paris avec honneur, & d'employer hautement les remedes Chimiques, pour leſquels il s'étoit déclaré ; il entreprit même de ſolliciter la place de premier Médecin du Roi en 1609.

On prétend que le Roi étoit déterminé à la lui donner, après la mort de du Laurens, quoiqu'il fût Proteſtant, ſi la Reine, pouſſée par le Cardinal du Perron, ne l'avoit pas empêché. Ce fait n'eſt ni vrai ni vraiſemblable, il n'y a que M. Minutoli, Profeſſeur de Genêve, qui l'avance, ſans en donner aucune preuve.

Un Seigneur Anglois malade, étant venu à Paris en 1607, pour ſe faire traiter, ſe mit entre les mains de Mayerne, qui eut le bonheur de le guérir. Ce Seigneur reconnoiſſant l'engagea à venir faire un voyage en Angleterre, ce qui fut le commencement de ſa fortune. Il fut bien accueilli par les Anglois, il eut l'honneur d'être préſenté à Jacques I. Roi d'Angleterre, qui le goûta. Mais Mayerne ne trouvant rien de ſolide dans l'eſtime qu'on lui témoignoit, revint en France, reprendre ſon Emploi qu'il exerça juſqu'en l'année 1611, où il fut (*d*) ſolemnellement appellé par le Roi d'Angleterre, pour être ſon premier Médecin. Il alla occuper ce Poſte, qu'il remplit avec beaucoup d'honneur, juſqu'à devenir le Favori du Roi. Il remplit la même Place après la mort de Jacques, auprès de Charles I. ſon fils, juſqu'à la mort funeſte de ce Prince. Ce qu'il y a de ſurprenant, c'eſt qu'il conſervoit encore en

---

(*b*) Gui Patin.
(*c*) Idem , *ibid.*
(*d*) L'Ambaſſadeur d'Angleterre le demanda ſur des Lettres-Patentes, ſcellées du grand Sceau d'Angleterre.

France la Charge de Médecin, par quartier, du Roi Louis
XIII, qu'il ne vendit à un Médecin François qu'en 1616. 1611.

Mayerne jouit en Angleterre, d'une réputation conftante,
jufqu'à la fin de fa vie, & y fit une fortune confidérable. Il
fut aggrégé d'un confentement unanime aux Facultés de
Médecine des deux Univerfités du Royaume, Oxford &
Cambridge. Il n'effuya dans toute fa vie, qui fut longue,
qu'un revers, qui tourna même à fa gloire. Il arrive dans
le traitement des maladies, des accidents imprévus, qu'on
ne manque pas d'imputer à quelque faute des Médecins.
Ces accidents font connus fous le nom d'*infortunia Medica.*
Mayerne en effuya un qui dut lui être fenfible. Henri, Prince
de Galles, fils aîné de Jacques I. & qui donnoit les plus grandes efpérances, mourut à l'âge de 19 ans entre les mains
de Mayerne en 1612, peu de temps après fon arrivée en Angleterre. Ses envieux ne manquerent pas de tâcher de le noir-
cir ; mais fon honneur fut entiérement mis à couvert par des
Actes authentiques, que le Roi Jacques, les Seigneurs du
Confeil & les Officiers & Gentilshommes du Prince, lui
expédierent dans la meilleure forme. On les trouve dans la
Relation de la maladie, mort & ouverture du corps de ce
Prince, que Browne a inférée dans une compilation des
Œuvres de Mayerne, dont on va parler.

Mayerne n'a rien publié que l'Apologie qu'il fit imprimer
à Paris en 1603, contre un Ouvrage anonyme, qu'on avoit
publié contre lui ; mais après fa mort, on imprima fous fon
nom plufieurs Traités, dont on trouve les titres dans les Bibliographes. C'étoient des Mémoires ou des Confultations,
faites par Mayerne, dans des cas particuliers, & que la réputation de l'Auteur faifoit rechercher. L'unique Recueil
un peu complet, eft celui que Browne publia, *in-fol.* en
1701. Il eft divifé en deux Livres, le premier contient *Confi-*
lia, epiftolas, & obfervationes ; & le fecond, *Pharmaco-*
pæam, variafque medicamentorum formulas. La théorie,
qui regne dans ces Ouvrages, n'eft point bonne & ne mérite aucune attention ; la pratique pourroit être plus utile, par
le grand nombre de remedes nouveaux qu'on y propofe,

si on pouvoit s'y fier. Ils font, pour la plûpart, nouveaux, bizarres, finguliers, & quoiqu'on en parle d'un ton de confiance, comme de remedes excellents, ils font abfolument hors d'ufage dans la pratique. On trouvera dans l'Hiftoire de la Médecine, plus d'une réputation ufurpée, plus d'une gloire légere, occafionnée par le préjugé des Grands, que les ouvrages donnés par des gens enyvrés de leur fuccès, ont fait totalement tomber.

Mayerne laiffa de très-grands biens, & il maria une fille unique qui lui reftoit, avec M. le Marquis de Montpeillan; petit-fils de feu M. le Maréchal de la Force, laquelle mourut en couche à la Haye en 1661, fans laiffer de poftérité. Pour Mayerne il étoit mort à Chelfea près de Londres, le 16 de Mars 1655, âgé de 82 ans.

Il ne refte qu'à expofer en détail ce qui regarde le Décret que la Faculté de Paris porta contre Mayerne, le 5 Décembre 1603, dont on a fait mention ci-deffus. Il étoit violent, & on a raifon d'être furpris qu'une Compagnie fage comme la Faculté de Paris, ait pu fe porter à un pareil excès, contre un Docteur d'une Faculté célebre, & employé dans la maifon du Roi, parce qu'il employoit des préparations de Chimie, que tant de Médecins dans le Royaume & dans les Pays étrangers, approuvoient, & dont plufieurs Membres de la Faculté fe fervoient eux-mêmes.

Mais enfin, ce Décret avoit été porté dans le feu d'une difpute vive, & c'eft le fort de ces Décrets d'être bientôt oubliés. Mais comment excufer Jean Riolan le fils à l'âge de 71 ans, qui publiant en 1651, *fes Recherches curieufes fur les Ecoles en Médecine de Paris & de Montpellier*, contre Theophrafte Renaudot, renouvelle l'affaire de Mayerne, finie depuis 48 ans, pour avoir le plaifir de répandre dans toute l'Europe, un Décret injurieux contre un Médecin, qui avoit fervi glorieufement deux Rois; qui étoit aggrégé aux deux Univerfités d'Angleterre, qui jouiffoit parmi les Anglois, de la plus grande diftinction; mais pour bien juger de l'imprudence de Riolan, il faut lire ce Décret qu'il rapporte en entier.

Collegium.

Collegium Medicorum in Academia Parisienſi legitimè
congregatum, auditâ renunciatione Cenſorum, quibus de- **1611.**
mandata erat provincia examinandi apologiam ſub nomine
Mayerni Turqueti editam, ipſam unanimi conſenſu dam-
nat, tanquam famoſum libellum, mendacibus, convitiis &
impudentibus calumniis refertum, quæ nonniſi ab homine
imperito, impudenti, temulento & furioſo profiteri potue-
runt. Ipſum Turquetum indignum judicat, qui uſquam Me-
dicinam faciat, propter temeritatem, impudentiam & veræ
Medicinæ ignorationem. Omnes verò Medicos, qui ubique
gentium & locorum Medicinam exercent, hortatur ut ipſum
Turquetum, ſimiliaque hominum & opinionum portenta, à
ſe ſuiſque finibus arceant, & in Hippocratis *ac* Galeni *doc-*
trinâ conſtanter permaneant; & prohibuit ne quis ex hoc
Pariſienſium Medicorum ordine, cum Turqueto, eique ſimi-
libus, medica conſilia ineat; qui ſecus fecerit Scholæ orna-
mentis, & Academiæ privilegiis privabitur, & de Regen-
tium numero expungetur. Datum Lutetiæ in ſcholis ſuperio-
ribus, die 5 Decembris, anno ſalutis 1603.

NOTE DE L'EDITEUR.

Ce Décret eſt vif & violent, mais après tout, il y a un
point de vûe cher à la Patrie & à l'humanité, qui doit faire
eſtimer les Membres de la Faculté qui le porterent. C'eſt
cette inflexible ſévérité contre tout ce qui a l'air de charla-
taniſme; c'eſt le caraƈtère propre de cette Faculté, qui n'épargne pas le plus accrédité de ſes Membres, quand il s'écarte
de la probité la plus auſtere, & le fruit de la précieuſe égalité
qui regne entre eux, & qui dans un Corps nombreux eſt
quelquefois ſuſceptible de préjugés, mais qui peut, avec honneur, revenir ſur ſes pas.

GERVAISE PIVART.

GERVAISE PIVART du Mans, prit ſes degrés dans la Fa- **1612.**
culté de Montpellier, & fit imprimer le Recueil des Thèſes
qu'il ſoutint pour les obtenir.

Quæſtiones Medicæ Cardinales pro Laureâ Doƈtorali

Z z

consequendâ in Facultate Montispessulani. Monspelii,
1612. *in-12.*

JEAN BONARD.

1613. JEAN BONARD d'Amiens, étudia en Médecine à Montpellier, & y prit ses degrés. Il y fit imprimer le Recueil de ses Thèses, sous le titre de,

Laureatum Apollinare, Monspelii 1613, *in-12.*

SEBASTIEN RICHARD.

1616. SEBASTIEN RICHARD, Docteur en Médecine de la Faculté de Montpellier, habitué à Marseille.

Les Bains de Digne en Provence, à Lyon, en 1617 *in-8.*
Pag. 239.

JEAN DE LORME.

1620. JEAN DE LORME, de Moulins en Bourbonnois, après avoir étudié en Médecine à Montpellier, y prit le Bonnet de Docteur en 1577. S'étant établi à Paris, il y exerça la Médecine avec succès, & fut nommé premier Médecin de la Reine Louise de Vaudemont, femme de Henri III, en 1606. André du Laurens voulant se défaire de la Charge de Médecin ordinaire du Roi, qu'on avoit créée pour lui, de Lorme en obtint l'agrément, & il y a apparence que du Laurens lui procura en même-temps la place de premier Médecin de la Reine Marie de Médicis, qu'il quittoit pour passer à celle de premier Médecin du Roi. De Lorme pourvu de ces Places, resta à la Cour avec distinction, jusqu'à ce qu'ayant trouvé l'occasion de donner sa Charge de Médecin ordinaire du Roi à son fils Charles, en 1626, il se retira à Moulins dans sa Patrie, où il vécut encore quelque temps, & où l'on croit qu'il mourut en 1637, âgé de 80 ans.

CHARLES DE LORME.

CHARLES DE LORME, fils de Jean, dont on a parlé, étoit
de Moulins, de même que son Pere, il alla étudier en Médecine à Montpellier, & y prit ses degrés en 1607. Il vint ensuite
à Paris, pratiquer la Médecine sous les yeux de son Pere,
jusqu'à ce qu'il fût en état de remplir la place de Médecin
ordinaire, que son Pere lui destinoit, & qu'il lui remit en
1626, en se retirant à Moulins. Il la remplit avec encore
plus de considération que son Pere, & en même temps il se
livra à la pratique, à la Cour & à la Ville, avec le plus grand
succès. On dit qu'il fut premier (*a*) Médecin de Gaston de
France, frere unique de Louis XIII; mais il ne le fut pas
long-temps. Jean Bernier a parlé mal de Charles de Lorme
dans ses (*b*) *Essais de Médecine*; mais il ne faut pas s'en rapporter à un Auteur satyrique, comme Bernier. Il paroît
pourtant que de Lorme étoit vain, glorieux, avantageux,
faisant le maître, ce qui le rendoit d'un commerce fâcheux
dans l'exercice de la Médecine; mais du moins il rachetoit
ces défauts par beaucoup de sçavoir.

De Lorme étoit d'une si bonne constitution, qu'il eut le
courage de se marier pour la troisieme fois, à l'âge de 78 ans.
Ce mariage ne lui fit aucun mal, mais il en fit beaucoup à la
jeune femme qu'il avoit épousée, laquelle mourut hectique
dans la premiere année de son mariage. Quelque réputation
qu'ait eu de Lorme pendant sa vie, on ne le connoît plus que par
les Bouillons rouges, qu'il mit à la mode, que tout le monde
prenoit de son temps, dont beaucoup de malades se trouvoient bien, & qu'on ordonne encore quelquefois. Ces Bouillons rouges si vantés n'étoient, dans le fond, que des
bouillons altérants avec des racines & des herbes, où l'on
ajoûtoit des racines d'oseille, pour leur donner la couleur
rouge.

De Lorme mourut en 1678, âgé de 94 ans, & suivant ce

(*a*) Gui Patin. *Lettre* 417.
(*b*) Partie *seconde*, *Chap. I.* sous le nom de *Neptune.*

Z z ij

1620.

1620. compte il étoit né en 1584, ce qui s'accorde avec la date du Regiſtre de la Faculté, ſuivant lequel il fut promu au Doctorat en 1607, c'eſt-à-dire, à l'âge de 23 ans, ce qui n'a rien que de conforme à l'uſage.

Au retour de Montpellier, de Lorme n'eut rien de plus preſſé que de publier, pour ſe faire honneur, le Recueil des Thèſes qu'il avoit ſoutenues, & des examens qu'il avoit ſubis dans la Faculté pour y obtenir ſes degrés, ſous le Titre pompeux qui ſuit :

Πτελεῖνοδαφνεῖοι, *hoc eſt, Laurea Apollinaris à primâ ad ſupremam, ſive Enneas quæſtionum medicarum pro Baccalaureatu, Licentiâ & Doctoratu. Illis acceſſerunt varia* ἔνδοξα, ἀμφίδοξα, παράδοξα. *Quæ omnia, ut vera, variis congreſſibus propugnavit cum Deo, & lectiſſimis Mecænatibus ſuis, in famoſo Æsculapii apud Monſpelienſes fano, impugnantibus quibuſcumque. Pariſiis, apud Sebaſtianum Reys* 1608*, in-8.*

HECTOR ZOLLICOFFER.

1622. HECTOR ZOLLICOFFER de Saint Gal, Docteur de la Faculté de Montpellier en 1620. Il eſt Auteur d'une Diſſertation, que Jean Jacques Genaſtius publia à Baſle en 1622, *in*-4°.

JEAN HEROARD.

1625. JEAN HEROARD. Il eſt fâcheux d'être obligé, comme je le ſuis, de prendre les particularités de la vie de Jean Heroard, dans les ouvrages d'un de ſes plus grands ennemis ; car on ne ſçauroit donner d'autre titre à Charles Guillemeau, dont j'entends parler, & qu'il importe de faire connoître, pour juger du poids de ſon témoignage. Il étoit fils de Jacques Guillemeau, habile Chirurgien de Paris, & Chirurgien du Roi. Il avoit acheté, étant encore jeune, la Charge de

premier Chirurgien du Roi ; mais flatté de quelques marques
de confiance que le Roi Louis XIII. lui donna , il crut pouvoir aspirer à un poste plus brillant. Gui Patin, qui l'avoit
bien connu , dit (a) que *c'étoit un rusé Courtisan, qui avoit
grande envie de faire fortune.* Il quitta donc sa Charge de
premier Chirurgien , se mit sur les bancs de la Faculté de
Médecine de Paris, & y reçut le Bonnet de Docteur en 1625.
Revêtu de ce grade, il reparut à la Cour, & pourvu d'une
place de Médecin par quartier, aspira à la place d'Heroard,
premier Médecin ; & pour l'obliger, à force de dégoût, de
s'en démettre, il contrôla & blâma sa conduite dans toutes
les occasions.

Près de 20 ans après la mort d'Heroard, Simon Courtaud
son neveu, parle de la conduite de Guillemeau, & de son
ingratitude envers son oncle, dans la fameuse ouverture de
l'Ecole de Montpellier en 1644. C'en fut assez pour mettre
Guillemeau en fureur. Il fit contre l'Oncle & contre le Neveu, deux Satyres violentes, où il entasse les injures les
plus grossieres, comme il seroit aisé de le prouver par les titres mêmes qu'il leur a donnés, si j'étois capable de vouloir
salir mon Ouvrage, jusqu'à les rapporter. Mais comme je
connois le fonds que l'on doit faire sur ce que dit Guillemeau,
je sçaurai en parlant d'Heroard, me défier, comme je le dois,
de la fureur qu'il n'a pas été maître de contenir.

Jean Heroard étoit de Montpellier. Il fut immatriculé
dans le Registre de la Faculté le 27 Août 1571 , & prit ses
degrés en 1575 ; il alla à Paris peu de temps après, & par
l'amitié de Jacques Guillemeau, pere de Charles, qu'il avoit
connu à Montpellier, où il étoit allé pour se perfectionner
en Chirurgie, il fut reçu chez M. de Joyeuse ; & c'est par
le crédit de ce Seigneur qu'il obtint l'agrément d'une place
de Médecin par quartier, qu'il garda pendant le regne de
Charles IX, & de Henri III. C'est en cette qualité, qu'il fut
présent à l'ouverture du corps de ce dernier Prince.

Sous Henri IV, il eut le bonheur de s'introduire auprès

____

(a) Lettre 218.

du Duc de Bellegarde, Favori du Roi; & c'eſt par ſa protection qu'il obtint, à la groſſeſſe de la Reine Marie de Médicis, le Brevet de premier Médecin du Dauphin qui naî-
troit. Guillemeau prétend qu'il fallut pour cela, acheter l'approbation du ſieur Ribbitz de la Riviere, premier Médecin,
& qu'il lui en coûta huit cens écus.

Cette Place mena bientôt Heroard à la premiere Place,
parce que le Dauphin devint bientôt Roi, par la mort malheureuſe de Henri IV. Il s'y ſoutint juſqu'à ſa mort avec honneur & avec la confiance du Roi, nonobſtant les baſſes ma-
nœuvres & les ſourdes détractions de Guillemeau, qui ne ceſ-
ſoit de blâmer ſa conduite dans toutes les incommodités du
Roi, leſquelles étoient fréquentes. Tantôt c'étoit une ſai-
gnée faite trop tard; & tantôt une purgation ordonnée trop
tard. On condamnoit ſur-tout le régime qu'il laiſſoit garder
au Roi, & qui étoit effectivement très-mauvais & contribuoit à le rendre ſouvent malade. Mais le Roi étoit né avec
une mauvaiſe conſtitution. Il étoit très-peu docile, & par
conſéquent très-difficile à conduire ſur le régime; n'aimant
que ce qui lui étoit contraire. Heroard faiſoit tout ce qu'il
pouvoit (b) pour retenir le Roi, & pour tâcher de réparer les
torts qu'il ſe faiſoit par ſon intempérance; mais il avançoit
peu. On peut voir ſur tous ces détails, le Traité compoſé
par Robert Lyonnet, Médecin du Puy, intitulé *Diſſertatio
de morbis hæreditariis*, imprimé à Paris en 1646, *in-4°*.
Voici (c) comme il parle du régime de Louis XIII. *Simplices
omnes cibos averſabatur, varietate explebatur, nec niſi toſ-
tis & frixis ſalſamentis, embammatis, artocreate, pla-
centis, rebuſque multo ſaccharo conditis, & aliis guſtum
acuentibus delectabatur; juſculorum, carnium elixarum,
ipſius etiam panis, niſi aſſati uſum abhorrebat......atque
horum ſive uſu, ſive caloris & ſiccitatis incremento ſitis
intendebatur, invaleſcebat incendium, dùm etiam mane*

(a) *Heroardus frequenti cliſmatum uſu* — *periculo nitebatur occurrere*. Rob. Lyon-
& repetitâ per tabellas à Cnico denominatas — net. pag. 13.
purgatione, & hordei pulmento, imminenti — (b) Pag. 3.

vini aromatici hauriret pateram, & vinum inter paſtus mi-
nùs dilutum.

Malgré toutes les menées de Guillemeau, Heroard con-
ferva toujours la confiance du Roi. Il mourut au fiége de
la Rochelle en 1627, où le Roi fe trouvoit en perfonne.
Charles Bouvard, Docteur de la Faculté de Paris, lui fuccéda. On prétend bien que Guillemeau ne négligea rien
pour tâcher d'être nommé à cette Place ; mais fes brigues
furent inutiles. Elles déplûrent cependant au Cardinal de Richelieu, qui l'éloigna de la Cour, où il ne put revenir qu'a-
vec beaucoup de peine, & par la protection du Prince de
Condé.

G e o r g e   T o r n æ u s.

G e o r g e T o r n æ u s, de Lille en Flandres.

De Podagrâ Theoreticæ - Practicæ poſitiones, Medicis
medicinæque Candidatis, pro laureâ apollineâ confequendâ
amicæ ventilationi expoſitæ. Monfpelli *apud Joh. Pechus.*
1626 in-4°.

Epileptica conſideratio, id eſt, morbi comitialis, quà
theoretica, quà practica Medicina. Francofurti, *apud Em-*
mellium, 1625, in-4°.

J o a c h i n   O l h a f i u s.

J o a c h i m O l h a f i u s, de Dantzic, promu au Doctorat
en 1600.

De feminario peſtilenti intra corpus vivum latente, Dif-
quiſitio Phyſica & Medica. Dantifci, *1626, in-4°.*

De Renum officio in re Medicâ & venereâ. C'eſt une petite Differtation, imprimée après la mort de l'Auteur, dans
l'Ouvrage de Thomas Bartholin. *De uſu flagrorum in re*
medica & venerea; imprimé à Copenhague, en 1670, in-8.

ISAAC CATTIER.

1633. ISAAC CATTIER, de Paris, prit ses degrés à Montpellier en 1637, sous Duranc, il pratiqua la Médecine à Paris.

De Rhumatismo Dissertatio, de ejus naturâ & curatione. Simulque multa ex occasione, de natura doloris intricatissimâ perspicuè enodantur, novisque observationibus illustrantur. Parisiis, 1653, *in-8.*

De la nature des Bains de Bourbonne. A Paris, 1650.

On trouve quelques-unes de ses Observations dans le Recueil des Observations de Pierre Borel.

RAIMOND DE LASSUS.

RAIMOND DE LASSUS.

1636. *De officio Medici, sive de vitâ clarissimi Viri Domini Francisci Sanchez, quem in exemplar Medicis omnibus futurum, servato veritatis sacrario, candidè exaravit. Extat cum operibus ejusdem Francisci Sanchez.*

Cela regarde François Sanchez, Docteur de Montpellier; & Professeur à Toulouse.

FRANCISCUS CITOIS.

1639. FRANCISCUS CITOIS de Poitiers, étudia en Médecine à Montpellier, fut immatriculé le 28 Octobre 1593. Il obtint le Baccalaureat le 2 Janvier 1595, & le Doctorat l'année suivante. A son retour, il pratiqua quelque temps la Médecine à Poitiers; mais étant venu à Paris, il se fit bientôt connoître & devint Médecin du Cardinal de Richelieu, principal Ministre, dont il mérita toute la confiance.

Il pratiqua la Médecine avec honneur à la Ville & à la Cour.

Cour. Il a laiſſé un Recueil de quelques Thèſes de Médecine, imprimé à Paris en 1639, *in-4°.* ſous le titre d'*Opuſ-*
cula Medica. On eſtime ſur-tout le Traité *De novo & popu-*
lari apud Pictones dolore colico bilioſo.

1639.

THEOPHRASTE RENAUDOT.

THEOPHRASTE RENAUDOT de Loudun. Quoique ce Médecin n'ait rien écrit, j'ai cru lui devoir donner une place
parmi les Médecins de la Faculté de Montpellier, parce qu'il
donna lieu à un grand procès qu'il eut avec la Faculté de Paris, & où il eut l'art de faire intervenir la Faculté de Montpellier à ſon inſçu ; Renaudot le perdit, & la Faculté de Montpellier le perdit avec lui. Il importe de connoître les circonſ-
tances de cette affaire, pour qu'on ne s'expoſe pas à de pareilles conteſtations.

1640.

Renaudot étudia en Médecine dans la Faculté de Montpellier, & y fut promu au Doctorat en 1606. Il dit (*a*) qu'il
employa enſuite quelques années à voyager. Après quoi de
retour dans ſa Patrie, il s'appliqua à la pratique de la Médecine avec tant d'ardeur & tant de ſuccès, qu'il s'acquit,
à ce qu'il prétend, une grande réputation dans ſa Province.
Si on l'en croit (*b*), il fut mandé en 1612, par le Roi Louis
XIII, pour veiller au ſoulagement des pauvres ; & en conſé-
ſéquence le Roi lui donna une Charge de ſon Médecin,
c'eſt-à-dire, un titre. Il prêta ſerment, à ce qu'il dit, entre
les mains d'Heroard, premier Médecin, & il aſſure qu'on
lui aſſigna huit cent livres de gages, mais dont il eſt apparent qu'il ne jouit jamais.

Dès que Renaudot fut établi à Paris, il chercha tous les
moyens d'acquérir de la célébrité, & de faire fortune. Il
obtint des Patentes qui l'établiſſoient (*c*) *Commiſſaire géné-*
ral des pauvres valides & invalides, dans tout le Royaume,
Maître & Intendant général des Bureaux d'Adreſſe, où

(*a*) Voyez ſon *Factum.*
(*b*) Voyez ſon *Factum*, imprimé en
1641.

(*c*) Voyez ſa *Réponſe* à la Faculté de
Paris, datée de 1641. Ces Papiers ſont
à la Bibliothéque du Roi

Aaa

l'on enregiſtroit tout ce que les uns vouloient vendre, &
tout ce que les autres cherchoient à acheter, & où par-là
on facilitoit les moyens de vendre & d'acquérir, qu'on n'auroit pas eu.

Renaudot ſe crut autoriſé par le titre de Commiſſaire
général des pauvres, à tenir des Conſultations publiques
dans Paris, où on donnoit conſeil aux Pauvres gratuitement.
Renaudot prétend même qu'on leur donnoit des remedes.
Il convient qu'on recevoit quelque honoraire de ceux qui
étoient le plus à leur aiſe. Ces Conſultations étoient tenues par
pluſieurs Docteurs en Médecine de Montpellier ou d'autres
Univerſités provinciales. On y admettoit auſſi, à ce qu'on
lui reprochoit, des Médecins qui n'avoient point de grades,
de même que des Chirurgiens & des Apoticaires.

Ces Conſultations, que l'on tenoit toutes les ſemaines,
acquirent bientôt une ſi grande célébrité, que la Faculté de
Médecine de Paris ne crut pas pouvoir diſſimuler plus long-
temps, le tort que cette entrepriſe faiſoit à ſes priviléges.
Elle attaqua Renaudot en juſtice en 1640, pour lui faire
défendre de tenir de pareilles aſſemblées, & de faire même
dans Paris aucune fonction de Médecin. Le Procès dura d'a-
bord aſſez long-temps, & Renaudot eut l'art de le faire traî-
ner; mais en 1688 la queſtion fut vivement agitée dans la
Grand'Chambre du Parlement, où elle avoit été renvoyée.

Renaudot ne négligea rien pour ſe défendre. Les Méde-
decins de la Faculté de Montpellier & des autres Facultés
provinciales, qui étoient à Paris, firent cauſe commune avec
lui, de même qu'une foule de pauvres de tout état, qui prétendoient que la demande de la Faculté de Paris, leur étoit
préjudiciable. Il eut même l'adreſſe de faire paroître un Avocat, comme chargé d'intervenir pour la Faculté de Montpellier, quoique ſans pouvoir de ſa part; car elle n'eut aucune
connoiſſance de cette affaire. Mais tous ces mouvements furent inutiles; après que la cauſe eut été ſolemnellement plaidée dans pluſieurs Audiences, Renaudot fut condamné; il
lui fut défendu de tenir de pareilles Aſſemblées ou Conſultations, & de faire, lui & ſes Conſorts dans Paris, aucun

acte de Médecin pratiquant, en vertu des grades obtenus dans
des Facultés autres que celle de Paris. La raison qui décida 1640.
le Parlement, ne sçauroit être plus forte : Vous avez, disoit-
on à la Faculté de Montpellier, des Priviléges qui défendent aux Docteurs qui ont pris des grades ailleurs que chez
vous, de pratiquer la Médecine à Montpellier, & d'entrer
dans votre Faculté, & vous les avez fait valoir dans toutes
les occasions. Laissez donc jouir la Faculté de Paris du même avantage dans les mêmes circonstances. *Quòd quisque
juris in alium statuerit, ipse eodem jure utatur.*

Cet Arrêt en défendant à Renaudot de faire librement la
Médecine dans Paris, diminua beaucoup ses profits ; il les
diminua encore en lui ôtant un des grands avantages de son
Bureau d'Adresse, qui consistoit dans la commutation de ce
qu'on vouloit vendre ou acheter, mais il lui laissa le privilége exclusif de composer la Gazette, qui étoit comme une
dépendance de ce Bureau, & dont il avoit été l'inventeur.
Ce Privilége, qui n'a fini dans sa postérité que de notre
temps, devoit rapporter beaucoup, cependant Gui Patin af-
sure (*d*) qu'il mourut en 1653, peu riche.

Renaudot n'a rien écrit sur la Médecine, mais il publia
quelques petits Ouvrages historiques, comme *l'Abregé de la
vie & de la mort de Henri de Bourbon, Prince de Condé, en*
1646. *La vie & la mort du Maréchal de Gassion en* 1647.
& la vie de Michel Mazarin, Cardinal de Sainte Cecile,
frere du Cardinal premier Ministre, en 1648. Mais ces Ouvrages étoient peu importants, & sont depuis long-temps
oubliés.

Théophraste eut deux enfans, Isaac & Eusebe, qui après
la perte du Procès de leur Pere, eurent le courage de se présenter à la Faculté de Paris dans les Licences de 1645 ; ils
ne laisserent pas d'y obtenir le Bonnet, tous les deux ; car
toute la Faculté n'avoit pas l'aigreur de Gui Patin. Je ne sçais
rien d'Isaac ; mais Eusebe eut de la réputation, fut beaucoup
employé dans la pratique, & devint premier Médecin de
Madame la Dauphine Marie-Anne-Christine-Victoire de Ba-

(*a*) Lettre cxxxix.

1640. viere, femme du Dauphin Louis, fils de Louis XIV; il mourut en 1679. Gui Patin en dit pourtant beaucoup de mal; mais au caractère connu de Gui Patin, le mal qu'il dit d'un Fils de Théophraſte Renaudot, prouve qu'il y avoit beaucoup de bien à en dire.

Euſebe fut pere de l'Abbé Euſebe Renaudot, l'un des 40 de l'Académie Françoiſe, connu par pluſieurs ouvrages ſçavants, & recommandable par ſa grande connoiſſance des langues Orientales, mort en 1720.

CHARLES LUSSAULD.

1648. CHARLES LUSSAULD de Poitiers, étudia & paſſa Docteur en Médecine à Montpellier. On a de lui le Traité ſuivant:

De functionibus fœtûs Officialibus Diſputatio, cum duabus exercitationibus de Putredine, & gradibus purgantium. Auctore Carolo Luſſauld, Pictavienſi, Doctore Monſpelienſi, Conſiliario & Medico regio. Pariſiis, 1648, in-4°.

FRANÇOIS VAUTIER.

1650. FRANÇOIS VAUTIER d'Arles. Je ſuis obligé à l'égard de ce Médecin, de ſuivre ce qu'en a dit dans ſes Lettres, Gui Patin, dont le témoignage, à l'égard de Vautier, n'eſt pas moins ſuſpect que celui de Guillemeau à l'égard d'Heroard; mais je ne prendrai que les dates, & je me garderai bien d'en adopter les jugements.

François Vautier alla étudier en Médecine dans la Faculté de Montpellier, & y prit ſes degrés *(a)* en 1612. Il fut delà à Paris, & je ne ſçais par quel moyen il réuſſit à s'introduire à la Cour: mais il parvint à devenir premier Médecin de la Reine Marie de Médicis, Mere de Louis XIII, en 1624, & il acquit un ſi grand aſcendant ſur ſon eſprit, qu'on crut *(b)* qu'il la gouvernoit abſolument, ce qui obligea le

____

(a) Regiſtres de la Faculté.
(b) P. Griffet, *Hiſt. de Louis XIII. pag.* 118.

Roi à prendre la réfolution de lui ôter ce premier Médecin,
dans un temps où il ne fut pas content des démarches de
cette Princeffe.

Comme la cabale formée pour perdre le Cardinal de
Richelieu s'étoit extrêmement fortifiée, & que beaucoup
de gens de la Cour y étoient entrés, l'on crut ce Miniftre
perdu ; mais ayant eu le bonheur d'entretenir le Roi, & de
lui faire voir les intentions de ceux qui étoient conjurés contre lui, il renverfa (c) le projet de tous fes ennemis, & excita contre eux la colere du Roi, qui les punit féverement ;
c'eft dans cette occafion, que Vautier fut arrêté, & mis dans
les prifons de Senlis en 1631.

Le Roi fouhaitoit que la Reine fa mere, qu'il avoit laif-
fée à Compiegne, fe rendît à Moulins pour y refter ; & dans
ce cas il étoit (d) réfolu, dit-on, de lui rendre Vautier qu'elle
demandoit avec empreffement. Mais quand il s'apperçut
qu'elle s'obftinoit à demeurer à Compiegne & qu'elle y feroit peut-être un long féjour, il donna ordre de transférer
Vautier à la Baftille. La Reine fortit enfuite du Royaume,
& fe retira en Flandre, où elle demanda fouvent, qu'on lui
renvoyât fon Médecin Vautier, & fur-tout (e) en 1633,
dans une fiévre continue, qui dura 40 jours, & qui la mit
en danger. Le Roi qui en fut informé, *fit partir les fieurs
Pietre & Riolan, fameux Médecins de Paris, pour l'affifter
dans cette maladie ; mais elle fit mander qu'elle avoit befoin
des confeils de Vautier, qui étoit toujours à la Baftille. On
lui permit de le confulter par écrit, & on refufa de le lui
envoyer.*

*Vautier fut ainfi confulté ; mais il ne voulut pas donner
fon avis, difant qu'il falloit abfolument qu'il vît la Reine
Mere, pour pouvoir juger de fon mal, & des remedes capables de la foulager ; peut-être efperoit-il qu'on feroit obligé
à la fin de le tirer de la Baftille ; mais on aima mieux que
la Reine fe paffât de fes avis, par rapport à fa fanté, que
de la mettre à portée de fuivre aveuglément les confeils*

(c) C'eft ce qu'on appelle le Jeudi
des Dupes.

(d) Le P. Griffet, *ubi fuprà, pag.* 134.
(e) *Ibidem, pag.* 449.

pernicieux qu'il auroit pû lui donner pour sa conduite.

1640.

La Reine réïtéra plus d'une fois les mêmes demandes; mais elles ne furent pas mieux écoutées, & Vautier resta à la Bastille près de 12 ans, c'est-à-dire, jusqu'à la mort du Cardinal de Richelieu. Il reparut à la Cour à sa sortie, & il y reparut avec une considération qui le porta bientôt à la place de premier Médecin de Louis XIV.

Après la mort d'Héroard, arrivée en 1627, Charles Bouvard, Médecin de la Faculté de Paris, fut nommé premier Médecin de Louis XIII, & occupa cette Place jusqu'à la mort de ce Prince. A l'avenement de Louis XIV à la Couronne, il eut le crédit de faire choisir pour son premier Médecin, Jacques Cousinot le fils, Médecin de la Faculté de Paris, son gendre, lequel étant mort (*f*) en 1646, Vautier fut nommé premier Médecin, & il occupa cette Place avec honneur jusqu'à sa mort, qui arriva (*g*) en 1652, n'étant encore âgé que de 63 ans. Quelque mal que Gui Patin en dise, Vautier étoit un homme d'esprit, habile Médecin, &, autant qu'on en peut juger par sa conduite, homme d'honneur. Il est vrai qu'il employoit dans la pratique dans les occasions convenables les Emétiques antimoniaux, le Laudanum & le Quinquina. Comme cette pratique étoit abhorrée de Gui Patin, il n'en fallut pas davantage pour lui faire condamner ce Médecin, & lui faire dire dans une Lettre (*h*) écrite à Spon, *que ce premier Médecin du Roi étoit le dernier du Royaume.* Mais le Roi & la Cour pensoient mieux sur son compte, comme il paroît par la nomination qu'on fit de lui à l'Abbaye de Saint Taurin d'Evreux; ce qui prouve que ce premier Médecin, qui n'étoit point marié, devoit être tonsuré. *Leurs Majestés,* (*i*) est-il dit dans la Gazette de France, du 24 Avril 1649 (*k*), *reconnoissant les soins continuels du sieur Vautier, premier Médecin du Roi, & pour marque particuliere de leur souvenir de la cure par lui faite en la*

(*f*) Chomel, *premiers Médecins des Rois de France,* page 27.
(*g*) Gui Patin, Lettre 70, Tom. I.
(*h*) Lettre 70, Tome I.

(*i*) Le Roi Louis XIV, & la Reine Anne d'Autriche sa mere, Régente.
(*k*) Pag. 270.

perſonne de Monſieur, Frere unique de Sa Majeſté, l'ont gratifié de l'Abbaye de Saint Taurin d'Evreux, vacante par le décès du ſieur du Perron, Evêque de ladite Ville. 1640.

ANTOINE MAGDELAIN.

ANTOINE MAGDELAIN de Tours, prit ſes dégrés dans la Faculté en 1636. On lui fit grace ſur les interſtices des ac- 1654. tes, & les motifs qui y engagerent, & qui ſont couchés dans les Regiſtres, ſont très-honorables. *Antonius Magdelain,* y eſt-il dit, *celeriter admittitur ad examina, propter mortem matris, & præcipuè propter inſignem eruditionem, ætatiſque maturitatem & experieutiam in praxi medicâ exercendâ.*

On a cru Magdelain Auteur de la ſeconde Apologie pour l'Univerſité de Médecine de Montpellier, contre les Recher-ches curieuſes de Riolan. L'Auteur de cet Ouvrage ; quel qu'il ſoit, a marqué beaucoup de zele pour cette Faculté, il y a même des faits aſſez bien éclaircis ; mais il n'y a point d'ordre ; on y avance des choſes hazardées ; on n'épargne pas les injures. Je ſçais bien que ceux que l'on combat ne les avoient pas épargnées ; mais il eut été mieux de ne pas imi-ter leur exemple.

Magdelain pratiqua la Médecine à Paris avec honneur, nonobſtant la jalouſie des Médecins de la Faculté de Paris, & il me paroît qu'il dut cet avantage à la Charge de Méde-cin du Roi par quartier, dont il étoit revêtu.

OLAUS WORMIUS.

OLAUS WORMIUS, d'Arhaus, Ville de Danemarck, dans le Jutland Septentrional (*a*) né en 1588, vint à Montpellier étu- 1654. dier en Médecine en 1609, & y prit ſes degrés. Merclin les lui fait prendre à Baſle en 1611. De retour à Copenhague, il remplit dans l'Univerſité différentes places ſubalternes ; mais Gaſpar Bartholin lui conféra ſa Régence de Médecine,

(*d*) Merclin, *in Lindenio renovato.*

1654. dont il s'acquitta avec honneur, jusqu'à sa mort, qui arriva en 1654.

Il a laissé quelques ouvrages, dont on trouvera le détail dans les Bibliographes. Le plus estimé de tous est le *Musæum Wormianum*, qui est un Recueil de plusieurs choses rares, naturelles ou artificielles, domestiques ou étrangeres, qu'il avoit ramassées. Ce Recueil n'a été imprimé qu'après la mort de l'Auteur, par Guillaume Wormius, son fils, à Leide en 1655, *in-fol.*

NICOLAS GERVAISE.

1658. NICOLAS GERVAISE, de Paris, Docteur de la Faculté de Médecine de Montpellier, a composé deux petits Ouvrages de Médecine en Latin.

Phlebotomia heroico carmine adumbrata, à N. Gervasio, Doctore Medico Monspeliensi. Parisiis, 1648, *in-4°.*

Catharsis sive ars purgandi corporis humani, Carmen heroicum, auctore Nicolao Gervasio Parisino. Parisiis 1666, *in-4°.*

JEAN SCHMIEDT.

1660. JEAN SCHMIEDT, vint étudier en Médecine à Montpellier, & y prit ses degrés en 1650. De retour chez lui, il s'établit à Dantzic, où il fit la Médecine avec honneur. Il n'a point laissé d'ouvrage particulier ; mais comme il étoit Associé de l'Académie Impériale des Curieux de la Nature, il a fourni un grand nombre d'observations, qu'on trouve dans les Mémoires de cette Académie, & entre lesquelles il y en a de curieuses.

PAUL DE BOISGAUTIER.

1660. PAUL DE BOISGAUTIER, Premier Médecin de Marguerite de Lorraine, Duchesse d'Orléans, nâquit à Blois en 1600.

Il

Il étudia aux Lettres Humaines fous le fameux Nicolas Cauf-
fin, & enfuite en Philofophie. Quand il fut en âge de choifir une profeffion, il fe détermina pour l'Etude de la Médecine, qu'il voyoit exercer à fon pere. Bernier de qui j'emprunte cet article, dit « qu'il vint faire fes études à Paris ;
» mais il ajoûte qu'il alla prendre fes degrés à Montpellier,
» où il fut reçu, à ce qu'il dit, avec des éloges extraordinai-
» res de la part des Profeffeurs ». On prétend qu'il alla
enfuite en Efpagne, qu'il parcourut avec affez de foin, &
que revenu dans fa Patrie, il fit la Médecine à Blois avec
fuccès.

Le Roi avoit ajoûté depuis peu, le Comté de Blois à l'ap-
panage de Gafton de France, Duc d'Orléans, fon Frere ; &
ce Prince, à qui la fituation de Blois plaifoit, y fit fon féjour ordinaire, les 10 ou 12 dernieres années de fa vie. C'eft
par-là que Boifgautier eut l'avantage de fe faire connoître de
ce Prince, qui l'eftima & le nomma premier Médecin de
Marguerite de Lorraine, fa feconde femme. Bernier dit
qu'il s'éleva contre Boifgautier dans ce Pofte, un orage fi fu-
rieux & fi imprévu, qu'il en eut été d'abord emporté, fi fa
conftance & les confeils de fes amis n'euffent tenu ferme.
Mais Bernier ne nous explique point quel étoit cet orage,
ni quelle en étoit la caufe.

Boifgautier mourut dans la Place qu'il occupoit ; mais Bernier ne marque point le temps de fa mort. Je conjecture que
ce fut peu de temps après la mort du Duc d'Orléans, & par
conféquent neuf ou dix ans avant la mort de la Princeffe ; &
je juge que Bernier qui prend le titre de premier Médecin
de cette Ducheffe d'Orléans, dut lui fuccéder.

M a r t i n   A k a k i a   III.

M a r t i n   A k a k i a   III, étoit de Paris. Les Akakias étoient
originaires de Châlons-fur-Marne. Ils s'appelloient *Sans Ma-*
lice ; mais entraînés par l'ufage de leur temps, ils change-
rent ce nom en celui d'Akakia, qu'ils croyoient fignifier la

même choſe en Grec, & c'eſt ſous ce nom-là qu'ils ont été

1660. connus.

Martin Akakia I. qui vint de Châlons à Paris ſous le regne de François I, fut Docteur de la Faculté de Paris, acquit beaucoup de réputation, & Clément Marot en a parlé plus d'une fois avec éloge. Il fut Profeſſeur au Collége Royal.

Son fils Martin Akakia II, fut Docteur de Paris, & Profeſſeur au Collége Royal, comme ſon Pere; on lui attribue le Traité *De Morbis Mulicbribus*, que Iſraël Spachius a inſéré dans ſa Collection *Gynæciorum*.

Martin Akakia III, fils de Martin II, & qui fait le ſujet de cet Article, eut envie d'aller étudier en Médecine à Montpellier; il y fut & y prit ſes dégrés. Gui Patin qui le (*a*) connoiſſoit, n'a pas manqué d'exercer ſa médiſance ſur ſa mort, en ſoutenant qu'il *mourut de la vérole, qu'il avoit rapportée d'Italie, où il étoit allé avec M. de Bethune, Ambaſſadeur à Rome.*

(*a*) *Lettre* 8. de la premiere Edition.

BERNARD VERZASCHA.

BERNARD VERZASCHA, de Baſle, Docteur en 1650.

1663. *Lazari Riverii Medicina practica in ſuccinctum compendium redacta.* Baſileæ, 1663, *in*-8°.

Centuria prima Obſervationum Medicarum; cui acceſſerunt celeberrimorum virorum conſilia & Epiſtolæ. Baſileæ, 1677, *in*-8°.

JEAN DENYS.

JEAN DENYS, Docteur en Médecine de la Faculté de

1667. Montpellier, faiſoit à Paris des expériences de Phyſique, dans le temps qu'on s'occupoit de la transfuſion du ſang.

Richard Louwer l'avoit pratiquée le premier en 1665, & l'a- **1663.**
voit annoncée en 1666, dans.les Tranfactions Philofophiques;
mais il ne l'avoit pratiquée que fur des animaux, au lieu
que Jean Denys l'avoit exécutée d'un animal dans un homme, comme il eut foin de l'apprendre au public, dans un
Journal des Sçavans de l'année 1667. Claude Tardi, Docteur Régent de la Faculté de Médecine de Paris, renchérit
encore, dans un Ouvrage qu'il publia en 1667, où il af-
fura qu'il avoit, exécuté la transfufion d'un homme dans un
autre homme. L'on s'empreffoit, comme on voit, à partager
l'honneur de cette découverte, lorfque le mauvais fuccès de
l'opération mit les concurrents d'accord. Nous ne parlerons
pas davantage de cette Hiftoire affez connue dans l'Hiftoire
de la Médecine, mais à laquelle la Faculté de Montpellier
ne prit aucune part.

LOUIS LE VASSEUR.

LOUIS LE VASSEUR, de Paris, prit fes degrés à Montpellier **1668.**
en 1658. Il a laiffé quelques Ouvrages, où il combat les
opinions de Sylvius de le Boe.

*De Sylviano humore triumphali Epiftolæ ad Petrum Au-
guftum Rumphium.* Parifiis, 1668, *in-12.*

*Sylvius confutatus, feu in Pfeudo-Schylii veteris falsô
dictæ ab eo Medicinæ defenfionem animadverfiones.* Parifiis,
1673, *in-12.*

CHARLES DRELINCOURT.

CHARLES DRELINCOURT (*a*), troifieme fils de Charles **1668.**
Drelincourt, Miniftre de Charenton, nâquit à Paris le premier Février 1633; après avoir fait de très-bonnes études,
il alla à Montpellier étudier en Médecine. Il fut promu au

(*a*) Dictionnaire de Bayle.

1668.

Doctorat l'an 1654. Le Vicomte de Turenne, qui avoit beaucoup d'estime pour Drelincourt le pere, choisit le jeune Médecin pour son Médecin, & lui procura la Place de Médecin de l'armée qu'il commandoit en Flandres.

En 1668, les Curateurs de l'Académie de Leide lui offrirent la Chaire de Médecine, qui vaquoit dans leur Université, par la mort de Vanderlinden. Il accepta cet emploi & en remplit les fonctions avec un succès extraordinaire. Sa méthode d'enseigner étoit la plus claire & la plus exacte du monde, & il fit voir dans l'Anatomie, une dextérité & une sagacité que l'on admira.

Il fut Médecin de Guillaume de Nassau, Stadthouder de Hollande, & de la Princesse Marie d'Angleterre son épouse, jusqu'à leur élévation à la Couronne. Ce fut à lui seul que Guillaume confia le soin de la Princesse son épouse, dans son voyage aux Eaux d'Aix en 1681. Il mourut à Leide le 3 de Mars 1697.

Drelincourt a laissé plusieurs Ouvrages, qui sont estimés & qui méritent de l'être. On les a recueillis en un Volume, *in-4°.* qui doit tenir sa place dans la Bibliothéque des Médecins. On n'y trouvera rien de nouveau; car Drelincourt n'a rien inventé; mais on y trouvera presque toutes les découvertes de son temps, bien déduites & bien expliquées en très-bon style. Il faut pourtant convenir que ce style n'est pas assez didactique, & que Drelincourt l'a trop chargé d'antithèses, & qu'il a trop employé de vieux mots Latins, qui n'étoient plus en usage du temps de la belle Latinité du siécle d'Auguste, en quoi il n'a pas suivi le conseil de César, qui, à ce qu'Aulu-Gelle (*b*) rapporte, conseilloit de fuir tous les termes qui ne seroient pas marqués au coin de l'usage le plus certain & le plus commun, *Tanquam scopulum, sic fugias insolens verbum.*

(*b*) L. 39.

ANTOINE VALLOT.

1670.

ANTOINE VALLOT. Gui Patin prétend que ce Médecin

étoit Docteur *(a)* de Rheims , & Chomel croit *(b)* qu'il étoit Docteur de Montpellier. Pour moi, je n'oferois rien affirmer , parce que je ne trouve point fon nom dans les dépouille-mens , que j'ai faits des Regiftres de la Faculté de Montpel-lier : mais il pourroit bien fe faire que ce nom m'eût échap-pé dans une compilation auffi étendue que celle que j'ai faite. Si j'en parle ici en fon rang, ce n'eft pas pour appren-dre les bienfaits que la Faculté de Montpellier en a reçus ; mais pour qu'on n'oublie pas le tort qu'il lui a fait , en rem-pliffant à prix d'argent les Régences qui y vaquerent pendant qu'il fut en place. Si l'on s'accoutumoit à fuivre jamais la même méthode, la Faculté de Montpellier feroit bientôt anéantie.

J'ignore de quelle province Vallot étoit, comme j'ignore dans quelle Faculté il avoit pris fes degrés ; je fçais feulement , qu'il étoit premier Médecin de la Reine Anne d'Autriche , Mere de Louis XIV , dans le temps que Vautier étoit pre-mier Médecin du Roi, & qu'à fa mort il lui fuccéda dans cette Place. Gui Patin *(c)* affure qu'il lui en *couta* 30000 *livres , qu'il fallut donner au Cardinal Mazarin ;* & il ajoûte, *que Guenaud l'avoit refufée à ce prix-là ;* mais on fçait le fon-dement qu'il faut faire fur le témoignage de Gui Patin.

C'eft fur le rapport du même Gui Patin qu'on fçait, que Vallot *(d)* étoit attaché à Fouquet, Surintendant des Finan-ces, & qu'il étoit actuellement fon Médecin, lorfqu'il fut arrêté prifonnier le 8 Septembre 1661. Cette liaifon devoit être grande, s'il eft vrai, comme Gui Patin le dit, qu'elle lui ait attiré de vifs reproches de la part du Roi, d'être ef-pion penfionnaire de Fouquet. Gui Patin prétend que le cha-grin *(e)* que Vallot reffentit, contribua à le rendre malade , & qu'il en eut la fiévre continue avec un Rhumatifme & un Eryfipele.

Vallot étoit fur la Médecine dans les mêmes principes que Vautier & Guenaud, c'eft-à-dire, qu'il fuivoit dès-lors la pra-

---

(a) Lettre 311 , *Tom.* 2.
(b) Effai fur la Médecine. *Premiers Médecins des Rois de France ,* page 27.

(c) Lettre 70 , *Tom. I.*
(d) Lettre 266 , *Tom.* 2.
(e) Lettre 267 , *Tome* 2.

tique, qui a enfin prévalu, & qu'il ordonnoit de l'Emétique, du Quinquina & du Laudanum, remedes proscrits dans ce temps-là par une partie de la Faculté de Paris, & particuliérement détestés par Gui Patin. Delà vient le ton satyrique, dont il en parle, (*f*) en écrivant à Falconet. Le *Comes Archiatron* d'aujourd'hui, *qui nihil est aliud quàm ignarus & ineptus nebulo, magnus agyrta*, qui fait l'entendu, par l'autorité que lui donne sa Charge . . . . nous sçavons bien, *quàm sit illa curta supellex, præter garrulitatem nativam, & artes aulicas, quarum copiâ & robore pollet.*

Cependant ce Vallot, si méprisable, selon Gui Patin, se soutint avec honneur dans son emploi, & sa méthode eut un heureux succès dans la grande maladie que Louis XIV eut à Calais en 1658, & qui fit craindre pour sa vie. C'est principalement à l'émétique donné à propos, qu'on dut la guérison du Roi, quoique Gui Patin le nie ; sur quoi l'on peut voir (*g*) le récit qu'il fait de cette maladie.

Vallot étoit d'une assez mauvaise constitution, sujet à un asthme opiniâtre, dont il avoit de fréquentes attaques, accompagnées de siévre, d'oppression & de crachements de sang. Il (*h*) mourut enfin au Jardin Royal, où il s'étoit retiré, & dont il avoit apparemment la direction, le 9 Août 1671 (*i*), âgé de 75 ans.

A juger de Vallot sur le caractère que Gui Patin lui donne, on devroit le regarder comme un homme, *qui vendoit tout ce qu'il pouvoit pour faire de l'argent;* & la maniere dont il disposoit des Régences de Montpellier, autoriseroit ce jugement. Cependant Gui Patin nous apprend lui-même, que Vallot procura gratuitement (*k*) à d'Acquin, qui fut ensuite son Successeur, la Charge de premier Médecin de la Reine Marie-Thérese d'Autriche, vacante par la mort de Guenaud (*l*), arrivée le 16 Mai 1667. Apparemment son alliance avec d'Acquin, qui avoit épousé la niéce de sa femme, fut ce qui lui mérita cette faveur.

(*f*) *Lettres* 126 & 127, *Tome I.*
(*g*) *Lettres* 118 & 120. *Tome I.*
(*h*) *Lettre* 536, *Tome* 2.

(*i*) *Lettre* 525 *Tome* 3.
(*k*) *Lettre* 451, *Tome* 3.
(*l*) *Lettre* 448, *Tome* 3.

Antoine Menjot.

Antoine Menjot de Paris, alla étudier en Médecine 1670.
à Montpellier & y prit ses degrés en 1636. A son retour, il
s'établit à Paris, où il vécut avec distinction. Il composa
des Differtations Pathologiques, presque fur toutes les maladies, diftribuées en quatre parties, qu'il publia en différents temps, les deux premieres en 1665, la troisieme en
1674, & la quatrieme en 1677, toutes imprimées à Paris
chez *Sebaftien Mabre Cramoifi.*

Elles font très-bien écrites, en très-bon Latin, quoique un
peu trop emphatiques pour des Ouvrages Didactiques. Ces
Differtations font Pathologiques, fans aucune Therapeutique,
ce qui pourroit faire juger que Menjot ne pratiquoit pas la Médecine. Pour la Théorie, elle y eft telle qu'on la connoiffoit de
fon temps. Cependant ces Differtations fe font lire avec plaifir.
Menjot vécut avec une grande liaifon avec les Médecins de
Paris, & la Faculté donna une approbation folemnelle à fes
Ouvrages. Il mourut (*a*) avant l'an 1697, plus qu'octogénaire.

(*a*) Voyez fes Œuvres pofthumes.

Charles Barbeirac

Charles Barbeirac, de Saint Martin en Provence, nâ- 1680.
quit en 1629, vint étudier en Médecine à Montpellier, & y
prit fes degrés en 1649. Après fon Doctorat, il s'arrêta dans
cette Ville, où il s'établit. Il y devint un Praticien très-célebre, dont la réputation s'étendoit dans les Provinces voifines. Il fut fouvent appellé & employé par le Cardinal de
Bouillon. Il mourut en 1699, âgé de 70 ans.

Barbeirac n'a rien compofé. Il parut feulement pendant
fa vie un Livre de Médecine à Lyon intitulé:

*Traités nouveaux de Médecine, contenant les Maladies
de la Poitrine ; les Maladies des Femmes, & quelques au-*

tres maladies particulieres , ſelon les nouvelles opinions.
A Lyon chez Jean Coſte , 1684 , *in-12.*

1680.

 Comme ce Livre ne s'étoit pas vendu , le Libraire , après la mort de Barbeirac , changea le Frontiſpice , & y ajoûta par *M. B * * * Docteur en Medecine de la Faculté de Montpellier* , par où il indiquoit M. Barbeirac.

 Enfin un Libraire d'Amſterdam fit une nouvelle édition de cet Ouvrage en 1731 , après y avoir ajoûté quelques chapitres , & annoncé le nom de Barbeirac en plein.

 Diſſertations nouvelles ſur les Maladies de la poitrine , du cœur , de l'eſtomach , des femmes , vénériennes , & quelques Maladies particulieres. Par M. Barbeirac , Docteur de Médecine de Montpellier. A Amſterdam , 1731 , *in-12.*

 On feroit tort à Barbeirac de lui attribuer un pareil Ouvrage , qui n'a jamais eu aucune réputation , & qui eſt depuis long-temps oublié. C'eſt le produit de quelques jeunes Etudians qui ſuivirent Barbeirac dans le cours de ſes viſites , & qui ramaſſoient , comme ils pouvoient , tout ce qu'il diſoit. Auſſi je n'en parle que pour faire deux réflexions importantes.

 La premiere , qu'il y a lieu d'être ſurpris que Barbeirac , s'il l'a lu pendant ſa vie , n'ait pas déſavoué ce Livre , ou que ſes amis , qui eſtimoient ſa mémoire , ne l'aient pas déſavoué après ſa mort , quand il parut ouvertement ſous ſon nom.

 L'autre , que le dernier Editeur devoit du moins avertir qu'on ne donne plus les frictions mercurielles tous les jours de ſuite , & qu'on ne doit employer à aucune friction cinq ou ſix onces d'onguent mercuriel. Je ſçais bien que cela ſe pratiquoit ainſi pendant la vie de Barbeirac; mais cela ne ſe pratiquoit pas ſans un grand danger pour le malade : d'ailleurs cette pratique étoit abrogée en 1731 , & il falloit en avertir , pour ne pas induire en erreur ſur l'autorité de Barbeirac , les jeunes Chirurgiens , & même les jeunes Médecins.

FRANÇOIS

F r a n ç o i s   B e r n i e r.

François Bernier d'Angers, étudia & prit ses degrés à Montpellier en 1652. Quoiqu'il eut fait de bonnes études, il paroît qu'il s'appliqua peu à sa Profession, & qu'il a été plus célebre par ses livres & par ses voyages que par sa pratique. Il a donné un judicieux Abrégé François de la Philosophie de Gassendi ; mais comme le Gassendisme est extrêmement tombé, ce Livre n'est plus lu, comme il mériteroit de l'être. Il défendit aussi avec zele ce sçavant Philosophe sur la doctrine des atômes & du vuide, contre Jean-Baptiste Morin, Médecin & Professeur en Mathématiques au Collége Royal qui l'avoit attaqué. Une de ces Défenses a pour titre, *Anatomia ridiculi muris*, imprimée à Paris en 1651 ; & l'autre *Favilla ridiculi muris*, imprimée dans la même Ville en 1654. Ces deux Titres font une mauvaise allusion au nom de Maurin, comme s'il venoit de *mus*, *muris*. Mais ce qui a fait le plus d'honneur à ce Médecin, c'est le succès qu'il a eu dans le grand voyage, qu'il entreprit en Asie, où il a laissé une réputation qui a fait honneur à la France, ayant été premier Médecin du Grand Mogol. Il a donné à son retour l'Histoire détaillée de ce qui regarde les vastes Etats de ce Prince, & le Royaume de Cachemire, en plusieurs Volumes, qui ont été imprimés plusieurs fois, & qui sont généralement estimés.

Il mourut à Paris, en Septembre 1688.

1688.

J e a n   B e r n i e r.

Jean Bernier, nâtif de Blois, étudia la Médecine avec ardeur, & prit ses degrés dans la Faculté de Montpellier en 1647. Il pratiqua la Médecine pendant plus de quarante ans, & fut un des premiers partisans de l'Emétique ; mais il faut convenir qu'il y acquit peu de réputation & peu de bien. Se trouvant dénué de fortune, le chagrin le rendit satyrique,

1690.

& il employa son loisir à composer des ouvrages qui se ressentent de son caractère. Il a donné un *Anti-Menagiana.* *Des réflexions, Pensées, bons Mots & Anecdotes,* sous le nom de Popincourt; un Ouvrage sur Rabelais, intitulé *Jugement & nouvelles Observations sur les Œuvres (a) Grecques, Latines (b), Toscanes & Françoises, de Maître François Rabelais, Docteur en Médecine;* ou *le véritable Rabelais réformé, avec la Carte du Chinonois, les Médailles de Rabelais, celles de l'Auteur & celles du Médecin de Chaudray, auquel cet Ouvrage est dedié par un Médecin son contemporain & son admirateur.* Cet Ouvrage est imprimé à Paris, chez d'Houry en 1697, *in-12.* On doit y ajoûter une *Histoire de Blois,* imprimée à Paris en 1682, & sur-tout, *les Essais de Médecine, où il est traité de l'Histoire de la Médecine & des Médecins,* imprimés à Paris *in-4°.* en 1689. Cet Ouvrage est divisé en trois parties, rempli de recherches très-curieuses, mais faites sans aucun choix & sans exactitude, de sorte qu'il ne peut guere servir que d'indication, sans pouvoir employer ce qu'il dit, sans l'avoir vérifié.

Tout cet Ouvrage se ressent de l'humeur chagrine & satyrique de l'Auteur; mais sur-tout, la seconde partie (c), où il fait une satyre violente des quatre plus fameux Médecins qui faisoient la Médecine à Paris de son temps; sçavoir MM. de Lorme, Guenaut, Brayer & Belay, qui y sont extrêmement maltraités. J'ignore l'année de la mort de ce Médecin. Il se donne à la tête de son Livre, le titre de *Conseiller & Médecin ordinaire de feuë Madame Duchesse Douairiere d'Orléans,* c'est-à-dire, de Marguerite de Lorraine, seconde femme de Gaston de France Duc d'Orléans, laquelle survécut son Mari de 12 ans, & mourut en 1672. C'est en vertu de ce titre, que j'ai cru devoir donner place à Jean Bernier dans ce V. Livre. Il mourut à Paris, en 1698, âgé de 76 ans.

(a) On ne reconnoît point d'Œuvres de Rabelais, qu'on puisse appeller *Grecques.* Il ne publia qu'en Latin les petits Traités d'Hippocrate & de Galien, qu'il fit imprimer à Lyon en 1532.

(b) On ne connoît point d'Œuvres *Toscanes* de Rabelais.

(c) *Chap. I.*

B e l a y.

Belay de Blois. Je ne connois ce Médecin que par Bernier, qui en parle dans un *in-4°.* intitulé *Essais de la Médecine*, & imprimé à Paris en 1689, dont on expliquera le sujet en parlant de l'Auteur. Comme Bernier est extrêmement satyrique dans cet Ouvrage, je me garderai bien de rapporter tout ce qu'il dit de Belay, & je me contenterai d'indiquer les faits de la vie de Belay, qu'on peut extraire de ce qu'il en dit.

Selon lui, Belay nâquit au commencement du XVIIe. siécle : après avoir fait ses Humanités & sa Philosophie, il alla prendre ses degrés à Montpellier. De retour chez lui, il s'appliqua fortement à la pratique, pendant 45 ans, & s'y acquit de la réputation. Il auroit pû se contenter de la fortune qu'il avoit déjà faite, lorsque la protection de M. Colbert, qu'il avoit eu le bonheur de mériter, je ne sçais comment, l'attira à la Cour en lui procurant la place de Médecin de la Princesse Anne - Marie - Louise, petite-fille de France, Souveraine de Dombes, Princesse de la Roche - sur - Yon, Duchesse de Montpensier. Il pratiquoit en même - temps la Médecine dans Paris, quoi qu'en dise Bernier. J'ignore la date de sa mort ; mais je crois que ce fut en 1690. Raimond Vieussens lui succéda dans la Place, qu'il avoit auprès de la Princesse.

1690.

A n t o i n e d'A q u i n.

Antoine d'Aquin de Paris, alla étudier en Médecine à Montpellier ; & après avoir rempli le temps prescrit, il fut promu (*a*) au Doctorat le 18 Mai 1648. Il retourna delà à Paris, & il alla s'établir à la Cour, autant que j'en puis juger. Il fut pourvu de la place de premier Médecin de la Reine Marie-Therèse d'Autriche, femme de Louis XIV, à la mort

1696.

(*a*) *Registres de la Faculté.*

de François Guenaud, arrivée en 1667. Il dut cette Place au crédit de Vallot, dont il étoit l'allié, par le Mariage qu'il avoit contracté avec la niéce de ſa femme. Cette Place ſervit à le faire arriver à la Charge de premier Médecin, à laquelle le Roi Louis XIV. le nomma à la mort de Vallot.

Ce Médecin étoit un adroit Courtiſan ; mais importun ; & qui laſſa plus d'une fois le Roi par ſes demandes continuelles pour ſa famille. On m'a dit un fait qui prouve bien l'idée que le Roi en avoit. « On vint dire au Roi, un matin à » ſon lever, qu'un vieux Officier que le Roi connoiſſoit & » aimoit, étoit mort dans la nuit ; ſur quoi le Roi répondit, » qu'il en étoit fâché, que c'étoit un ancien domeſtique qui » l'avoit bien ſervi, & qui avoit une qualité bien rare dans » un Courtiſan, c'eſt qu'il ne lui avoit jamais rien demandé. « En diſant ces mots, le Roi fixa les yeux ſur d'Aquin, qui » comprit bien ce que le Roi vouloit lui reprocher » ; mais ſans ſe déconcerter, il dit au Roi, oſeroit-on, Sire, demander à votre Majeſté, ce qu'elle lui a donné. Le Roi n'eut rien à répliquer, car il n'avoit jamais rien donné à ce Courtiſan ſi diſcret. Ainſi d'Aquin ſortit glorieux de cette attaque.

On prétend pourtant, que les importunités trop fréquentes de d'Aquin rebuterent enfin le Roi, & le déterminerent à le renvoyer. On en a débité pluſieurs autres cauſes, qui ne ſont peut-être pas plus réelles. Ce qu'il y a de plus apparent, c'eſt que d'Aquin avoit été placé par Madame de Monteſpan, laquelle le protégeoit, qu'ainſi ſon ſort ſuivit celui de cette Dame, & qu'il fallut céder la Place à Gui Creſcent Fagon, Médecin aimé de Madame de Maintenon.

Quoi qu'il en ſoit, d'Aquin fut congédié en 1693, & exilé à Moulins. Le Roi lui accorda une penſion viagere de 6000 livres. Quelque temps après, la ſanté de d'Aquin s'étant dérangée, il fut obligé d'aller aux eaux de Vichy, pour tâcher de la rétablir ; mais ſon mal s'étant empiré, il y mourut en 1696. Ses enfants lui firent dreſſer, dans l'Egliſe de Vichy,

un Monument avec une Inscription bien faite, & que j'ai
cru devoir rapporter.

1696.

D. O. M.
Hic Jacet Antonius D'Aquin, Comes de Joui, Dominus
de Chateau Renard,
Comes Consistorianus, Mariæ Austriacæ, Francorum Reginæ,
primarius Medicus,
Deinde apud Ludovicum Magnum per XXIII. annos
Archiatrorum Comes,
Fortunâ Christianè usus, in prosperâ Deum timuit, adoravit
in adversâ, in utraque Regem honorificavit.
Post XXXVII. annos aulâ exactos,
cùm per tres fermè annos sibi & Deo vixisset,
in hac Urbe piè obiit, Die . . . . . 1696.
Monumentum hoc optimo Parenti mœrentes Liberi
posuerunt.
Requiescat in pace.

R a i m o n d   V i e u s s e n s.

Raimond Vieussens, nâquit en 1641, dans un Village
du Rouergue ; après avoir fait ses Humanités dans son Pays,
il alla à Montpellier étudier en Médecine, y prit ses degrés
& s'y établit. Il eut le crédit de s'y procurer en 1671, la place
de Médecin de l'Hôpital de S. Eloy, qui est l'Hôtel-Dieu
de la Ville de Montpellier, & il profita de cette Place pour
se fortifier dans la pratique de Médecine, & pour étudier
l'Anatomie à fonds. Il paroît qu'il s'attacha particuliérement à l'étude de la Nevrologie, qui malgré ce que Willis
avoit publié, étoit la partie de l'Anatomie, la moins connue
& la plus négligée.

1716.

Une application constante de près de dix ans, le mit en
état de publier en 1684, à Lyon chez Jean Certain, un
corps de Nevrologie *in-fol.* sous le titre de :

Nevrographia Universalis, hoc est, omnium humani cor-

C c c iij

poris nervorum, ſimul ac cerebri medullæque ſpinalis Deſcriptio Anatomica.

La moitié de cet Ouvrage eſt tout Phyſiologie ſur les uſahes du cerveau, de la moëlle de l'épine & des nerfs; ſur la nature des eſprits animaux & ſur leurs fonctions, telle qu'on la connoiſſoit alors; qui ne contient que des choſes triviales, dont la plûpart ſont fauſſes, & dont on fait peu de cas; mais la partie Anatomique eſt excellente, & malgré quelques découvertes qu'on a faites depuis ſur cette matiere, elle eſt encore admirée, & la Nevrologie de Vieuſſens eſt toujours regardée comme un Livre claſſique dans l'étude de l'Anatomie.

Peu d'années après, Vieuſſens fit imprimer chez le même Jean Certain à Lyon, un autre Ouvrage purement Phyſiologique, intitulé :

Tractatus duo. Primus de remotis & proximis mixti principiis, in ordine ad corpus humanum, ſpectatis. Secundus, de naturá, differentiis, conditionibus, & cauſis fermentationis, in quo præcipua, quæ in ipſá fermentatione obſervantur phœnomena, explicantur. Lugduni, 1688, in-4°.

Cet Ouvrage eſt fait ſur les principes de la Phyſique Cartéſienne, &, à ce que je penſe, pris des Cayers de Sylvain Regis, qui enſeignoit alors à Paris, la Philoſophie de Deſcartes, & qui étoit ami de l'Auteur. Il fut aſſez mal accueilli quand il parut, & il eſt depuis long-temps tombé dans l'oubli, ayant été effacé par de meilleurs ouvrages, qui ont paru ſur la même matiere.

Je ne ſçais ſi ces Ouvrages porterent la réputation de l'Auteur juſqu'à la Cour, ou s'il eut quelque protecteur; mais à la mort de du Bellai, Médecin de Mademoiſelle de Montpenſier, cette Princeſſe le demanda pour en remplir la place. Vieuſſens l'accepta avec joie, ſe rendit auprès de cette Princeſſe, & la ſervit avec ſoin juſqu'à ſa mort.

Vieuſſens privé de cet emploi, prit le parti de retourner

à Montpellier , & de reprendre sa place de Médecin de l'Hôpital de Saint Eloi , qu'il avoit occupée. Il reprit en même-
temps ses études ; mais j'ignore ce qui put l'engager à s'appliquer à des recherches de Chimie. Il chercha à extraire du
sang un sel acide qu'on n'y a pas encore trouvé. Il crut y
être parvenu en distillant par la retorte le sel fixe , qu'on retire du *caput mortuum* du sang, en le mêlant avec du bol ,
comme on en mêle au sel marin pour en distiller son acide.
Il étoit très-incertain si l'acide qu'on tiroit du sel fixe du
caput mortuum étoit du sang. Du moins étoit-il certain que
l'acide qu'on en tiroit étoit en si petite quantité , qu'il ne devoit rien changer dans l'œconomie des fonctions. N'importe ,
Vieussens enchanté de cette découverte , la répandit avec
ostentation dans toute l'Europe en 1698 , par des Lettres cir-
culaires envoyées dans les Facultés. Il voulut l'annoncer
lui-même à la Faculté de Montpellier & à tous les Etudiants
dans l'amphitéâtre des Ecoles , ce qui lui fut accordé ; mais
dans le temps qu'il s'applaudissoit sur le succès de son Opération , Chirac un des Professeurs s'éleva , & réclama cette
Découverte comme lui appartenant , ainsi qu'on l'a remarqué dans l'article de ce Professeur.

On peut juger aisément de l'effet que dut avoir une pareille sortie ; l'Assemblée se sépara ; on se prépara de part &
d'autre à attaquer & à se défendre : les écrits Polémiques ne
tarderent pas à voler des deux côtés , pleins d'aigreur , très-
inutiles pour le progrès de la Médecine , & qui ne servirent
qu'à faire tort aux deux Contendants , qui m'engagerent d'en
faire le détail.

Las de cette contestation , Vieussens revint à son étude
favorite , je veux dire à l'Anatomie. Il fit imprimer en 1705 ,
à Amsterdam , chez Paul Mamet , *in*-12 , un Traité sous le
titre de ,

Novum vasorum corporis humani systema , où il y a de
bonnes observations ; mais où tout n'est pas également vrai ,
ni également certain.

Sunt bona, sunt mala quædam ; sunt mediocria multa.

C'est le fort de presque tous les livres, mais cela convient particuliérement à ceux de Vieussens : c'est dans ce Traité (*a*) qu'on trouve une Observation importante, qui fait voir que dans l'inflammation, le sang qui croupit dans la partie enflammée, fait irruption dans les veines lymphatiques, c'est-à-dire, passe des extrémités des arteres gorgées, dans les veines lymphatiques, qui en naissent, ce qui augmente la tension, la chaleur & la douleur dans la partie enflammée, & éclaircit la nature & les causes de l'inflammation. Cette explication plût à Boerhaave, & il l'adopta dans ses écrits, sans dire d'où il l'avoit prise, ce qui persuada qu'elle étoit de lui *.

Quoique Vieussens avançât en âge, il ne cessoit point de travailler. Il composa en François trois Traités ; l'un *de la Structure du Cœur, & des Causes du Mouvement naturel du Cœur* ; l'autre *de la Structure de l'Oreille* ; & le troisiéme *des Liqueurs*, c'est-à-dire, *des humeurs du Corps humain*. Je ne sçais si les Libraires se refuserent à faire les frais de ces impressions ; mais il est certain qu'il les fit imprimer à ses dépens à Toulouse en 1715, chez Jean Guillemette, tous les deux *in*-4°. mais minces. Il y a dans ces Ouvrages, des choses curieuses & vraies, mais il y en a beaucoup de fausses ou mal établies, ce qui a fait qu'ils ont eu peu de succès.

Vieussens étoit avide de gloire, & très-laborieux ; il auroit été loin, s'il avoit eu de l'esprit, & sur-tout un jugement critique pour discerner le bon, le vrai, le solide, d'avec le mauvais, le médiocre, le faux. Son style étoit long & prolixe, & son Latin plein de gallicismes ; mais il étoit clair, & on le lit sans peine. Malgré ces défauts, qui le déprécient, je ne crois pas qu'on puisse se dispenser, sans injustice, de mettre Vieussens au nombre des Médecins illustres, que la Faculté de Montpellier a fournis.

On trouve dans le Dictionnaire historique de Prosper

(*a*) Page 109.

Note de l'Editeur,

* M. Boerhaave ne s'est point approprié l'Observation de Vieussens, il n'a parlé que d'après des conjectures raisonnables, & admises même avant Vieussens par Malpighi & par Bellini, & attestées par le Microscope de Leewenhoek.

Marchand,

Marchand , un éloge de Raimond Vieuſſens. L'Editeur du
Dictionnaire avertit dans une note marginale « que cet article
» n'a point été donné par M. Marchand , mais par un Mé- **1716.**
» decin connu avantageuſement dans la République des Let-
» tres , par pluſieurs bons Ouvrages qui ſont ſortis de ſa
» plume ». Sur une indication auſſi vague , on ne ſçauroit
juger quel eſt l'Auteur de cet Eloge ; mais je puis aſſurer que
je n'en ai jamais lu aucun , où il y eût tant de fatuités.

J'oubliois de dire que Vieuſſens fut nommé de la Société
Royale d'Angleterre , dans le temps que ce titre étoit moins
commun.

JEAN. HIGGYNS.

JEAN HIGGYNS de Limeric en Irlande , étant paſſé en
France , vint étudier en Médecine à Montpellier , où il fut **1720.**
reçû Docteur en 1700. Il ſuivit pendant deux ans après ſon
Doctorat , les exercices des Ecoles , & fréquenta ſur-tout
les Hôpitaux pour ſe former à la pratique ; après quoi , perſuadé par des Officiers Irlandois , qui alloient en Eſpagne au
ſervice du Roi Philippe V , il ſe rendit avec eux à Madrid ,
où il eut bientôt une abondante pratique , & ſa réputation
le porta à la place de premier Médecin du Roi , qu'il occupa
avec honneur juſqu'à ſa mort.

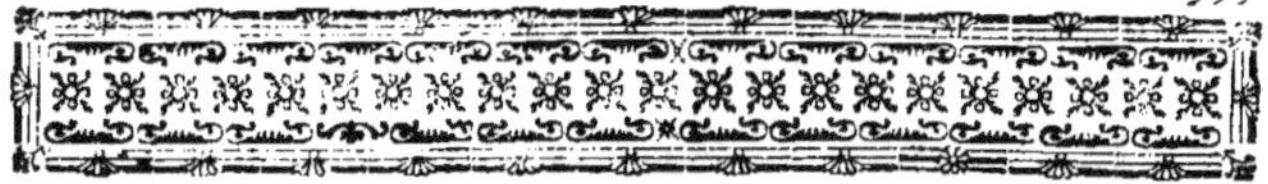

FRANCISCI RANCHINI,

CONSILIARII MEDICI
ET PROFESSORIS REGII,

CELEBERRIMÆQUE UNIVERSITATIS MONSPELIENSIS
JUDICIS ET CANCELLARII,

APOLLINARE SACRUM;

DE MONSPELIENSIS UNIVERSITATIS
origine, progreſſu, adminiſtratione & celebritate : pro
inauguratione Magni Ordinarii, in Aula magna
Regii Collegii Medicorum celebratum.

*C*UM *conſummaverit homo tunc incipiet, & cùm quieverit opera-*
bitur, (inquit Sapientiæ Oraculum) Nihil eſt cum otio, nihil cum
labore ſempiternum : ſed datur ab otio, ad negotium, à quiete, ad
motum continuus & perpetuus recurſus. Labor à quiete originem trahit,
ait Plato, & ideo, quæ quieſcunt, quieſcere, ut moveantur, & contrà
affirmavit Phil. cùm in omnibus, motûs, ut & quietis, natura princi-
pium ſit. Neque tamen ejuſdem Ariſt. judicio acquieſcendum cenſemus,
dum fœlicitatem in otio conſtitutam eſſe exiſtimavit lib. moral. Licèt
enim jucundus videatur tranquillitatis ſtatus, cùm negotium obeamus, ut
otio tandem perfruamur : nihilominus otium, ſine agitatione, & ſine literis veluti mortem eſſe, viviſque hominis ſepulturam quis non videt ?
Homines ad agendum natos eſſe agnoſcunt philoſophi, ideòque remiſ-
ſionem animi, amiſſionem quandam ejuſdem appellat Auſonius. An non
Gal. ipſe otium, & quietem inter cauſas morborum animi, ut & corporis reponit ? An non Duces, bello, quàm pace, illuſtriores reddun-
tur ? Arcus quidem frangi, ac diſſilire intenſior aſſuevit, inquit ille, ſed
contrà anima idipſum patitur ſi remiſſior fiat. Non igitur ſemper ſerian-

D d d ij

dum, neque etiam perpetuò laborandum; non uno contenta valet natura tenore: fed permutatas gaudet habere vices. Occupatorum animi velut fub jugo continuo funt, ideoque honeftis mutationibus relaxandi. Solitudo, frequentia, otium, ftudium, interponenda funt, inquit Seneca, ut unum alterius fit remedium; hac ratione otii vitia difcutiuntur, & triftitia, quæ continuatione pertinacioris, aut ftudii, aut exercitationis adducitur, hilaritate, & jucunditate folvitur. Legum conditores feftos ad hoc inftituiffe videntur dies, veluti neceffarium laboribus interponere temperamentum. Sic olim in feftis Saturnalibus nec literis operam dare, nec aliud feriò agere licebat, nifi quæ ad publicam lætitiam pertinebant, idque per quinque dies, quibus elapfis unufquifque ad privata opera redire tenebatur. Hoc non folùm in politica rerum adminiftratione, fed in ordinaria rerum naturalium viciffitudine obfervare licet. Idipfum experimur jam nos in fcholafticis iftis exercitationibus. Poftquam enim per multos dies menfefque licuit nobis jucundiffimo feftorum otio frui, jam elapfo vacationum termino, ad ftudia redire cogimur. Jam perfectis Cereris, Bacchique ludis, Apollo nofter, quafi redivivus ad Hippocratis, & Galeni cultum animos noftros excitat, & quæ ingenia, vel caloris, vel feriarum æftu, relaxata nimium erant, redeunte frigore congregat, ut major fit poft otia virtus. Jam Divus ille Lucas Medicorum patronus, tanquam primum iftius Univerfitatis movens, omnes illius intelligentias, profeffores fcilicet excitat, incitátqué ad motum, & ut fuaviffimum Medicinæ nectar verbis, fcriptifque ftudioforum animis infundant, hortatur. Adefte igitur nunc animis, qui adeftis corporibus (viri illuftr.) & ad ea quæ pro magni iftius ordinarii inauguratione de Univerfitatis noftræ ortu, progreffu, regimine, & celebritate, apud vos dicturus fum, diligenter fi placet, attendite.

Vagabatur olim Apollo nofter tutelaris medicinæ Deus, tanquam exul, & profugus per Galliam noftram Narbonenfem, & de ftabiliendo Medico emporio follicitus, ab aliis Afiæ, Africæ, & Europæ regionibus expulfus, omnes iftius provinciæ civitates luftrabat, ut locum fibi, fuifque fectatoribus gratum & opportunum inveniret, eligerétque: tandem novæ iftius civitatis, atque ex ruinis urbis Magalonenfis, Lateranenfis; & Sextantionis conftructæ, fitum adfpectúmque contemplatus, locorúmque vicinorum varietatem, & commoditatem admiratus, & fibi, & facerdotibus fuis Sacrum in hoc Monte Pelio ftabilire, utile, commodúmque duxit. Apollinis defiderio fortuna ipfa favere videbatur. Ingenio fiquidem loci, hominúmque nullâ videtur urbs aptior ftudio literarum, fed præfertim Medicinæ noftræ; fitu, quid amœnius, aut jucundius? aër purus, & ridens: Urbs magnificè conftructa: Cives ad humanitatem nati. Extrà, loca paffim vacua, & delectantia; agri, vineæ, oliveta, prata, rura, fylvæ, montes, colles, rivuli, fluvius, ftagna, mare, & omnia plantis, floribúfque aquaticis, pratenfibus, montuofis, nemorofis, arvenfibus, maritimis copiosè referta, & luxuriantia. Salve igitur, ô amœna, & amata urbs. Salve Apollinis fedes, latè fpargens lumen, & nomen tuum; te Gallus & Germanus, atque Sarmata invifit, téque Britannus, & duplicis Hefperiæ alumnus. O quot myriadas protulifti infignium virorum, qui fórent auxilia publicæ falutis quot famæ in æde confecrafti nomina, & proferes adhuc, atque facrabis æternitati? Jam auguftam iftam civitatem à fexcentis annis Apollinis officio confecratam ingrediamur, Homericam iftam loton falutemus, & gloriofam Univerfitatis noftræ Medicæ hiftoriam celebremus.

Narrant ex geographis multi, & ex hiftoricis Hifpanis quam plurimi, Medicinam olim ab Avicennæ, & Averrhois difcipulis, huc fuiffe tranflatam, ob loci fcil. amœnitatem, aëris falubritatem, urbis magnificentiam, & popularem civium humanitatem: atque Monfpelienfem civitatem, ob Sarracenorum Medicorum ex Hifpania fugam, hærèdem fuiffe volunt illius medicinæ, quam in celeberrima Cordubenfi Univerfitate, longa annorum feculorúmque ferie, Maurorum diligentiâ floruiffe hiftoria Hifpanica teftatur. Familiare commercium civium Monfpelienfium, & Hifpanorum, dum hæc civitas fub regum Arragonenfium imperio conftituta erat, idipfum fuadere videtur; tum etiam annualis & ordinaria Medicorum noftrorum in Hifpaniam, & Lufitaniam peregrinatio, vacationum tempore, ut de Valefco de Taranta, Joanne Falcone, Ludovico & Antonio Saporta, aliifque certiffimum eft. Verùm licèt augufta videatur iftius originis ratio, cum à præftantiffimis Medicis, totoque orbe celebratiffimis Avicenna fcil. & Averrhoe ortum habeat, tamen quominus admittenda fit, multa diffuadent. Certum imprimis eft celebrès illos, & principes viros circa annum Domini 1149, & poftea floruiffe: Conftat deinde ex Hifpanicis monumentis, Sarracenos, & Mauros à quatuor Regibus Chriftianis, Lufitaniæ fcil. Caftiliæ, Navarræ & Arragoniæ expulfos fuiffe anno 1236. At hæc noftra Univerfitas longè antiquior eft. Antequam enim Avic. & Averrhoes florerent in Univerfitate Cordubenfi; & priufquam Mauri depellerentur, clara & illuftris jam erat. Idipfum teftatur fancti Bernardi facra authoritas, dum epift. 307. anno Domini 1113. Archiepifcopum quendam Lugdunenfem, ad fanctum Ægidium profectum, ibíque laborantem, ad Montempeffulanum tranfvectum ut à Medicis expertiffimis curaretur, fcribit. Patet deinde traditione certiffimâ, tempore Averrhois, magiftrum quendam iftius Scholæ contra ipfum fcripfiffe, librúmque illius manufcriptum in Bibliotheca communi iftius Collegii, longo annorum tractu confervatum fuiffe. Non igitur ab Avicenna, & Averrhoe, aut ab eorum 'difcipulis originem traxit hæc noftra Univerfitas licèt tamen, & ante & poft utriufque tempora, Medicos Hifpanos, Mauros, & Judæos, huc venire, & remorari etiam potuiffe liberè fateamur. Quare Univerfitatem hanc noftram ab anno millefimo ad annum 1220. Medicis Chriftianis munitam, & à circumforaneis etiam frequentatam, fine difciplina regulari, cum fama tamen, & celebritate infigni adminiftratam fuiffe exiftimandum cenfeo. Conradus Apoftolicæ Sedis Legatus iftius opinionis veritatem confirmat in fuo refcripto. *Is enim præfens tunc témporis, ut ipfe loquitur, cùm vidiffet Medicam profeffionem jam dudum fub gloriofis profectuum titulis, in Montepeffulano floruiffe, fructuúmque ubertatem in variis mundi partibus feciffe; non folùm poteftatem magifterii celebrandi largitus eft, fed etiam ut illuftrior evaderet Univerfitas noftra, officia Cancellariatûs, & Decanatûs creavit, & ut difciplinata remaneret, multa ftatuta ad illius regimen neceffaria introduxit, & promulgavit anno Domini 1220.* Conradi deinde Legati fundationem, & inftitutionem, non folùm Alexander quartus, fed etiam alii Pontifices, & Reges etiam tum Arragoniæ, & Majoricarum, tum Franciæ poftea confirmarunt. Atque hæc fuit origo, feu infantia iftius noftræ Univerfitatis. Progreffum deinde, adminiftrationis, & difciplinæ ratio indicabit. A fundatione igitur ad politicum illius ftatum tranfeamus.

Adminiftrationis ratio tam antiqua, quàm nova ad perfonas tam regentes, quàm rectas, ad *Scholas publicas,* & ad ftatuta referenda eft. In perfonis officia & munéra fpectanda funt tam interna, primaria & fubalterna, quàm externa.

Internam iftius Univerfitatis familiam conftituunt, Cancellarius Decanus, Profeffores Regii, Doctores aggregati, Procuratores Univerfitatis, Licentiati, Confiliarii ftudioforum, & univerfa Bacchalaureorum & Candidatorum corona: Deinde Syndicus, Quæftor, Secretarius & Bedellus. Extrà verò fuos habet confervatores R. R. D. D. Epifcopum Monfpelienfem, & Gubernatorem, quorum eft jura & ftatuta Univerfitatis tueri & confervare. Major tamen eft authoritas R. D. Epifcopi, cùm non folùm licentiam practicandi ftudiofis concedere fub Cancellarii teftimonio foleat, & in electione Profefforum Regiorum & ipfius Cancellarii præfidere, fed etiam cùm nova ftatuta promulgare, & confirmare poffit.

Cancellarius, Judex eft, rector, præfes & moderator ordinarius iftius Univerfitatis, & poteftatem à Conrado legato conceffam, & à Pontificibus Regibufque continuatam penes fe habet. Illius eft exhibere juftitiam tum magiftris & ftudiofis, tum aliis contra illos agentibus. **Ad**

Cancellarium fpectat librorum confervatio, ftatutorum obfervatio tam activa, quàm paffiva, literarum fignatura, & figillatio, congregationum convocatio & celebratio, talliarum diftributio, Chirurgorum & Pharmacopæorum promotio, medicamentorum vifitatio. Ipfe eft, qui Procuratorum, Licentiatorum, Bacchalaureorum, ftudioforum, juramenta recipit, & qui deinde capita difputationum promovendis conferre folet. Denique ipfe eft, à cujus vigilantia & officio totius Univerfitatis regimen dependet.

Decanus poftea in fedibus & inceffu præ cæteris antecellit; illius officii honor, non tam ab ætate, quàm à magiftratura dependet; qui plus enim & diutiùs legerit, honore Decanatûs præfulgere debet. Illius eft quibus diebus, & quando à lectionibus & difputationibus ceffandum fit, denuntiare; Bacchalaureis quofdam libros legendos pro curfibus affignare, & capita, feu puncta difputationum tum in examine rigorofo, tum in triduanis unà cum Cancellario proponere.

Procuratores Univerfitatis duo tantùm fingulis ordinariis ex Profefforibus & aggregatis, in congregatione dicta per fidem eliguntur, quorum munus eft, novos ftudiofos examinare, tum ante matriculam, tum ante bacchalauream: bonum & commodum Univerfitatis procurare; claves arcæ majoris, una cum Cancellario & Decano cuftodire, & negotia communia follicitare.

Studiofi olim fuum habebant Procuratorem, cujus officium erat curare, ut pax & concordia foveretur inter ftudiofos, & ut Doctores fuo fungerentur officio, fine imperio tamen, fed civiliter tantùm. Verùm jam hoc munus commiffum fuiffe apparet ex decreto Tholofano, quatuor Confiliariis ftudioforum, qui quotannis in congregatione per fidem à Cancellario & Profefforibus eliguntur.

Alia iftius Univerfitatis officia, quorum munera nota funt, ut Patroni, Quæftoris, Secretarii & Bedellorum lubens relinquo, tum etiam Scholafticarum exercitationum rationem, quæ vel lecturas, vel promotiones, vel cadaverum, atque fimplicium demonftrationem refpicit.

Hîc autem obfervandum, à Conradi legati fundatione fine ftipendio regio, fed folo ftudioforum impendio à Doctoribus ordinariis, fub Cancellarii directione adminiftratam fuiffe iftam Univerfitatis ad annum 1490, quo tempore quatuor Profeffores Regii fuerunt à Carolo VIII, Francorum Rege, inftituti, cum ftipendio regio, privilegio virgæ argenteæ, & capparum rubrarum, Joannes fcilicet Garcinus Cancellarius, Honoratus Picquetus Decanus, Petrus Robertus, & Gilbertus Gryphius. Ab Henrico verò magno duæ adhuc Profeffiones regiæ de novo creatæ in gloriam Univerfitatis, Botanica & Anatomica prima, alia

Chirurgica & Pharmaceutica. Ita ut *fex* jam Profeffores & Confiliarios
regios habeat noftra Univerfitas , & duos Doctores aggregatos, qui omnes unà cum Confiliariis Univerfitatis , ftudiofis & officiariis corpus
conftituunt , ab alia Univerfitate quæ Theologiam , Juris utriufque
fcientiam & Artes complectitur , Rectorémque agnofcit omninò diftinc-
tum , cùm fua habeat officia, munera , collegia , & ftatuta diftincta, ut
conftat tum refcriptis Pontificum & Regum , tum etiam decretis Senatûs Tholofani. Porrò iftarum Profeffionum Regiarum inftitutio antiquam
adminiftrationis formam nullo modo immutavit , quinimò illuftriorem
reddidit , & cùm antea Pontificalis tantum effet, Regiam effecit, aut potiùs mixtam ratione fcilicet originis & ftipendii. Sed à regimine ad publicas Scholas veniamus.

Quatuor habet hæc noftra Univerfitas Collegia , quæ fanè antiquam
illius celebritatem teftantur , Regium, fcilicet , Papale , Girundinum ,
tum etiam aliud quod Viridarium, vulgò Capella nova dicitur. In hoc
Regio tanquam in publico Apollinis foro Medicina femper edocta fuit à
majoribus noftris , olim cum ftipendio ftudioforum, fub Cancellarii directione , jam cum Regio. Examina verò , & laureationes non in hac
Apollinari aula , ut jam fieri folet , fed in Ecclefiis olim celebrabantur,
ut conftat ex ftatutis. Spectate faciem veteris iftius edificii , clariffimorum Medicorum infcriptionibus illuftratam , & ftatim fefe offeret oculis
mentibúfque veftris memoriam Deodati Baffoli, Goffelini, Martini ,
Adami Fumæi iftius Univerfitatis ac deinde Franciæ Cancellarii, Jacobi
Ponceau , Picqueti , Garcini , Mironis , Rondeletii , Caftellani , Hucheri , Laurentii , & aliorum. Collegium hoc noftrum, & theatro anatomico
olim ornatum erat, & infigni Bibliothecâ Medicâ & Philofophicâ munitum. Illius ruinæ , fundamenta in gratiam patriæ & pofteritatis , gloriam ornamentúmque Univerfitatis animum noftrum ad reftaurationem
follicitarunt. Iftius verò diffipatio bonis literatifque animis ingentem
triftitiam parit. O thefaurum in re æterna, non æternum ! Pulcherrimum
habebat magnificentiæ monumentum & ornamentum , ac fupra gem-
mas omnes æftimandum hæc noftra Univerfitas ; fed jam (trifte fatum)
fola juramenti forma, quæ in ftatutis extat , dum magiftri & ftudiofi
ingrediebantur, illius communis Blibliothecæ memoriam confervat. Re-
novabimus fortaffis nos eandem , ut theatrum ad perpetuam officii &
amoris noftri memoriam , fi placeat Altiffimo, priufquam offa noftra,
Ecclefia Univerfitatis propediem à nobis ædificanda confervet , **Deo**
bene juvante.

Habemus deinde Collegium Papale ab Urbano V , anno 1369 fundatum , & in gratiam ftudioforum Mimatenfium dotatum. Vocabatur
olim Collegium duodecim Medicorum , qui ibidem fub regimine à fun-
datore

datore in ſtatutis propoſito vivere ſolebant. Jam R. D. Epiſcopi Mima-
tenſis Patroni vigilantiâ, & authoritate, provinciæ Gabalitanæ liberalitate, & curâ etiam noſtrâ, atque ſumptibus apparet reparatum, & ad
meliorem faciem, formámque reductum, cùm antea ruinam minitare-
tur. Olim in illo Collegio, & Scholæ publicæ erant, ut jam à nobis
fuerunt renovatæ, & illuſtris etiam Bibliotheca, quæ aut ſtudioſorum
incuriâ, aut temporis injuriâ diſſipata fuit.

Tertium Collegium, quod de Boutoneto dicitur, à Girundino quodam Medico in gratiam Arragonenſium fundatum fuit & liberaliter dotatum ; ſed jam cùm ſtudioſis, & reditibus privatum appareat, objec-
tum remanet nobis omnibus pudendum.

Quartum ſupereſt quod de Viridario dicitur, in gratiam quatuor
ſtudioſorum fundatum, quorum duo Medicinæ operam dare debent ,
alii verò juris ſcientiæ, ut conſtat de fundatione, ſed jam neſcio quo fa-
to, aut negligentiâ majorum mancipatum eſt ſub imperio Juriſperi-
torum tantùm.

Habetis (viri Ill.) iſtius Univerſitatis ortum, progreſſum, regimen,
Scholas etiam publicas. Jam Medicorum qui in florentiſſima iſta Univerſitate claruerunt, memoriam celebremus. Luſtremus clariſſimorum
virorum nomina, quorum imagines videtis ad perpetuam memoriam,
ornamentúmque Univerſitatis, noſtrâ diligentiâ & liberalitate depictas.
Atque ita lætetur hæc noſtra Univerſitas in doctoribus ſuis, & exultet
in gloriam majorum. Primæ ætatis, infantiæ ſcilicet iſtius Univerſitatis, quæ ab anno 1000 ad 1220 perduravit, majores noſtri Medici
verè mortui ſunt, quia eorum memoria temporis iniquitate, & fortu-
næ invidiâ, atque varietate penitùs ſuppreſſa, imò extincta. At ſecun-
dæ ætatis, pubertatis ſcilicet & adoleſcentiæ multi vivunt apud nos ,
ab anno ſcilicet 1220 fundationis Apoſtolicæ, ad annum 1494 ,
confirmationis Regiæ ; Henricus ſcilicet de Guintonia, Petrus Gazan-
haire, Joannes de Aleſto, Arnaldus Villanovanus, Bernardus Gordonius, Guillelmus de Biterris, Guillelmus Gaubertus, Jacobus Egidii ,
Jacobus de Marcilia, Stephanus Arnaldus, Raymundus de Moteriis ,
Bernardus de Colonis, Guydo de Cauliaco, Joannes Jacobus, Adamus
Fumæus, Joannes de Tornamira, Valeſcus de Taranta, Gerardus de
Solo, Joannes Piſis, Jacobus Ponceau, Jacobus Angely, Guillelmus
Meruen, Anſelmus de Janua, Marcialis de Genolhaco, Deodatus
Baſſolus, Joannes Trocelleri, Joannes Corandius, Joannes Martinus,
Gabriel Miro, & alii, qui ſcriptis & operibus ſeſe poſteritati commen-
dabiles præbuerunt, diúque Cancellarii & magiſtri publicè docuerunt.
Tertiæ verò ætatis, conſiſtentiæ ſcilicet recens adhuc eſt memoria apud
nos Joannis ſcilicet Garcini, Honorati Picqueti, Roberti Petri, Gilber-
ti Gryphii, Petri Tremoleti, Joannis Falconis, Petri Laurentii, Lu-

E e e

dovici Saportæ, Joannis Schyronii, Antonii Saportæ, Dionyfii Fontanoni, Guillelmi Rondeletii, Francifci Rabelefii, Joannis Bocaudi, Honorati Caftellani, Jacobi Affatii, Francifci Fcynæi, Laurentii Jouberti, Joannis Hucheri, Nicolai Dortomani, Joannis Saportæ, Andreæ Laurentii, Joannis Varandæi, Jacobi Pradillæi, Petri Dortomani. Vivos non tango ; relinquo, & alios qui in hoc Apollinis facro educati & laureâ donati, in variis Europæ partibus floruerunt ; ut fuerunt Sylvius, Dalecampius, Ferrerius, Valeriola, Guillæmeus, Faucherius, Jacobus Pons Lugdunenfis, aliique infiniti, & Germani potiffimùm, qui Univerfitatis iftius nomen & gloriam longè latéque fparferunt. Bone Deus, quot Pontificum Protomedici, quot Regum Archiatri, quot Cardinalium, Principum, & Magnatum Medici ex ifta Univerfitate effluxerunt? Vivat igitur, & meritò vivat, Monfpelienfis hæc noftra Univerfitas, atque de ea idem nobis dicere liceat, quod olim Ammianus de Alexandrina. Sufficit medico pro omni experimento, ad commendandam artis authoritatem, fi fe in hoc Montepelio dixerit eruditum. Lætemur interim jam nos (Profeffores Ill.) in gloriofa Patrum noftrorum luftratione, & exultemur in florentiffima iftius Univerfitatis progenie; Invideamus auguftæ memoriæ tantorum virorum, quorum meritis doctiores orbis fubmiffis deferunt fafcibus imperium. Miremur & imitemur eorum virtutem, cùm eodem ftudio & diligentiâ æquare vel fuperare minimè valeamus. Et jam fedatis tempeftatibus civilem difcordiam extinguamus, & ad συγκρετισμὸν properemus. Antiquitas & celebritas iftius Univerfitatis, ad confervandam illius gloriam nos incitat, exempla majorum ad imitationem ftimulant, & honoris igniculi ad famam comparandam inflammant. Denique nos florens & illuftris ftudioforum ex variis Europæ partibus affluentium conventus, difcendi cupiditate flagrans ad debitum officium hortatur. Sed quid opus eft monitis, viris de Univerfitate benè meritis, & ad docendum jamjam paratis.

Ad vos igitur ut concludam, me converto (Studiofi amantiff.) qui parentibus & amicis derelictis, patriæ deliciis neglectis, Univerfitatis iftius noftræ celebritate moti, & profefforum famâ allecti, ad auguftiffimam iftam civitatem veluti ad Apollinis forum convolaftis. Artis noftræ longitudinem, vitæque brevitatem oculis veftris fubjicite, ut ita contemptis otiofis & mollioribus deliciis, laborum tolerantiâ, vigiliarum affiduitate, perenni librorum revolutione, & continuâ lectionum & exercitationum frequentiâ, ftudioforum difficultates perrumpere, earumdem afperitates fuperare, doctrinam comparare, tandémque laureæ Apollinaris infignia confequi valeatis. Sint vobis horæ, fint dies cum alacritate & patientia appenfi ad curam librorum. Rofæ non nifi inter fpinas crefcunt, fed tandem labor gloriæ genitor. Sint animi veftri difpofiti ad difcendum. Ut enim pluvia inutilis eft quæ in

lapides, aut rupes cadit , sic & doctrina quæ in animum non benè præparatum descendit. Colite mores , & ingenium , & præceptori-
bus vestris obedientiæ & reverentiæ vota solvite. Sint vestra studia
quieta , ac sine laureæ præcipiti desiderio eorum cursum perficite.
Non enim accelerandæ nimis sunt honoris cupiditates , neque fructus
ante maturitatem colligendi. Faveat Altissimus vestris nostrisque deside-
riis , suáque benedictióne subsequentis magni ordinarii officium & cursum benè fortunet. Quod fœlix , faustúmque sit.

*M. PELLISSIER très-illustre Docteur de la Faculté de
Montpellier, a bien voulu nous communiquer, & nous permettre d'imprimer le Discours qui suit, après l'Histoire de la
Faculté de Médecine de Montpellier , de M. Astruc, à laquelle il sert de preuves. Il est bien fait pour nous faire regret-
ter tant d'excellentes Dissertations que MM. les Professeurs
& Docteurs de cette Université donnent au public , & qui
faute d'être rassemblées perdent presque toute leur consistence.*

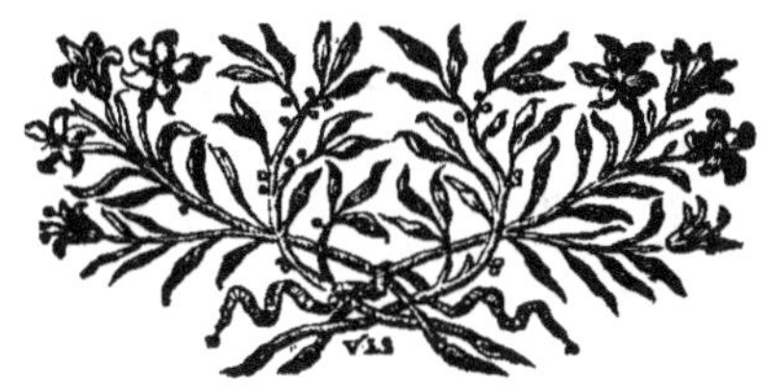

APOLLINIS MONSPELIENSIS

BIBLIOTHECA.

ORATIO

Habita in augustissimo Apollinis fano, pro supremâ Apollinari Laureâ Guillelmi PELLISSIER *Monspeliensis. Die* 2. 9^{bris}. *horâ* 2. *pomeridianâ an.* 1765.

APOLLINIS nostri Bibliothecam invisurus in Museo adstantes Hucherum, Ranchinum, Strobelbergerum, Curtaudum, Astrucium, aliosque à Divo, non solùm hujusce lycæi tempus institutionis, sed & Conditorum nomina, & scripta miseriis temporum, ac populorum ignorantiâ oblivioni prorsus tradita, enixè petentes inveni, ipsisque sic & benignè respondentem audivi Apollinem.

Sufficiat vobis scire, Archiatros fuisse Merovæi & Childerici, Marilephum (a) Caroli Magni, Bengeslaum ac Ferragium volcarum Hippocrenes Alumnos.

> Agatha floret studio medendi
> Oppidum ponto gelido propinquum,
> Cui novum parvus titulum dedit mons,
> Lanus & Amnis (b).

Veréque fabulam ac figmentum esse, Avicennæ & Averrhois Discipulos è Cordubensi Hispanicâ Universitate profugos prima Lycæi vestri posuisse fundamenta, cùm antequam florerent hi Medicinæ principes, clara jam & illustris esset Tectosagia vestra Academia. Floruit enim Avicenna defunctis jam à longo tempore Marilepho, aliisque hujus scholæ Archiatris ac Proto-medicis, quorum gloria cum nomine sæculorum tenebris involuta periit; claruit & Averrhoes post S. Bernardum, è cujus Epistolis an. 1113, percelebres atque expertissimos constat extitisse

---

(a) Monspel. Medic. Universf. pag. 5.
(b) Ibid. pag. ult.

Medicos Monfpelienfes, qui propriis fumptibus plurima condiderant collegia ad fuftentandos quamplures Medicinæ alumnos, vectigalibus locupletata, quorum & Fundatorum nomina jampridem ex hominum memoriâ deleta funt. Heu! remanent folummodo Collegium Mimatenfe feu 12. Medicorum, ad quatuor ftudiofos redactum, Collegium Gerundenfe à J. Bruguiere, Ludovici XI Medico ditatum, ac memoria Collegiorum de Griffy (c) & de Viridario (d).

S. Bernardi tempore conqueritur Joannes Sarifberienfis, Cornutenfis Epifcopus, quòd hæc Medicinæ Schola multùm à priftino fplendore decidiffet (e).

Certum etiam eft tempore Averrhois (f) quemdam hujus fcholæ magiftrum contra ipfum Averrhoem fcriphffe, librumque illius manufcriptum in Bibliotheca communi iftius Collegii longo annorum tractu fuiffe confervatum; non igitur ab Avicenna & Averrhoe, multòque minus ab eorum Difcipulis originem traxit hæc Univerfitas, licèt ante & poft utriufque tempora Medicos Hifpanos, Mauros & Judæos huc venire ac remorari etiam potuiffe liberè fateamur.

Unde igitur opinio illa quâ Arabes iftius fcholæ fundatores inftituuntur?

Sic iterum affatus eft Divus. Hanc fcholam medicam antiquiffimam, doctiffimamque non adibant folùm Europæi, fed & cogniti orbis gentes; Chriftiani atque Judæi huc deveniebant & Arabes qui ex hoc artis Iatricæ fonte puriffimo, nitida Hippocraticæ Medicinæ haurirent præcepta.

> Et totum hinc vivos latices effundit in orbem.

Recèns autem nati fcholæ noftræ invidi, hujufce honorem fimulantes, eam ab Arabibus partim Medicorum Monfpelienfium Difcipulis ftatutam finxerunt.

Verùm in memoriam revocate confirmationem Privilegiorum à Ludovico XIV. fupplici Doctorum petito renovatam (g).

Univerfitatem veftram medicam dicit Magnus ille Rex Europæ antiquiffimam, omniumque aliarum matrem, unum refugium medicorum tempore incendiorum vaftationumque Gothorum, Seminarium Archiatrorum Regum atque Principum, quæ orbi univerfo Archiatros ac Medicos fuppeditavit; dilecta à Potentiffimis, & Eruditiffimis; privilegiis ac donis nobilioribus exornata, necnon viris plurimis tam nobilitate quàm fcientiâ confpicuis frequentata & exculta, atque numerofiffimis annis imò & fæculis eundem vigorem fervans; quam

---

(c) 2. Apologie, Page 66.
(d) Ranchin Apol. facr. pag. 7.
(e) Freind. Hift. Med.

(f) Ranch. Apollinare facr.
(g) Confirmation des Priviléges par Louis XIV. au mois de Février 1647.

——————————— nec Jovis ira, nec ignis,
Nec poterit ferrum, nec edax abolere vetuſtas.

His ita reſponſis, tenerrimo oſculo illuſtres hos authores dimittens Apollo, meque ſuo dignans alloquio : Pervolve, inquit, libros Bibliothecæ meæ ex Monſpelienſibus ſcriptis conflatæ, habebis ſcriptores qui per pauca dicunt, ſed multa docent, nihilque intentatum relinquunt.

Hos Doƈtores unus honor unaque gloria incenderunt & incendunt ad tuendam (omni laude dignam) hujus Univerſitatis famam, cujus nominis ſplendor ſemper invidorum conſilia fregit & impetus. Quam juvat! Monſpelienſes Doƈtores Univerſitatis gloriâ & ſtudioſorum utilitate accenſos demirari monumenta ære perenniora exigentes !

Facundus vomitat medicorum peſſulus undam (i).

Poſt librum diƈtum Tacuin, ſeu Tabulas ſanitatis, (k) Caroli Magni Imperatoris juſſu, à Ferragio, Bengeſlaoque compoſitum, Arabes aliquot & anonymi contra ipſum Averrhoem manuſcriptum.

Exhibuit mihi famoſam de novo componendo Univerſitatis medicorum Monſpelienſium ordine Coraldi Bullam datam Monſpelii anno 1200, confirmatam ab Alexandro III. ejus Pontificatûs IV. (l). Qui Papa propriis manibus (m) conſecravit altare majus ſanƈti Petri Magalonenſis, unde ad dileƈtos ſuos filios Univerſitatis magiſtros & ſcholares de Montepeſſulano Coraldi confirmationem miſit; (n) hancce an. 1220, renovavit Corrandus, in iſtaque continetur malediƈtio (o).

Quas tam Bullam quàm confirmationem prohibuerunt Domini Montiſpeſſulani uſque ad annum 1239, quo tempore eleƈtus fuit ab Univerſitate Medicorum Monſpelienſium Cancellarius Henricus Guintonia, cujus habemus non interruptam ſucceſſionem. Verùm ante has Bullas conditam fuiſſe Univerſitatem, ſuaque habere ſtatuta & privilegia patet ex ſtatutis Chirurgorum Monſpelienſium anni 1088. In quibus ſe dicunt Magiſtros & Conſules artis Chirurgicæ in Univerſitate (p).

(i) Scaliger.
(k) Freind Hiſt. Med.
(l) Monſpel. Med. Univerſ. pag. 53. Archives de l'Evêché, armoire 8°. Regiſt. N°. 4.
(m) Proprium Diœceſis Monſpel. ann. 1736 à D. Villebrun compoſitum juſſu R. D. Colbert Epiſcopi.
(n) La Bulle de Conrard fut confirmée par Clément VI. à Avignon le 8 Septembre, la IV. année de ſon Pontificat, & par Philippe VI. à Paris l'an de Grace 1331.
(o) Archives de l'Evêché Armoire 8, Regiſtre N°. 4.
(p) Les Chirurgiens de Montpellier étoient qualifiés de Maîtres Chirurgiens & Conſuls de l'Art de Chirurgie en l'Univerſité, pag. 2 du Mémoire des Chirurgiens de Montpellier, contre le ſieur Courege & les Adminiſtrateurs de l'Hôpital S. Eloy, devant le Conſeil, en 1765.

Obtulitque mihi Cefarium Priorem Heifterbachenfem in Germaniâ, qui fontem Medicinæ in Montepeffulano effe afferit : ficut & hujus fcholæ regentem Petrum Ægidium (*q*) Philippi Augufti circa finem duodecimi fæculi Archiatrum, qui aliqua dicit de Medicis Monfpelii inftitutis, ubi tunc temporis florebat Medicorum Univerfitas , quam cum omnibus fuis bonis in fua protectione Regiâ, fpecialique guardiâ de gratia fpeciali fufcepit Philippus VI, ac fufceperunt omnes ejus fucceffores.

Oftendit pariter Privilegium Regis Aragonum de Anatomiâ, confirmatum à Philippo VI. à Carolo Navarræ Rege , & Domino Montifpeffulani, ab aliifque Galliæ Regibus, mandans omnibus dictæ urbis Judicariis & Officiariis ut ad fimplicem requifitionem Cancellarii vel aliorum Magiftrorum tradere eis faciant fufpenfos vel alio modo interfectos , cujufcumque fexûs & legis fint.

Atque pandit Arnaldum Villanovam Clementis V. Archiatrum, quem inter perquirendos authores annumerat Ambrofius Paræus ; Protomedicum illum primum invenio qui fervatum in hac fchola Thefium ordinem compofuit , eum perfecit Riverius magnus , ac fecuti funt perquam illuftres Veinhart, aliique extranei, ficut & Sennertus, cujus Epitomem compofuit Bonnetius hujus Academiæ alumnus. Valida Villanovæ ratiocinia audiens Raimundus Lullius, ejus Difcipulus fieri voluit. In gratiam autem & ufum Chymicorum peregrinantium , qui domum ejus invifebant, fymbola Hieroglyphico-Chymica parietibus domûs fuæ infculpta reliquerat Villanova; quæ, proh dolor ! diruta fuere anno fupra millefimum feptingentefimo quinquagefimo fexto (*r*).

Ante Arnaldum Villanovam fplendebat Joannes Gordo ; tempore autem Villanovani floruit Bernardus Gordonius , qui Lilium Medicinæ compofuit.

Tractatum de Theriacâ interpretatus eft Blafius Armengaldus qui commentaria in Avicennam & Averrhoem dedit.

Reftat folum modo ex omnibus Joannis de Pifis operibus ejus tractatus de febribus.

Joannes de Tornamira Clementis VI. Protomedicus poft commentaria in Galenum, Rafin & Almanzorem publici juris fecit tractatum de febribus. ,

Hos fequitur Guido de Chauliaco Pontificum Clementis VI. Innocenti VI. & Urbani V. Protomedicus (teftante Heiftero , verus Chirurgiæ reftaurator), cujus liber Pixis nautica Chirurgicorum eft & fons , eos perpetuò irrorans , quem docent Parifienfes Chirurgi in ædibus fancti Cofmæ, quemque idiomate gallico tranflatum typis mandavere , eo titulo , *le Maître en Chirurgie , ou Abrégé complet de Chirurgie de Gui*

(*q*) Freind. Hift. Med.
(*r*) La Maifon de Villeneuve eft celle | qui fait face à l'Eglife des RR. Peres Capucins,

*de Chauliac , Médecin de Montpellier , par demandes & par réponfes , en la
maniere qu'on interroge les Afpirans à Saint Cofme.* Par Louis Verduc ,
Maître Chirurgien Juré. A Paris 1738.

Operibus & famâ obtinuit erudita medicorum Monfpelienfium Univerfitas à Joanne Francorum Rege Privilegium fupra delatione virga-
rum argentearum coram Magiftris Doctoribus dictæ Univerfitatis.

Valefcus de Taranta Caroli VI. Archiater orbi litterario dedit Philonium Pharmaceuticum & Chirurgicum de medendis omnibus tum internis , tum externis humani corporis affectibus , quod (poft Guidonis
Defiderii editionem) variè auctum notifque illuftratum fuit ftudio Joannis Hartmanni Beyeri. Rara Valefci Medicinalium obfervationum exempla extant cum Dodonæi obfervationibus.

Ibi pervolvenda fefe offerunt opera Henrici de Guintonia , P. Ga-
zanhaire , P. de Alefto Clementis V. Medici, Hugonis de Montebufferio
Vice-cancellarii , qui Univerfitatem Medicorum Monfpelienfium con-
vocavit die 12. Augufti 1313 , quâ in Congregatione ftatutum fuit ,
quòd nullus , qui non fuerit de legitimo matrimonio natus , poffit ad
Doctoratum promoveri (s). Ac ubi Pontius de Trelhia , Jordanus de
Turre , Aimo de Mafferiis & alii Doctores adfuerunt. Guill. de Bitteris
ejufque Vice-cancellarii Arlaudi qui an. 1319. ftudiofi irreverentiam fuo
multavit decreto (t). Guill. Gauberti , J. Jacobi , Jac. de Ægidio , Jac.
de Marcilla : Jac. Angelis, Raym. de Moteriis, cujus difcipulum fe jactat
Chauliacus , Mart. de Genoulliaco ; Steph. Arnaldi ; Bernardi de Colo-
niâ ; Gerardi de Solo Exquifitoris nuncupati ; Anshel. de la Porta ;
Symph. Campegii Equitis aurati , Calabrum & Lotharingiæ Ducis Archiatri ; Campegiique Collegæ Michaelis de Capella qui flores Avicennæ compofuit ; Sebaft. Montui ; Mazilæi Archiatri ; Raym. Chalin
de Vinario purâ Latinitate à Dalecampio donati ; Joan. Goffelini ;
Conradini ; Gabr. Miro & Troffelerii Caroli VIII. Medicorum ; authoris ignoti nomine qui circa epidemicos & contagiofos fcripfit morbos , ac circa methodum cognofcendarum urinarum ; Nic. Godini ; Joan.
de Vigo traductoris ; Joan. Brajonis vice-cancellarii ; Michaelis Paf-
calis , Difcipuli Falconis ; Stupani ; Zacuti ; Tolofani ; Deod. Baffule.
Lud. XI. Medici ; Renaudoti ; Cafanoti ; Fantonii ; Bonavent. Gran-
gerii Parifini ; Citoyfii ; Joan. Taxil ; ficut & manufcripta Fumæi Caroli VII. & Lud. XI. Archiatri , quique ab eo Rege Galliæ creatus fuit
Cancellarius. Ibi funt pariter manufcripta Lafcaris Caroli VIII. Archiatri , atque clariffimorum Martini & Ponceau Caroli VIII. Archiatrorum ,
necnon rationum magiftrorum. Hi funt qui petierunt à Rege ut infti-
tuerentur quatuor in iftâ Univerfitate Doctores ftipendiis regiis , qui

(s) Papiers de MM. les Docteurs D. N°. 52.
(t) Papiers de M. Imbert. Droits du Chancelier.

continuò

continuò & publicè legerent, ſtatuitque idem Rex, quod confirmaverunt ejus ſucceſſores & Ludovicus Magnus, ut ſoli Doctores Monſpelienſes poſſent contendere pro vacatione, & adimplere munus regentium ſtipendiatorum.

Ludovicus Saporta Doctor, Ludovici Profeſſoris pater, Medicinam honorificentiſſimè fecit, & ſic Carolo VIII. innotuit, ut Medicorum Regis ordini illuſtriſſimo fuerit cooptatus. Ant. Saporta Regis & Reginæ Navarræ Medicus tractatum de tumoribus nobis reliquit, cujus filius Joannes alium de morbis venereis : Antonii opera vulgavit Gras Doctor Monſpelienſis ; Joannes autem qui cum N. Dortoman pro ſpoliis Patris ſui litigaverat, inſtitutus fuit adſtantibus & Univerſitatem conſtituentibus Laurentio Joubert Cancellario & Joan. Hucher Vice-cancellario ac Bremont, Pagezi, atque Franciſco Sanchez Doctoribus (*u*).

Antonius Tremolet, Franciſci primi Archiater impetravit à litterarum Patre confirmationem omnium jurium, privilegiorum & exemptionum ; ſanciitque Rex ſcientiarum reſtaurator Univerſitatem noſtram (ſicut prius conſtituerant Carolus VIII. & Ludovicus XII) omnibus ſuis juribus, privilegiiſque in perpetuum fruituram « nonobſtantibus quibuſ- » cumque privilegiis Civitatibus, Caſtris, Villis & locis conceſſis & » concedendis, & quibuſcumque perſonis, niſi de hujuſmodi privile- » giis de verbo ad verbum in iiſdem fieret mentio ».

Præſtantiſſimus Felix Platerus Baſileæ archiater tabulas ſuas Anatomicas iconibus illuſtravit, in omnibus Medicinæ partibus clarus emicuit praxi, cui per novennium Monſpelii incubuerat & obſervationibus.

Plurima tam Schironis Doctoris & Cancellarii majore Doctorum numero electi (*x*), quàm Fontanoni opera pluries, variiſque in locis typis mandata perlegere quiſque valet : cum Fontanoni Practicâ Medicâ extant obſervationes ſelectiores Chirurgicæ Guil. Fabricii Hildani.

Rondeletius qui anno 1556, fuit electus Cancellarius à cæteris Doctoribus & Collegiis, (*y*) quique inter peregrinandum docebat in aliis Univerſitatibus juxta iſtius Academiæ jus, præter illuſtre opus de Piſcibus, Pathologiam, varioſque alios tractatus promulgavit ; cujus opera mendis ſcatentia purgavit & priſtino ſplendori reſtituit Croquer Polonus. Rondeletii mutilatam Pharmaceuticam Lobel ex authoris mente correxit ; acceſſerunt actuaria cum paragraphis utiliſſimis Ludovici Myrei. Monſpelienſem tunc temporis regebat Eccleſiam Guill. Peliſſier,

(*u*) Papiers de MM. les Docteurs.
A N°. 23.
(*x*) Papiers de MM. les Docteurs.

D. N°. 9.
(*y*) Strobelberg.

religiofiſſimus Antiſtes, qui cum Rondeletio ruri ambulans ambo ſcordium detexere. (ʒ) Rondeletii & Jouberti Diſcipulus fuit Thomas Jordanus Tranſylvanus ac maximè utrique familiaris : Rondeletii pariter Diſcipulus Leonardus Ranvolfus Hodepericum, id eſt, Orientis Itinerarium compoſuit, floruitque in Medicinâ & Botanice.

Joannes Alboſius Gaſparo Bauhino ſcribens noſtrum nominat præcellentem de Partu Cæſareo Rouſſetum, qui conſilio defunctorum Saportæ Mœcenatis, & Rondeletii Præſidis obſequioſum fuiſſe ſibi gratulatur.

· Ex Bocaudo habemus volumen in-folio ſub iſto nomine, Tabulæ curationum & indicationum ex prolixa Galeni methodo in ſumma rerum capita contractæ.

Quam jucundi legere eſt Diſſertationem Hon. Caſtellani, Henrici II. Franciſci II. & Caroli IX. Archiatri, quâ futuro Medico neceſſaria explicantur ; cum Jo. Geor. Schenkii Enchiridio de formandis Medicinæ ſtudiis ; nec non philœterium phlebotomiæ & arteriotomiæ Mich. Caſtellani.

Michaelis Noſtrodami, Henrici II. & Caroli IX. Medici ordinarii, ſcripta Medica retinuit Apollo, dum vaticinia centuriaſque prophetico afflatu ſtipata repulit.

Aſſatii Feynæique opera eo in loco reperiuntur ſicut & Rabelæſii Commentaria in Hippocratem, aliaque admodum jocoſi authoris opera Medica.

Laur. Jouberti Henrici III. Regis Galliarum & Poloniæ Medici ordinarii, nec non Regis Navarræ, uxoriſque ejus Margaritæ Franciæ Archiatri, volumen in-folio habemus : filius ejus Iſaacus non minus quàm Pater poſtquam Chirurgiam docuerunt in Chauliacum annotationes dedere. Laurentii autem opera vulgavit Marcus de la Croix, Joanneſque Domin maximam partem errorum popularium ſuppeditavit, quos Latinitate & ſcholiis donavit Joannes Borgeſius : aliquot Jouberti Paradoxa Bibliopolis tradidere Hieron. Chambon, Jacobuſque Peſnotius, Medicinæ Doctores; ejus verò Pharmacopœam primùm in lucem edidit Joan. Paulus Zangmaiſter : ſententiamque Seidelii circa Jouberti Paradoxa de febribus humoralibus examinavit, & improbavit Simon Simonius, atque à Jouberto Lauream Doctoralem acceperunt Chriſtoph. Schilingius Sileſius, ac Daniel Galarſius Pariſienſis.

Hucherus qui pro Cancellariâ cum Blaſino Doctore Decano concurrerat, (a) Medicus Henrici magni ordinarius, opus ſuum de ſterilitate utriuſque ſexûs, libros de Prognoſi Medicâ, de Diæta & Therapæia

<hr>

(ʒ) Tournef. Hiſt. des Plantes de Pa- | (a) Papiers de MM. les Docteurs.
ris, herb. 6. | D. Nº.11.

puerorum , de morbis mulierum, de febribus , ac orationem pro philofophicâ Monfpelienfis Academiæ libertate vulgavit.

Tunc temporis Achmet IV. Orientis Imperator Archiatrum fuum
Barth. Cœur legavit ad Henricum IV. Galliæ & Navarræ Regem , qui
à fe conftruĉtum hortum Regium fuâ ipfiufque uxoris ftatuis exornavit.

Magnus ille Rex litteras eleĉtionis Archiatri mifit ad Nic. Dortoma-
num de aquis Bellilucanis authorem , cui fucceffit Joannes de la Riviere.

Eoque defunĉto advocatus fuit Archiater Andr. du Laurentius ,
quem Cancellarium elegerunt & nominaverunt Doĉtores (*b*). Aft du
Laurentii opera tum latina tum à Theoph. Gelée, Dieppenfi Medico , in
Gallicum idioma tranflata ; Quis non perlegit & ignorat hunc fuiffe
Vefalii æmulum ?

Beneficentiâ fuâ duas alias creavit cathedras Rex ille dileĉtiffimus ,
unam Anatomiæ & Botanicæ pro Richerio Onomatologiæ autho-
re , Pharmaciæ & Chirurgiæ alteram pro Petro Dortomanno Nicolai
filio.

Ab anno 1543 ad annum 1580. floruit Neumazi hujufce Univerfitatis Doĉtor , cujus rariores obfervationes ad calcem Riverii perftant
curâ Simonis Jacoz Doĉtoris Medici. Anonymus ifte primus eft qui ad
delendas virgæ carunculas virgularum plumbearum variæ & gradariæ
magnitudinis ufum adhibuit.

Theodorus Turquette de Mayerne dum inter Medicos Henrici quarti
ordinarios erat , necnon Quercetani opera à Facultate Medica Pari-
fienfi profcripta , verbis ac fcriptis tuebatur , litteris Jacobi I. Angliæ
Regis advocatus fuit , ut ejus & uxoris Annæ foret Archiater : quo mu-
nere etiam funĉtus eft apud Carolum Jacobi filium. Mayerni verò
opera ad nos tranflata funt curâ Theod. Devaux & Gualteri Char-
leton.

Grato admodum animo celeberrimum perlegi Anatomicum Joannem Pecquet, cujus nomen chyli receptaculo datum fuit.

Omnium oculos in fe convertit ampliffimus atque excellentiffimus
Joannes Fabricius antiquioris fcholæ Monfpelienfis Philofophiæ &
Medicinæ Doĉtor confummatiffimus , Phyficus Gedanenfium Primarius & longè celeberrimus. Sic L. V. H. Doĉtor Monfpelienfis de Her-
niis.

Drelincurtium inter optimos Anatomicos annumerat Noguez hujus
Univerfitatis alumnus, non minus quàm Virfungus Inventor duĉtûs
Virfungiani.

Maximè placuit Varandæi perluftrare opera à Janichio Dantifcano ,
Milæo , & Romano à Cofta publicè faĉta.

(*b*) 2ᵉ. Apologie pag. 107.

F f f ij

Strobelbergerique opera non pauca atque Prælectiones Monspelienses quibus addidit Catalogum aliquot Doctorum (*c*) qui in percelebri noftra Medicorum Monfpelienfium Univerfitate educati, vel Laureati, illius gloriam longè latèque fparferunt. « Tacens brevitatis gratiâ » alios infinitos Gallos, Italos, Hifpanos, Anglos, Germanos & » Scotos quamplurimos ». Sic verò animi gratitudine exclamat præfatus author. « Bone Deus ! Quot Pontificum Protomedici, quot Regum » Archiatri, quot Cardinalium, Principum & Heroum Medici, ex ifto » Collegio effluxerunt » !

Nec minus arridet Francifcus Ranchinus Cancellarius à Doctoribus electus & nominatus (*d*), qui datis defideratiffimis tractatibus pofthumos nobis reliquit. Prior ille S. Martini de Floriaco, S. Stephani de Altomonte, & S. Petri de Vebrono collapfum amphiteatrum Anatomicum propriis fumptibus reftauravit, marmoribufque antiquiffimis exornavit.

Inter difputandum pro Dortomanicâ propugnavit Goudinus nec periculofam effe neque lethalem Cæfaream fectionem. Defunctis verò Goudino & Pradillæo, bini Doctores fubftituti fuerunt à Profefforibus unà cum Doctoribus ordinariis (*e*).

Curtaudi apologias, aliaque hujus Decani opera mihi etiam oftendit Divufille.

Jampridem omnibus nationibus noti Lazari Riverii opera mufeum hoc decorant. Ifte ordinem defcribendorum morborum à Villanova inftitutum quàm exactiffimè complevit ac perennavit ; magnum verò Riverium reformare intendit Calmete, ac contrahere molitus eft Verzacha ; egregiumque Riverium litteris urgebat P. Poterius ut oblatam à Senatoribus Bononienfibus eminentiam acciperet : cum ob-

(*c*) Francifcus Valleriola.
Guillemæi, Avignionenfes.
Matthias Lobellius Infulanus.
Laur. Coudius.
Joan. Pofthius, Gemershufanus.
Adam Rubacus, Pomeranus.
Chriftianus Glaccius, Heffus.
Joan. Wilhelmus, Rhenorimbergenfis.
Matthias Engelhardus, Argentinenfis.
Jacobus Brunus, Bafileenfis.
Rudolphus Pfiffer, Bernas.
Gamaliel de Turre.
Winandus à Sidenchoven, Colonienfis.
Alexander Harderus, Helvetus.
Loritius Bauhimus, Mompelgar-

denfis.
Cornelius Soetvater, Zelandus.
Philippus Mullerus, Lipfienfis.
Lucius F.
Trernerius.
Sarracenus.
Faufcherius.
Olafius.
Burferus.

(*d*) 2. Apologie pag. 207. Parmi les Papiers de MM. les Docteurs eft le fuffrage original de la nomination de M. Ranchin au Cancellariat, figné par un Profeffeur & deux Docteurs le 13 Décembre 1612.

(*e*) Regiftre de 1621, & le Compulfoire des Docteurs 1765.

fervationibus Riverii extant Fr. Chomel, Annonienfis, obfervationes Medicæ.

Bernardinus Chriftinus Corficus infimul cum alio fuo fratre per fex annos Monfpelii moratus eft fub Riverii difciplinâ, à quo non tantùm lectiones Medicas audivit, verùm etiam quod ad Praxim fpectat apprehendit.

Præ virtutibus & doctrinâ Richerii remiffiùs agens Univerfitas approbavit (*f*) hujus Cancellarii electionem factam à folis Profefforibus & Niffolio aggregato (*g*).

Inter Medicinam callentes D. Aignan, Paduanus Doctor, recenfet piiffimum du Bofquet Monfpelienfem Præfulem.

Perlegi de Chirurgia Almericum Alefienfem, Philip. Guilhenum; Fr. Humeau Pictavienfem, Fr. de S. Vertumiano etiam Pictavienfem, Steph. Manialdum qui Chirurgiam Hippocratis uno volumine collegit ac typis mandavit; P. J. Fabre de Chirurgiâ, aliofque iftius authoris tractatus; Fr. de Francifcis Prælectiones Monfpelienfes, Pathologiam, Commentarium in Hipp. & tractatum de Crifibus; Jacobum Sylvium, qui Lutetiæ primus Anatomica profiteri cœpit, dicendo, demonftrando, & propriâ manu fecando cadavera, cujus libros Anatomicos valdè commendat Riolanus hujus Academiæ hoftis infenfiffimus, & refponfum ad calumnias Vefani, id eft, Vefalii, quem Sylvius habuerat auditorem & Difcipulum; cum Sylvii operibus extant tractatus Filholli Ruthenenfis Medici, de Senectute; Jac. Pons Henrici IV. Medicum de nimis licentiofa fanguinis miffione, quâ hodiè plerique abutuntur; Gafp. Pilleterium de Plantis differentem; Rayd. Reftaurant de potu glaciali ad confervandam fanitatem, de naturâ lactis & ufu in curationibus morborum, necnon de inuftionibus five fonticulis; Adam Abrenetheum (*h*). « Collegii Philofophici moderatorem, qui adversùm Atheos, Epi- » cureos, impios Gaftrolatras & fcientiarum Clunas finceram Philofophiam pro virili defendit ». Quemadmodum & pro vacante Dortomanicâ. Lud. Gyon de fpeculo fanitatis & quæftionibus difficilioribus. Meyffonerii Breviarium Medicum Pentagonum Philofophico-Medicum aliofque tractatus; Baldit de hydrotermopotia ac de fpeculo facro Medico octogono; Duncan de Chymia; Fr. Raynaldum de febribus malignis; aliofque notiffimos authores Dalechampium, Penam Henrici III. Medicum; Guichardum; Car. Delorme; Stapedium; Carlarthium; Gadlardum; Pidonfum; Fr. Ulmum; Pogetium; Vinc. Pellicerium; Quoezium; Blanchardum: Lemovicum; Mylium; Joan. Bernard; Ant. Pilleterium; Bellam & Tailladum, Hifpanos; Carolum Sponium; Geor. Torræum Infulanum, de Podagrâ pro laureâ Apollinari.

(*f*) 2. Apol. pag. 207.
(*g*) Papiers de MM. les Docteurs.

C. N°. 38.
(*h*) Strobelberger.

& de Epilepſiâ; Guill. Savirolium; Michael Morel; Joan. Tellier; Joan. Piſtorium, Neumaſenſem; Petr. Perreaudum; Dominic. Rouillium, Burdigalenſem; Durangum; Aragoſum; Andr. Falconnet Chriſtinæ Henrici Magni filiæ, Sabaudiæ Duchiſſæ Protomedicum; Acaciam; Salv. Certon Chatilonenſem; Jacobi Primeroſii opera exquiſita; Catherium & Ant. Menjotium Pariſinos; Petr. Petit de motu animalium; Georg. Sibardum; Joan. Cabardum; Petr. Maillardum; Madelainum Turonenſem, qui practicans Pariſiis die decimâ Martii an. 1648 obtinuit à Magno Regis conſilio confirmationem juris noſtri, ubique practicandi & & docendi juxta Apoſtolica Regiaque Decreta (*i*); Montanum; Jonſton; Joan. Gualterium Medicum Regium; Joan. Duclerc, Anglum; Ferd. Mendez, Hiſpanum; Bernierum; Bened. Mathamorum, de febribus; Ferrium Catharinæ de Medicis Archiatrum; Vigirium Caſſeronenſem de catarrho, & morbis oris; Laugerium, Delphinatem; Cl. Feret; Louvet, Bellovacum; Tavernerium, Perſarum imperatoris Archiatrum; Vigierii opera Medico-Chirurgica; Vautier Reginæ Mariæ Medicææ & Ludovici XIV. Archiatrum, qui in reſponſo ad congratulationem Cancellarii, Profeſſorum & Doctorum ordinariorum Chimicam artem ſummè exaltat; Guillæmeum; P. Mihaldum; J. Jac. Weberki, Dantiſcanum; Andr. Boirel; Bern. Connor, Hibernum, è regiâ Cameræ Pariſienſis Societate; Georg. Salmuthi; J. Wyſſ, Helvetum Bernatem; Georg. Paltzel, Trevirenſem; Lud. de Hammen Poloniæ Regis Medicum; Pommereaum; Vauloueum; Petrum Formium; Higginum, Regis Hiſpaniarum Archiatrum; J. F. Chomel Pariſinum; Cabiaſum; Ant. Fabre; Serrerium; Faucherium; Vercellonum; Blanquet; Britium Bauderon de Pharmacopœa opus perexcellens atque præſtantiſſimum; Inter quos non infimum tenent locum P. Moreli, Hieron. Tenques; de Leſcure, Caroli Barbeiraci, Petrique Garnerii formulæ à Lud. Garnerio erroribus purgatæ & adauctæ, denuò typis mandatæ.

De Hippoſteologiâ egit Heroard Caroli IX. Henrici III. & Henrici IV. Medicus, ac Ludovici XIII Archiater, qui utconfirmarentur Privilegia noſtra curavit: voluitque Ludovicus XIII. ut ſua effigies inſculperetur inter hortum regium & hortum Reginæ.

Qui jampridem pugnaverat & ſoceri ſui cathedrâ coronatus fuerat; Lud. Soliniac Cancellarium, unà cum R. Epiſcopo Jurium conſervatore atque Profeſſoribus Doctores elegerunt, ac ejus electionis causâ coram magno Regis conſilio litem habuere, pro quibus liti intervenerunt Comitia Occitaniæ ad tuendum intactum uſquedum Univerſitatis

---

(*i*) 2. Apol. pag. 113. Renaudot l'a- | 1642. Gui Patin. Lett. 25. pag. 90.
voit perdu au Parlement le 14 Août |

jus violatum à Mich. Chicoyneau (*k*), qui & obtinuit supremi Senatûs
consultum Regiis litteris munitum, quo sancitum est cunctis Medicinæ
Professoribus, Aggregatis atque Doctoribus ut eum Cancellarium agnoscant, & assiduè intersint omnibus actibus & cœtibus Universitatis tam
ordinariis quàm extraordinariis (*l*), quique per accensum ad suam Cancellariæ institutionem appellavit Professores, Aggregatos & Doctores
ordinarios.

Vallot accerrimus Antimonii defensor Archiatrorum comes obtinuit
à Ludovico XIV. institutionem Cathedræ Chymiæ in gratiam Arn.
Fonsorbe Doctoris aggregati.

J. Chatelain primus diluentium, refrigerantium & narcoticorum in
variolis & morbillis usum, plurimis experimentis, necnon rationum
momentis fultus propugnavit, quam Therapeiam verosimiliter à Chatelaino didicerat Sydenhamius Monspelii Emerici patris Condiscipulus
amicissimusque (*m*).

Meritissimo omnium plausu leguntur in Apollinis nostri Bibliothecâ
eximii Vieussenii (*n*) alterius Herophili nevrologia, systema vasorum,
aliaque istius autoris opera, quemadmodum & ejus generi Ant. Deidier tam tumores, quàm Chymia, Materia Medica, cæteraque ab eo
edita.

Et « noster Joseph Duverney (*o*) æternùm memorandus, cujus egre-
» gius de auditu tractatus temporum diuturnitatem æquabit ; cujus
» scripta de reliquis sensuum organis suppressa dolemus ; cui quidquid
» boni habent celeberrimi hodierni Anatomici Winslow, Palfinus,
» aliique debetur ; ideoque in Academiam nostram, unde manavit,
» refundendum ».

In scriptis se Raym. Vieussenii Discipulos profitentur perspicacissimi Sylvestre & Guill. Brigs, Angliæ Regis Medici ordinarii ; necnon
Michalet, Regis Hispaniarum Archiater.

Nec minoris sunt momenti P. Magnoli Botanicum, hortus Regius,
Prodromus historiæ generalis plantarum & novus caracter quem filius
ejus Antonius post clarissimi Botanophilorum patris mortui in lucem
emisit (nec generant imbelles aquilæ columbas) inter tanti Botanici
Discipulos recensentur Fagonius, Tournefortius, Nissolius, De Jeussieuci fratres, & P. Andr. Chomel qui anno 1711, animi gratitudine
suum indicem plantarum quæ in Alpibus & viciniis vegetant, misit ad

(*k*) Requête signée par six Docteurs
& un Professeur, présentée & accueillie par les Etats le 12 Janvier 1665, &
en conséquence ils intervinrent au Procès.

(*l*) Arrêt du Conseil du 30 Septembre 1664. D. N°. 46.

(*m*) Default sur la Pthisie, pag. 358.

(*n*) Avant Herophile la Nevrologie
étoit inconnue, & cet Anatomiste a été
le premier qui l'a démontrée. Voyez le
Clerc, Hist. de la Méd. pag. 319.

(*o*) Cantwel de progr. Med. Theor,
pag. 28.

Antonium Magnol, ac inter P. Magnoli sectatores sese reponit Linnæus. Magnoli consilia permagni fecere Breinius, Sherardus, aliique præstantissimi Botanici.

Fagonio Archiatrorum comite Praxeos creata fuit cathedra ad docendum studiosos praxim, consultandi methodum, & pro ægris inopibus; ejus curâ Ludovicus XIV. Universitatem & hortum Regium illustravit & decoravit, statuamque suam ad aspectum statuæ Henrici magni poni mandavit.

Verùm quàm eruditos aluit Universitas nostra Botanicos seu filios, seu extraneos. Se Monspelii adfuisse asserunt & gloriantur Andr. Clusius Atrebas; Fuschius; Gesnerus; Bellonius; Ruellius; Tabernamontanus; Geraldus; Camerarius; des Moulins; Bauhinus uterque, Gaspar scilicet & Joannes; Piso Richerii Discipulus; Rajus; Jonquetus; Garidel, aliique de re Botanica meritissimi.

Herbis, non verbis Medicorum est pellere morbos.

Cernuntur ibi pariter notissima celeberrimaque opera P. Regis, Colatii, J. B. Silvæ, Ducis Borbonii Medici ordinarii, Joachim Duclos: Dominici Bdevole; J. B. Goiffon; Noachi Falconnet Regis Medici à consiliis, de Orthopædiâ, sicut & Martini de Arteriotomiâ & Phlebotomiâ; atque Bojerii Rei Navalis Telonensis Archiatri, de Peste; circa cujus contagium & expositionem celeberrimi Yerni, Chicoyneauque provocati fuerunt à Bertrando, Peissonelo, Pelisserio, aliisque. Verùm tunc temporis quot eruditionis specimina observationibus, cadaverum pestiferorum sectionibus referta in lucem prodiere: Tractatus pulcherrimos, narrationes fide dignas, observationes omni cautione atque attentione peractas, Epistolas necnon responsa curiosissima in varias orbis partes miserunt, qui Pestem Gallo-provincialem, Alesiensem, Gebalensemque oppugnabant Medici; sed præ primis scripserunt Domino Fornés, Barcinonensi professori, « ex supremo Hispaniarum » Regis mandato, Monspelium delegato ad excelsum Apollinis thea- » trum, seu artis Medicæ emporium (*p*) ».

Nec paucas descripsit plantas Nissolius, quarum unam in percelebris Botanici honorem Nissoliam vocavere Tournefortius, Boerhaaviusque.

Guillelmus Riverrius cicutam, lolium, hyosciamum, solanum, aliasque plantas analogas non solùm veneno carere, sed è contrà plurimis morbis salutarem panacæam continere asseruit & observavit (*q*).

« Medicorum primus Montagne aortæ trunci, ramorumque conspi- » cuorum inde enascentium, mensuratus circumferentiam, demons-

(*p*) Epist. Joseph. Fornés ad Peritiss. Couzier.　　(*q*) Mémoire de l'Académie des Sciences, de Montpellier 1730.

　　　　　　　　　　　　　　　　» travit

» travit fectionem ramorum totalem, fectione Trunci millies majorem
» effe, unde plures maximi in condenda Phyfiologia momenti conclu-
» fiones deducuntur (r) ».

Si fatis cefferint Chiracius, ejufque gener Fr. Chicoyneau, uterque Regis Ludovici XV. Archiater, nihilominus tamen ad immortalitatem deferuntur fuis operibus, non minus quam Frefart Leodinenfis de Emmenologiâ, Richardot de aquis Plumberiacis; Gourraigne variis plurimifque Tractatibus ac præprimis de febribus; Guifard tum de morbis venereis, five de Chirurgiâ; Sidobre de Variolis; Molinæus, Regis Medicus à confiliis, de Rheumatifmo, vaporibus, morbifve convulfivis; Hon. Petiotus de Phyfiologiâ, claflicâque Pathologiâ; Jacobi Lazerme curationes morborum tum internorum, tum externorum, gallico idiomate, donatos typis iterum mandavit Deidier Defmarets, qui eruditiffimo huic operi addidit opus fuum de Lue Venereâ; Lavirote author Diarii Doctorum de chrifibus; Chiraci Difcipulus Camil. Falconnet, falubris confilii Regii focius & è Regiâ Numifmatum Academiâ; Combaluzier de flatibus; la Caze de Principio Epigaftrico, & de homine Phyfico-morali; atque Antonius Fizes, antiquus Aurelianenfium Ducis Archiater, de fuppuratione, febribus, tumoribus, &c.

Adeò Univerfitatem Medicorum Monfpelienfium dilexit Praxeos cathedræ inftitutor Ludovicus XV, ut affentierit fore ut vetuftum Apollinis fanum poffet in pofterum infcribi, Ludovicæum Medicum Monfpelienfe, ac ftatuam fuam marmoream cum infcriptione in magnâ aulâ Collegii Medici collocari juffit, ut fuâ præfentiâ urgeret & ftimularet ad docendum & difcendum tam præfentes quàm fubfecuturos Magiftros & Scholares (s).

Viventes fed abfentes legere licitum nobis fuit celebres Aftrucium, Poloniæ Regis Medicum, de Lue Venerea, opus fanè aureum; De Juffieu, Malouinum, Boyerum Maffilienfem, Seren. Cænomanenfium Duciffæ Medicum, Ferrein, Boyer de la Prebandiere Arbuthnot traductorem, Bordeu, Gautier de Anatomiâ & Botanicâ; Fournier typis Agini mandavit Differtationem de Hydrophobiâ dicatam Domino Aftruc, qui primus ufum Mercurii adversùs caninam rabiem docuit in eruditiffimo fuo opere de Hydrophobiâ, Monfpelii 1719; Bagard, defuncti Regis Poloniæ Electoris Saxoniæ, Archiatrum; Cazamajor peculiaris acûs Chirurgicæ inventorem; Tiffot Onanifmi autorem; Limbourg de aquis Spadanis; Richard, S. Michaelis Equitis, Obfervationum Medicinalium collectorem; aliofque per orbem diffufos, qui

---

(r) Cantwel de fact. Med. theor. progreff. pag. 28.
(s) Die 13. Febr. an. 1765. D. Imbert Cancellarius orationem habuit pro ftatuæ inauguratione.

Ggg

———————— Magnæ fpes altera Romæ.

Verùm viventium & in ifta civitate degentium verecundia & pudor, non finunt ut de ipfis quidquam poffim fcribere : vir enim modeftus non patitur fe laudari in os.

Perftant præter enumeratos Authores, plurefque alios quorum haud recordor, in Apollinis Bibliothecâ innumeræ Differtationes variorum pluriumque Doctorum, ftadia Apollinea, Laureæ Apollinares, multæ exercitationes Medicæ, plurimaque opera in actis Academiarum ac Diariis fparfa quæ collegit Apollo, non minus quàm Difputationes pro vacantibus cathedris quæ fummè Apollini arrident. His enim Scharpius (cujus filius Inftitutiones Medicas in lucem edidit) Bononiæ eminens electus fuit à Senatu Bononienfi, cujus hæc verba : *Patiatur Monfpelienfis Univerfitas Æfculapium fuum venire ad nos*; & Pradileus Andr. Laurentii Vice-Profeffor primæ vacantis cathedræ fucceffionem obtinuit, ac ufquedum vacaret cathedra cum ftipendiis Regiis ideò datis, ut ii Doctores commodiùs vivant, ferant & habeant cappas, aliaque veftimenta ad ftatum & gradum Doctoralem pertinentia (*t*).

(*t*) Monfpel. Univerf. pag. 77.

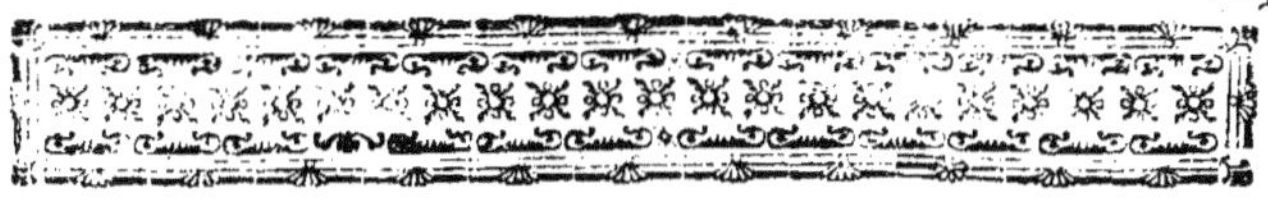

TABLE
DES MATIERES
CONTENUES DANS CET OUVRAGE.

M

Fin de la Table des Matieres.

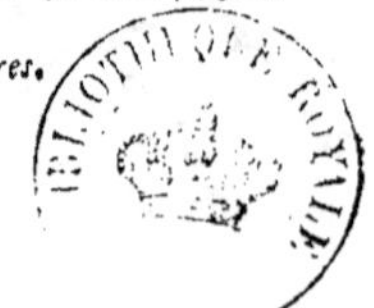